妇产科疾病超声诊断路径

主　编　陈　倩

副主编　时春艳　赵扬玉　唐　军

编　委　（按姓名笔画顺序排列）

王丽娜（北京大学第三医院）
卢　珊（北京大学第三医院）
刘　喆（北京大学第一医院）
刘春雨（北京大学第三医院）
刘朝晖（北京大学第三医院）
孙　瑜（北京大学第一医院）
孙伟杰（北京大学第一医院）
李　奎（北京大学第一医院）
李　蓉（北京大学第三医院）
时春艳（北京大学第一医院）
张潇潇（北京大学第一医院）
陈　倩（北京大学第一医院）
陈俊雅（北京大学第一医院）
范丽欣（北京大学第一医院）
赵文秋（北京大学第三医院）
赵扬玉（北京大学第三医院）
耿　京（北京大学人民医院）
唐　军（北京大学人民医院）
龚丽君（北京大学第三医院）
彭　超（北京大学第一医院）
景柏华（北京大学第一医院）
裴秋艳（北京大学人民医院）
魏　瑗（北京大学第三医院）
魏艳秋（北京大学人民医院）

北京大学医学出版社

FUCHANKE JIBING CHAOSHENG ZHENDUAN LUJING

图书在版编目（CIP）数据

妇产科疾病超声诊断路径/陈倩主编．—北京：
北京大学医学出版社，2016.2
ISBN 978-7-5659-1202-3

Ⅰ．①妇…　Ⅱ．①陈…　Ⅲ．妇产科—超声波诊断
Ⅳ．①R710.4

中国版本图书馆 CIP 数据核字（2015）第 193254 号

妇产科疾病超声诊断路径

主　　编：陈　倩
出版发行：北京大学医学出版社
地　　址：（100191）北京市海淀区学院路 38 号　北京大学医学部院内
电　　话：发行部 010-82802230；图书邮购 010-82802495
网　　址：http://www.pumpress.com.cn
E - mail：booksale@bjmu.edu.cn
印　　刷：北京强华印刷厂
经　　销：新华书店
责任编辑：高　瑾　武翔靓　**责任校对**：金彤文　**责任印制**：李　啸
开　　本：889mm×1194mm　1/16　**印张**：22　**字数**：700 千字
版　　次：2016 年 2 月第 1 版　2016 年 2 月第 1 次印刷
书　　号：ISBN 978-7-5659-1202-3
定　　价：189.00 元

本书由

北京大学医学科学出版基金

资助出版

主编简介

陈　倩

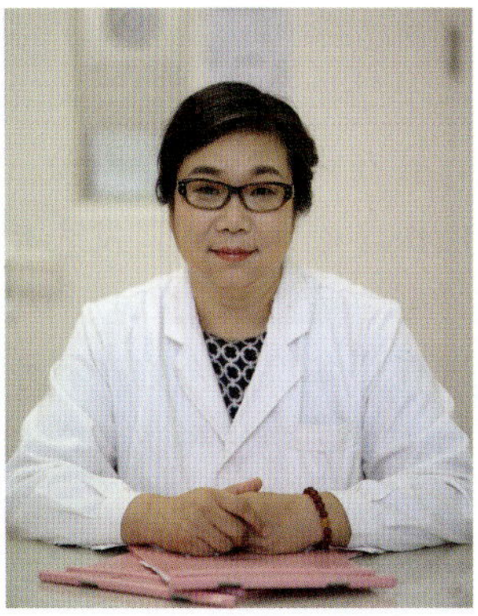

北京大学第一医院妇产科主任医师，教授。1987 年获得北京医学院医学学士学位，1991 年获得北京医科大学医学硕士学位，1997 年获得日本自治医科大学医学博士学位。从事临床工作近 30 年，专业特长为围生医学、产前诊断等。

现任中华医学会围产医学分会常务委员兼秘书长，北京医学会围产医学分会前任主任委员，北京医学会常务理事，中国优生科学协会常务理事、中国优生科学协会出生缺陷预防专业委员会副主任委员，北京大学生物医学伦理委员会委员，北京市产前诊断专家组成员等。兼任《中华妇产科杂志》《中华围产医学杂志》《中国妇产科临床杂志》《中国妇幼健康研究》《国际妇产科学杂志》《中国产前诊断杂志》等期刊编委。

副主编简介

时春艳

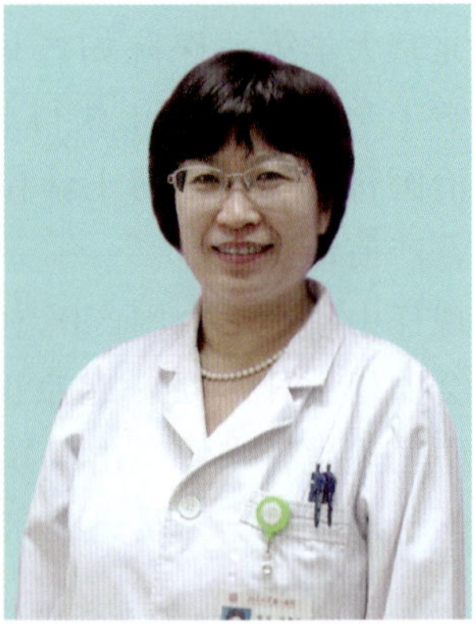

北京大学第一医院妇产科主任医师，硕士生导师。1989 年毕业于北京医科大学医学系，1994 年至 1996 年在德国学习妇产科临床和胎儿超声诊断，并获得医学博士学位。从事临床工作 26 年，于 2001 年开始专门从事母胎医学临床工作，发表相关学术论文 60 余篇。专业特长为母胎医学、产前诊断、危重孕产妇救治等。

现任中华医学会妇产科学分会学术秘书，中华医学会妇产科学分会产科学组委员，中华预防医学会妇产科分会围产保健学组副组长。北京市产前诊断超声组专家组成员。兼任《中华围产医学杂志》《中国医刊》《中华产科急救电子杂志》等期刊编委，《中华妇产科杂志》《中国妇产科临床杂志》通讯编委。

赵扬玉

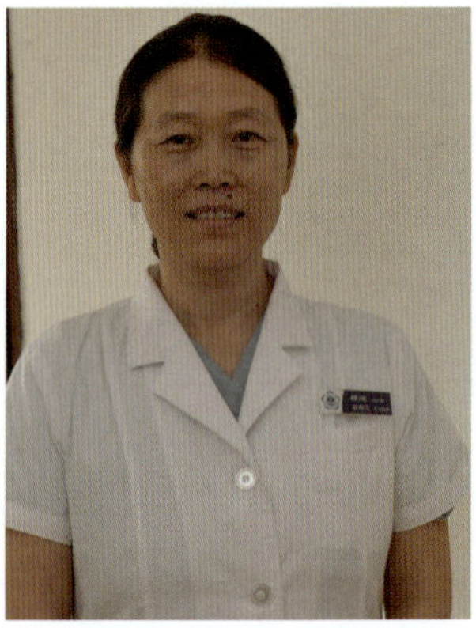

北京大学第三医院妇产科常务副主任、产科主任，教授、主任医师、博士生导师。在北京大学医学部获得临床医学硕士及博士学位，在美国斯坦福大学妇产科中心完成博士后培训。从事妇产科临床工作 30 年。专业方向：围产医学、母胎医学；业务擅长：高危妊娠、胎儿宫内治疗，产科疑难病症诊治、疑难手术操作及胎儿镜宫内手术等。

现任中华医学会围产医学分会委员，北京医学会围产医学分会常委，中国优生科学协会出生缺陷专业委员会、中国妇幼保健协会促进自然分娩专业委员会及北京中西医结合学会第一届围产医学专业委员会副主任委员；担任《中华围产医学杂志》《中国实用妇科与产科杂志》等期刊编委。

唐　军

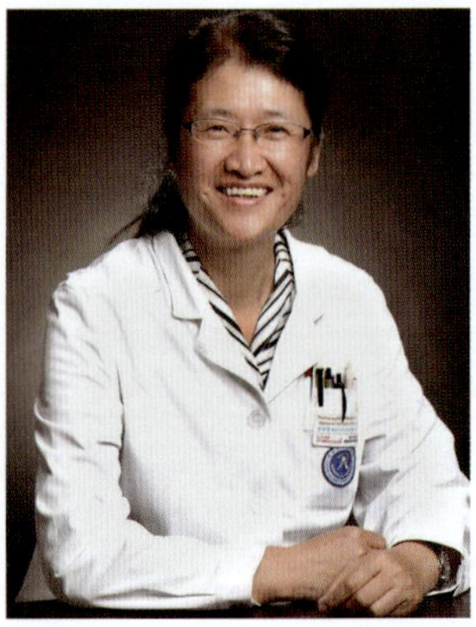

北京大学人民医院妇产科主任医师，妇科门诊主任。1979 年毕业于北京医学院医疗系，在北京大学人民医院妇产科工作至今。1986 年开始参与妇产科超声工作，为了提高超声诊断准确性，刻苦钻研，遇到疑难病例与临床医生探讨交流，将超声诊断与术后病理对照总结，积累了大量的临床经验。主要专业方向：妇科常见病与妇科肿瘤超声，优生优育超声及妇科介入超声。

曾担任中国医学工程学会妇产科超声分会委员。主编《妇科疾病的超声诊断与鉴别诊断》《妇科疾病超声诊断图谱》等书。

前　言

随着超声技术的不断发展，超声检查作为重要辅助工具已经越来越多地应用到临床。如何正确进行扫查以提高检出率、如何正确理解超声检查的报告结果，都是临床上每天面对和亟须解决的问题。

本书诚邀北京大学妇产科学系众多具有丰富超声检查以及临床经验的医生进行撰写，旨在体现北京大学妇产科学系的学术地位和团队精神，利用条例式编著特点帮助超声医生快速查询扫查所需的标准平面以及异常图形的超声特征；同时，通过图文并茂的对应性解释帮助临床医生更好地理解超声检查报告的意义，便于医生自身医学水平的提高，能使其更准确地为患者提供临床咨询。

由于医学内涵的广泛性和复杂性，本书仅就临床上较常见的疾病与异常进行了阐述，且难免有些不足，敬请各位读者谅解，并恳请予以真诚的指正和建议。

编者

2015 年 12 月

目　录

第一篇　产　　科

第二篇　妇　　科

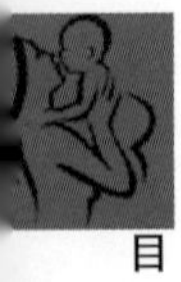

第三篇　应用技术

第一篇

产　　科

第一章　产科超声测量

产科超声测量标准平面说明

一、产科超声检查时间

临床上通常将妊娠全程40周分为3个时期：早期妊娠（也称孕早期，指妊娠12周末以前）、中期妊娠（也称孕中期，指妊娠13周至27周）和晚期妊娠（也称孕晚期，指妊娠28周以后）。对于产前超声检查时间，不同国家和地区尚未达成共识。一般3～4次，其中最主要的是妊娠18～24周的胎儿筛查超声以及妊娠11～13^{+6}周的检查（见表1-1）。

表1-1　妊娠各阶段及超声检查项目

妊娠阶段	超声检查项目
早孕期	无特殊情况，一般于停经6周以后行超声检查以确定宫内妊娠及胚胎存活
妊娠11～13^{+6}周	测量胎儿颈部透明层厚度（NT值）
妊娠18～24周	进行一次详细系统的胎儿畸形筛查
妊娠30～32周	作为补充进一步检查胎儿是否存在结构异常及监测胎儿发育情况
妊娠36周以后	胎儿生长评估和了解胎儿附属物情况

二、超声仪器

建议使用彩色多普勒超声检查仪。

- 孕早期：经腹或经阴道检查，探头频率分别为3～5MHz和7～10MHz；
- 孕中晚期：一般使用3～5MHz经腹探头，在安全性允许情况下尽量使用高频探头以提高图像分辨率。

三、安全性和局限性

应用于临床的产前超声波检查剂量是安全的。虽然目前没有明确证据表明超声检查会导致胚胎畸形，但也应遵从ALARA原则，即在尽可能短的时间内，以最低输出功率获取基本诊断信息。同时，由于许多畸形是随着妊娠进展逐渐表现出来的，以及受母体、胎儿、仪器等诸多因素的影响，不可能期望在孕期将所有畸形全部检查出来，因此应告知孕妇超声检查可能存在的局限性[1]。

四、超声检查内容

（一）早期妊娠超声检查

1. 确认宫内妊娠及胚胎存活

（1）孕囊

- 时间：经腹超声最早在停经5～6周，而经阴道超声于停经4～5周即可检出。
- 特征：位于宫腔中上段一侧子宫蜕膜内，中央呈无回声区，周边环绕高回声壁。在孕囊宫腔侧可见两条强回声线，即所谓“双环征”，内侧由绒毛膜与包蜕膜形成，外侧为壁蜕膜，两线之间为宫腔，呈低回声（见图1-1）。
- 测量平面：较常用测量孕囊三径（纵径、横径和前后径），取平均内径。所有径线测量均取内径。

  孕囊平均内径（mm）=（纵径+横径+前后径）/3
- 大小：孕囊随孕周增长，平均（1.2～1.5）mm/d。
- 估算孕龄：适用于7周内。

  孕龄（d）=孕囊平均内径（mm）+30或

  孕龄（w）=孕囊最大内径（cm）+3
- 鉴别：假孕囊。假孕囊位于宫腔中央，形态不规则，壁薄不均匀，囊内可探及少许点状回声，为宫外孕时宫内蜕膜反应或者宫腔积血。

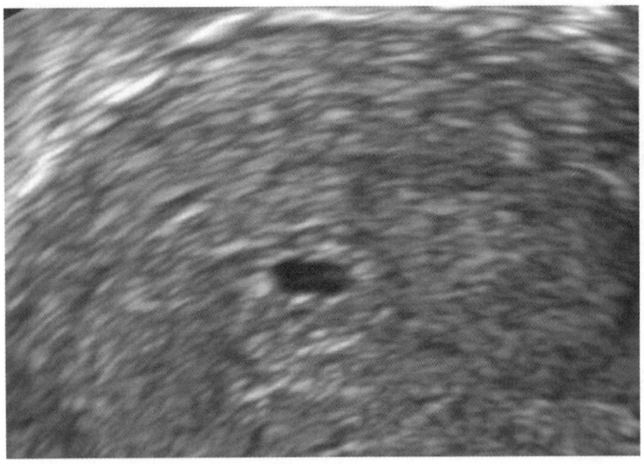

图 1-1 早孕期经阴道超声显示孕囊

（2）卵黄囊

- 时间：经阴道超声检查于妊娠 5～6 周后基本可以显示。
- 特征：孕囊内的囊性结构，囊区为无回声、透声好，壁薄呈线状强回声。
- 测量平面：取囊壁内缘测量直径。
- 大小：10 周之前卵黄囊最大直径不超过 5～6mm，10 周以后逐渐萎缩。卵黄囊过大（>10mm）或过小（<3mm）均提示预后不良。超声探及卵黄囊可明确诊断宫内妊娠。

（3）胎芽

- 时间：经阴道超声检查最早在妊娠 5～6 周时即可探及。
- 特征：位于卵黄囊一侧的实性回声结构，一般 6 周后基本可探及原始心管的搏动。有胎心搏动可确定胚胎存活。
- 心率：孕早期的胎心率一般有所变化，6 周前较慢，大约 100～115 次/分，以后逐渐增加，9 周后趋于稳定。
- 测量平面：取胚胎正中矢状切面，测量颅顶至臀部外缘的距离。
- 估算孕龄：适用于孕 7～12 周。即：
  孕龄（d）＝CRL（mm）＋42 或
  孕龄（w）＝CRL（cm）＋6.5
- 大小：相当于以约 1mm/d 的速度增长。
  6 周以后，胎芽可见。
  8 周以后，肢芽长出。
  第 9 周时，四肢更加明显，躯干开始增长，并可出现一过性生理性中肠疝，是由于肠袢的迅速生长在腹腔的挤压下突向脐腔，并于 12 周前复回到腹腔内。
  至 10 周，胚胎已初具人形（见图 1-2）。

（4）羊膜囊

- 时间：妊娠 6 周以后，可观察到包绕在胚胎外面的羊膜囊。
- 特征：位于绒毛膜腔内，将胚胎与卵黄囊分离开来，并可见二者之间由卵黄管相连。卵黄管是胚胎时期的运输管道，内有动静脉将营养物质、血液成分、原始生殖细胞从卵黄囊运送给胚胎。
- 大小：羊膜腔也随孕周逐渐增长，且速度比绒毛膜腔更快，最终二者会紧密相连，并于 12～16 周左右融合，绒毛膜腔消失，羊膜不易显示。

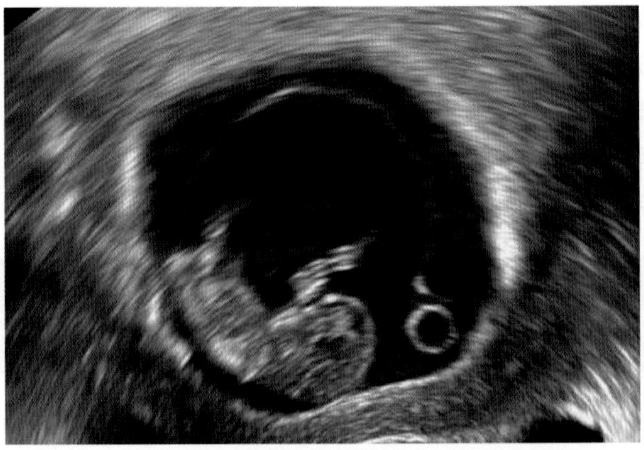

图 1-2 孕 10 周经阴道超声显示胚胎、卵黄囊及羊膜

2. 确定胚胎数目

（1）超声通过孕囊、卵黄囊及胎芽的数目来确认单胎或多胎妊娠。

（2）绒毛膜性的判断：通常认为 14 周前判断绒毛膜性的准确性相对较高。

- 孕早期可通过孕囊个数，如超声探及两个孕囊，表示为双绒毛膜双胎，单个孕囊但两个卵黄囊则为单绒毛膜双胎。
- 10 周后可通过胎盘、双胎间分隔膜的特征来判断。双绒毛膜双胎表现为：两个胎盘或胎盘可见“双胎峰”，即两个胎盘融合后，在融合处形成一个三角形突向羊膜腔；双胎间分隔膜较厚；如超声发现双胎性别不一致也可断定双绒毛膜双胎。

（3）羊膜性判断：

- 双绒毛膜囊一定有双羊膜囊，单绒毛膜囊双胎可以是双羊膜囊或单羊膜囊；

- 孕早期，羊膜囊数一般与卵黄囊数一致，如能显示两个分离的羊膜腔，则可明确双羊膜囊；
- 孕中晚期超声判断羊膜性的准确性较低。

3. 常规检查子宫、双侧附件及子宫直肠窝情况　观察是否有子宫肌瘤、附件肿物，有剖宫产史者，需注意孕囊下缘与剖宫产瘢痕的距离。

（二）颈项透明层测量

颈项透明层（nuchal translucency，NT）是指胎儿颈部皮肤与深部软组织间的无回声带，筛查胎儿 NT 值有利于发现潜在的非整倍体染色体异常。

1. 仪器：高质量实时超声仪器，具有良好的局部放大及回放功能，测量标尺精确到 0.1mm。在经腹测量不满意时可改用经阴道超声测量。

2. 时间：孕 11～13^{+6}周，即头臀长（CRL）45～84mm 时测量[1]。

3. 测量平面

（1）CRL：胎儿颈部自然伸展状态下，取胎儿脊柱的正中矢状切面，显示鼻骨，在此切面上可测量 CRL（见图 1-3）。

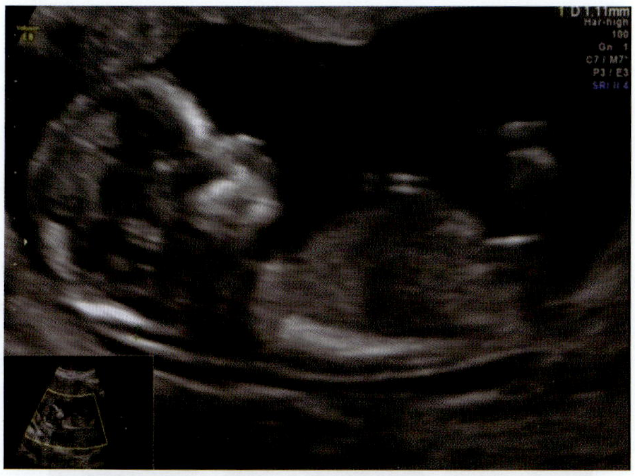

图 1-3　孕 12^{+} 周胎儿正中矢状切面测量 CRL

（2）NT：如上。将图像放大到胎儿至少占据画面的 3/4，能够清楚确认胎儿背部皮肤方可测量 NT（见图 1-4）。要求垂直于皮肤光带测量 NT 最宽处，游标内缘应置于 NT 无回声带的外缘；多次测量取最大值。

（3）静脉导管：无 A 波缺失及反流（见图 1-5）。

4. 正常值：NT 的正常值范围是随孕周增加的，但不应大于 3mm。

5. 鉴别：必须仔细区分胎儿皮肤和羊膜，因为在此孕周范围二者均表现为薄膜状，可通过胎儿运动、孕妇咳嗽或轻微震动孕妇腹壁进行鉴别。

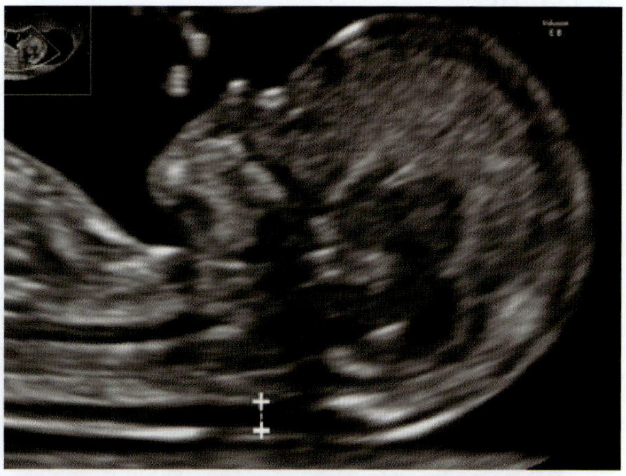

图 1-4　胎儿 NT 测量

（引自 ISUOG Practice Guidelines）

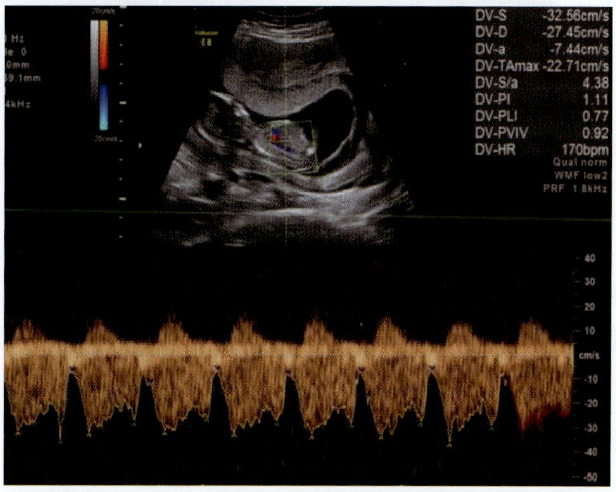

图 1-5　胎儿静脉导管血流频谱

（三）孕中期系统超声筛查

孕中期是检查胎儿畸形较为理想的时间，此时胎儿解剖结构已基本形成，个体大小适中，羊水适量，受骨骼声影影响小，因此图像清晰，超声检查可排除大部分畸形。

1. 时间：一般推荐在 18～24 周。

2. 生物测量：用于估算孕周和胎儿大小。包括双顶径（BPD）、头围（HC）、腹围（AC）和股骨长（FL）四项指标。标准[2]如下：

（1）BPD

- 测量平面——经丘脑水平横切面，颅骨光环呈椭圆形，两侧大脑半球结构对称，清楚显示透明隔腔和两侧丘脑，但不能显示小脑。

- 测量方法——较为通用的方法是测量线垂直于脑中线，测量颅骨最宽处，从近端颅骨外缘至远端颅骨内缘的距离（见图 1-6a）。

（2）HC

- 测量平面——同双顶径。
- 测量方法——椭圆形测量线置于颅骨光环的外缘描记（见图 1-6a）。

（3）AC

- 测量平面——取胎儿腹部脊柱横切面，尽可能显示腹部呈圆形，并可见胃泡及肝内门静脉的 1/3，但不能显示双肾。
- 测量方法——测量线沿腹壁皮肤外缘描记（见图 1-6b）。

（4）FL

- 测量平面——声束与股骨垂直，股骨两端骨化中心显示完整，呈平行的斜面。
- 测量方法——游标置于股骨两端的斜面中点上（见图 1-6c）。

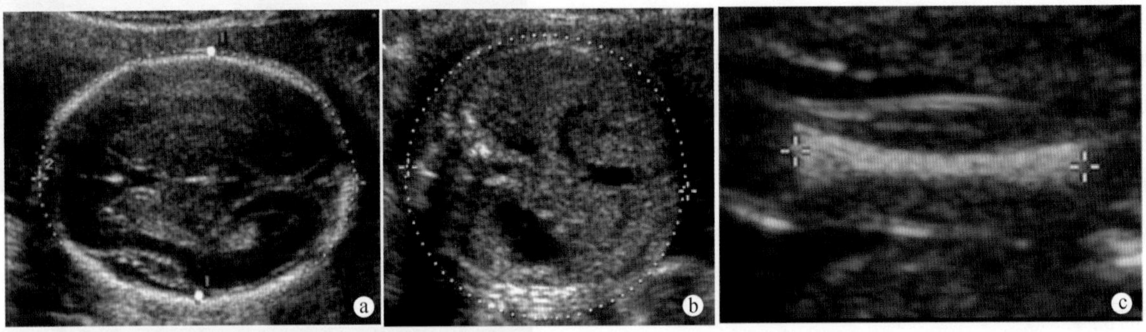

图 1-6　胎儿双顶径、头围、腹围及股骨长测量标准切面

（引自 ISUOG Practice Guidelines）

3. 胎儿结构检查

（1）头部

首先，可见颅骨光环呈椭圆形，为强回声，无骨质缺损，仅于颅缝处可见细小的回声失落。如发现头颅形态异常、颅骨光环消失或颅内结构显示过于清晰，应进一步检查。

其次，对颅内结构的评估可通过以下几个切面进行：

a. 丘脑水平横切面

- 透明隔腔呈长方形暗区，位于脑中线的前 1/3 处，正常＜10mm；
- 两侧丘脑对称；
- 丘脑中间为第三脑室，正常宽度应＜2mm（见图 1-7）。

b. 侧脑室水平横切面

- 丘脑水平切面稍向颅顶移动；
- 可显示侧脑室后角呈无回声，内见脉络丛；
- 脑中线可见；
- 可见两侧部分丘脑；
- 侧脑室宽度测量——游标置于侧脑室后角内缘，与之垂直，正常＜10mm（见图 1-8）。

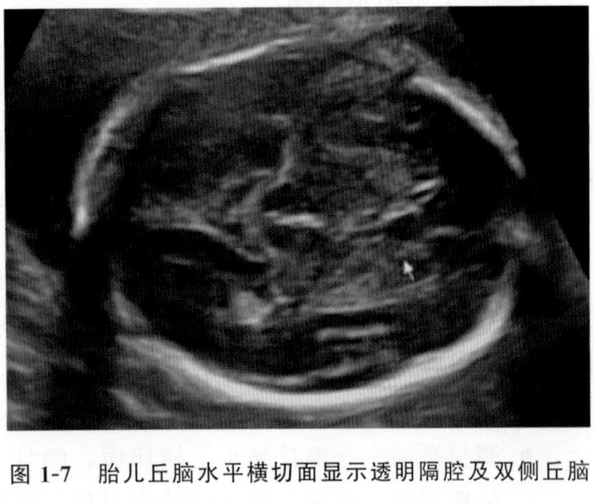

图 1-7　胎儿丘脑水平横切面显示透明隔腔及双侧丘脑

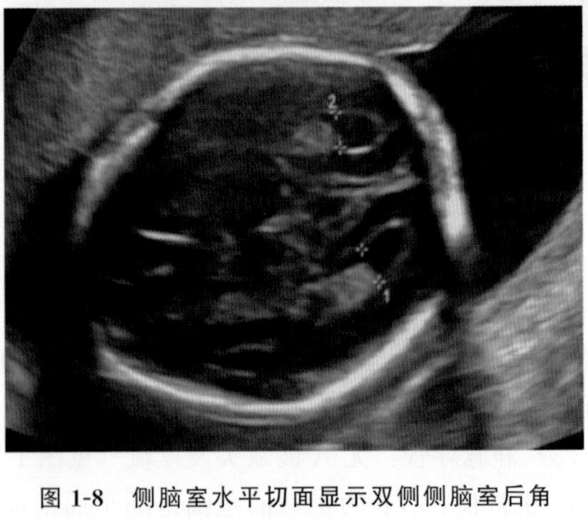

图 1-8　侧脑室水平切面显示双侧侧脑室后角

c. 小脑横切面

- 丘脑水平切面稍向下方旋转；
- 显示两侧小脑半球，中间由蚓部相连，前方可见透明隔腔；
- 脑横径和枕池宽度测量——正常小脑横径随孕周增长，24 周前约等于孕周数。枕池宽度不超过 10mm（见图 1-9）。

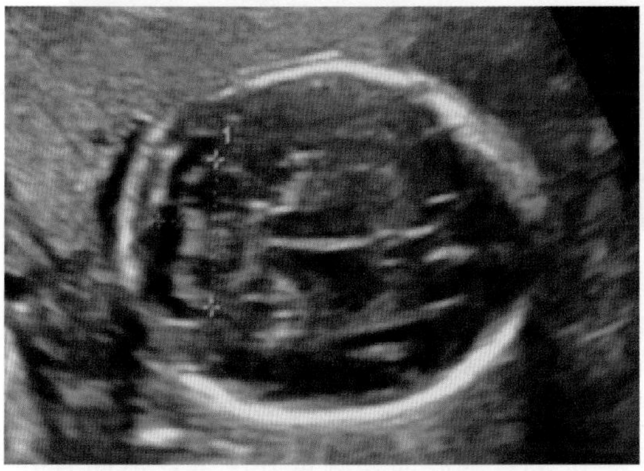

图 1-9　小脑横切面显示小脑及枕池

再有，必要时还可经正中矢状切面和侧脑室前角冠状切面显示胼胝体。

（2）颜面

- 横切面——探头从胎头顶部平行下移，重点观察眼眶、眼内结构、鼻骨、鼻孔及上牙槽突（见图 1-10a）。
- 正中矢状切面——观察胎儿侧面轮廓、前额、鼻骨、唇及下颌（见图 1-10b）。
- 冠状切面——观察鼻及上唇回声连续性（见图 1-10c）。

（3）脊柱

脊柱的检查应采取矢状切面、横切面，必要时取冠状切面的连续扫查。

- 矢状切面——呈两行平行排列的轨道样强回声带，从枕骨延续至腰段膨大增宽，最后于骶尾部融合，生理曲度自然（见图 1-11a）。

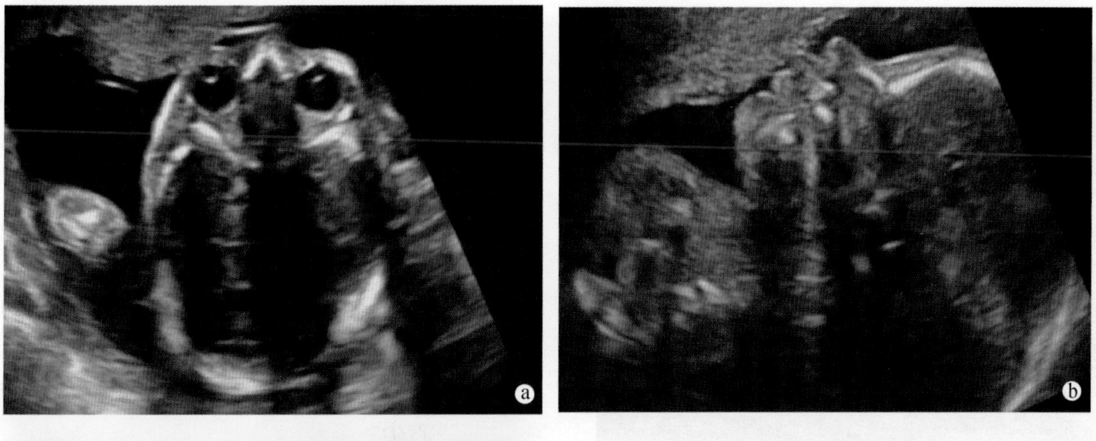

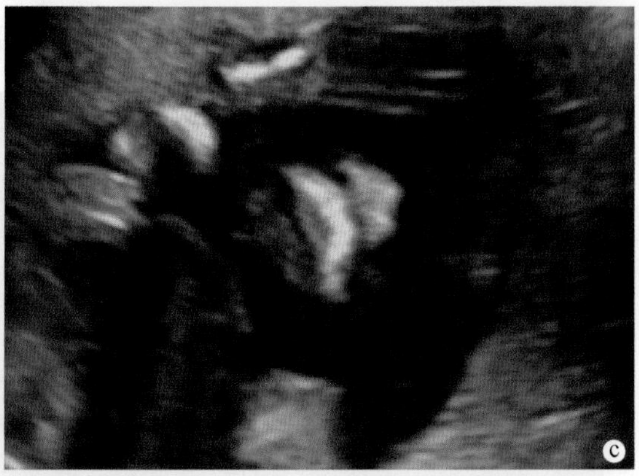

图 1-10　胎儿颜面

a. 胎儿头部横切面显示眼眶；b. 胎儿正中矢状切面显示前额、鼻骨、唇及下颌；c. 冠状切面显示胎儿鼻孔及上唇

● 横切面——脊柱的三个骨化中心呈“品”字形排列，其中两个后骨化中心呈“八”字排列（见图 1-11b）。

● 同时应注意脊柱表面皮肤的连续性检查。

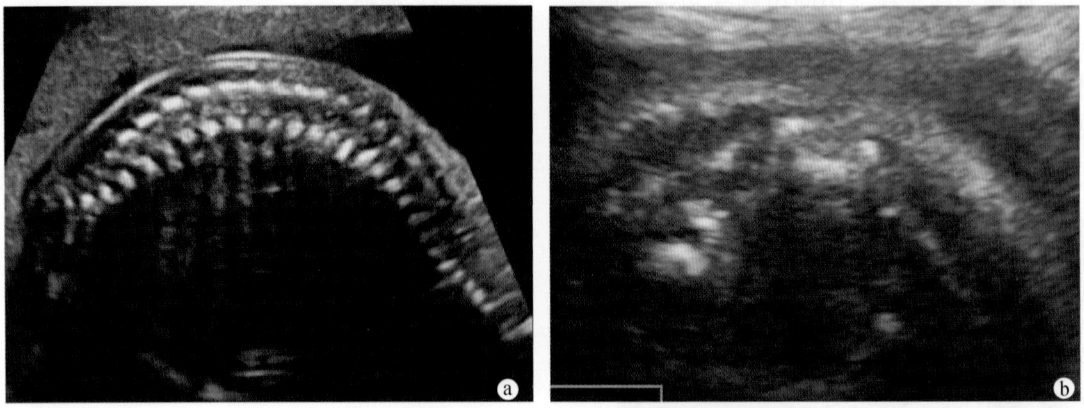

图 1-11 胎儿脊柱超声成像

a. 胎儿脊柱正中矢状切面；b. 胎儿脊柱横切面

（4）四肢

肢体要求按连续顺序追踪扫查法逐一追踪观察胎儿四肢长骨、手、足的形态结构、连接关系（见图 1-12）。

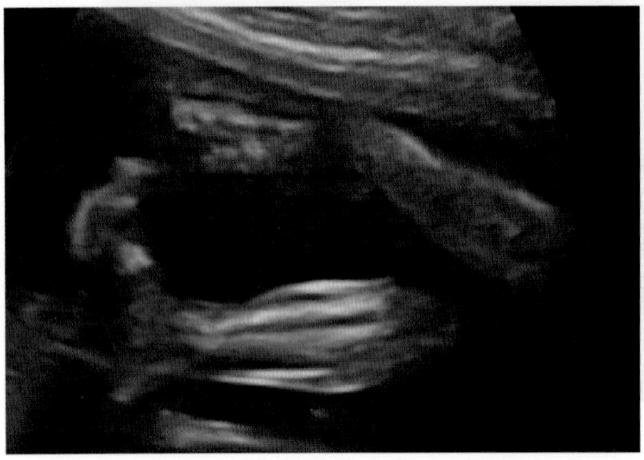

图 1-12 显示胎儿上肢及下肢

（5）颈部

正常颈部光滑，无隆起、包块及液性暗区，如发现异常包块如淋巴水囊瘤等应予以记录。

（6）胸部

● 胸廓对称、肋骨弧度正常；

● 双肺呈中等回声，均匀、对称，无纵隔偏移或肿物；

● 膈肌可见，表现为胸腔与腹腔内脏之间的光滑低回声带。

（7）心脏

a. 四腔心切面

● 心脏位于左侧胸腔，约占胸腔的 1/3，心/胸比值（心脏面积/胸腔面积）约为 0.25～0.33；胸腔面积测量方法是：沿肋骨外缘测量，需完整显示一根肋骨，不包括胸壁软组织。

● 心尖朝向左前方，心轴左偏，心轴与胸腔前后轴之夹角 45°±20°；心轴测量方法是沿房室间隔长轴方向的连线。

● 房室瓣与房室间隔在心脏中央形成“十”字交叉结构，左、右心房大小，左、右心室大小及室壁厚度，基本相等。

● 左心房靠近脊柱，二者间可见降主动脉。

● 房间隔中部可见卵圆孔，左心房内见卵圆瓣。

● 左右房室瓣启闭正常，三尖瓣附着点更靠近心尖。

● 可观察到左心房与肺静脉的连接（见图 1-13）。

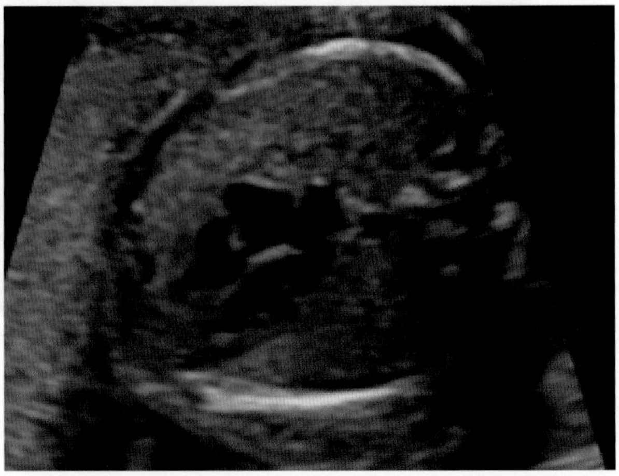

图 1-13 胎儿四腔心切面显示左、右房室

b. 左、右室流出道切面

- 正常情况肺动脉内径比主动脉内径大15%～20%，从各自心室发出后相互交叉。
- 此切面的筛查有助于排除圆锥动脉干畸形，如法洛四联症、大动脉转位等（见图1-14）。

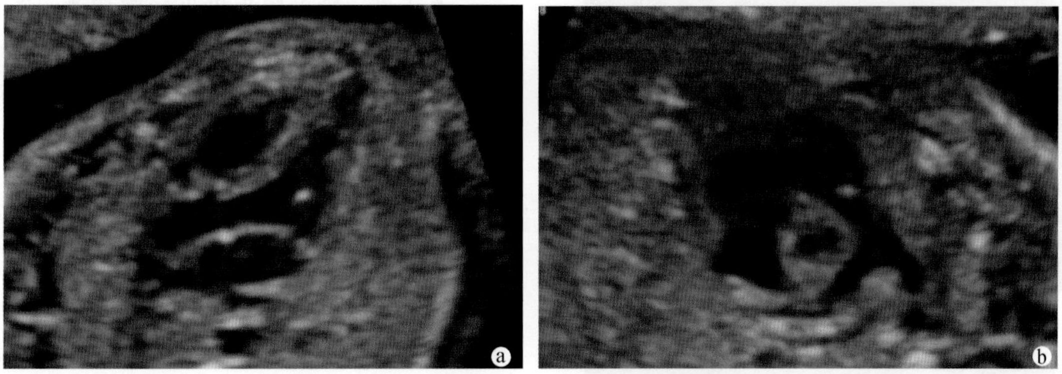

图1-14　显示胎儿左（a）、右室（b）流出道

c. 三血管气管切面

- 正常从右到左依次为上腔静脉、主动脉、肺动脉主干，三者内径逐渐增大，上腔静脉与主动脉位于气管两侧。
- 可用于肺动脉、升主动脉及上腔静脉的评估，观察其相对大小及解剖关系（见图1-15）。

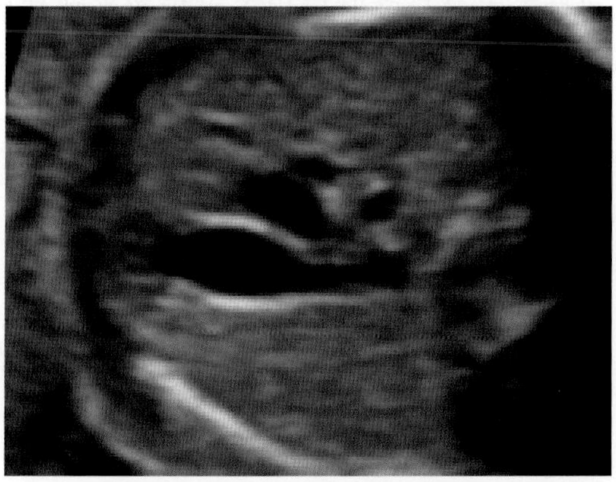

图1-15　胎儿心脏三血管切面

d. 主动脉弓切面与动脉导管弓切面

- 主动脉弓呈“拐杖”状，可见三个分支（见图1-16a）。
- 导管弓切面呈“曲棍球杆”状（见图1-16b）。

（8）腹部

- 位置：正常胃泡位于左上腹，邻近脾，胆囊位于右上腹，紧邻肝，小肠位于下腹中央，结肠位于周边；
- 双肾：横切面位于脊柱两旁，肾盂可有轻度分离，但前后径最宽不超过10mm（见图1-17）；
- 膀胱：位于下腹盆腔，两侧分别可见脐动脉（见图1-18）；
- 脐带出处：评估腹壁的完整性（见图1-19）。

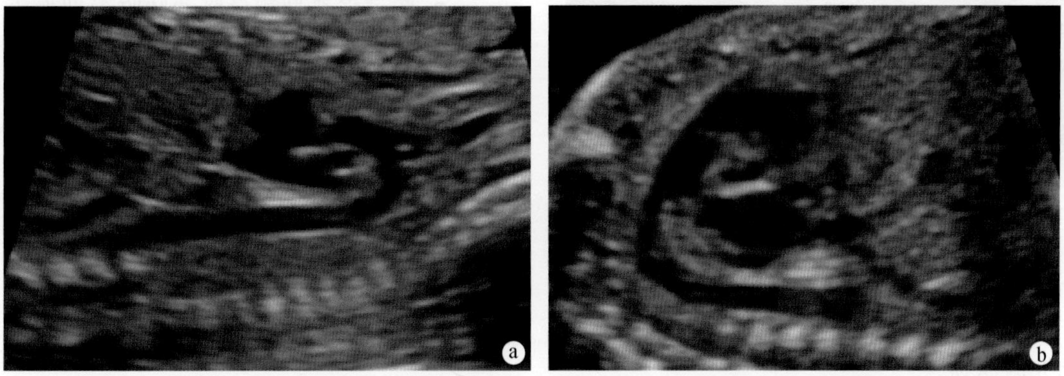

图1-16　胎儿心脏主动脉弓切面（a）和胎儿心脏导管弓切面（b）

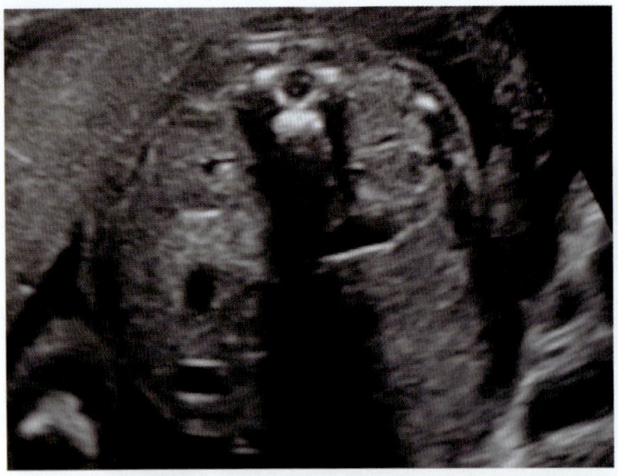

图 1-17　示胎儿双肾横切面

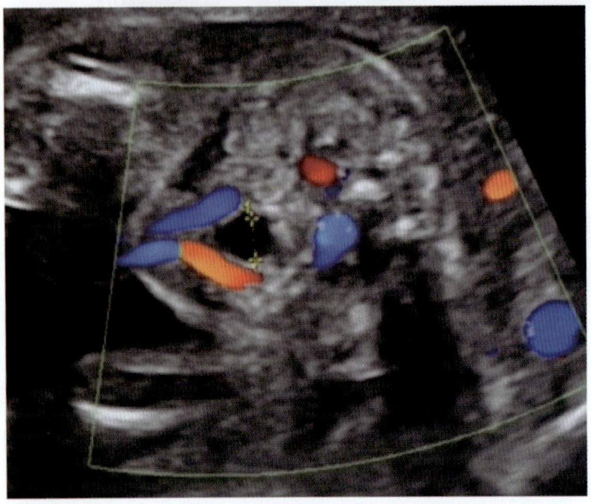

图 1-18　胎儿膀胱横切面显示膀胱及两侧脐动脉

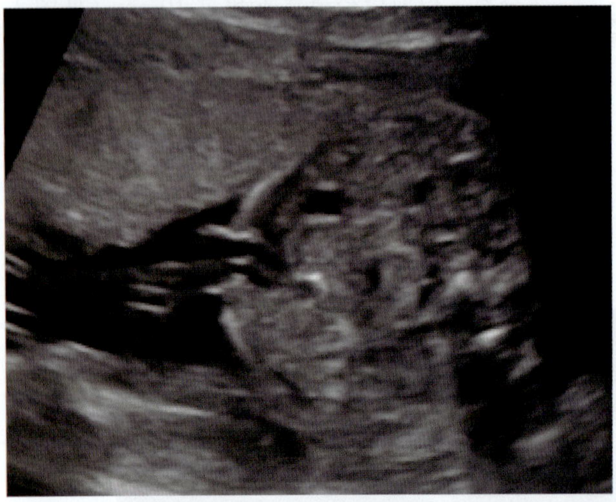

图 1-19　示胎儿脐带出处

（9）外生殖器

非常规检查项目，需要时观察评估。

4. 胎儿附属物

（1）胎盘

a. 大小：成熟胎盘厚度一般在 2.5～5.0cm 左右；

b. 分度：

- 0 度：绒毛膜板平直，实质回声均匀，基底膜显示不清；
- Ⅰ度：绒毛膜板可见轻微切迹，实质内散在光点，基底膜可见；
- Ⅱ度：绒毛膜板切迹深入实质，未达基底，实质内见多发光点，基底膜可见点、线状强回声；
- Ⅲ度：绒毛膜板切迹达基底膜，实质内强回声相连成环状，基底膜强回声融合。

c. 胎盘下缘距宫颈内口不应低于 2cm 关系，尤其对有剖宫产史及前置胎盘者，注意有无胎盘植入。

（2）羊水

- 测量要求：

探头垂直于水平面，而不是孕妇腹壁；测量区域内不能包括肢体和脐带。

- 正常值：

最大深度，通常 ≤ 2.0cm 为羊水过少，≥ 8.0cm 羊水过多。

- 羊水指数（amniotic fluid index，AFI）：

可疑羊水量异常时应用羊水指数来评估较为客观。

AFI 测量——以脐部为中心划分为四个象限，分别测量各象限内羊水最大深度，取总和即为羊水指数。一般 AFI<5.0cm 为羊水过少，AFI 为 5.0～8.0cm 为羊水偏少，≥25.0cm 羊水过多。

（3）脐带

- 横切面呈“品”字形，由一条脐静脉两条脐动脉组成；
- 直径一般不超过 2cm，长度无法测量；
- 蒂部多数附着于胎盘中部；
- 频谱多普勒测量脐动脉收缩期血流信号，正常脐血流收缩期与舒张期血流峰值流速之比（S/D）比值随孕周降低，30 周后应小于 3.0，用以评估胎盘循环及预测胎儿宫内窘迫。

5. 子宫、子宫颈及附件

- 检查是否有影响分娩的子宫肌瘤及附件肿物；
- 子宫颈管长度：经阴道测量子宫颈内口至外口距离，子宫颈管长度<25mm 为子宫颈长度缩短，是预测早产的重要指标。

（景柏华　陈　倩）

参考文献

[1] Salomon LJ, Alfirevic Z, Bilardo CM, et al. ISUOG Practice guidelines: performance of first-trimester fetal ultrasound scan. Ultrasound in Obstetrics & Gynecology. 2013: 41 (1), 102-113.

[2] Salomon LJ, Alfirevic Z, Berghella V, et al. Practice guidelines for performance of the routinemid-trimester fetal ultrasound scan. Ultrasound in Obstetrics & Gynecology. 2011: 37 (1): 116-126.

第二章　头　颈　部

第一节　头颅径线异常

胎儿的超声生物测量必须在标准平面上进行，这样才能保证测量的准确性，既不易漏诊异常大小的胎儿也不会对正常的胎儿误诊。头部常规测量的径线有：双顶径（BPD）、头围（HC）。

测量胎头时，BPD的测量要满足以下条件：

（1）平面：正确的平面是通过第三脑室和丘脑；

（2）曲线：颅骨要平滑且两边对称；

（3）光标放置，遵循以下三点之一：从近侧颅骨壁外缘至远侧颅骨壁内缘，或从近侧颅骨壁内缘至远侧颅骨壁外缘，或从近侧颅骨壁中点至远侧颅骨壁中点。

HC测量与BPD相比较，有下述异同：

（1）在BPD测量平面基础上，大脑前部必须看到透明隔腔，大脑后部必须看到小脑幕切迹；

（2）曲线：与BPD相同；

（3）光标放置：与BPD不同，均为颅骨壁外缘。

在标准平面测量的基础上，胎儿头颅径线异常见于以下几种疾病：

一、小头畸形

【定义】

- 指脑实质与脑细胞均减少的头部畸形。

【遗传学特点】

- 与小头畸形相关的染色体异常包括21三体综合征、13三体综合征、18三体综合征、猫叫综合征等8种。
- 与小头畸形相关的单基因缺陷综合征包括原发性小头畸形、苯丙酮尿症、Miller-Dieker综合征等21种。

【临床特点及病理学特点】

- 小头畸形可以是遗传因素导致，也可以为感染（风疹病毒、巨细胞病毒、水痘-带状疱疹病毒、弓形虫）、药物或化学因素（胎儿酒精综合征）等导致。可以合并其他畸形，也可以是单纯小头畸形。
- 典型特征为头颅和面部比例失调。前额倾斜，大脑偏小。脑回畸形很常见，包括巨脑回、小脑回和无脑回[1]。脑室可能扩大。
- 小头畸形还常见于孔洞脑、全前脑。

【超声特点】

- 测量标准多以HC小于相应孕龄的两倍标准差（2SD）为标准。
- 因发病晚，应动态监测。
- 当发现胎儿前额向后倾斜时就应考虑诊断小头畸形[2]。
- 仔细检查胎儿有无其他颅内及颅外畸形[3]。

【超声鉴别诊断要点】

- 胎儿生长受限：在确定了孕龄的基础上，胎儿是生长受限还是小头畸形有时很难界定。除常规生物测量外，还要注意颅面部正中矢状切面前额的形态、头颅与颜面的大小比例、头颅与身体的比例以及是否合并其他颅内异常。
- 婴儿神经系统并发症的风险明显增高，与头部的大小有相关性。
- 头围显著变小（小于均数4倍的标准差或更多）、同时合并其他畸形时，预后通常极差。

二、巨脑

【定义】

- 脑部异常增大，多以头围大于相应孕龄的两倍标准差为诊断标准[4-5]。

【遗传学特点】

- 可以是正常胎儿，也经常是先天性畸形和遗传综合征的一部分，如良性家族性巨脑、软骨发育不全、致死性骨发育不全等。
- 无症状的巨脑常有家族史。

【临床特点及病理学特点】

- 常见于智力正常或超常的个体，但也可合并智力发育迟缓和神经系统畸形。
- 可合并头颅径线明显增大的骨发育不良，包括软骨发育不全、成软骨不全、致死性侏儒、成骨不全、锁骨—颅骨发育不良、低磷酸酯酶症、短肋—多指综合征（Ⅲ型）、Robinow中段发育不良及耳—腭—指（趾）综合征。

【超声特点】

- 目前的文献中多以头围大于相应孕龄的两倍标准差为诊断标准[4-5]。
- 头颅测量值明显增大，未见脑积水或颅内肿块等颅内异常。
- 应仔细检查有无其他畸形，以诊断相应的先天畸形或综合征。

【超声鉴别诊断要点】

- 当合并有任何颅内异常时（如侧脑室扩张、颅内肿瘤等），不能诊断巨脑。

【处理原则和预后】

- 当胎儿头围数值位于相应孕龄头围均值2.5倍的标准差范围内时，并不增加胎儿远期神经心理发育异常的风险[4-5]。巨脑新生儿伴有神经系统症状时头围多大于均值2.5倍的标准差[5]。
- 排除其他异常者，预后较好。
- 检查父母，询问有无巨脑家族史。

（陈俊雅）

第二节　头颅形态异常

一、无脑儿

【定义】

- 露脑畸形（exencephaly）是指全颅盖骨或大部分颅盖骨缺失，具有完整的脑组织，但存在脑组织发育异常。
- 无脑儿（anencephaly）是指颅盖骨及双侧大脑半球缺失。

【胚胎组织学特点】

- 正常情况下，胚胎4周前神经孔关闭，外胚层下的间质组织向中央移行。以后外胚层形成头皮，间质组织形成肌肉和颅骨。如果这一过程发生障碍，就会出现颅骨缺失。
- 孕10～12周前颅骨还没有钙化，很难诊断脑部是否正常。因此孕11周前不能诊断无脑儿。

【遗传学特点】

- 有研究显示露脑畸形合并13号染色体长臂缺损。

【临床特点及病理学特点】

- 病因不明，可能是遗传、叶酸缺乏、致畸因子如射线、水杨酸盐、磺胺等多种因素的作用。
- 颅盖缺失使脑组织长期浸泡于羊水中，由于化学及机械因素刺激使脑组织破碎脱离于羊水中，最后只剩下颅底和面部。可能无脑儿是露脑畸形的末期阶段，是异常的脑组织没有颅骨的保护而逐渐被分解形成的[6]。
- 无脑儿以颅骨和端脑缺失为特征。

【超声特点】

- 10～14周（露脑畸形阶段）：未见正常颅骨光环，双侧大脑半球向两侧分开，无侧脑室，无明显脉络膜强回声。冠状面上分开的大脑半球呈典型的“米老鼠征”。
- 大部分脑组织脱落后，胎儿头部无颅盖骨、无大脑，仅见颅底或颅底部分脑组织。胎儿颈项短，冠状面见双眼眶位于最高处且无前额，称为“青蛙”面容（见图2-1）。
- 多伴有羊水过多，出现在孕25周后。
- 常合并其他畸形，包括脊柱裂、唇/腭裂、摇椅足及脐膨出等。

【超声鉴别诊断要点】

- 巨大脑膨出：也可显示为大量脑组织浸泡于羊水内，但仔细观察脑膨出时总是可以看到脑部覆盖有部分颅盖骨。

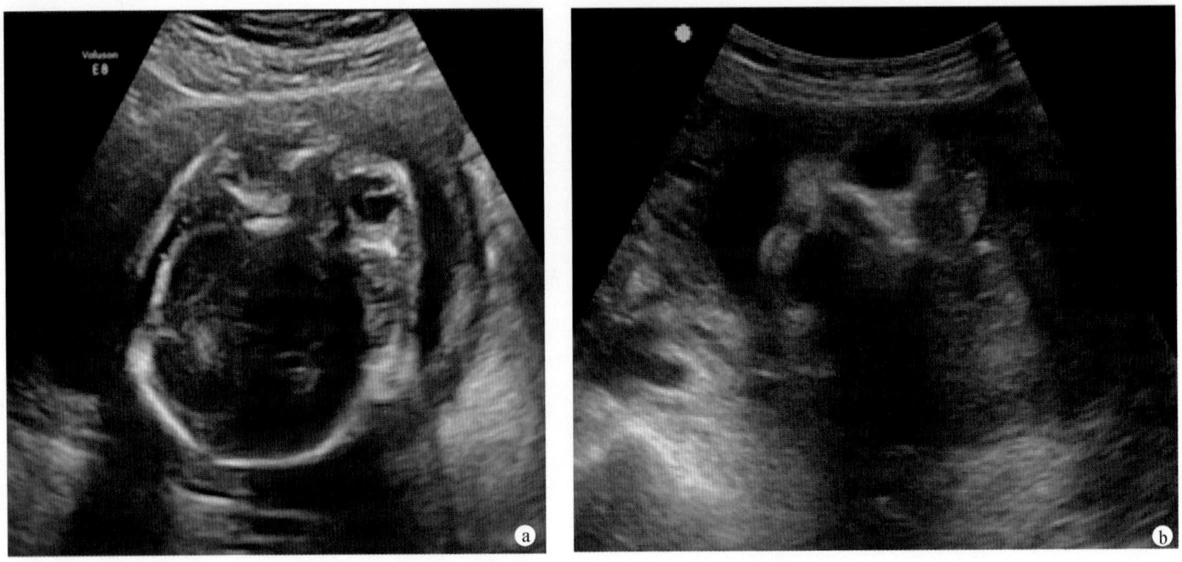

图 2-1 正常胎儿与无脑儿超声影像图

a. 眼眶切面显示颅骨光环完整；b. 胎头呈一堆不规则的脑组织回声，颅盖缺失，双眼眶位于最高处且无前额，称为“青蛙”面容

- 羊膜带综合征：除脑组织暴露外，还有面裂、肢体异常（狭窄环、截肢、截指/趾）等，主要取决于羊膜带束于胎体的位置。
- 头颅无钙化：指成骨发育不全、软骨发育不全等头颅颅骨钙化欠佳的疾病。胎儿颅骨薄，钙化差，但仍可见颅骨光环。这种病例总有其他骨骼系统异常的超声表现。

【处理原则和预后】

- 新生儿不能存活。
- 建议染色体检查。

二、脑膨出

【定义】

- 指颅内容物通过颅骨的骨性缺损部位向外突出。可以仅是脑膜膨出，形成一囊肿样结构；也可以是脑组织及其表面的脑膜一起膨出，形成一混合性包块，称为脑膜脑膨出。

【胚胎组织学特点】

- 可能是某些因素导致胚胎头端的神经管闭合不全。

【遗传学特点】

- 病因可以为遗传性：患儿的兄弟姐妹有其他神经管畸形，有家族倾向，或是某些综合征的一部分；少数脑膨出的病例有染色体异常。

【临床特点及病理学特点】

- 病因除遗传性外，还可能与羊膜带综合征、风疹病毒感染、糖尿病、高热、X 射线接触史等有关。
- 多数病例的病变部位位于脑中线上。多见于枕骨、额筛骨，顶骨的发生率最低，而且常伴有严重的脑部畸形[7]。
- 缺损大小有很大差别。可以小至几毫米，大至膨出的包块超过胎头径线。多数都有脑实质的膨出。
- 合并中枢神经系统异常。最常见的是脑积水，其次为小头畸形、柠檬头、脊柱裂。额部膨出常合并面部中线缺损，如眼距过宽、中线唇裂或腭裂。还常常合并其他先天畸形或是综合征的一部分。

【超声特点】

- 胎头旁见包块回声，并可显示相应的颅骨缺损（见图 2-2）。
- 单纯脑膜膨出者呈无回声包块，脑组织同时膨出时，包块内可见实质性不规则回声。偶尔，包块随颅内压力的改变而有回缩、突出改变，造成超声检查时包块时有时无。
- 颅内可见一系列的超声异常，如脑积水、中线偏移、脑结构紊乱、小头畸形等。枕部脑膨出还可伴有小脑疝，小脑位于膨出的包块内，也可呈“香蕉样”，同时颅后窝消失，称为 Chiari Ⅲ型。
- 还可因病因不同而出现其他不同的超声征象。

【超声鉴别诊断要点】

- 颈部水囊瘤：与缺损小的脑脊膜膨出相鉴别较困

难。若超声可以显示颅骨缺损即可诊断脑膨出。间接线索有助于诊断。例如水囊瘤通常出现于颈部，内部有多处分隔且囊壁较厚，且经常产生软组织血肿及水肿。颅骨完整，无脑积水。

- 胎儿非免疫性水肿：全身水肿，以颈枕部尤为明显。观察全身其他部位也有水肿表现。可伴胸腹腔积液。颅骨完整。
- 头皮囊肿：头皮囊肿罕见，目前多处于个案报道的阶段，但是头皮囊肿与颅骨小的骨性缺损导致的脑膜膨出鉴别较困难。必要时行磁共振成像（MRI）检查。
- 体表血管瘤：颅骨表面的血管瘤需要与脑膜脑膨出鉴别，彩色多普勒及能量多普勒可以提供重要的参考依据。

【处理原则和预后】

- 行染色体检查。
- 脑膨出预后均较差[8-9]。胎死宫内约占20%。活产者的预后与以下四个因素有关：①膨出包块内有无脑组织及膨出脑组织的多少；②是否存在小头畸形；③是否有脑积水；④有无合并其他畸形。情况越严重，预后越差。
- 单纯脑膜膨出的存活率为100%，智力发育正常者60%。

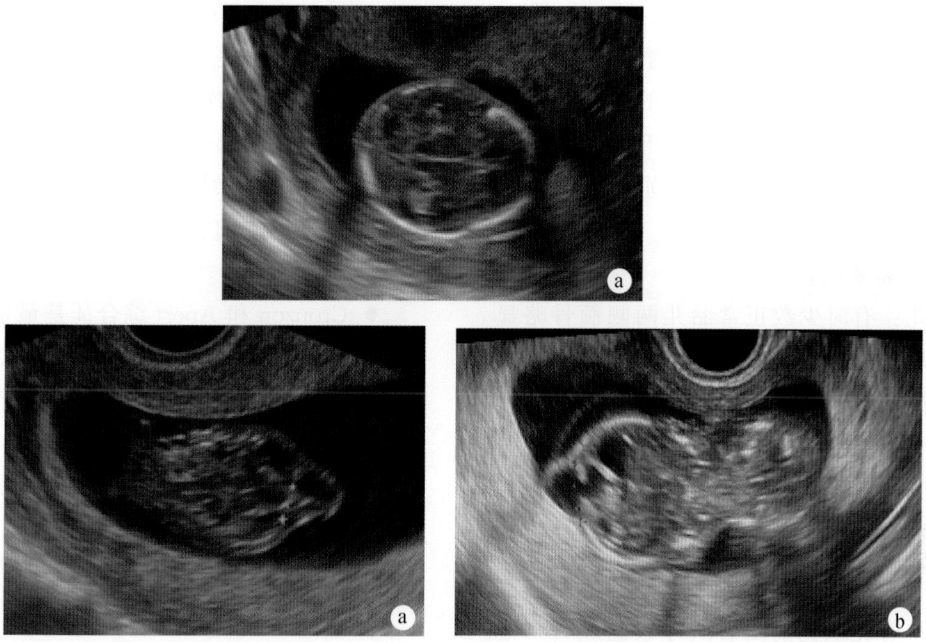

图 2-2　正常与脑膨出胎儿超声影像图

a. 孕13周正常胎儿颅脑结构；b. 孕12周胎儿颅顶部颅骨缺损宽约5.4mm，缺损顶部可见无回声包块，丘脑似从缺损处疝入包块；c. 孕13周胎儿颅顶部颅骨缺损，脑膜自缺损处膨出

三、其他头颅形态异常

（一）柠檬头

【定义】

胎头前额凹陷，呈柠檬样改变。

【临床特点及病理学特点】

- 脊髓脊膜膨出时，脑脊液渗出使小脑蚓部、第四脑室和延髓通过枕骨大孔被挤压到颈椎管内（Chiari Ⅱ型畸形或Arnold-Chiari畸形）。颅内压减低，使头部呈“柠檬头”。头部具有一定的可塑性，与其他颅骨相比，额骨尤其敏感，从而形成内陷改变。随孕周增加，颅内压增加，颅骨钙化日益明显，柠檬征变得不明显了。
- 34周后颅骨钙化至足够硬度，不再易受压力改变的影响而内陷。
- 也会出现在1%的正常胎儿中。

【超声特点】

- 横切面，可以显示双侧额部内陷，双侧颞骨略显平行，形成“柠檬头”（见图2-3）。
- 此征象与孕周关系密切：最早可出现在孕13周，98%出现在24周之前，但仅有13%出现在24周之后。

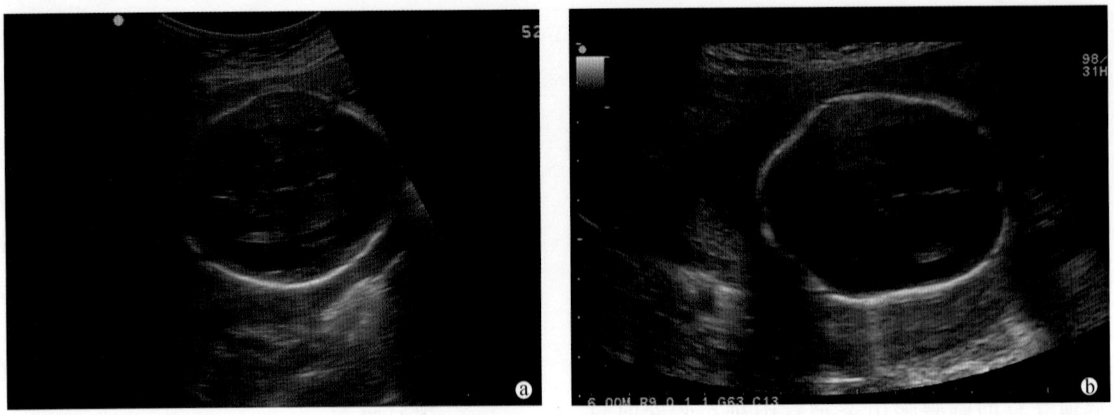

图 2-3 正常与脊柱裂胎儿头部超声影像图

a. 孕 23 周正常胎儿颅脑，颅骨光环呈椭圆状；b. 孕 25 周脊柱裂胎儿头部双侧额部内陷，双侧颞骨略显平行，形成“柠檬头”

- 伴脊柱裂时可有其他头部及脊柱的异常征象，如横切面时脊柱背侧椎弓的骨化中心呈 U 形或 V 形、香蕉小脑等。开放性脊柱裂与闭合性脊柱裂的超声影像区别也在于是否有颅内及颅骨形态的改变。

【超声鉴别诊断要点】

- 正常胎儿：有时少数正常胎儿两侧额骨略显平坦，形似“柠檬征”。此时要注意观察有无脊柱裂及其他颅内畸形。

【处理原则和预后】

- 同脊柱裂。

（二）颅缝早闭

【定义】

- 颅缝过早骨化及提前闭合所导致的颅骨形态和大小的异常。

【遗传学特点】

- 遗传综合征的一部分，多数是由编码成纤维细胞生长因子受体 1、2、3 的基因突变引起[10]。
- 既可以是常染色体显性遗传，也可以是新发突变。

【临床特点及病理学特点】

- 严重的颅缝早闭可以压迫脑神经，使颅内压随大脑的发育异常而升高。最终后果取决于受累的颅缝骨化程度及早闭的时间。
- 发病率为 1/2500，多数为散发病例，通常仅为一条颅缝受累，不伴其他畸形。少数病例可能出现多条颅缝同时早闭并伴有其他畸形。
- 最常见的是矢状缝早闭，导致头颅狭长（舟状头）。其次是冠状缝早闭，出现尖头畸形，前额明显隆起，枕骨扁平，面部扁平，眼距过宽，鼻梁塌陷，鹦鹉嘴状鼻，上颌发育不良，下颌前突。

【超声特点】

- Crouzon 和 Apert 综合征是最常见的颅缝早闭综合征，两者类似，主要特点包括：①前额明显隆起，眼距过宽，鼻梁塌陷，上颌发育不良，下颌前突（见图 2-4）[11-12]。②在肢体末端可看到并指畸形（“棒球手套手”）（骨质及皮肤均融合），常累及第二、三、四指。拇指（趾）粗大。③还可合并其他异常如胼胝体缺失、轻度脑室扩张、脑积水、肺动脉狭窄、主动脉骑跨、室间隔缺损、羊水过多。④妊娠早期颈部透明层增厚是超声指标之一，Pfeiffer 综合征时，头颅呈分叶状或三角头畸形（见图 2-5b）。也会合并与其他颅缝早闭相同的眼部及指趾畸形。

【超声鉴别诊断要点】

- 以颅缝早闭为特征的遗传综合征包括 Crouzon、Pfeiffer、Carpenter 及 Saethre-Chotzen 综合征等，需用分子遗传学方法来鉴别诊断。
- Ⅱ型致死性侏儒除分叶状头颅外，还会表现为长骨短直、胸部发育不良、肾积水、马蹄肾等。

【处理原则和预后】

- 可通过绒毛活检或羊水穿刺行分子遗传学诊断来做出明确的产前诊断。

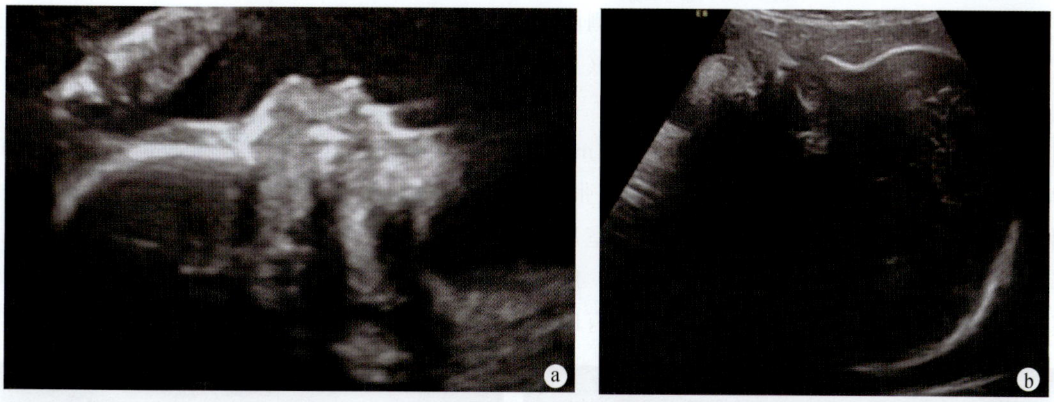

图 2-4 正常与颅缝早闭胎儿正中矢状切面超声影像图

a. 正常胎儿正中矢状切面前额平坦，上下颌骨发育正常；b. 胎儿前额明显前突，上颌发育欠佳，下颌前突

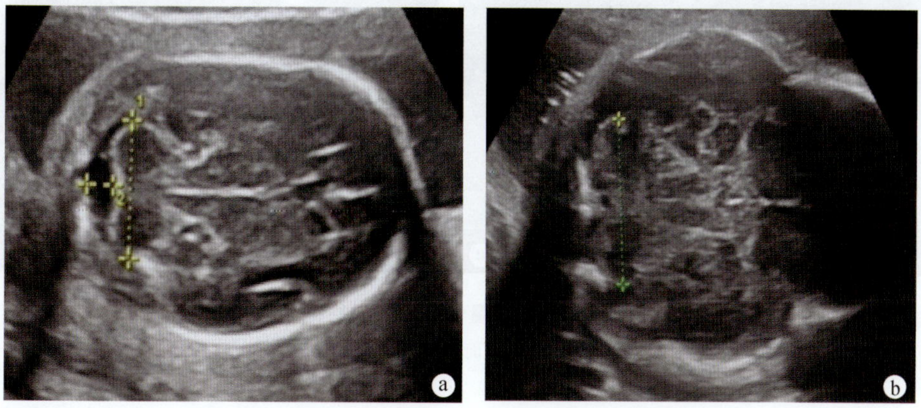

图 2-5 正常与畸形胎头小脑平面超声影像图

a. 正常胎儿小脑平面头颅呈椭圆形；b. 畸形胎儿小脑平面头颅呈分叶状

（陈俊雅）

第三节 脑室径线异常

一、侧脑室扩张

【定义】

- 侧脑室扩张（ventriculomegaly，VM）是一个描述性的诊断，指侧脑室内积聚了过多的液体——通常是脑脊液。侧脑室内径≥10mm 称为侧脑室扩张。

【遗传学特点】

- 孤立的侧脑室临界性增宽的病例中，3%～15%存在非整倍染色体异常，其中主要为唐氏（Down）综合征[13]。
- 在染色体正常、非整倍染色体和唐氏综合征胎儿中，轻度脑室扩张的发生率分别为 0.5%、6.8%和 5.5%[14]。

【临床特点及病理学特点】

- 很多原因可以引起脑室扩张，最常见的是中脑导水管狭窄而使得蛛网膜下腔回流受阻所致。
- 还可能为以下疾病的继发改变，如神经组织增生异常（巨脑畸形、小脑畸形）、神经组织移行异常（脑裂畸形、无脑回）、胼胝体发育不良、全前脑等。也可以为血管因素或感染引起的破坏性改变。
- 常合并实质相对“萎缩”和脉络丛悬浮。

【超声特点】

- 强调测量平面为侧脑室水平横切面，经脉络丛体部按垂直于侧脑室腔的方向测量侧脑室的内径，游标置于侧脑室壁高回声的内侧缘（见图 2-6a）。如果不能得到标准的头部横切面，则在冠状切面上经侧脑室体部测量侧脑室宽度，游标同样置于侧脑室壁内侧缘（见图 2-6b）。

- 侧脑室内径 10～12mm 为轻度扩张，12～14mm 为中度扩张（见图 2-7），≥15mm 为重度扩张。
- 侧脑室重度扩张时脉络膜受压并推向脑室底部，悬挂于扩张的脑室中，呈“悬浮征”；脑室内充满脑脊液，大脑皮质受压变薄。有时第三脑室也随之扩张。第四脑室扩张不明显。
- 大脑枕部、中脑、脑桥、小脑均发育正常。
- 超声诊断孤立的侧脑室临界性扩张的假阳性比例可达 1∶3，是超声筛查胎儿畸形中诊断假阳性率最高的疾病之一，可能是因为过度强调临界性侧脑室增宽与神经系统畸形、非神经系统畸形及染色体异常有关所致[13]。

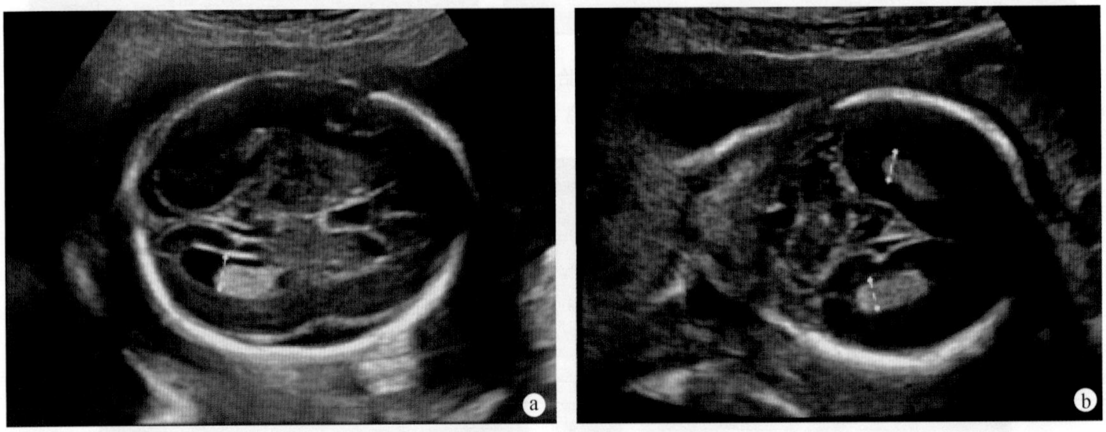

图 2-6 正确测量侧脑室宽度的平面

a. 侧脑室水平横切面；b. 侧脑室冠状切面

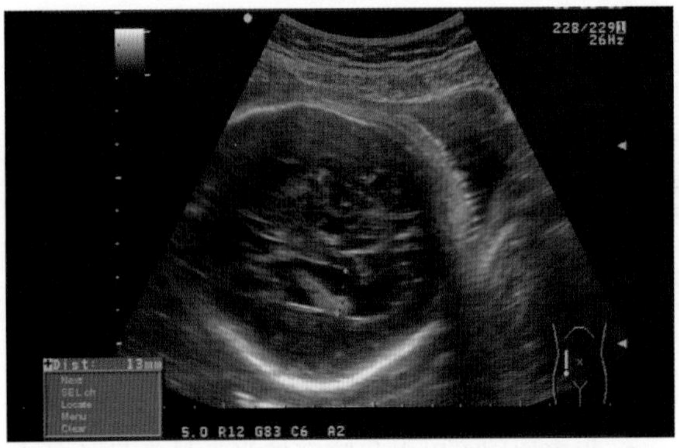

图 2-7 胎儿侧脑室中度扩张超声影像图

孕 34 周胎儿侧脑室增宽 13mm

【超声鉴别诊断要点】

- 鉴别脑室扩张的原因：要注意鉴别脑室扩张引起的原因，是单纯的脑室扩张还是其他颅内颅外畸形所伴发。大多数颅脑的畸形都可能会伴发脑室不同程度的扩张，如脊柱裂、全前脑、Dandy-Walker 畸形、脑膨出、胼胝体缺失等。

  若脑室内感染或出血，可引起第三脑室及侧脑室的扩张。若阻塞在室间孔，可引起双侧脑室不对称性扩张或仅一侧侧脑室扩张，扩张程度也各不相同。

  无叶全前脑：横切面上见新月形的单个扩张的原始脑室，大脑镰及透明隔消失。融合的丘脑靠近颅底部。额部的脑组织存在而枕部的脑组织缺失。
- 脑积水：典型征象为头颅呈一巨大的无回声区，其内无大脑皮质组织和脑中线回声。脑干突入无回声区内。但严重脑积水脑中线漂浮于脑脊液回声中，可见大脑镰，丘脑因第三脑室扩张而被分开，额部脑组织缺失而枕部脑组织存在，也无特殊的面部异常改变。

【处理原则和预后】

- 考虑是否合并其他颅内及颅外畸形、有染色体异常、有感染（如 TORCH）等其他因素。
- 合并有畸形或染色体异常者其预后取决于合并的异常。进一步行胎儿中枢神经系统 MRI 检查排除其他结构异常。应充分告知孕妇及家属，由于侧脑室扩张的预后存在一定的不确定性，所以即便未发现明显的结构异常，胎儿将来仍存在轻度神经系统功能异常、发育迟缓的可能[15]。

- 有生机儿前诊断严重脑积水，应建议终止妊娠。如果继续妊娠，应仔细检查有无其他部位畸形，并定期随访脑室扩张有无进行性加重。

二、小脑延髓池扩张

【定义】

- 小脑延髓池深度超过 10mm，但小脑蚓部的形态和位置正常，通常把这种情况称为小脑延髓池扩张。属于 Dandy-Walker 畸形的一种。

【遗传学特点】

- 可能是染色体异常的征象（尤其是 18 三体综合征），也可存在于正常胎儿中。

【超声特点】

- 经小脑的胎儿头颅横切面上，小脑延髓池深度＞10mm，小脑蚓部形态与位置正常（见图 2-8）。

【超声鉴别诊断要点】

- Dandy-Walker 畸形：在正中矢状切面可看到第四脑室显著囊性扩张，小脑蚓部向上移位、发育不全并发生旋转，小脑幕和窦汇抬高。在横切面可见完全性或部分性小脑蚓部缺失；第四脑室扩张及颅后窝囊肿，且两者互相贯通，颅后窝池≥10mm；双侧小脑半球分开。
- Dandy-Walker 变异：小脑蚓部部分性发育不良，但不合并第四脑室扩张。
- Blake 囊肿：横切面小脑有 V 形裂隙，但正中矢状切面显示小脑蚓部完整，颅后窝内可及囊肿。此为第四脑室上部通过第四脑室正中孔疝入小脑蚓后池。

【处理原则和预后】

- 当仅有小脑延髓池扩张（尤其是孕 26 周后）而不伴有其他结构异常时，通常胎儿染色体核型正常且预后良好。
- 当小脑延髓池扩张伴有其他结构异常时应行胎儿染色体检查。

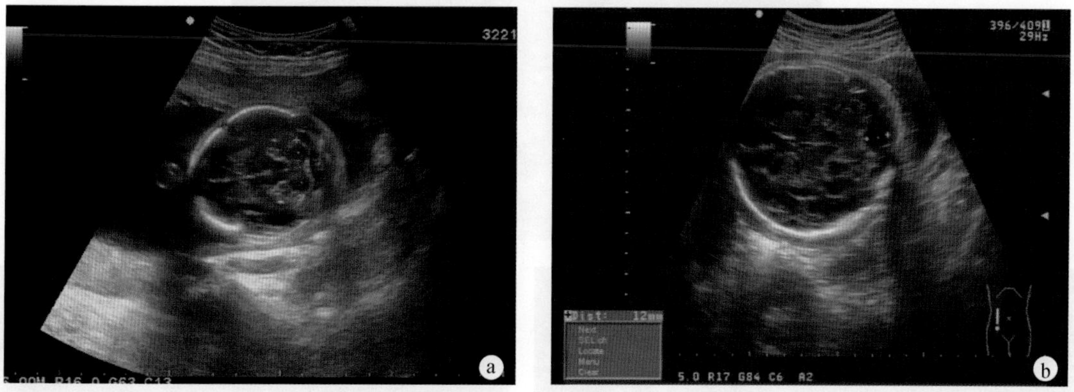

图 2-8 正常与小脑延髓池扩张胎儿超声影像图

a. 正常胎儿小脑延髓池；b. 孕 34 周胎儿小脑延髓池深 12mm

（陈俊雅）

第四节 颅内异常

一、Chiari 畸形

【定义】

- 是最常见的颅内病变之一，均以颅后窝极小为特点，所以随着胎儿的发育，颅后窝内的神经结构被挤压出颅后窝疝。分为三型：Ⅰ型：不伴有神经管闭合缺陷，是由于颈枕部发育不良引起的颅后窝变小，常在成人期才会诊断；Ⅱ型是最常见的类型，与脊柱裂同时存在，也称为 Arnold-Chiari 综合征，是指由于脑脊液的渗出使小脑蚓部、第四脑室和延髓通过枕骨大孔被挤压到颈椎管内；Ⅲ型罕见，与枕部脑膨出并存，颅后窝内的神经结构疝入脑膨出内。

【胚胎组织学特点】

- 发生于妊娠第 4 周即第 24 至 26 天。

【临床特点及病理学特点】

- Chiari Ⅱ型：小脑扁桃体、小脑蚓部、第四脑室、脑桥及延髓均可经枕骨大孔疝入颈椎管内，小脑延髓池消失。常伴有小脑发育不良[16]。常合并其他的颅内畸形：透明隔缺失、脑组织移行异常等。特别是 70%～90%的脊柱裂胎儿合并有胼胝体发育异常，包括胼胝体压部及头部的发育不全或缺失[17]。
- Chiari Ⅲ型：胎儿有低枕部或高颈部的脑膨出，表面有皮肤覆盖。脑膨出时，小脑、脑干、脑膜、脑脊液、第四脑室及脊索的上部均可膨出入囊内。常伴有脑积水。

【超声特点】

以 Chiari Ⅱ型为例：

- 整个小脑下陷，紧贴颅后窝底，呈“香蕉小脑”，小脑横径小于正常，颅后窝池消失[18]（见图 2-9b）。
- 侧脑室非对称性扩张，后角严重扩张，前角中度扩张，而颞角正常或轻度扩张。
- 中孕时同时还伴有头颅测量值偏小，前额凹陷（柠檬征）。

【处理原则和预后】

- 同脊柱裂。目前有望通过胎儿期手术治疗脊髓脊膜膨出来逆转 Chiari Ⅱ型畸形，减少因引流障碍引起的脑室增宽及改善脑部功能。

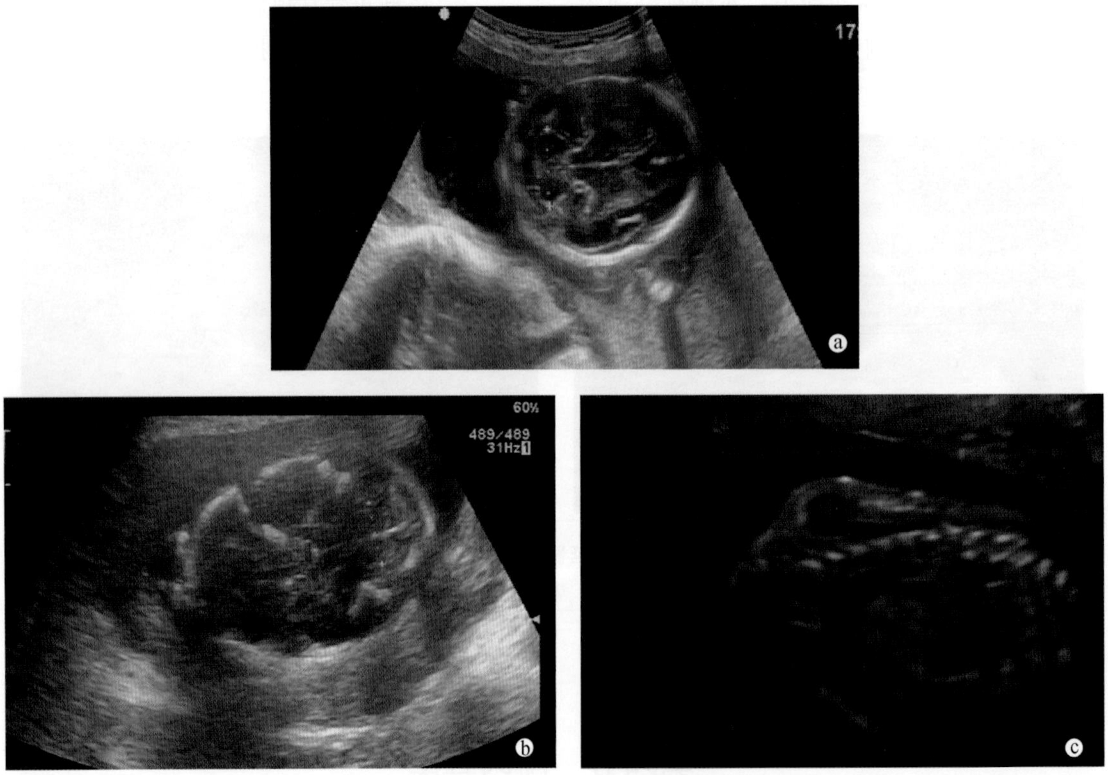

图 2-9 正常及脊柱裂胎儿超声影像图

a. 正常小脑结构，颅后窝正常；b. 孕 19 周脊柱裂胎儿，小脑横径小于正常，颅后窝池由于小脑的下陷而消失；c. 孕 19 周胎儿脊柱骶尾端连续性中断，脊髓脊膜膨出

二、脑中线结构发育异常

脑中线结构发育异常是指一组脑部畸形，包括一系列常见且严重的颅面畸形，如全前脑、Dandy-Walker 综合征、胼胝体发育不良等。

（一）全前脑

【定义】

- 全前脑（holoprosencephaly），也称为前脑无裂畸形，是非常复杂的前脑畸形，包括脑半球没有完全分离及间脑结构形成。大部分病例同时合并颜面中部结构异常。一般根据脑中线分裂程度的不同分为四个亚型：无叶型、半叶型、叶型及最近提出的中间变异型。

【胚胎组织学特点】

- 多发生于受孕第 5 周到第 6 周[19]。
- 无叶型是最常见的类型，前脑完全未分裂，大脑半球间的裂隙、大脑镰及胼胝体完全缺失，只有单一的原始脑室（全脑室），丘脑在中线融合。脑室顶薄膜隆起成一囊肿，位于颅骨与大脑皮质之间，称为背侧囊肿。
- 半叶型全前脑是指两个大脑半球在后方部分分离，后角及下角分为左右两个，前方左右相通，丘脑部分融合，但只有一个脑室。也可见到大小不同的背侧囊肿。
- 叶状全前脑是指大脑半球间的裂隙在前、后方均形成良好，但存在部分结构的融合，如侧脑室前角及扣带回融合，透明隔缺失。
- 中间变异型全前脑主要是在侧脑室的体部发生融合，而前角及后角发育正常[20]。

【遗传学特点】

- 新生儿发病率为 6/10 000～12/10 000，宫内胎儿发病率为 40/10 000，女性胎儿较常见。
- 无叶型和半叶型全前脑胎儿非整倍体染色体异常的比率为 50%～60%，其中多数为 13 三体[21]（占所有核型异常的 50%～75%），还可能为 15 三体、17 三体、18 三体。可能为常染色体显性遗传或常染色体隐性遗传。
- 可能是单基因病，异常突变点常位于 3p、7q 或 14q。

【临床特点及病理学特点】

- 无叶型及半叶型全前脑常合并小头畸形，大头畸形较少见，主要取决于是否有背侧囊肿或梗阻性脑积水。还可出现三叶草头型。
- 无叶型及半叶型全前脑 70%～80%合并颜面中线结构的发育不全序列征。包括正中唇/腭裂、独眼及严重的眼距过近，鼻子可能缺如，代之以喙鼻或鼻子异常扁平[22]。有时合并小下颌畸形。
- 叶型及中间变异型很少合并颜面部异常。
- 68%为散发病例，非染色体异常的病例再发风险为 6%。对于常染色体显性遗传，典型症状的外显率为 82%，加上非典型症状外显率为 88%；前者复发率为 13%，加上后者复发率为 14%。

【超声特点】

诊断主要依靠观察脑室分裂的状况。

- 无叶型：横切面见单个扩张的原始脑室，所有中线结构缺失。融合的丘脑靠近颅底部。冠状面侧脑室顶部扁平，呈马蹄形。正中矢状切面中线处单一脑室逐渐向枕侧移行为背侧囊肿（见图 2-10）。
- 半叶型：额部脑组织仍没有分裂为两个半球，丘脑不完全融合，但枕部可见半球间裂形成。侧脑室前角左右相通，但两侧的颞角与枕角左右分开，故呈典型的马蹄状。透明隔缺失可见原始的第三脑室。
- 叶型：是全前脑中病变最轻的类型。除了额部，大脑被半球间裂分为两个半球。侧脑室前角展平，两侧融合，透明隔消失。可大脑穹窿部融合是其特异性表现，表现为前角与后角接合处之间第三脑室内一条贯通的线性结构。
- 中间变异型：侧脑室前角发育相对完整，大脑裂前部部分形成，但侧脑室前角中间部分融合，透明隔消失，丘脑融合，发育不良。
- 常合并小头畸形。枕额径小于正常，胎头呈圆形，无叶型尤为明显，头围明显小于正常。
- 与颅内结构异常相对应的面部异常包括：①眶间距过窄，严重者独眼，有时两个不完全融合的眼球位于一个眼眶内。②鼻异常，塌鼻、无鼻、单孔鼻或喙鼻（位于独眼或眶间距极窄的两眼眶上方的软组织突起）。③中央性唇裂或腭裂。

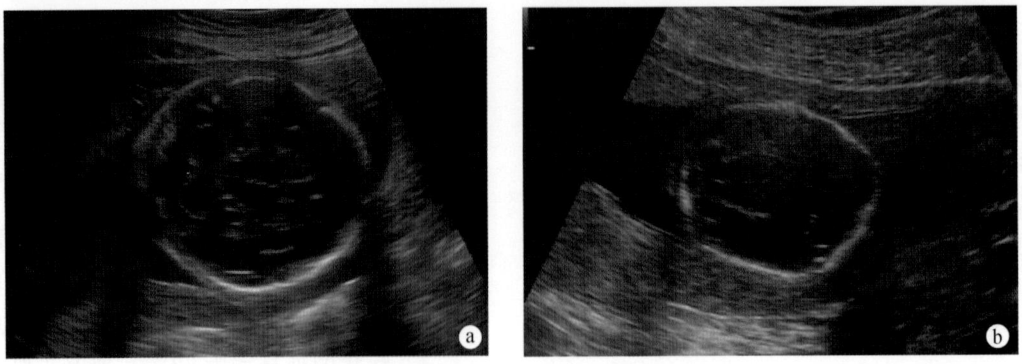

图 2-10 正常和全前脑胎儿超声影像图

a. 孕 22 周胎儿正常小脑平面颅脑结构；b. 孕 18 周全前脑，所有中线结构消失，丘脑靠近底部

【超声鉴别诊断要点】

- 重度侧脑室扩张：双侧大脑半球被扩张的侧脑室取代，脑中线漂浮，大脑镰与半球间裂存在，丘脑因第三脑室扩张而被分开，无特殊的面部异常改变。需与无叶型全前脑鉴别。
- 水脑：不能显示大脑皮质组织回声，面部无异常改变。需与无叶型全前脑鉴别。
- 胼胝体缺失：除了侧脑室后角扩张（≥10mm）、呈泪滴状改变外，还有第三脑室扩张上移，侧脑室前角、侧脑室体部向外侧展开，失去向中线靠拢的结构，双侧脑室平行。透明隔缺失需与叶状全前脑鉴别。

【处理原则和预后】

- 无叶型及半叶型全前脑的预后极差。常常产后立即死亡或生后一年内死亡。极少数半叶型患儿即使能存活过婴儿期，但都会有严重的智力障碍。叶状全前脑可能会长期生存，但都会有不同程度的智力低下。
- 合并畸形越多，胎儿染色体异常及遗传综合征概率越大。建议进行染色体检查及基因筛查。

（二）Dandy-Walker 畸形

【定义】

- 严格的 Dandy-Walker 畸形包括：①第四脑室严重囊性扩张，几乎占据整个颅后窝。②小脑蚓部全部或部分缺失。③硬脑膜幕窦及侧窦向上移位。小脑延髓池被挤压到扩张的第四脑室和硬脑膜间的空隙中，小脑半球向前外侧移位。很多学者建议，将其他一系列与 Dandy-Walker 畸形类似的颅后窝异常统称为 Dandy-Walker 综合征[23-25]，包括 Dandy-Walker 变异（不合并第四脑室囊性扩张的小脑蚓部部分性发育不全）、小脑延髓池扩张和 Blake 囊肿等，其共同点为都有颅后窝的扩大（第四脑室或枕大池）及横切面上小脑 V 形裂开。

【胚胎组织学特点】

- Dandy-Walker 畸形的形成是由于在妊娠第 5 周致病因素干扰了刚刚闭合的神经管的进一步发育，干扰了小脑蚓部的发育和第四脑室顶部的形成。
- 小脑蚓部在孕 20 周前还没有发育完全，故 20 周前不能诊断 Dandy-Walker 畸形。有研究显示，即使在孕 20 周后用 MRI 来诊断单纯的小脑下蚓部发育不全，也可能是过度诊断，还需要出生后进一步证实[26]。

【遗传学特点】

- 发生率约为 1∶30 000。在脑积水婴儿中约为 4%～12%。
- 与 Dandy-Walker 畸形相关的综合征有 Aicardi 综合征、Meckel-Gruber 综合征等 9 种，与之相关的染色体异常有 Turner 综合征、三倍体等 9 种。
- 目前已经发现染色体亚端粒重组与包括小脑发育不良及脑积水在内的脑组织异常有关，在做染色体核型分析时要注意这一点。
- 与 Dandy-Walker 畸形相比，Dandy-Walker 变异与非整倍染色体的关系更为密切，前者与后者胎儿染色体核型异常的比例分别为 32%和 53%[27]。其中 18 三体是最常见的非整倍染色体，也可见到其他染色体异常。

【临床特点与病理学特点】

- 病因多样化，非特异性，可以与染色体异常或遗传综合征有关，也可以是某些致畸因素如酒精、糖尿病、风疹病毒、巨细胞病毒所致。

- 病理表现为小脑蚓部全部或部分缺失，部分缺失者以下蚓部缺失最多见。第四脑室囊性扩张；颅后窝囊肿通过蚓部缺失处与第四脑室相通，并伴有窦汇和小脑幕的抬高。小脑蚓部部分缺失者异常改变的程度较轻。约80%存在脑室系统扩张，其中有些产前即有，有些产后一个月出现并进行性加重。

【超声特点】

- 怀疑颅后窝异常时，要多平面精细扫描，仅采用横切面可能会导致误诊。
- 诊断最重要的切面是正中矢状切面，可看到第四脑室显著囊性扩张，小脑蚓部向上移位、发育不全并发生旋转，小脑幕和窦汇抬高。但此切面不易获得，三维超声在此方面可提供很大帮助。
- 横切面：完全性或部分性小脑蚓部缺失；第四脑室扩张及颅后窝囊肿，且两者互相贯通，颅后窝池≥10mm；双侧小脑半球分开（见图2-11）。
- 产前约20%合并侧脑室扩张，产后脑积水进一步加重。
- 小脑蚓部部分缺失多表现为下蚓部缺失，小脑上部横切面仍有部分蚓部回声。但鉴别小脑蚓部正常或发育不良较困难。若在正中矢状切面上可以显示第四脑室顶部和两个主要的裂，则没有小脑发育不良。
- 50%～68%还可合并其他中枢神经系统畸形或中枢神经系统以外的畸形，例如胼胝体发育不良、全前脑等，故需仔细检查胎儿是否合并其他异常。

【超声鉴别诊断要点】

- 小脑延髓池扩张：小脑延髓池深度>10mm，但小脑蚓部的形态与位置均正常，颅后窝池不与第四脑室相通，侧脑室正常。
- Blake囊肿：横切面小脑有V形裂隙，但正中矢状切面显示小脑蚓部完整，颅后窝内可及囊肿。此为第四脑室上部通过第四脑室正中孔疝入小脑蚓后池[28]。
- 蛛网膜囊肿：当蛛网膜囊肿位于颅后窝时，易与Dandy-Walker畸形混淆。囊肿往往略偏一侧，小脑蚓部正常。但当大囊肿占据整个颅后窝并压迫小脑时，与Dandy-Walker畸形不易鉴别。
- Joubert综合征：常染色体隐性遗传，小脑蚓部缺失或发育不良。横切面第四脑室和正常大小的小脑延髓池相通，小脑半球在中线处连接。

【处理原则和预后】

- 小脑蚓部发育不良的患者中85%智力发育低下[29]。
- 如确诊Dandy-Walker畸形，应行胎儿染色体检查及基因筛查。

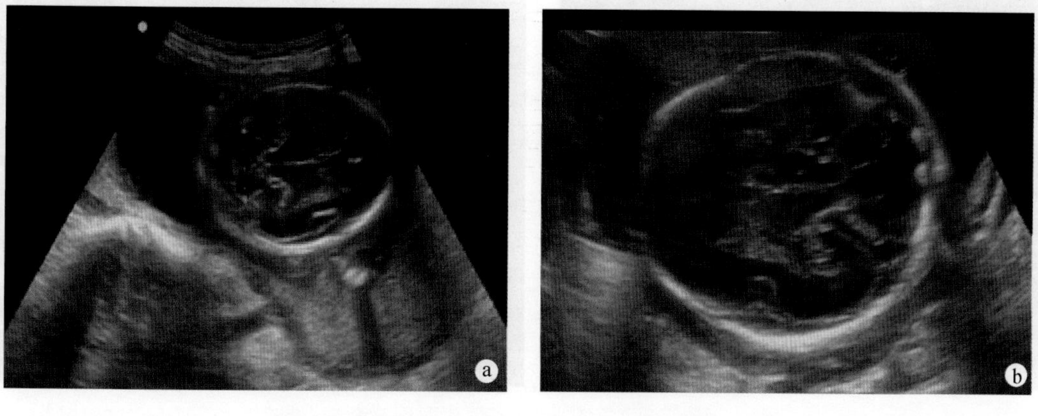

图2-11　正常胎儿小脑与Dandy-Walker畸形小脑

a. 正常小脑结构，小脑蚓部饱满；b. 完全性小脑蚓部缺失，颅后窝池≥10mm，双侧小脑半球分开

（三）胼胝体发育不良

【定义】

- 包括胼胝体发育缺失（agenesis of corpus callosum，ACC）和胼胝体发育不全。发育缺失指胼胝体完全没有形成；胼胝体发育不全是胼胝体部分缺失，也就是膝部、压部和体部有不同程度的缺失，是一种少见的脑部畸形。

【胚胎组织学特点】

- 胼胝体是一种脑白质束状结构，连接左右大脑半球，联系并沟通了两半球的信息交换。在孕 10 或 11 周开始发育，到孕 17 周基本形成。发育顺序从膝部到压部，但嘴部（膝部前面）最晚形成。故不应在孕 17 周前诊断胼胝体发育异常。

【遗传学特点】

- 普通人群发病率约 0.3%～0.7%，而在有发育缺陷的人群中，发病率为 2%～3%[30]。
- 病因不清，遗传因素可能是最主要的。不论是完全性还是部分性，通常都是某一综合征或多发畸形的一部分，最常见的是 Aicardi-Goutières 综合征，一种 X 连锁显性遗传病[31]。
- 20%的病例存在非整倍染色体，多数是 18 三体、8 三体和 13 三体[32]，也有见于其他染色体异常的报道。最近一项研究显示产前诊断有 8%存在非整倍染色体，产后诊断存在非整倍染色体的比例只有 4%[33]。

【临床特点与病理学特点】

- 透明隔腔是既可显示胼胝体又可排除胼胝体缺失的重要结构。完全性胼胝体缺失时，无胼胝体和透明隔腔形成的复合体，则两侧大脑半球在大脑中部相距较远，双侧侧脑室向左右分开，侧脑室后角扩张，第三脑室扩张并向上移位。
- 扣带回的形成有赖于胼胝体的发育。ACC 时，胼胝体上方的扣带回下移。
- 单纯性 ACC 较少见，通常是某一综合征或多发畸形的一部分。可以有 45 种之多的综合征合并 ACC。

【超声特点】

- 可以在多个切面显示胼胝体（见图 2-12），其中最佳切面是矢状面。胼胝体发育不全常发生在体部和膝部，由此可见横切面可显示膝部非常重要。标准切面可能很难获得，阴道超声有明显优势。
- 胼胝体缺失：①在横切面，侧脑室体部及枕角的后部扩大（≥10mm）并与正常大小的前角相距较远，故侧脑室表现为“泪滴形”。双侧侧脑室呈平行状，失去正常时侧脑室前角、体部向中线靠拢的结构（见图 2-13a）。②透明隔缺失。③第三脑室扩张并上移，呈椭圆形，宽度大于 2mm。④侧脑室与脑中线之间显示脑回回声。⑤矢状面上，无胼胝体与透明隔回声，第三脑室上移，其上方的脑回呈异常放射状排列（见图 2-13b）。⑥在

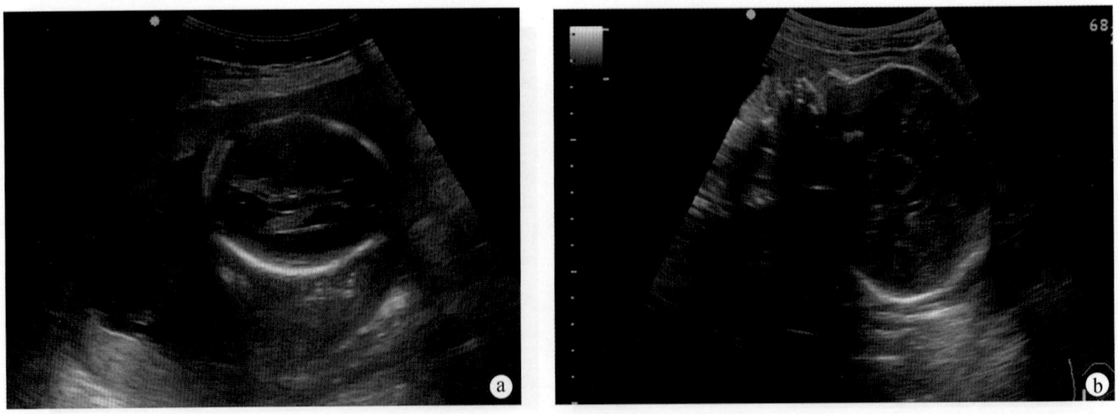

图 2-12 正常胎儿的侧脑室超声影像图

a. 正常胎儿侧脑室平面，侧脑室前脚及体部向中线靠拢；b. 正常胎儿，可见脉络丛紧贴第三脑室的上缘，透明隔腔在第三脑室的顶部，而胼胝体在透明隔腔的顶部

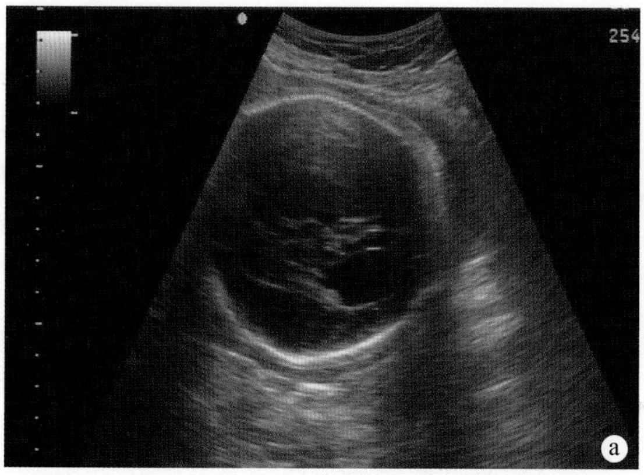

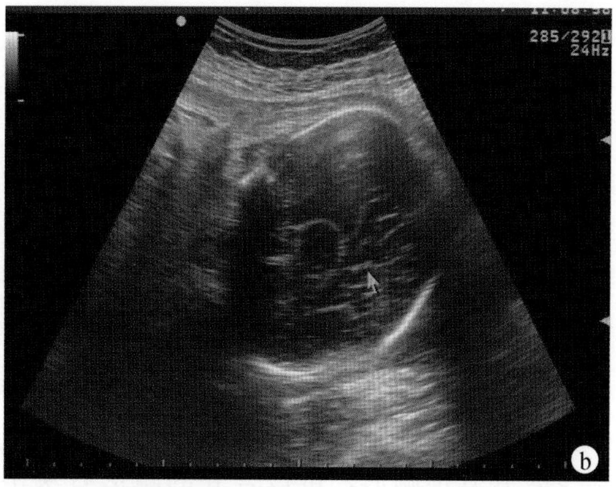

图 2-13 ACC 胎儿侧脑室超声影像图

a. 孕 32 周胎儿，横切面，侧脑室体部及枕角的后部扩大（≥10mm）并与正常大小的前角相距较远，故侧脑室表现为"泪滴形"（侧脑室枕角扩大畸形）。双侧侧脑室呈平行状，失去正常时侧脑室前角、体部向中线靠拢的结构；b. 矢状面上，无胼胝体与透明隔回声，第三脑室上移，其上方的脑回呈异常放射状排列

冠状面，两侧侧脑室前角相距较远，表现为"逗号"形。

- 胼胝体周围动脉的完整显示可以提示胼胝体的完整性。
- 到妊娠晚期可能合并大脑半球中线囊肿，这些囊肿可能合并大头畸形或明显的脑积水。
- 因为通常都是某一综合征或多发畸形的一部分，所以发现 ACC 后，要仔细检查胎儿是否合并其他畸形。85%合并其他颅内异常，62%合并颅外异常。

【超声鉴别诊断要点】

- 蛛网膜囊肿：当 ACC 合并大脑半球中线囊肿时，需与其他颅内囊性病变如蛛网膜囊肿鉴别。多位于大脑半球表面或几条主要脑裂隙间，透明隔存在，侧脑室无泪滴状改变。
- 透明隔宽大：也出现在双顶径平面，但略偏额部，侧脑室无改变。而 ACC 时扩张上移的第三脑室位于中部两侧丘脑之间。
- 侧脑室扩张：脑室枕角的扩张需与单纯侧脑室扩张相鉴别。脑积水时侧脑室前后角及第三脑室均扩张，但没有第三脑室上移的表现。透明隔存在。
- 叶状全前脑：侧脑室前角展平，两侧融合，透明隔消失。大脑穹窿部融合是其特异性表现，表现为前角与后角接合处之间第三脑室内一条贯通的线性结构。

【处理原则和预后】

- 对于 ACC，目前还不很清楚其临床重要性。
- 单纯的 ACC，不影响胎儿生存，部分患者婴儿期智力正常或接近正常。长期研究显示，随着年龄增长其智力逐渐减退，多数上学后表现出明显的学习困难[34]。也有部分患者婴儿期即出现动作或语言发育迟缓、癫痫、脑性麻痹等。
- ACC 合并多发畸形及染色体异常时，预后差。
- 单纯 ACC 不需产科特殊处理。当 ACC 合并其他畸形时，应明确胎儿染色体情况，进行产前诊断。

三、颅内囊肿

（一）蛛网膜下腔囊肿

【定义】

- 颅内蛛网膜囊肿指位于蛛网膜下腔的任何颅内囊肿，位于硬脑膜和脑实质之间，内为清澈的脑脊液样液体。

【胚胎组织学特点】

- 可以是原发性（先天性），也可以是继发性（获得性）。
- 先天性蛛网膜囊肿的形成与软脑膜发育异常有关，与蛛网膜下腔不相通。

【遗传学特点】

- 可以是 18 三体的异常表现之一。

【临床特点与病理学特点】

- 可出现在中枢神经系统的任何部位，包括脊椎管，最常见的部位为大脑半球表面的几个主要脑沟（大脑侧、中央沟和半球间），其次为蝶鞍区、颅前窝和颅中窝，少见于颅后窝。

- 产前诊断的多为幕上囊肿，位于中线、侧裂和环池。
- 继发性蛛网膜囊肿是因蛛网膜粘连造成脑脊液积聚以及损伤、脑膜炎、脑血管梗死引起的组织坏死或颅内出血后血块吸收所形成的囊腔，一般都与蛛网膜下腔相通。
- 大的囊肿压迫室间孔或后方的导水管、阻塞基底池可引起梗阻性脑室扩大。
- 很少合并其他畸形，可以合并的畸形有法洛四联症、骶尾部肿瘤和神经纤维瘤病。
- 大部分产前诊断都在妊娠末期。

【超声特点】

- 位于颅骨与脑组织表面之间的占位性的边界清晰的无回声区（见图 2-14），壁薄，多位于大脑半球表面或几条主要脑裂隙间。囊肿可大可小[35]。
- 偶尔合并脑积水。

【超声鉴别诊断要点】

- 脑穿通畸形：位于脑实质内部，且多数与侧脑室相通，伴侧脑室扩张。而蛛网膜囊肿位于颅骨与脑组织表面之间，与侧脑室不相同。
- Dandy-Walker 畸形：小脑蚓部全部或部分缺失伴第四脑室严重的对称的囊性扩张。而蛛网膜囊肿小脑蚓部完整，常位于一侧，使颅后窝结构不对称。
- 盖仑静脉瘤：少见的颅内血管异常。表现为丘脑后上方近中线部位边界清楚的囊性条索状结构。彩超可检测到彩色血流信号，多普勒频谱为静脉或动脉湍流波形。

【处理原则和预后】

- 预后一般良好，超过 70%的病例无临床症状。囊肿的位置影响预后。颞区预后最好，超过 90%的病例完全康复或仅有轻微的障碍，没有死亡病例。其他位置预后明显变差，颅后窝的预后最差[36-37]。
- 部分患儿可能会出现癫痫、轻微的运动或感觉障碍和脑积水。若产后立即手术引流，可取得较好的预后。
- 如未发现其他畸形，单纯颞区的蛛网膜囊肿不需特殊产科处理，其他位置的可向孕妇告知风险。继续妊娠者应定期超声观察囊肿的大小及脑组织受压的情况。

（二）脉络丛囊肿

【定义】

- 脉络丛囊肿为侧脑室脉络丛内的圆形无回声区。

【胚胎组织学特点】

- 脉络丛囊肿由脉络膜内神经上皮皱褶引起，囊内含物主要是脑脊液和一些细胞碎片。

【遗传学特点】

- 50%的 18 三体综合征胎儿和 1%的染色体正常胎儿中存在脉络丛囊肿[38]。
- 脉络丛囊肿在唐氏综合征中的发病率与正常人群相同，为 1/880，并不增加胎儿患唐氏综合征的风险[39]。
- 当单纯脉络丛囊肿而不合并其他畸形时，患

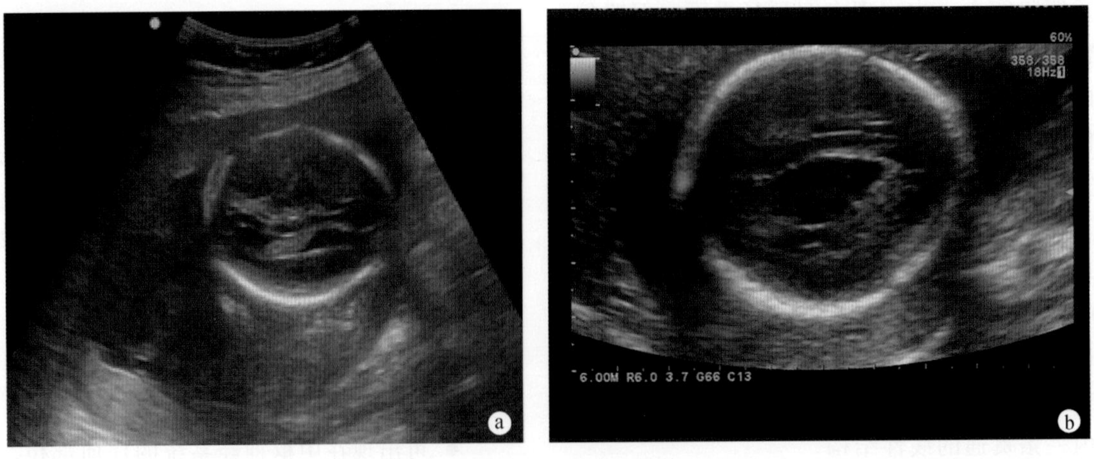

图 2-14 正常与蛛网膜下腔囊肿胎儿

a. 正常胎儿颅脑，无囊性占位；b. 25 周胎儿，显示位于脑组织表面的占位性的边界清晰的薄壁无回声区

18 三体的风险仅有 0.27%[40]。

- 小囊肿、单侧囊肿和暂时性囊肿都可能有非整倍体畸形。

【临床特点与病理学特点】

- 可以单侧或双侧，可单发或多发，可大可小。
- 好发于 16～21 周的胎儿，随着孕龄增长，多数脉络丛囊肿会很快变小甚至消失。在 25～26 周的胎儿中很少见到。
- 18 周后超声检出的脉络丛囊肿才有意义。

【超声特点】

- 侧脑室脉络丛强回声内的圆形或椭圆形囊性无回声区，直径≥2mm（见图 2-15）。
- 通常为多房性，典型者直径介于 5～20mm 之间。
- 多位于侧脑室后角处的脉络丛内。
- 周围脑组织正常。
- 偶尔很大者几乎充满整个侧脑室，使侧脑室扩张。
- 大部分脉络丛囊肿的胎儿合并染色体异常者都合并其他超声可见的异常，而单纯脉络丛囊肿的胎儿染色体异常的概率很低，所以发现有脉络丛囊肿后必须仔细检查胎儿是否合并其他显著的或轻微的畸形。

【超声鉴别诊断要点】

- 原发性脑室扩张：当大的脉络丛囊肿引起脑室轻度增大时，要注意与原发性脑室扩张相鉴别。此时的脉络丛囊肿壁厚且有回声，囊肿内常有分隔。且随着孕周增长，多数脉络丛囊肿会很快变小甚至消失。所以最有效的鉴别方法就是随访。
- 局限性脑室内出血：可能会形成类似脉络丛的血凝块，但形态不规则，周围的脑室常扩张。

【处理原则和预后】

- 本质上是一种良性病变，不影响胎儿生长发育。
- 在染色体核型正常的胎儿中，未发现该征象与任何胎儿不良预后有关。

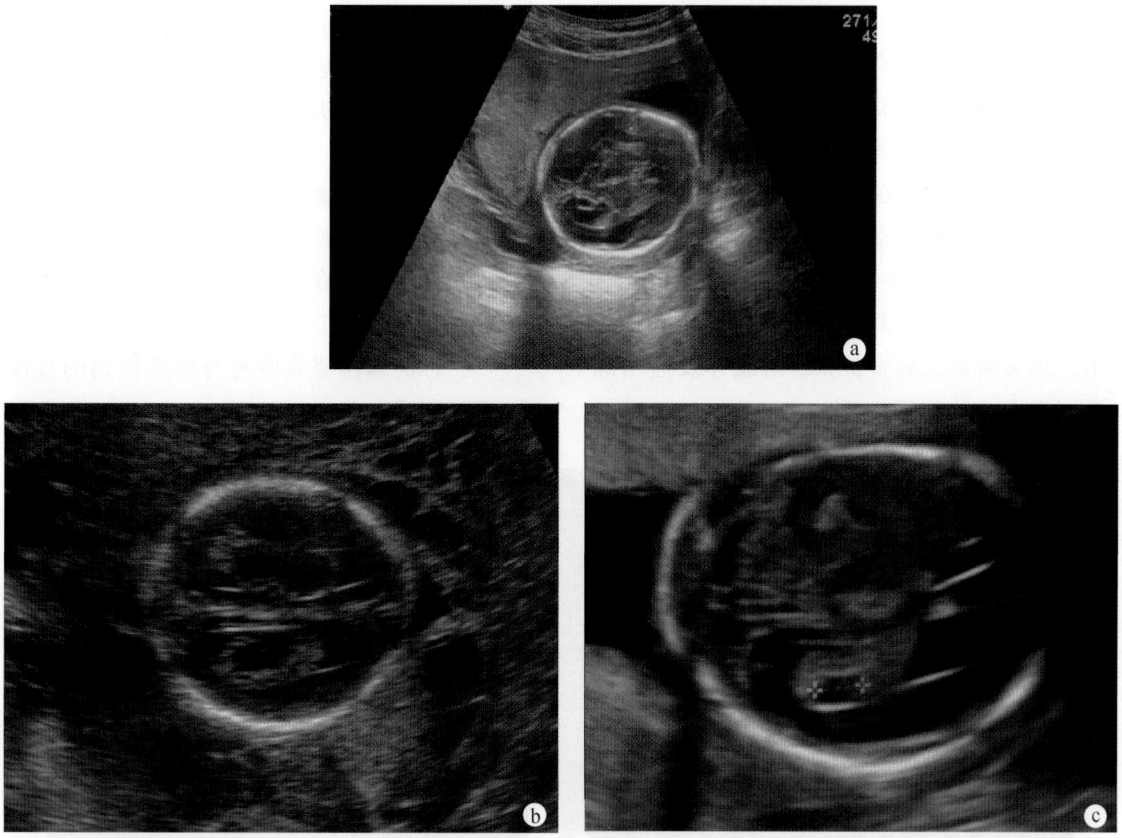

图 2-15 正常胎儿脉络丛与脉络丛囊肿超声影像图

a. 正常胎儿脉络丛为高回声，内无无回声囊区；b. 孕 19 周胎儿双侧脉络丛内见多发的无回声囊肿；c. 孕 18 周胎儿右侧脉络丛内可见直径 7.2mm 无回声囊区

第一篇 产 科

- 脉络丛囊肿合并其他畸形时进行胎儿染色体检查。
- 通过非常全面细致的超声检查后，确认单纯的脉络丛囊肿而没有其他任何较大或较小的超声异常或没有其他高危因素，没有临床意义，不推荐做进一步检查[41]。

四、破坏性大脑病变

（一）先天性孔洞脑畸形

【定义】

- 孔洞脑畸形（porencephaly）也称为脑穿通畸形（schizencephaly）、先天性脑裂（congenital brain cleft），指脑实质内出现囊腔，内含脑脊液。分为真性孔洞脑和假性孔洞脑。

【胚胎组织学特点】

- 真性孔洞脑是脑发育异常，胚胎 6 周前大脑皮质细胞未向预定部位移行，造成局部灰质与白质缺损。

【遗传学特点】

- 未见与染色体异常有关的报道。

【临床特点与病理学特点】

- 真性孔洞脑由于灰质及白质缺损，蛛网膜下腔填补了缺损的空隙，故病灶呈多孔囊性结构。囊腔通常和脑室系统或蛛网膜下腔或与两者同时相通。常位于大脑裂处，形态对称，同时也常伴有其他脑结构异常。如脑回小、小头畸形、脑室扩张、胼胝体及透明隔发育不全或缺如等。
- 假性孔洞脑是指由于先天性感染（包括弓形虫、巨细胞病毒或滥用药物、腹部创伤等）造成胎儿颈内动脉狭窄、栓塞或缺氧、创伤等引起的脑实质损害，形成局部脑组织坏死和液化。其中宫内感染、尤其是 CMV 感染是儿童先天性脑部损害的最主要原因。病变往往表现为单侧囊腔，局部还可发现炎性改变或缺血性损伤的病理学证据。

【超声特点】

- 真性孔洞脑：连接脑室和蛛网膜下腔的半球内的裂隙，80%～90%合并透明隔缺失。典型的病灶是位于中线紧邻侧裂沟的裂隙，伴有相应的脑组织体积变小及丘脑左右不对称（见图 2-16）。彩色多普勒可显示侧裂沟处血流信号的缺失[42]。通常位于额部（44%）及额顶部（30%）[43]。
- 假性孔洞脑：单侧不对称囊腔，可见于大脑半球实质的任何部位。囊腔可大可小，形态不规则，无囊壁反射。病变累及侧脑室时可伴有脑室扩张，边缘呈破碎状。脑中线多有偏移。有时囊腔内可见强回声血块。囊腔坏死时，也可以向皮质表面发展，还可累及蛛网膜下腔。
- 可合并小头畸形，但巨大孔洞脑也可引起头围增大。

【超声鉴别诊断要点】

- 蛛网膜囊肿：多呈圆形。囊肿压迫周围脑组织引起脑脊液循环受阻时，可出现继发性脑室扩张，但脑室与囊腔不相通。但单侧不对称的蛛网膜囊肿易与形态规则的真性孔洞脑混淆。

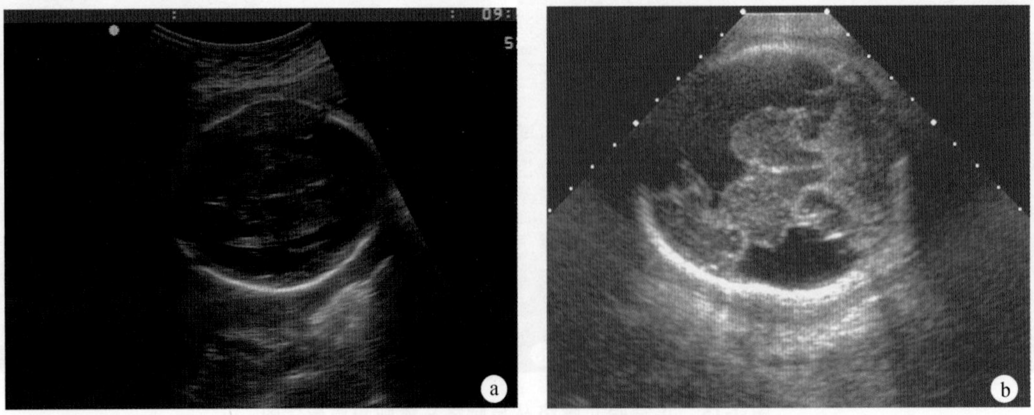

图 2-16　正常脑与孔洞脑

a. 正常丘脑平面无脑组织缺损；b. 超声头部横切面显示在脑组织顶颞部区域口唇样的楔形缺损[44]

- 全前脑：中线部位的孔洞脑可表现为双侧侧脑室贯通，中线结构消失，易与无叶全前脑混淆。但全前脑丘脑融合，面部有特征性表现。
- 脑积水：侧脑室及第三脑室扩张，但脑室壁没有破坏。脑实质虽有可能受压变薄，但实质没有被破坏。
- 颅内出血：早期出血的凝血块呈强回声团块，是否会发展为孔洞脑需要随诊观察，不是必然的。

【处理原则和预后】

- 预后很大程度上取决于病变的位置和大小。真性孔洞脑及严重的假性孔洞脑患儿出生后大部分会出现严重的智力障碍及神经系统功能障碍，如强直性瘫痪、失明、失语等。病变较轻的假性孔洞脑患儿仅出现相应部位的神经系统功能障碍及智力发育迟缓[44]。
- 处理原则：行染色体检查、基因筛查及病毒学检查。行头颅 MRI 评估病变位置、大小等。

（二）水脑

【定义】

- 水脑（hydranencephaly）是指双侧大脑半球缺失，仅存脑干和小脑，颅腔内充满了脑脊液。

【胚胎组织学特点】

- 本病不是胚胎性遗传畸变的结果，而是一个破坏性的过程。

【遗传学特点】

- 未见与染色体异常相关的报道。

【临床特点与病理学特点】

- 发病原因可能与颈内动脉分支广泛闭塞、长期严重脑积水、严重颅内感染或胚胎期发生缺陷有关。
- 大脑半球组织可被完全破坏，也可以是不完全的。脑干存在，但丘脑和小脑往往小于正常。
- 由于头颅内充满脑脊液，头围均大于正常。大脑镰部分或完全消失。

【超声特点】

- 典型征象：头颅呈一巨大的无回声区，其内无大脑皮质组织和脑中线回声。脑干突入无回声区内。头围大于正常。
- 非典型征象：大脑半球未被完全破坏时，可见部分残存的枕叶皮质组织及部分脑中线回声。
- 多合并羊水过多。

【超声鉴别诊断要点】

- 无叶全前脑：也表现为头颅内单个巨大囊腔，但丘脑融合，颅底部残存少量皮质组织。还多合并面部异常如眶距过窄或独眼、喙鼻、中央型唇裂。
- 严重脑积水：脑中线漂浮于脑脊液回声中，可见大脑镰，丘脑未融合，丘脑与脑干未突入脑脊液中。若能见到少许额叶皮质可提示为脑积水。
- 孔洞脑：水脑可看做是孔洞脑的极端类型。孔洞脑内多少可见残余的大脑皮质组织，囊腔位于脑实质中。

【处理原则和预后】

- 预后极差。多数出生后即死亡。少数能生存数年者，必须是下丘脑体温中枢功能正常。且存活的婴儿均患有严重的智力障碍。
- 处理原则：向胎儿父母讲明预后。

（三）颅内出血

【临床特点与病理学特点】

- 多见于侧脑室，也可发生于其他部位。
- 发生在产前的颅内出血很罕见，可能是凝血功能异常、外伤、母体癫痫缺氧继发胎儿宫内缺氧、宫内感染等引起。
- 颅内出血局部形成血块。脑室内血块可阻塞室间孔或中脑导水管，导致继发性脑室系统扩张。脑实质内出血者长时间连同坏死的脑组织一起液化形成囊腔，严重者形成孔洞脑或水脑。
- 大量出血可能合并脑梗死并破坏周围白质[45]。

【超声特点】

- 超声表现多种多样，取决于出血的严重程度、出血的时间及出血部位。
- 出血早期表现为脑室内或脑实质内的强回声团（见图 2-17）。随访中强回声团逐渐呈囊性改变。
- 脑室内出血时可见脑室内的囊肿样结构，囊

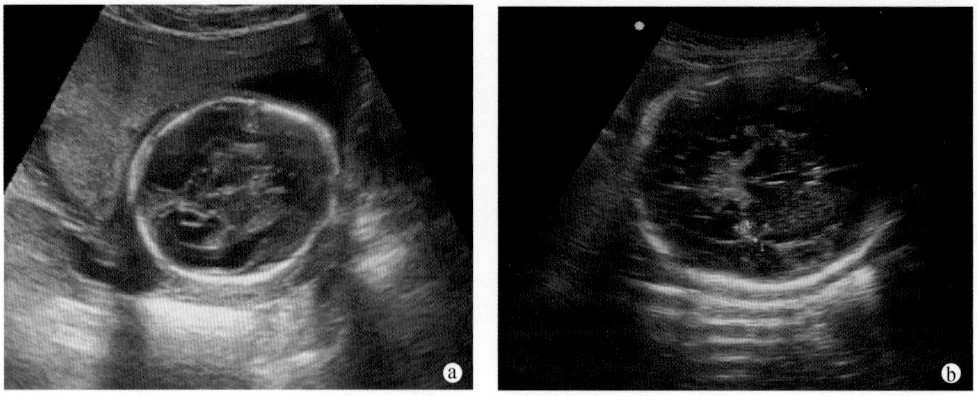

图 2-17　正常胎儿与侧脑室出血胎儿超声影像图

a. 正常胎儿侧脑室内脉络丛图像；b. 孕 38 周，孕妇出现弥散性血管内凝血（DIC）后，胎儿侧脑室脉络丛旁可见出血的高回声团块

壁强回声，为室管膜回声，常伴脑室扩张[46]。

- 脑实质内出血性囊腔可为一个或多个，形态不规则，无清晰边界。多个囊腔相互连通形成孔洞脑。
- 出血发生于小脑半球时，出血侧小脑半球增大，内部回声可增强或减弱。小脑蚓部常显示不清，颅后窝消失。

【超声鉴别诊断要点】

- 正常脉络膜：显示胎儿头部横切面时，应两侧对称，不能有任何角度的倾斜。当图像两侧不对称时，一侧正常的脉络丛与发生基质出血时很相似。
- 颅内肿瘤：多有包膜，边界清晰。实质区回声特别。包块周围脑组织呈受压改变而非破坏。

【处理原则和预后】

- 出血严重程度与预后相关。
- 1 级和 2 级出血（出血局限在生发基质或侧脑室，不伴有脑室扩大）预后较好，甚至有时出血会被吸收[47]。
- 3 级或 4 级出血（脑室内出血并分别出现脑室扩大和白质损害）预后通常差。产前超声发现脑实质内出血，其死亡率很高[47]。

（陈俊雅）

第五节　颜面异常

一、眼距过宽或眼距过窄

【定义】

双眼眶间距大于正常称为眼距过宽（hypertelorism），小于正常称眼距过窄（hypotelorism）[48]。

【胚胎组织学特点】

胚胎 4 周之前，人胚两眼位于头部两侧，至第 7 周末随颜面发育，外鼻隆起，两眼位置也向头部腹侧移动，颜面部的发育异常会导致眼睛位置的异常[49]。

【遗传学特点】

- 眼距异常最常见于全前脑，是前脑无裂畸形在颜面部的表现。
- 常与染色体畸形如 13 三体、18 三体、18 号染色体断臂缺失有关，也与其他类型染色体异常如不平衡移位或基因突变有关。

【临床特点及病理学特点】

- 至少有 30 余种染色体异常疾病均表现有眼距过宽或过窄。
- 眼距过窄，往往合并颅内异常，最常见的是全前脑。
- 眼距过宽常见于前额部的脑或脑膜膨出、颅缝早闭、中部面裂和一些染色体异常，如 13 三体、18 三体、21 三体、45，X 和 47，XXY 等。

【超声特点】

- 经双侧眼眶的头颅横切面，测量眼眶间距，正常胎儿眼眶为两个对称的圆形无回声区，其大小和两者之间的距离随孕周的增加而增加，两眼内侧眶间距约等于眼球的横径（图 2-18）。

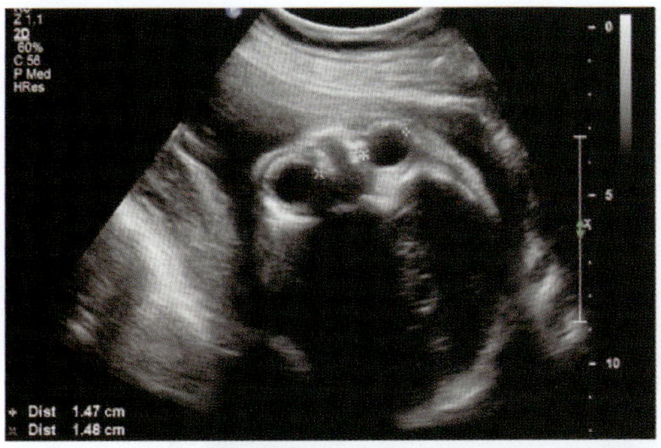

图 2-18　正常胎儿眼距的测量

- 眼距过宽是指眼眶间距超过正常预测值的第 95 百分位数，或内侧眶间距大于外侧眶间距的 1/3（图 2-19a，图 2-19b，图 2-20a，图 2-20b）。
- 眼距过窄是指眼眶间距小于正常预测值的第 5 百分位数或内侧眶间距小于外侧眶间距的 1/3（图 2-21）。

【处理原则和预后】

- 发现胎儿眼距增宽或过窄时，应仔细扫查其他部位，尤其是颅内结构，应建议孕妇做胎儿羊水染色体核型分析。
- 如无其他异常，单纯眼距增宽或过窄不能作为一个诊断，但如作为综合征的表现之一，其预后与相应综合征的预后有关。

二、小眼畸形和无眼畸形

【定义】

小眼畸形（microphthalmia）又称为先天性小眼球，表现为眼球及眼眶明显缩小，可为单侧，也可为双侧，发生率约为活产婴儿的 1/5000，如眼眶缺如则称为无眼畸形（anophthalmia）。

【胚胎组织学特点】

先天性无眼球或小眼，是由于视杯原基没有发生或已发生但未能继续发育所致，常伴有严重的颅脑异常[49]。

【遗传学特点】

小眼畸形的病因主要有染色体畸形如三倍体、13 三体、18 三体，宫内感染和一些常染色体显性、隐性和 X 连锁遗传综合征。

【临床特点及病理学特点】

小眼畸形胎儿眼球各径线小于正常，眼眶浅、睑裂小，常合并青光眼及其他先天性眼病，轻者眼

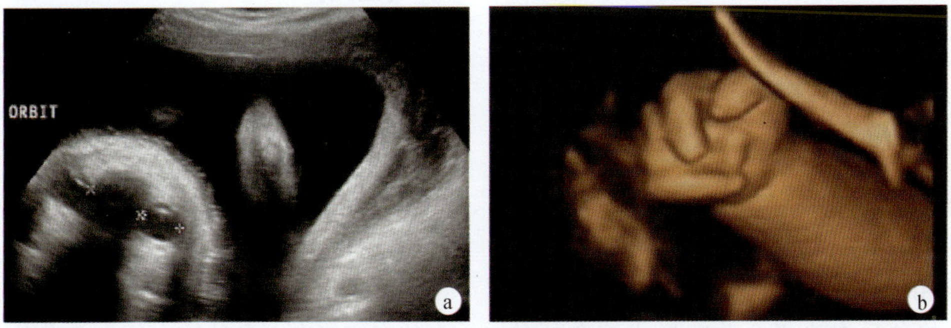

图 2-19　眼距过宽伴手部畸形

a. 孕 34 周，胎儿眼距宽；b. 同一病例三维超声显示胎儿手指重叠

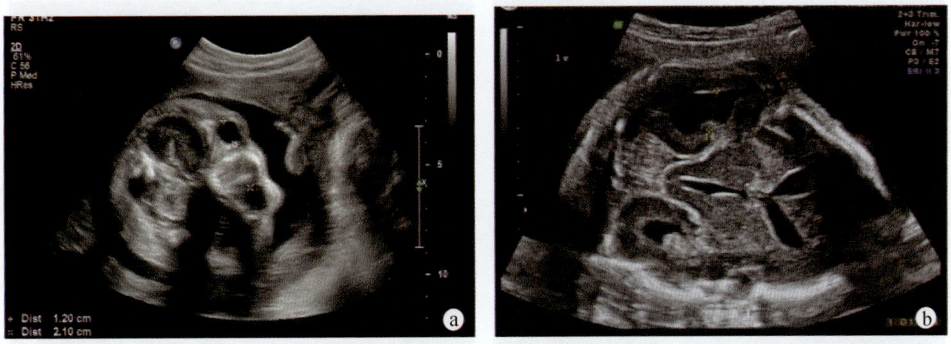

图 2-20　眼距过宽合并其他颅内畸形

a. 孕 24 周 4 天，眼距过宽；b. 同一病例，胎儿透明隔腔消失，前角融合，脑室增宽

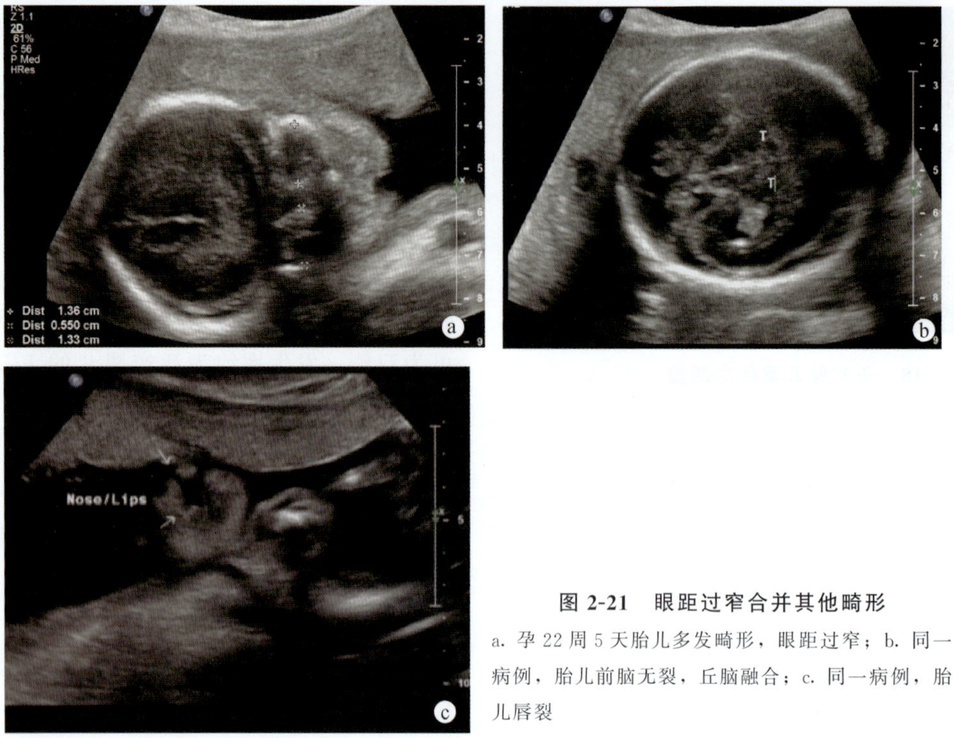

图 2-21 眼距过窄合并其他畸形

a. 孕 22 周 5 天胎儿多发畸形，眼距过窄；b. 同一病例，胎儿前脑无裂，丘脑融合；c. 同一病例，胎儿唇裂

球结构可正常但视力差，斜眼或远视，重者完全无视力，可有先天性白内障。

【超声特点】

- 超声测量眼眶左右径低于正常孕周预测值的第 5 百分位数，应怀疑有小眼畸形的可能，但是轻度的小眼畸形产前超声诊断困难。
- 妊娠早期和妊娠中期胎儿眼睛检查正常不能排除迟发性小眼畸形的可能[50]。
- 小眼畸形时胎儿面部多不对称。
- 无眼畸形时超声不能显示眼眶结构（图 2-22）。

【处理原则和预后】

小眼畸形的预后取决于合并畸形或综合征的严重程度，单纯轻度小眼畸形可行美容整形手术治疗。

三、小下颌畸形

【定义】

小下颌畸形（micrognathia）是脂下颌骨发育不全（小下颌）或向后移位（颌后缩），常合并其他畸形，如并耳或低位耳、管状鼻、独眼等。

【胚胎组织学特点】

为胚胎时左右下颌隆起没有发育或发育不良引起。

【遗传学特点】

可为常染色体显性遗传或常染色体隐性遗传，有的有家族史，多种综合征和染色体异常可伴有小下颌畸形。

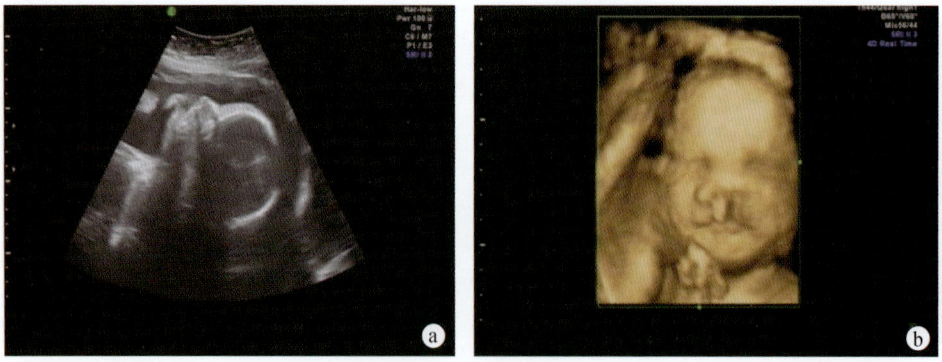

图 2-22 小眼畸形胎儿

a. 胎儿头颅矢状切面未显示眼眶结构；b. 同一病例，胎儿面部三维超声未见明显眼裂，且伴唇裂

【临床特点及病理学特点】

严重的小下颌畸形可因口腔狭小、舌头阻塞气道而造成呼吸困难。

【超声特点】

- 正常胎儿面部正中矢状切面显示下颌与前额大致在同一水平（图 2-23a）。
- 小下颌胎儿面部正中矢状切面显示下颌短小后缩，下唇及颏间失去正常的“S”形曲线而变为小圆弧形或平直线形，下唇较上唇明显后移（图 2-23b，图 2-23c），以致上、下唇难以合拢，使口总处于半张状态，舌相对较大，伸出口外（图 2-23d）。
- 小下颌畸形可妨碍胎儿吞咽活动，胎儿不能从羊水中吸收足够的营养成分导致羊水过多和胎儿宫内发育受限。
- 三维超声可完整显示下颌骨，增加诊断的准确性。
- 对于严重的小下颌畸形，产前超声大多通过主观目测方法即可明确诊断，但对于轻度的小下颌畸形，可进一步采用测量方法进行诊断，可测量下颌骨的长度和下颌径指数。小下颌畸形时，下颌骨长度明显小于 1/2 双顶径。

【超声鉴别诊断要点】

轻微小下颌的病例宫内不易诊断，由于小下颌在宫内还有继续发育的可能，建议宫内产前诊断小下颌畸形应慎重。

【处理原则和预后】

单纯的小下颌畸形可以手术治疗，因 60%合并染色体异常，故应行染色体核型分析，并发其他严重畸形者一般不能存活。

四、唇腭裂

【定义】

- 唇腭裂（cleft lip/cleft palate），以上唇裂多见，表现为鼻前部上唇之间的裂隙。
- 腭裂表现为硬腭、软腭或腭垂的任何部位上的裂隙。
- 唇裂同时合并有腭裂时通常经过裂开的牙槽突与腭裂相连通[51]。
- 其发生率国内外、不同地区均不一致，单纯的唇裂和（或）腭裂发生率为 1∶800～1∶700。

【胚胎组织学特点】

- 唇裂的原因主要是胚胎时期上颌隆起未能与

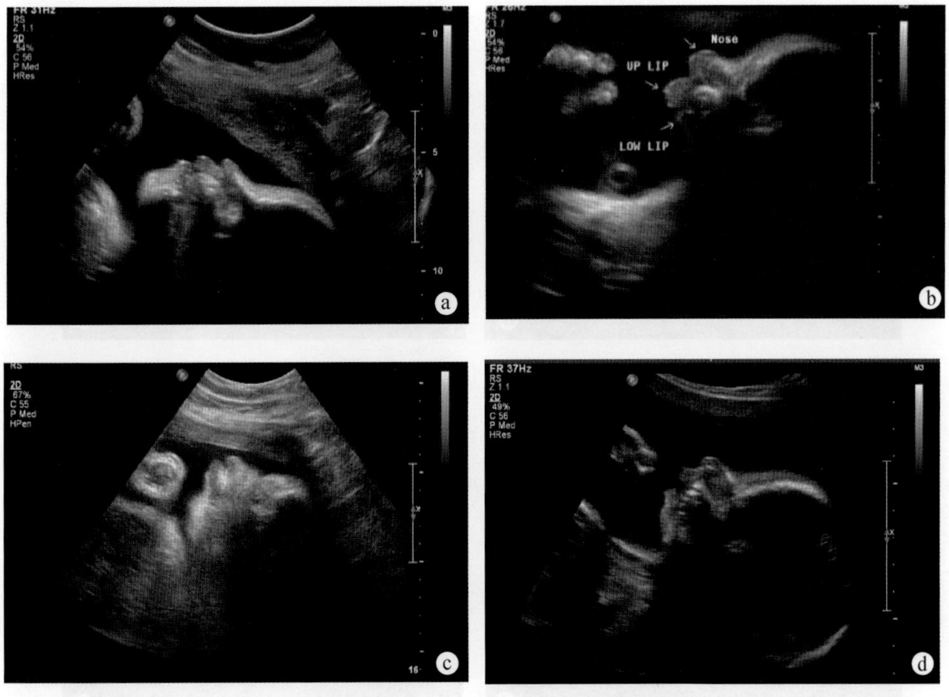

图 2-23　正常胎儿下颌和小下颌畸形

a. 正常胎儿面部正中矢状切面显示胎儿下颌；b. 小下颌畸形，下颌短小后缩；c. 下颌畸形，下颌短小；d. 小下颌畸形，下颌短小后缩，上下唇不能合拢内侧鼻隆起融合或融合不全。

- 上唇中央唇裂少见，为胚胎时期左右两内侧鼻隆起未合并，或合并后未向下延伸形成上唇的人中，常见于前脑无裂畸形。
- 下唇的中央唇裂更为少见。
- 腭裂的形成是由于胚胎第五周左右外侧腭突未能在中线融合或融合不全。

【遗传学特点】

- 唇裂和腭裂均为遗传性疾病，有家族发病倾向，遗传方式为多基因遗传。
- 在基因突变和染色体突变引起的多发畸形或某些综合征中也可合并唇腭裂。
- 环境、药物、病毒感染等因素均可引起胎儿唇腭裂。

【临床特点及病理学特点】

- 唇裂多为单侧，左侧多于右侧，男性多于女性，单纯唇裂20%伴有其他畸形，唇腭裂同时存在者47%伴有其他畸形，其中一半有染色体异常。
- 根据唇裂的程度可将唇裂分为：

Ⅰ度唇裂：裂隙只限于唇红部；

Ⅱ度唇裂：裂隙达上唇皮肤，但未达鼻底；

Ⅲ度唇裂：从唇红至鼻底完全裂开。

- 腭裂常见于正中部位，也可发生在单侧或双侧。

根据腭裂的程度可分为：

Ⅰ度腭裂：腭垂裂或软腭裂；

Ⅱ度腭裂：全软腭裂及部分硬腭裂，裂口未达牙槽突（硬腭裂或软腭裂即继发腭裂）；

Ⅲ度腭裂：软腭、硬腭全部裂开且达牙槽突（牙槽突裂即原发腭裂）。

【超声特点】

- 正常胎儿唇腭部超声特点
  - 二维超声胎儿面部冠状切面，可显示鼻和唇的结构，两鼻翼及鼻孔对称，鼻中隔居中，上唇完整连续，呈橘瓣状，唇弓正中可见人中切迹（图2-24a）。
  - 胎儿取仰伸位横切或冠状断面，可显示胎儿上下牙槽呈连续强回声弧状弯曲（图2-24b，图2-24c）。
  - 腭部位于口腔的顶部，其前方及两侧均有上颌骨牙槽突遮挡，在超声声像图上难以显示出它的直接征象。
  - 三维超声胎儿颜面立体成像上下口唇缘清晰可见，唇与鼻结构清晰，图像较二维超声更为直观逼真（图2-24d）。

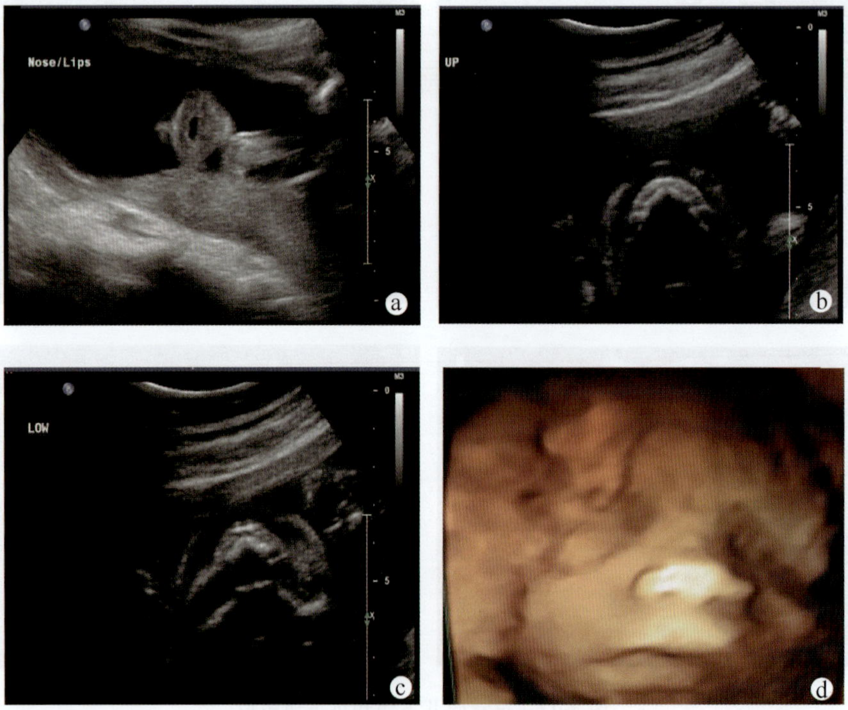

图2-24 正常胎儿唇部超声图像

a. 正常胎儿上下唇呈橘瓣状；b. 正常胎儿上牙槽嵴；c. 正常胎儿下牙槽嵴；d. 正常胎儿唇部三维超声图像

- 唇腭裂的声像图特点
  - 单侧唇裂时超声可显示病变侧上唇连续性中断，患侧鼻孔变扁变形、左右不对称时表明唇裂裂口已达鼻孔，严重时可见鼻孔与唇裂处相通[52]（图 2-25）。
- 单侧唇裂伴腭裂除上述唇裂征象外，上颌骨牙槽突回声连续性中断，正常弧形消失，在横切面上可见错位，乳牙列排列不整齐，裂口侧后缩，而中切牙相对向前[53]（图 2-26a）。
- 正中唇裂上唇及上腭中部回声连续性中断，裂口宽大，鼻结构明显异常，常伴有全前脑畸形。
- 腭裂的声像图表现在口唇部横切面扫查显示牙槽突回声中断（图 2-26b）。
- 对于不伴有唇裂及牙槽突裂的单纯腭裂产前超声很难诊断。

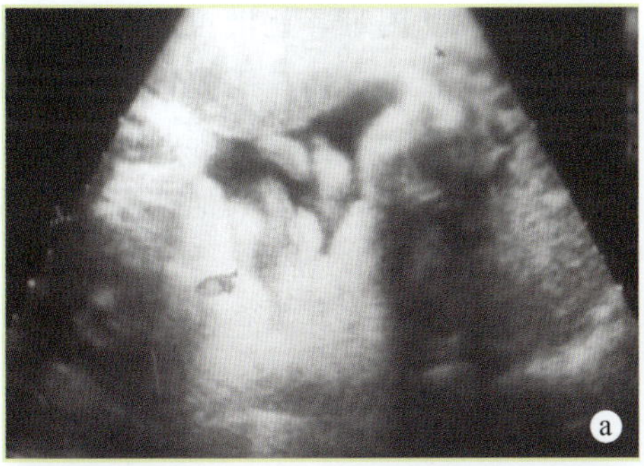

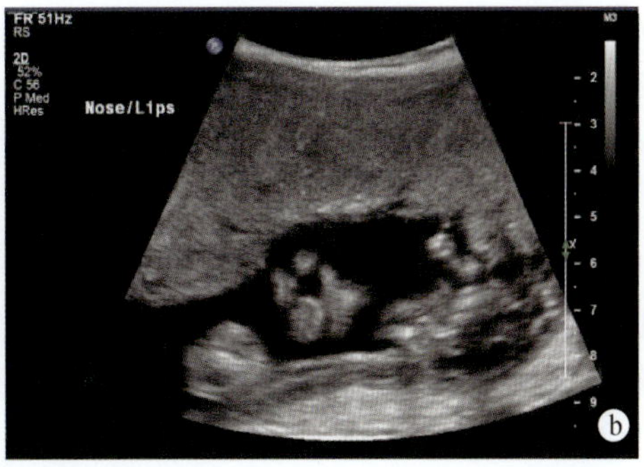

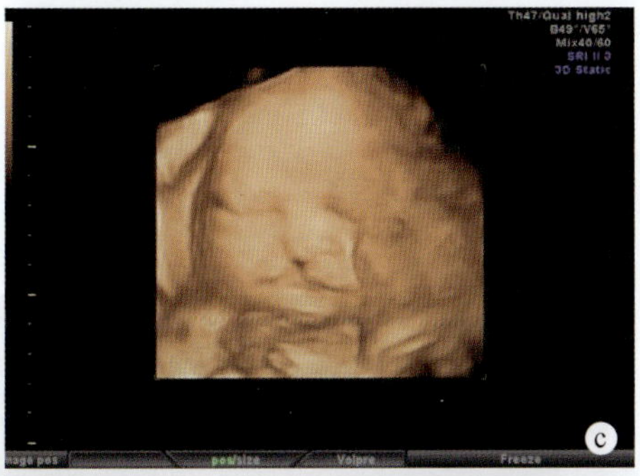

图 2-25 胎儿单纯唇裂

a. 胎儿唇裂，上唇连续性中断；b. 胎儿单侧上唇裂；c. 三维超声显示胎儿唇裂

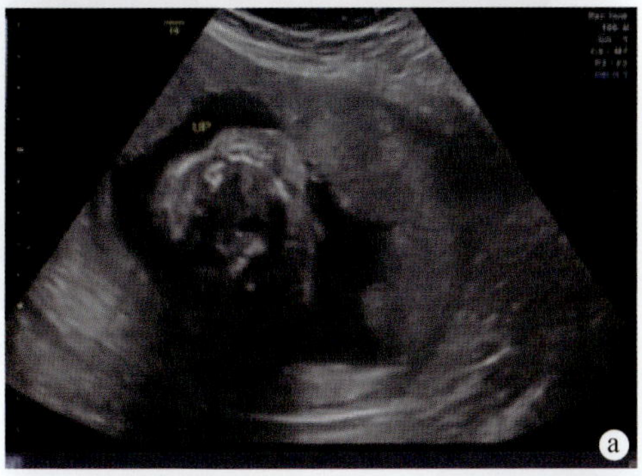

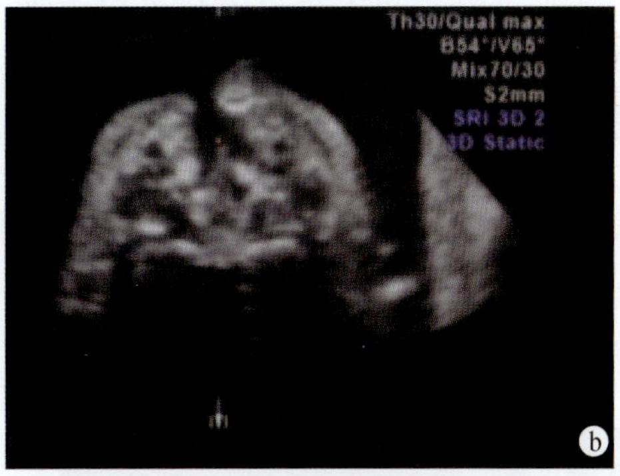

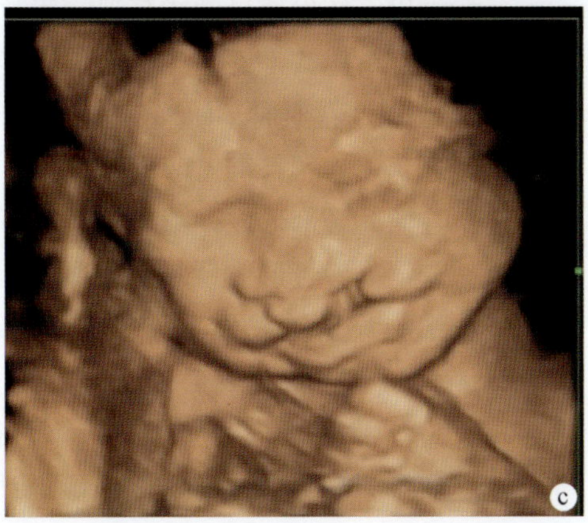

图 2-26 胎儿腭裂超声图像

a. 上牙槽嵴裂，上颌骨牙槽突回声连续性中断；b. 腭裂的声像图牙槽突回声中断；c. 三维超声显示双侧唇裂

- 双侧唇裂伴牙槽突裂 双侧唇与牙槽突回声连续性中断，在鼻的下方可显示一明显向前突出的强回声团块，为颌骨前突[53]，称为“上颌骨假瘤”（maxillary prominence），而两侧的裂口有时难以显示（图 2-26c）。
- 超声诊断唇腭裂的局限性
由于超声检查的经验和技术原因，胎儿唇腭裂的产前超声检出率有较大的差异，单纯唇裂检出率为 65%～87.5%，唇腭裂的检出率为 90.14%～95%，单纯腭裂的检出率为 0%～22%。孕周<24 周的胎儿进行唇部观察，三维超声优于二维超声，而对于孕 24～40 周的胎儿，二维超声与三维超声的检出率相差无几。

【超声鉴别诊断要点】

- 羊膜带综合征可引起唇裂，但裂口往往较大而且不规则，常合并面裂、颅裂、腹裂及肢体畸形。
- 正常胎儿上唇人中较深时易误认为唇裂，可多切面扫查。
- 脐带垂直于唇部时可误认为是唇裂，应于胎儿张嘴或胎动时观察，或结合彩色多普勒血流成像进行鉴别。

【处理原则和预后】

- 唇裂如不伴有其他结构畸形则预后良好，但出生后可有吸吮及喂养困难，可于出生后行外科手术修补，微小的腭裂可能不必行修补手术，唇裂伴有较大腭裂的患儿常有吸吮及吞咽困难，奶液可经鼻腔流出，容易发生耳内感染，需口腔整形外科、耳科、语音病理科及心理治疗科等共同完成。
- 唇腭裂如并发其他畸形其预后取决于其他畸形的严重程度，如为某些综合征的表现之一，或合并染色体异常（18 三体、13 三体）则预后不良。

（刘朝晖）

第六节　胎儿颈项透明层异常

【定义】

胎儿颈项透明层（nuchal translucency，NT）指早孕期胎儿颈后部皮下组织内液体积聚的厚度，声像图上表现为胎儿颈后皮下组织内的无回声带（图 2-27，图 2-28）。

【胚胎组织学特点】

胎儿 NT 增厚的病因尚未完全明确，有以下几种解释[54]：

- 心脏功能失调　胎儿早期心脏严重畸形，血流动力学将发生改变，导致早期心力衰竭的发生和颈项透明层增厚。

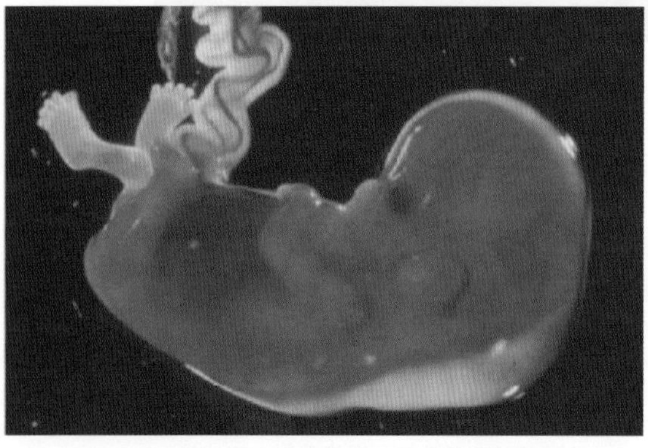

图 2-27　胎儿颈项透明层（病理标本）

胎儿颈后部皮下组织内积聚的液体［引自 Nicolaides et al.（1999）］

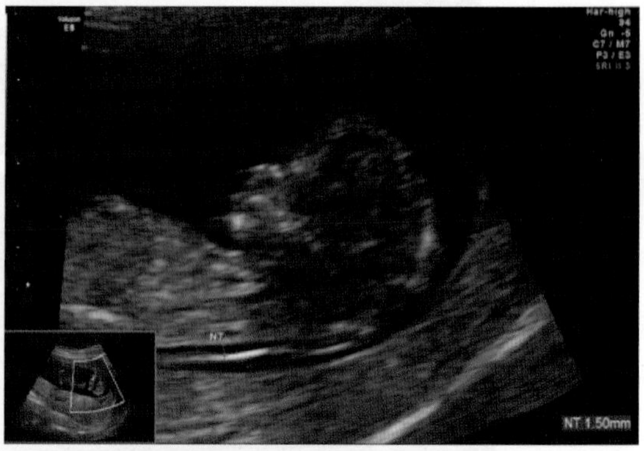

图2-28　声像图显示胎儿颈后皮下组织内的无回声带

- 淋巴系统发育异常或延迟　正常情况下，胎儿颈部淋巴管与颈静脉窦的连通在第 10 周至第 14 周左右形成，如果颈部淋巴管与颈静脉窦连通延迟，颈部淋巴回流障碍，导致淋巴液积聚在胎儿颈部形成颈项透明层增厚，到中孕期仍未消失者可形成颈部水肿或淋巴水囊瘤。
- 细胞外基质成分改变　皮下结缔组织成分改变会造成胎儿 NT 增厚。
- 头颈部静脉充血　羊膜带综合征、先天性膈疝和骨骼畸形、胸廓狭窄等使胎儿身体受压的情况下，会引起静脉回流受阻，颈部静脉充血，导致颈部积液。

- 各种神经肌肉异常疾病 使胎儿活动减少，导致淋巴引流受阻，NT 增厚。
- 胎儿贫血或低蛋白血症 胎儿血红蛋白低于 7g/dl 可出现水肿，使胎儿 NT 增厚。
- 先天性感染微小病毒 B19 可能与 NT 增厚有关。

【遗传学特点】

- 孕 11～13^{+6}周，多种染色体异常都会表现为 NT 增厚，其中 50%为 21 三体，25%为 13 或 18 三体，10%为特纳（Turner）综合征，5%是三倍体，10%是其他染色体异常。

【临床特点及病理学特点】

- 染色体异常 胎儿 NT 增厚的主要原因是染色体异常，21 三体胎儿 NT 增厚大多＜4.5mm，18 三体和 13 三体胎儿 NT 厚度在 4.5～8.5mm（见图 2-29），特纳（Turner）综合征 NT 增厚多＞8.5mm 或者更厚。

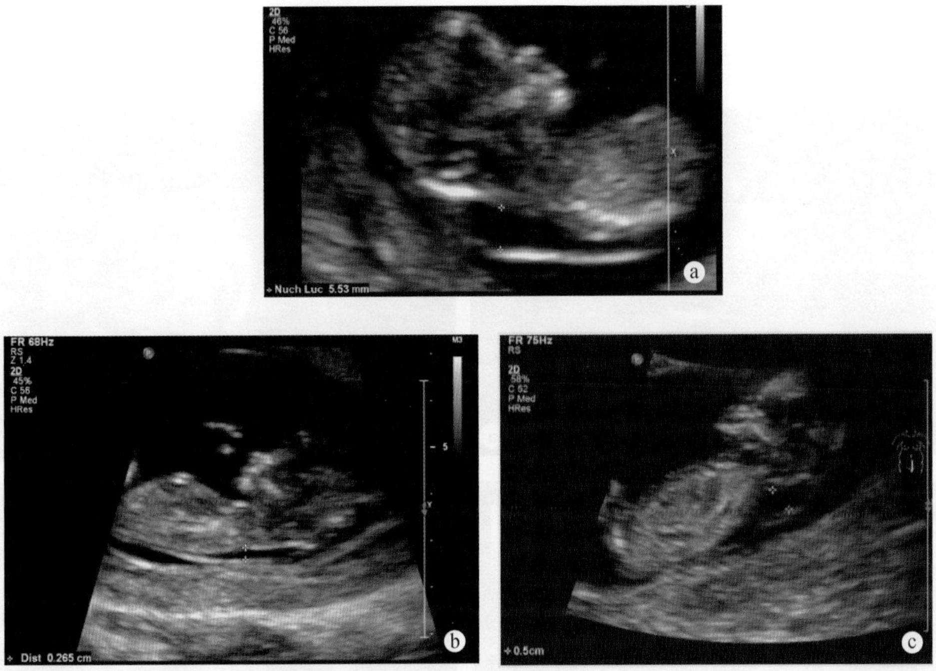

图 2-29 NT 增厚与染色体异常

a. 胎儿 NT 厚 5.5mm，羊水穿刺染色体核型为 21 三体；b. 胎儿 NT 厚 2.7mm，羊水穿刺染色体核型为 13 三体；c. 胎儿 NT 厚 5mm，羊水穿刺染色体核型为 18 三体

- 与 NT 增厚有关的胎儿畸形 在 NT 增厚而染色体正常的胎儿中，有些畸形的发生率比一般人群显著升高[55]。

（1）心脏畸形 心脏和大血管畸形是最常见的胎儿畸形，发病率约 5‰～10‰，在染色体正常胎儿中，先天性心脏病是导致胎儿颈项透明层增厚的常见原因（图 2-30）。发生率随胎儿 NT 增厚呈上升趋势，NT 测量提供了一个孕早期筛查胎儿先心病的方法，也可作为孕中期胎儿超声心动图检查的适应证。

（2）膈疝 散发的畸形，发生率约 1∶4000 活产，由于腹腔脏器疝入胸腔，纵隔受压静脉回流受阻导致胎儿头颈部静脉充血可导致 NT 增厚。

（3）脐膨出 散发的畸形，发生率约 1∶3000 活产，NT 增厚伴脐膨出的胎儿有染色体异常的可能，即使染色体正常但 NT 增厚，脐膨出的发生率也比一般人群高 10 倍。

（4）体蒂异常 致死的散发性畸形，发病率据报道为 1∶14 000 活产，超声特征是大的腹壁缺损、严重的脊柱侧弯和脐带短，可能是胚外体腔闭合前羊膜破裂引起，71%的胎儿 NT 增厚，但是不伴有染色体畸形。

- 与 NT 增厚相关的遗传综合征 大多数是散发性的，发病率在 1∶10 000 或更低，虽然这些遗传综合征的胎儿 NT 增厚，但不是特异性的指征，通常是几个不同的病理因素导致（图 2-31）。

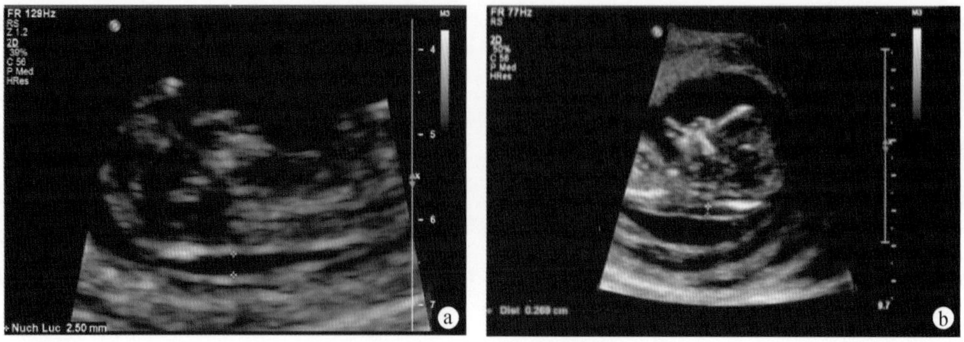

图 2-30 NT 增厚与心脏畸形

a. 胎儿早孕期 NT 厚 2.5mm，孕中期超声诊断为法洛四联症；b. 胎儿早孕期 NT 厚 2.7mm，孕中期羊水穿刺及超声诊断为 21 三体伴室间隔缺损

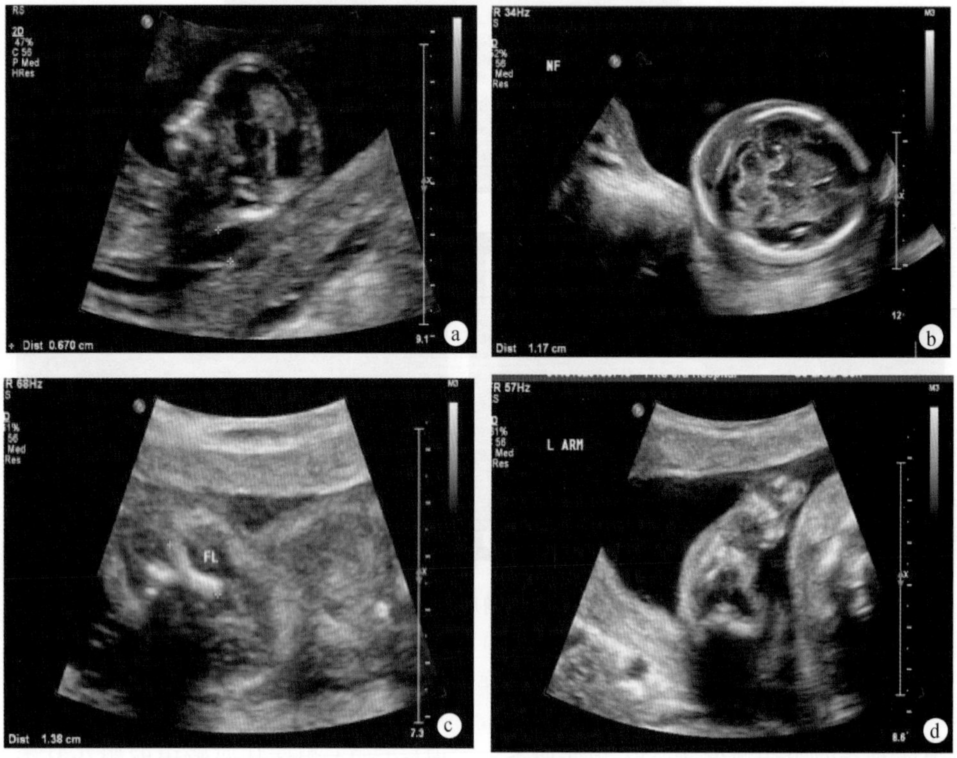

图 2-31 NT 增厚与综合征

a. 妊娠 13 周 4 天胎儿 NT 厚 6.7mm，羊水穿刺染染色体核型正常；b. 孕中期 NF 1.2cm；c. 股骨短小；d. 上肢短小

- 双胎妊娠胎儿颈项透明层的临床意义　双胎妊娠在 $11\sim13^{+6}$ 周超声检查不但能对绒毛膜性进行早期诊断，还是最佳的唐氏综合征筛查方案；单绒毛膜双胎中两个胎儿出现胎儿颈项透明层测量的差异过大（0.6mm）可早期预测双胎输血综合征。

【超声特点】

- 胎儿颈项透明层的测量时间　早孕期可利用超声测量 NT 厚度，按照英国胎儿医学基金会所规定的标准[56]，测量的时间为妊娠 $11\sim13^{+6}$ 周。14 周后测量的主要问题是因胎儿活动频繁，测量难度增加，且孕 14 周后胎儿颈项透明层通常会消退。
- 测量方法
    - 正中矢切面、自然姿势。
    - 放大图像只显示头和上胸部。
    - 测量皮肤与颈椎软组织之间最宽距离（图 2-32a）。
    - 测量键放在定义 NT 厚度的白线边界上。
    - 仔细分辨羊膜。

- 脐带绕颈时测量脐带上下两段的 NT 取平均值（图 2-32b）。

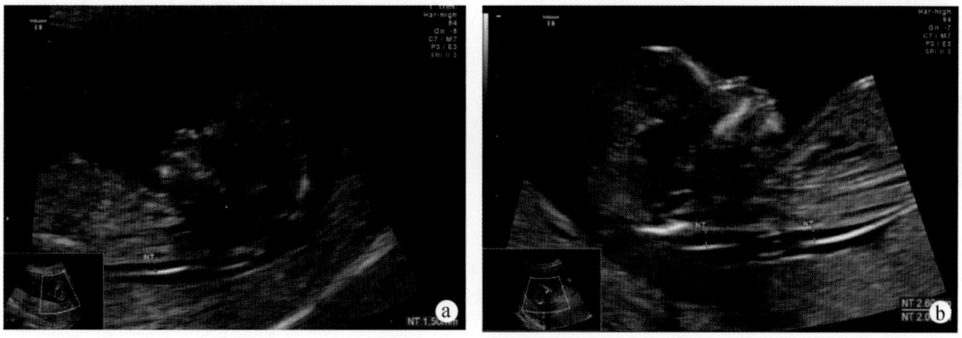

图 2-32　NT 的测量

a. 声像图显示胎儿颈后皮下组织内的无回声带；b. 脐带绕颈测量脐带上下两段的 NT 取平均值

- 最少测量三次，并记录测量的最大数值。

● NT 的正常值范围 NT 的正常值范围随孕周的增加而增加[54]，通常将 NT 增厚定义为超过相应孕周第 95 百分位数，孕 11 周头臀长为 45mm 时，NT 的第 95 百分位数约为 2.1mm，孕 13^{+6} 周头臀长为 84mm 时，NT 的第 95 百分位数约为 2.7mm（见图 2-33）。

【超声鉴别诊断要点】

胎儿靠近羊膜会误认为 NT 增厚，可于胎儿活动后确认羊膜与胎儿皮肤时再测量。

【处理原则与预后】

NT 增厚的发生率约 5%，其中 80%～90% 的胎儿妊娠结局是好的。

● NT<第 95 百分位数（<2.5mm），97% 的胎儿结局良好，染色体异常发生率仅为 0.2%，严重的胎儿畸形发生率为 1.6%。

● NT 介于第 95 及第 99 百分位数间（2.5～3.5mm），染色体异常发生率为 3.7%，先天性心脏病（先心病）的发生率为 1%，可根据孕妇年龄、NT 测量结果、母亲血清生化测定计算染色体异常的风险值，决定是否行绒毛取样或羊水穿刺胎儿染色体核型分

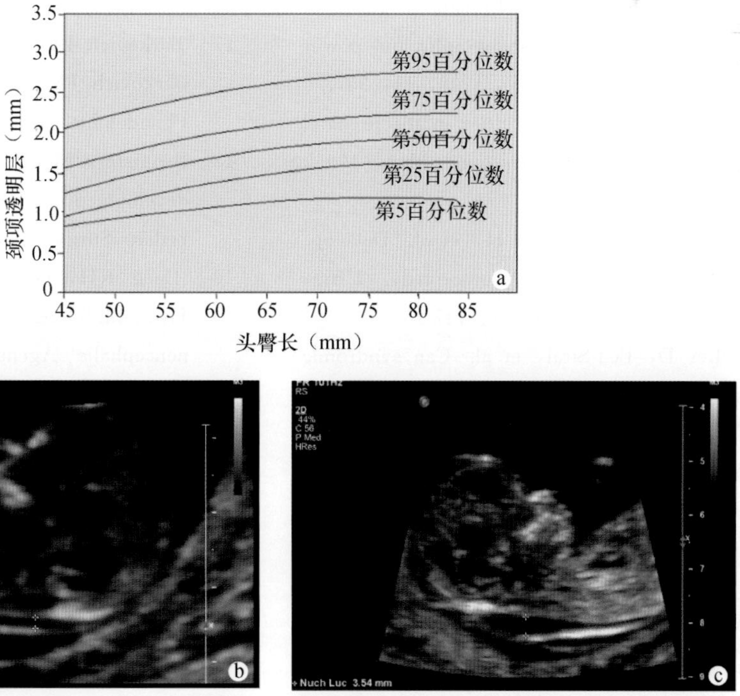

图 2-33　正常 NT

a. NT 的正常值范围曲线图；b. NT1.5mm；c. NT 增厚 3.5mm

析；如果确定染色体正常，胎儿仍有 2.5％的可能发生其他严重畸形，应在孕 20～24 周进行详细的胎儿超声检查，以排除那些在 11～13^{+6} 周超声检查中无法识别的严重畸形，特别要注意测量颈后皮肤的厚度（NF），还应包括胎儿的超声心动图检查。

- NT＞第 99 百分位数以上（＞3.5mm）发生率约 1％，胎儿染色体异常的风险高，NT≥6.5mm，染色体异常发生率达 64.5％，先心病发生率为 30％，健康存活胎儿的可能性仅 15％，建议绒毛取样或羊水穿刺胎儿染色体核型分析[57]，如染色体异常应终止妊娠，如染色体正常应进行详细的超声检查，寻找与 NT 增厚相关的多种严重畸形，如果畸形是致死性的应终止妊娠，非致死性畸形胎儿，愿意继续妊娠者应定期超声随访。

（刘朝晖）

参考文献

［1］Pugash D，Hendson G，Dunham CP，et al. Sonographic assessment of normal and abnormal patterns of fetal cerebral lamination. Ultrasound Obstet Gynecol，2012，40（6）：642-651.

［2］Pilu G，Falco P，Milano V，et al. Prenatal diagnosis of microcephaly assisted by vaginal sonography and power Doppler. Ultrasound ObstetGynecol，1998，11：357.

［3］Bromley B，Benacerraf BR. Difficulties in the prenatal diagnosis of microcephaly. J Ultrasound Med，1995，14：303.

［4］Biran-Gol Y，Malinqer G，Cohen H，et al. Developmental outcome of isolated fetal macrocephaly. Ultrasound Obstet Gynecol，2010，36（2）：147-153.

［5］Malinqer G，Lev D，Ben-Siral，et al. Can syndromic macrocephaly be diagnosed in utero? Ultrasound Obstet Gynecol，2011，37（1）：72-81.

［6］Bronshtein M，Ornoy A. Acrania：anencephaly resulting from secondary degeneration of a closed neural tube：two cases in the same family. J Clin Ultrasound，1991，19：230.

［7］Barkovich JA. Congenital malformations of the brain and skull. In Barkovich JA（ed）：Pediatric Neuoimaging. 4th ed. Philadelphia：Lippincott Williams & Wilkins，2005.

［8］BudorickNE，Pretorius DH，McGahan JP，et al. Cephalocele detection in utero：sonographic and clinical features. Ultrasound Obstet Gynecol，1995，5：77.

［9］Bannister CM，Russell SA，Rimmer S，et al. Can prognostic indications be identified in a fetus with an encephalocele? Eur J Pediatri Surg，2000，10（suppl 1）：20.

［10］Park WJ，Theda C，Maestri NE，et al. Analysis od phenotypic features and FGFR2 mutations in Apert syndrome. Am J Hum Genet，1995，57：321.

［11］Skidmore DL，Pai AP，Toi A，et al. Prenatal diagnosis of Apert syndrome：report of two cases. PrenatDiagn，2003，23：1009.

［12］Kaufmann K，Baldinger S，Pratt L. Ultrasound detection of Apert syndrome：a case report and literature review. Am J Perinatol，1997，14：427.

［13］Pietro G，Manuela O，Tullia T. The significance of fetal ventriculomegaly：etiology，short and long-term outcomes. Prenat Diagn，2009，29：381-388.

［14］Gaglioti P，Danelon D，Bontempo S，et al. Fetal cerebralventriculomegaly：outcome in 176 cases. *Ultrasound Obstet Gynecol*，2005，25：372-377.

［15］Beeghly M，Ware J，Soul J，et al. Neuro developmental outcome of fetuses referred for vetriculomegaly. Ultrasound Obstet Gynecol，2010，35（4）：405.

［16］Pilu G，Romero R，Reece EA，et al. Subnormal cerebellum in fetuses with spina bifida. Am J ObstetGynecol，1988，158：1052.

［17］Barkovich JA：Congenital anomalies of the spine. In Barkovich JA（ed）：Pediatric Neuoimaging. 4th ed. Philadelphia：Lippincott Williams & Wilkins，2005.

［18］Bannister CM，Russell SA，Rimmer S. Prenatal brain development of fetuese with myelomeningocele. Eur J pediatr Surg，1998，8（suppl 1）：15.

［19］Deeg KH，Gassner I：Sonografische Diagnose von Hirnfehlbildungen. Teil 2：holoprosencephalie- Hydranencephalie- Agenesie des Septumpellucidum- Schizencephalie- septo-optikaleDysplasie. Ultraschall in Med. 2010，31：548-563.

［20］Malinger G，Lev D，Kidron D，et al. Differential diagnosis in fetuses with absent septum pellucidum. Ultrasound ObstetGynecol. 2005，25：42.

［21］Lehman CD，Nyberg DA，Winter TC，et al：Trisomy 13 syndrome：Prenatal ultrasound findings in a review of 33 cases. Radiology. 1995，194：217.

［22］Blaas HG，Eriksson AG，Salvesen KA，et al. Brains and faces in holoprosencephaly：pre- and postnatal description of 30 cases. Ultrasound ObstetGynecol.

2002，19：24.

[23] Boddaert N，Klein O，Ferguson N，et al. Intellectual prognosis of the Dandy-Walker malformation in children：the importance of vermian lobulation. Neuroradiology，2003，45：320.

[24] Adamsbaum C，Moutard ML，Andre C，et al. MRI of the fetal posterior fossa. Pediatr Radiol，2005，35：124.

[25] Guibaud L，des Portes V. Plea for an anatomical approach to abnormalities of the posterior fossa in prenatal diagnosis. Ultrasound Obstet Gynecol，2006，27：477.

[26] Limperopoulos C，Robertson RL，Estroff JA，et al. Diagnosis of inferior vermian hypoplasia by fetal magnetic resonance imaging：potential pitfalls and neurodevelopmental outcome. Am J Obstet Gynecol，2006，194：1070.

[27] Chang MC，Russell SA，Callen PW，et al. Sonographic detection of inferior vermian agenesis in Dandy-Walker malformations：prognostic implications. Radiology，1994，193：765.

[28] Zalel Y，Gilboa Y，Gabis L，et al. Rotation of the vermis as a cause of enlarged cisterna magna on prenatal imaging. Ultrasound Obstet Gynecol，2006，27：490.

[29] Klein O，Pierre-kahn A，Boddaert N，et al. Dandy-Walker malformation：prenatal diagnosis and prognosis. Childs Nerv Syst，2003，19：484.

[30] Jeret JS，Serur D，Wisniewski K，et al. Frequency of agenesis of the corpus callosum in the developmentally disabled population as determined by computerized tomography. Pediatr Neurosci，1985，12：101.

[31] Barkovich JA. Congenital malformations of the brain and skull. In Barkovich JA（ed）：Pediatric Neuroimaging，4th ed. Philadephia：Lippincott Williams & Wilkins，2005.

[32] Serur D，Jeret JS，Wisniewski K，et al. Agenesis of the corpus callosum. Clinical，neuroradiological and cytogenetic studies. Neuropediatr，1986，19：87.

[33] Goodyear PW，Bannister CM，Russel S，et al. Outcome in prenatally diagnosed fetal agenesis of the corpus callosum. Fetal Diagn Ther，2001，16：139.

[34] Moutard ML，Kieffer V，Feingold J，et al. Agenesis of the corpus callosum ：prenatal diagnosis and prognosis. Childs Nerv Syst，2003，19：471.

[35] Chen CP. Prenatal diagnosis of arachnoid cysts. Taiwan J ObstetGynecol，2007，46：187.

[36] Marinov M，Undjian S，Wetzka P. An evaluation of the surgical treatment of intracranial arachnoid cysts in children. ChildsNervSyst，1989，5：177.

[37] Richard KE，Dahl K，Sanker P. Long-term follow-up of children and juveniles with arachnoid cysts. ChildsNervSyst，1989，5：184.

[38] Snijders RJ，Shawa L，Nicolaides KH. Fetal choroid plexus cysts and trisomy 18：assessment of risk based on ultrasound findings and maternal age. PrenatDiagn，1994，14：1119.

[39] Gupta JK，Cave M，Lilford RF，et al. Clinical significance of fetal choroid plexus cysts. Lancet，1995，346：724.

[40] Gross SJ，Shulman LP，Tolley EA，et al. Isolated fetal choroid plexus cysts and trisomy 18：A review and meta-analysis. Am J Obstet Gynecol，1995，172：83.

[41] Filly RA，Benacerraf BR，Nyberg DA，et al. Choroid plexus cyst and echogenic intracardiac focus in women at low risk for chromosomal anomalies. J Ultrasound Med，2004，23：447.

[42] Chamberlain MC，PressGA，Bejar RF. Neonatal schizencephaly：comparison of brain imaging. Pediatr Neurol，1990，6：382-387.

[43] K. H. Deeg，I. Gassner. Sonografische Diagnose von Hirnfehlbildungen. Teil 2：Holoprosencephalie Hydranencephalie—Agenesie des Septumpellucidum—Schizencephalie—septo-optikale Dysplasie. Ultraschall in Med，2010，31：548-563.

[44] Karen Y. Oh，Anne M. Kennedy，Antonio E. Frias，et al. Fetal Schizencephaly：Pre-and Postnatal Imaging with a Review of the Clinical Manifestations. Radio Graphics，2005，25：647-657.

[45] Lynch JK，Hirtz DG，Deveber G，et al. Report of the National institute of Neurological Disorders and Stroke Workshop on perinatal and childhood stroke. Pediatrics，2002，109：116.

[46] Achiron R，Pinchas OH，Reishman B，et al. Fetal intracranial hemorrhage：clinical significance of in uteroultrasonographic diagnosis. Br J ObstetGynecol，1993，100：995.

[47] Elchalal U，Yagel S，Gomori JM，et al. Fetal intracranial hemorrhage（fetal stroke）：dose grade matter? Ultrasound ObstetGynecol，2005，26：233.

[48] 严英榴，杨秀雄，沈理. 产前超声诊断学. 北京：人民卫生出版社，2003：229.

[49] 刘斌，高英茂. 人体胚胎学. 北京：人民卫生出版社，1996：482.

[50] Shraga Blazer，Etan Z. Zimmer，Eedy Mezer，et al，

Early and late onset fetal microphthalmia. American Journal of Obstetrics and Gynecology，2006，194：1354-9.

[51] 朱军，李胜利．中国出生缺陷图谱．北京：人民卫生出版社，2008：58-62.

[52] 李胜利，欧阳淑媛，陈琮瑛．胎儿颜面部的产前超声研究．中华超声影像学杂志．2003，12（6）：355-358.

[53] 王欣，任焕忠．超声产前诊断胎儿唇腭裂畸形概述．医学综述，2009，15（10）：1517-1519.

[54] Nicolaides KH，Heath V，Cicero S，et al. Increased fetal nuchal translucency at 11-14 weeks. Prenat Diagn，2002，22：308-315.

[55] Souka AP，Snijders RJM，Novakov A，et al. Defects and syndromes in chromosomally normal fetuses with increased nuchal translucency thickness at 10-14 weeks of gestation. Ultrasound Obstet Gynecol，1998；11：391-400.

[56] 孕 11 至 13^{+6}周超声扫描．英国伦敦胎儿医学基金会，2004，14-15.

[57] Bilardo CM，Timmerman E，Pajkrt E，et al. Increased nuchal translucency in euploid fetuses—what should we be telling the parents? Prenat Diagn. 2010，30：93-102.

第三章　脊　　柱

脊柱回声异常

一、脊柱裂（spina bifida）

【定义】

- 脊柱的骨性结构（椎弓及棘突）闭合不全而引起的脊柱畸形。脊柱裂大体将有椎管内容物膨出者称显性脊柱裂，反之称隐性脊柱裂。现通常分为开放性脊柱裂和闭合性脊柱裂，关键的区别是患处有无完整皮肤软组织覆盖。开放性脊柱裂是指缺损表面无覆盖物或仅有一层很薄的透明膜。闭合性脊柱裂病患处常有皮肤软组织覆盖。

【胚胎组织学特点】

- 神经管尾部（后神经孔）闭合失败导致神经板外露而形成脊柱裂畸形，神经管闭合失败越早，脊柱裂发生的部位越高也越严重，预后也越差。

【流行病学特点】

- 发病率有明显的地域和种族差异，可发生在脊柱的任何一段，常累及腰椎、胸腰椎及腰骶椎，以腰骶椎最常见，约占90%。也可见颈椎及整个脊椎受累。

【遗传学特点】

- 受遗传因素和环境因素的共同影响。
- 绝大多数脊柱裂表现为单一畸形。
- 合并其他畸形者，流产儿中三倍体比例高，13三体综合征、18三体综合征及染色体部分缺失和重复畸形中可发生脊柱裂。
- 有遗传倾向：随着孕育脊柱裂患儿次数增加，其再发风险也增加。
- 致畸因素：孕妇妊娠早期服用丙戊酸等叶酸拮抗剂、过量服用维生素A、反应停，孕妇患糖尿病、高热、叶酸缺乏。

【临床特点及病理学特点】

临床常见特点：背侧的两个椎弓未闭合在一起，脊膜和（或）脊髓通过未闭合的脊柱疝出或向外暴露。

1. 闭合性脊柱裂：病变处脊柱多个椎弓未闭合，椎管开放，无脊膜、脊髓等神经组织膨出，局部有正常软组织及皮肤覆盖，可有皮肤色素沉着、毛发生长，可有凹陷和脂肪瘤等。脂肪瘤和膨出物较大时，可被产前超声检查发现。

2. 开放性脊柱裂：病变处脊柱多个椎弓未闭合，椎管开放，病患处可见囊状物膨出，大小不等，质软，表面可有也可无皮肤软组织覆盖。如果缺损处仅有脊膜膨出，膨出物内含有脊膜和脑脊液，称脊膜膨出；如果缺损处包含的脊膜和神经组织均膨出，称为脊髓脊膜膨出，即膨出物内有脊膜、脑脊液、脊髓和神经成分。如病患处皮肤缺损，呈两条平行的肉芽状，周围皮肤软组织正常，椎弓板缺损较宽，椎管与脊膜完全敞开，脊髓本身有时也完全裂开，可见未闭合的脊髓中央管，称脊髓外翻，病变可以是完全性的，也可以是局限性的。

【超声特点】

1. 开放性脊柱裂

开放性脊柱裂，在中孕期即可发现，病患处越大超声越容易发现，较小者易漏诊。

- 脊柱矢状切面（旁矢状切面）　椎弓强回声连续性中断，局部皮肤及软组织回声连续性中断，合并脊髓、脊膜膨出时，裂口处可见囊性或囊实性包块，内有脊髓及神经组织。较大脊柱裂矢状切面上可见脊柱明显后凸（图3-1）。
- 脊柱横切面上脊椎三个骨化中心失去正常的

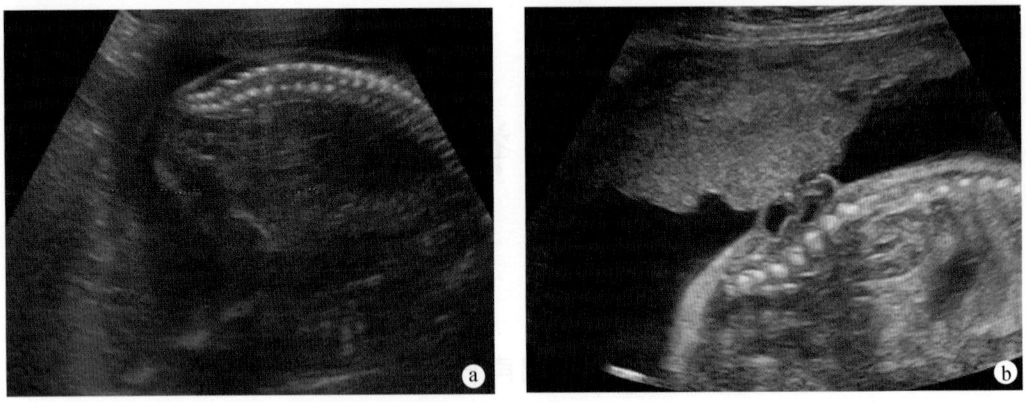

图 3-1 正常胎儿与脊柱裂胎儿声像图比较

a. 正常胎儿脊柱矢状切面，椎体及椎弓强回声连续；b. 脊柱裂胎儿矢状切面显示脊柱裂囊性结构

“品”字形形态，后方两个椎弓骨化中心向后开放，呈“V”形或“U”形改变。裂口处合并脊髓脊膜膨出时，可见囊性包块或囊实性包块（图 3-2）。

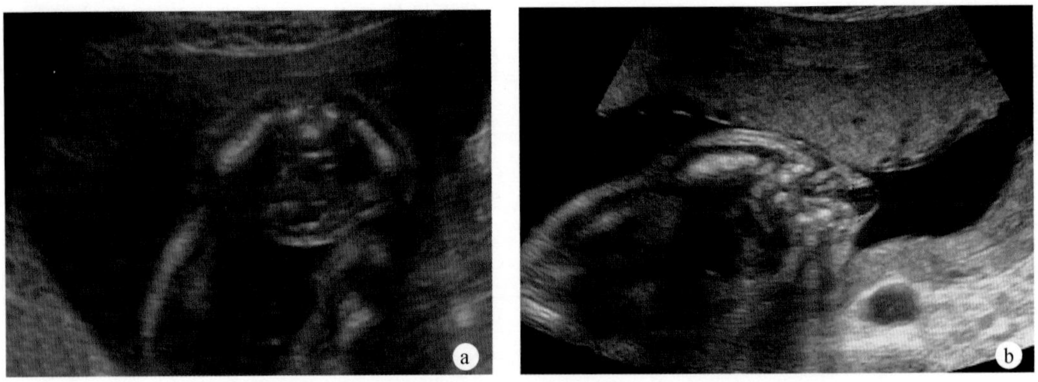

图 3-2 正常胎儿和脊柱裂胎儿横切面超声声像图比较

a. 正常胎儿脊柱横切面（胎儿背部朝向探头），椎体及两个椎弓骨化中心呈“品”字形，两个椎弓骨化中心呈“八”字形；b. 脊柱裂胎儿横切面，显示脊柱裂两个椎弓骨化中心呈“U”形，局部囊性结构突出

- 脊柱冠状切面　后方的两个椎弓骨化中心距离增大。此时要注意与腰膨大相鉴别。
- 脊柱裂部位与病变水平的确定　主要在脊柱矢状切面上确定，靠近头侧的最上一个受累椎体就是病变水平，可以以第 12 肋骨相连的椎体为第 12 胸椎开始向上或向下计数，或以髂骨上缘所对应的椎体为第 5 腰椎或第 1 骶椎开始计数，以确定病变受累的具体部位和受累平面。
- 脊柱裂的脑部特征（Arnold－Chiari Ⅱ 型）常见于 24 周以前。

（1）头颅测量值小于相应孕周。

（2）香蕉小脑征：小脑变小，弯曲呈“香蕉状”，小脑发育不良甚至缺如。

（3）柠檬头征：横切面，胎头前额隆起，双侧颞骨塌陷，形似柠檬，称“柠檬头征”。

（4）颅后窝池消失。

（5）侧脑室扩大或脑积水。

- 合并畸形　足畸形，先天性髋关节脱位，泌尿系统畸形，与染色体异常相关的畸形。

2. 闭合性脊柱裂

闭合性脊柱裂在产前超声检查中常难以发现，极少部分在闭合性脊柱裂处的皮下出现较大的膨出或脂肪瘤时可能会被检出（图 3-3）。

【超声鉴别诊断要点】

- 骶尾部畸胎瘤：畸胎瘤大多是混合性或实性为主的肿块，常位于会阴部向臀部生长，皮肤软组织完整，脊柱回声正常。无脊柱裂脑部特征（图 3-4）。

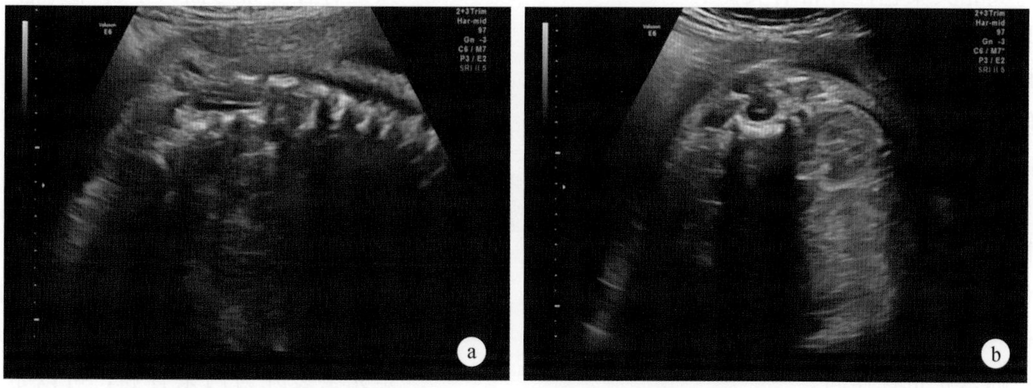

图 3-3　闭合性脊柱裂超声声像图

a. 矢状切面，脊柱裂椎弓回声不连续，局部膨出物表面皮肤软组织完整；b. 横状切面，脊柱两椎弓呈外“八”字形，局部皮肤软组织回声连续完整

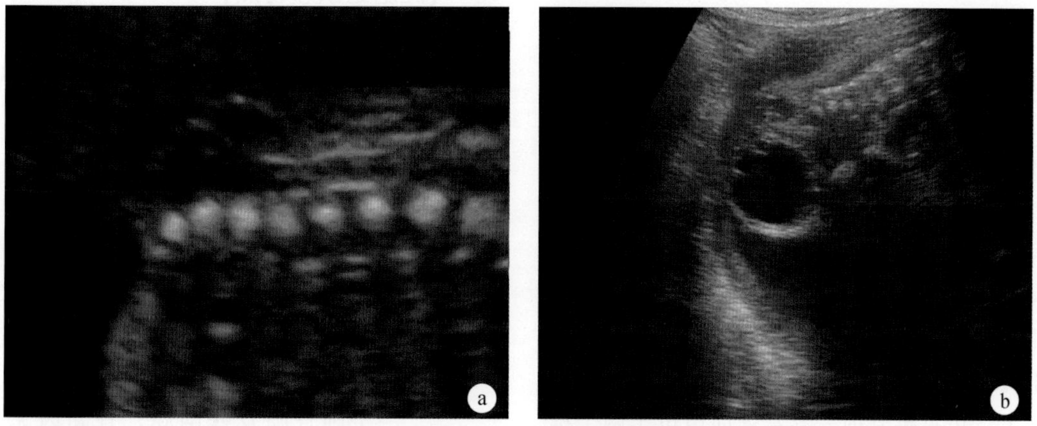

图 3-4　骶尾部畸胎瘤超声声像图

a. 矢状切面，脊柱裂椎弓回声不连续，局部显示囊性结构；b. 矢状切面，显示骶尾部畸胎瘤脊柱回声连续

- 体蒂异常：体蒂异常时，除脊柱异常弯曲外，还有多发畸形，腹壁裂，脐带极短或无脐带，胎体固定。
- 羊膜带综合征：有相应的多发畸形及羊膜带回声，无脊椎裂开或缺损。

【处理原则和预后】

- 产前诊断
- 严重者建议终止妊娠
- 病变部位低，闭合性脊柱裂，单纯脊膜膨出，较小的脊柱裂可考虑生后手术修复，但常有泌尿道功能障碍及下肢功能障碍，有时伴发智力发育迟缓。

二、脊柱异常弯曲

【定义】

- 脊柱异常弯曲是指由于脊柱异常、畸形造成的脊柱异常弯曲，包括脊柱侧凸、后凸、前凸。半椎体是在胚胎发育期，椎体和（或）椎弓发育不全或软骨中心发育不对称，未相遇融合而出现的。可为单个或多个，多为一侧。半椎体引起的脊柱侧弯较常见。可以是单纯性的脊柱异常弯曲，不合并其他异常，也可以是某些综合征的一个表现，如 VACERL 综合征、体蒂异常等。

【胚胎组织学特点】

- 胚胎时期椎骨的发育异常，包括椎骨的分节异常和结构异常。

（1）分节异常导致椎体分节不全，分节不全是两个椎体越过相邻的椎间盘融合在一起。

（2）结构异常则会导致半椎体及蝴蝶椎。

【遗传学特点】

- 本病属散发，如为某些综合征的一个表现，则与其相关染色体异常有关。

【临床特点】

- 表现为脊柱侧弯及后凸。如一侧半椎体则脊柱侧弯，后侧半椎体则脊柱前凸，前方半椎体则脊柱后凸。

【超声特点】

- 脊柱形态失常，脊柱骨化强回声排列紊乱，矢状切面和冠状切面上，两列骨化强回声不能一一对称，成角弯曲，可见三角形骨性强回声插入正常椎体间。
- 半椎体与头、尾侧相邻椎体之间可有明显分界，也可相互融合（图3-5）。
- 如有多处半椎体，可见多个骨化中心缺失[1]。
- 合并颅脑、心脏、泌尿系统和其他部位骨骼畸形型，可见相关畸形的超声显示。

【超声鉴别诊断要点】

- 开放性脊柱裂：除脊柱形态失常、弯曲成角外，脊柱横切面可见椎骨呈“V”形或“U”形，患处能见到囊性包块突出，24周前脑部有特征性表现。
- 脊髓纵裂：在脊柱矢状切面上，脊髓纵裂和半椎体声像图类似，脊髓纵裂在冠状切面及横切面上，可见椎管内一异常强回声位于两个椎弓骨化中心之间，后方可有声影，同时向皮肤和神经管突出，两个后骨化中心明显增宽。

【处理原则和预后】

- 合并其他畸形者，或属于某些综合征者应进行羊水穿刺等检查进行产前诊断。
- 只是脊柱异常弯曲，不合并其他畸形者预后良好。
- 合并其他畸形及脊髓神经受损者，或属于某些综合征者的预后，视畸形受损情况而定。

三、脊髓纵裂

【定义】

- 脊髓纵裂（diastomyelia）又称脊髓裂，较罕见，表现为脊髓不定长度的矢状裂。可以是完全裂开为两条脊髓，可以是部分裂开，矢状裂以下部分脊髓仍是完整的。常与脊柱侧弯并存，占脊柱侧弯畸形的5%～8%，为闭合性脊柱裂常见的亚型之一。

【胚胎组织学特点】

- 由于胚胎发育畸形，产生脊髓和（或）马尾被骨性、软骨性或纤维性中隔矢状分开而出现神经异常。分两型[2]：

  （1）Ⅰ型：双硬脊膜囊双脊髓，即脊髓在纵裂处一分为二，有各自的硬脊膜和蛛网膜，两者之间有纤维、软骨或骨嵴分开，脊髓因此受牵拉而产生临床症状。此型约占50%。

  （2）Ⅱ型：脊髓在纵裂处一分为二，但共享一个硬脊膜及蛛网膜，脊髓内无异物牵拉，不产生临床症状。

- 好发部位在胸、腰段，可同时伴有脊髓积水、终丝牵拉征、硬脊膜内脂肪瘤等。

【遗传学特点】

- 本病少见，目前没发现染色体异常病例报导。

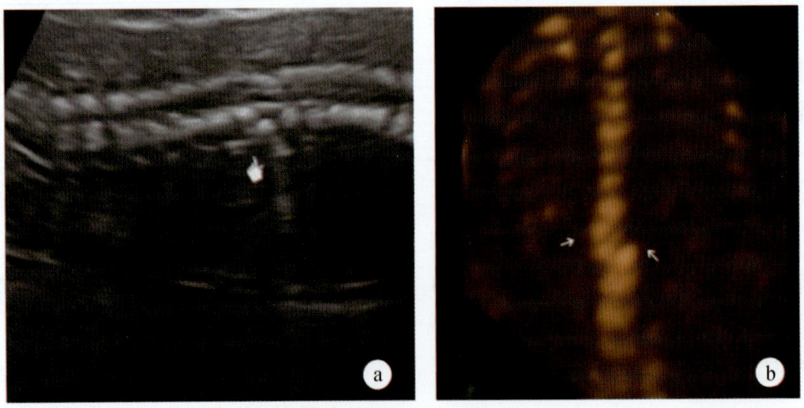

图3-5 半椎体超声声像图

a. 矢状切面，两列骨化强回声不能一一对称，见三角形骨性强回声插入正常椎体间；

b. 为三维图，脊柱排列不整齐，半个椎体成“三角形”，并有融合

【临床特点及病理学特点】

- 小儿及成人脊髓纵裂的临床表现：背部皮肤的特征性改变，如背部中线毛发丛、血管瘤、色素沉着、皮肤浅凹、脂肪堆积等；胸背部疼痛，背部及下肢或马鞍区皮肤感觉异常，下肢无力或肌萎缩，小腿或足部畸形，肠道和膀胱功能紊乱。

【超声特点】

- 脊柱横切面和冠状切面上，病变部位椎管内可见高回声占位性病变，后方可有明显声影，占位病变使脊柱两侧后骨化中心明显增宽，部分可突出后骨化中心。
- 脊髓被高回声分为两部分，仔细探查可见双脊髓征。
- 病变区皮肤可略后凸，但连续完整。
- 合并其他畸形者，可有相应的畸形表现。

【超声鉴别诊断要点】

- 开放性脊柱裂：开放性脊柱裂在脊柱横切面及冠状切面上两者均有病变部位的两侧椎弓骨化中心增宽。鉴别点在于开放性脊柱裂病变部位表面无皮肤及软组织覆盖，横切面上病变部位椎弓骨化中心外翻，呈外“八”字形，椎管内无占位病变；脊髓纵裂背部皮肤及软组织完整，病变部位横切面时，两侧椎弓骨化中心增宽，但仍是内“八”字形，椎管内可见高回声占位病变。另外小脑水平颅脑横切面上颅后窝池存在与否，羊水中乙酰胆碱酯酶（AF-AChE）、羊水中甲胎蛋白（AF-AFP）检测也是两者鉴别的重要依据。
- 半椎体：半椎体冠状切面上表现为病变部位脊柱侧弯，脊髓纵裂在胎儿期很少有脊柱侧弯。脊髓纵裂在冠状切面及横切面上，可见椎管内一异常强回声位于两个椎弓骨化中心之间，后方可有声影，同时向皮肤和神经管突出，两个后骨化中心明显增宽。

【处理原则和预后】

- 产前诊断。
- 重点筛查有无合并畸形，合并畸形者其预后视畸形受损情况而定。
- 60％无合并畸形，预后良好[3]。

（范丽欣）

参考文献

[1] Woodward PJ，Kennedy A，Sohaey R，et al. Diagnostic Imaging：Obstetrics. 2nd ed. Oxford：Elsevier LTD，2005：682.

[2] Pang D，Dias MS，Ahab-Barmada M. split cord malformation：Part Ⅰ：A unified theory of embryogenesis for double spinal cord malformation. Neurosurgery，1992，31（3）：451-480.

[3] 文华轩，李胜利，陈秀兰，等. 脊髓纵裂产前超声诊断并文献回顾. 中华医学超声杂志（电子版），2010，7（3）：395-402.

第四章　胸　　部

第一节　胸腔回声异常

一、先天性肺囊腺瘤畸形

【定义】

- 先天性肺囊腺瘤畸形（congenital cystic adenomatoid malformation，CCAM）是由于末端支气管呈瘤样过度生长，并损害肺泡，在肺实质内形成有明显界限的一种病变，属于一种肺组织错构畸形[1]。

【胚胎组织学特点】

- 是一种肺组织错构畸形。
- 组织学上以支气管样气道异常增生、缺乏正常肺泡为特征，提示正常肺泡发育受阻。

【遗传学特点】

- 先天性肺囊腺瘤畸形男性发病率略高于女性。
- 先天性肺囊腺瘤样畸形是一种发育异常，它可以出现在某些遗传性综合征，如18三体综合征和遗传性肾发育异常，然而大多数病例代表一种偶发的非遗传性疾病[2]。

【临床特点】

- 其发生率约占胎儿先天性肺畸形的25%。典型的先天性肺囊腺瘤畸形多累及一侧肺或一叶肺，95%以上仅限于一叶或一段肺。偶有双侧肺同时受累。左右两肺的发生率基本相等[2]。
- 是一种常见畸形，占胎儿肺部病变的76%～80%。
- 组织病理学上，先天性肺囊腺瘤畸形可分为以下3种类型：

  Ⅰ型：大囊型，病变以多个较大囊肿为主，囊肿大小不等，多为2～10cm，囊肿间可见正常肺组织。

  Ⅱ型：中囊型，病变内有多个囊肿，囊肿大小不超过2cm。

  Ⅲ型：小囊型，病变内有大量细小囊肿，囊肿大小不超过0.5cm，呈实质性改变，有大量腺瘤样结构，其内有散在的、薄壁的、类似支气管的结构。

【超声特点】

根据组织病变的不同，超声可表现为以下三个类型：

- Ⅰ型：大囊型，肺组织内见囊实性包块回声，囊肿直径＞2cm（图4-1）。

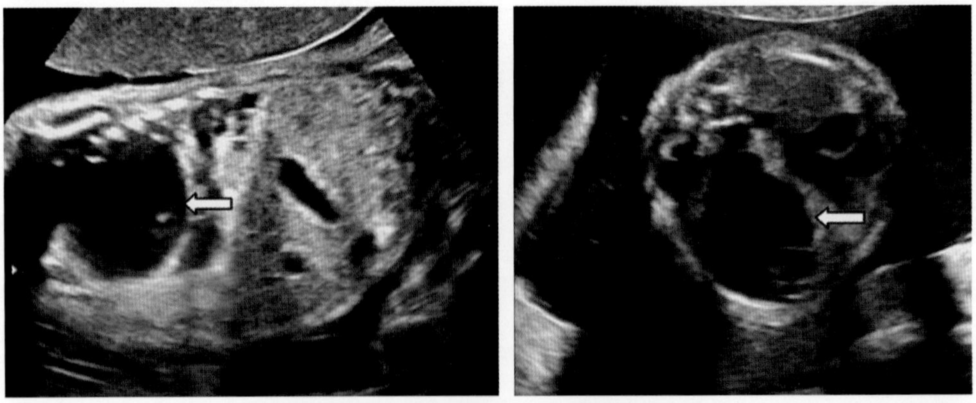

图4-1　先天性肺囊腺瘤样畸形Ⅰ型

箭头所指肺组织内见囊实性包块回声，囊肿直径＞2cm

- Ⅱ型：中囊型，肺组织内见囊实性包块回声，囊肿直径<2cm（图 4-2）。
- Ⅲ型：小囊型，肺组织内见实性强回声包块，内可见散在小无回声，无回声直径<0.5cm（图 4-3）。
- 心脏和纵隔可受压移位，偏向对侧。肿块越大，心脏及纵隔移位越明显。
- 肿块明显压迫心脏及胸内血管时，可引起胎儿腹水及全身水肿。
- 可有羊水过多。导致羊水过多的原因可能是由于肿块压迫食管，胎儿吞咽羊水减少，或肿块产生液体过多所致。
- 肿块可随胎儿孕周的增大而缩小。据报道，53%～69%的先天性肺囊腺瘤畸形肿块追踪观察可有不同程度的缩小。
- 彩色多普勒可见血供来源于肺动脉及其分支（图 4-4）。

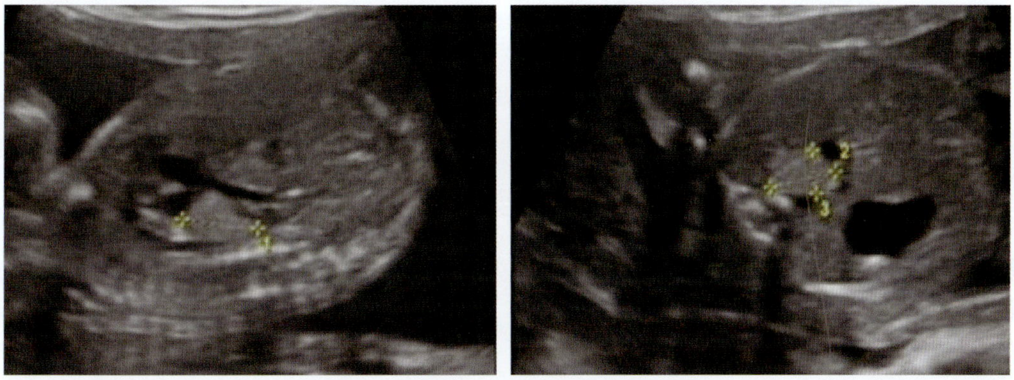

图 4-2　先天性肺囊腺瘤样畸形Ⅱ型

胸腔内见囊实性包块回声（测量键所示），囊肿直径<2cm

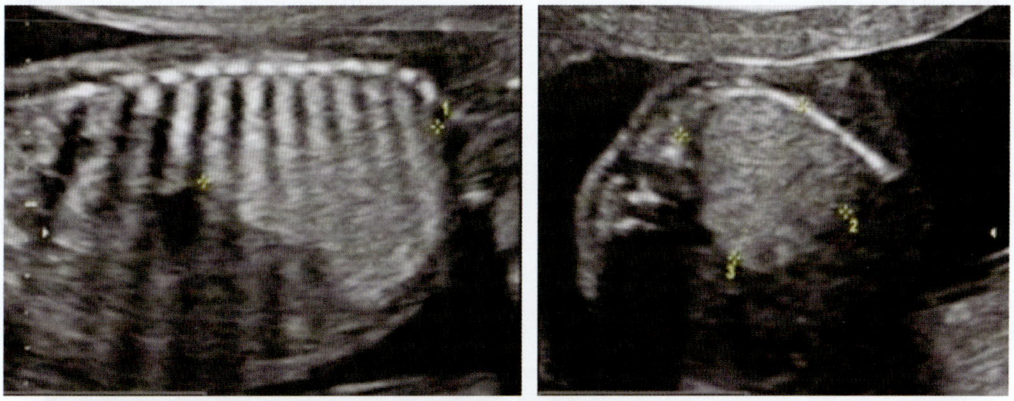

图 4-3　先天性肺囊腺瘤样畸形Ⅲ型

胸腔内见实性强回声包块（测量键所示），内可见散在小的无回声区，无回声区直径<0.5cm

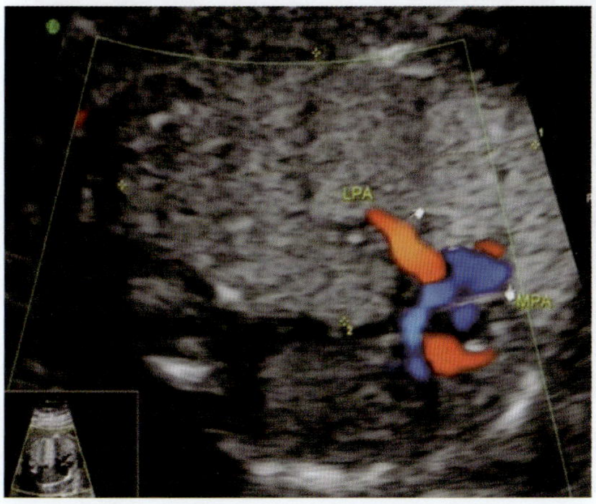

图 4-4　先天性肺囊腺瘤样畸形Ⅲ型

左肺内见中强回声（测量键所示），彩色多普勒可见血供来源于左肺动脉（MPA：主肺动脉，LPA：左肺动脉）

【鉴别诊断】

- 隔离肺：当隔离肺位于肺叶或肺段时，其二维超声表现极似部分类型先天性肺囊腺瘤。彩色超声多普勒检查可见包块滋养血管主要来自胸主动脉或腹主动脉，而肺囊腺瘤的血供来源于肺动脉。
- 先天性膈疝：先天性膈疝时胃泡及肠管可突入胸腔，其超声表现需与Ⅱ型先天性肺囊腺瘤相鉴别。CCAM 的囊性灶通常大小不等，壁不如胃壁厚，囊腔大小短时间不会有变化，而疝入胸腔的胃在短时间内可扩大或缩小，实时超声还可以显示胸腔的胃及肠管蠕动，则可明确诊断。
- 纵隔肿瘤：观察肿块与纵隔的关系及与胎儿呼吸的相关性，肿块有无包膜，如肿块随胎儿呼吸而移动，且肿块无包膜，则多为肺囊腺瘤。

【处理原则和预后】

- 目前认为肿块大小、纵隔移位程度、是否出现胎儿水肿和羊水过多，均与预后相关，是判断预后的重要指标。
- 如果先天性肺囊腺瘤畸形随着妊娠的进展逐渐缩小，则预后良好。

二、隔离肺

【定义】

- 隔离肺（pulmonary sequestration）又称肺隔离症，是肺的先天性畸形之一，它是以血管发育异常为基础的胚胎发育缺陷。

【胚胎组织学与遗传学特点】

- 隔离肺是由胚胎的前原肠、额外发育的气管和支气管肺芽接受体循环的血液供应而形成的无功能肺组织团块，可分为叶内型和叶外型两大类，叶内型为隔离肺与正常肺组织被同一层胸膜包裹，叶外型为隔离肺组织有独立脏层胸膜包裹，也有混合型的报道[2]。
- 胎儿以叶外型为主。
- 男婴多于女婴。

【临床特点】

- 发生率仅占肺畸形的 0.15%～6.4%，大多数为叶外型。
- 几乎所有的叶外型隔离肺（ELS）的动脉供血均来自体循环动脉或其分支，约 80%ELS 血供来自胸主动脉或腹主动脉，其余为肋间动脉、锁骨下动脉、胸廓内动脉、心包膈动脉、脾动脉、胃动脉等。
- 大部分的 ELS 发生于左肺基底部，位于左肺与膈之间，也可发生在纵隔、膈肌、膈下或心包内。
- 显微镜下，ELS 与正常肺类似，但有支气管、肺泡管、肺泡、淋巴管的弥漫性扩张。胸膜下淋巴管的扩张可能是导致同侧胸腔积液的原因。
- ELS 可合并先天性膈疝、膈膨升、膈麻痹等。

【超声特点】

- 胎儿隔离肺典型超声影像为边界清楚的强回声包块，呈叶状或三角型，内部回声均匀，多位于左胸腔底部；也可发生在纵隔、膈肌、膈下或心包内（图 4-5 和图 4-6）。

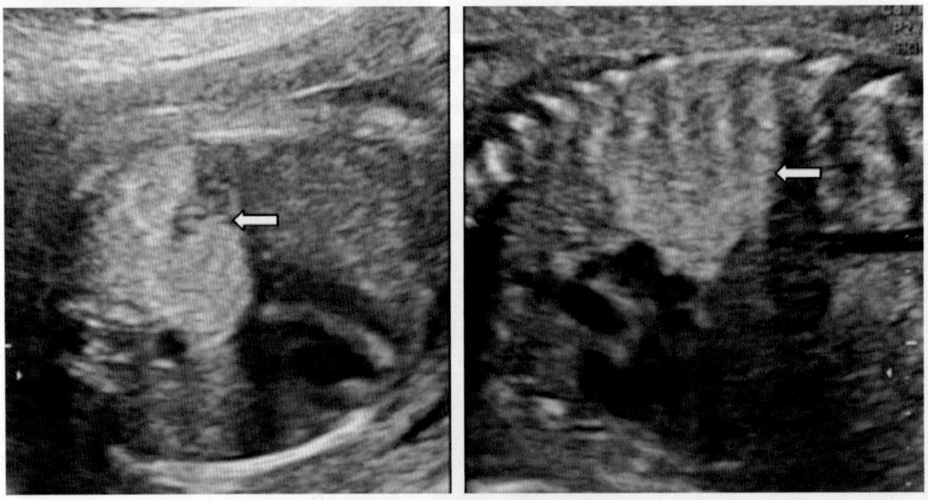

图 4-5 右胸腔内隔离肺

胸腔内见边界清楚的强回声包块（箭头所示），呈叶状或三角型，内部回声均匀

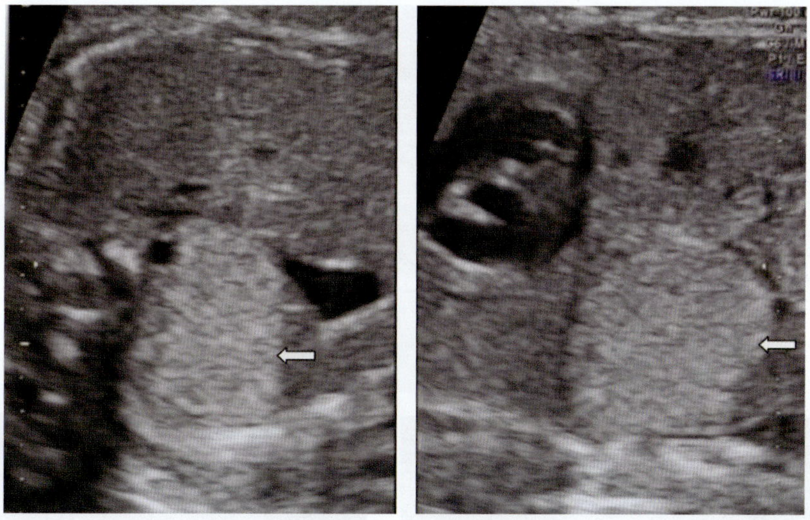

图 4-6 左膈下隔离肺

横切面及矢状面显示左侧膈下强回声包块（箭头所示）

- 包块大小不一，较大者可引起纵隔移位、胸腔积液和胎儿水肿。
- 动态观察 ELS，大部分隔离肺随孕周的增大而部分或完全萎缩。
- 包块滋养血管来自于胸主动脉或腹主动脉或其他体循环动脉及其分支（图 4-7 和图 4-8）。

【处理原则和预后】

- 隔离肺预后很好，尤其在逐渐缩小的隔离肺胎儿，预后更佳，出生后可不出现任何呼吸道症状。
- 合并有胸腔积液者，可导致严重肺发育不良和胎儿水肿，从而威胁胎儿生命，需严密监测胎儿宫内情况。因此，有大量胸腔积液者，行胎儿胸腔积液羊膜腔分流术可改善预后。

三、肺发育不良

【定义】

- 肺发育不良（pulmonary hypoplasia）是指胎肺在发育过程中出现的肺发育不全或发育迟缓，组织学上则显示肺细胞、肺泡及气道数量减少，导致肺脏体积及重量减少，影响气体交换，是新生儿死亡的主要原因之一[3]。

【胚胎组织学特点】

- 人类胎儿正常肺发育可分为五期[2]：胚胎期、假腺泡期、小管期、囊形成期、肺泡期。在囊形成期以前，任何外界因素的干扰

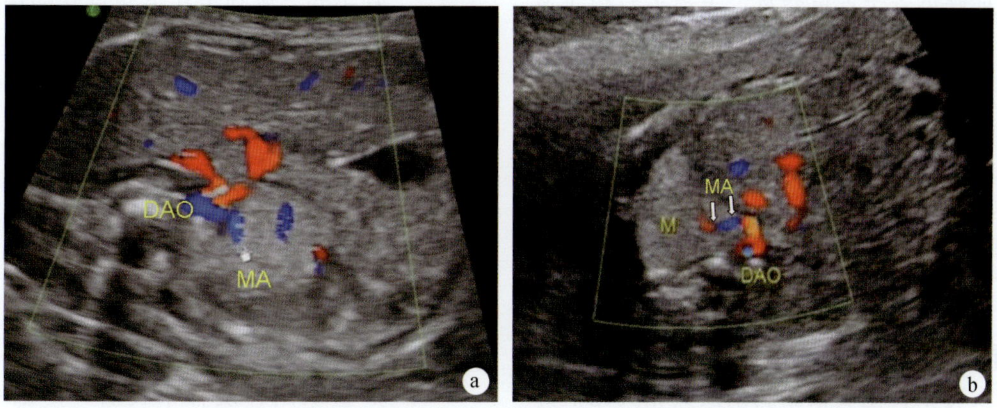

图 4-7

a. 左胸腔隔离肺：左侧胸腔内见中强回声包块，箭头所示为包块滋养血管，来自于降主动脉（DAO：降主动脉，MA：包块滋养血管）；b. 右胸腔隔离肺：右侧胸腔内见中强回声包块，箭头所示为包块滋养血管，来自于降主动脉（DAO：降主动脉，M：包块，MA：包块滋养血管）

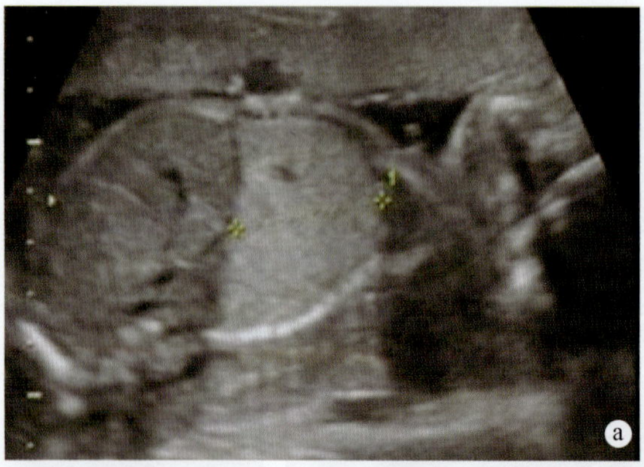

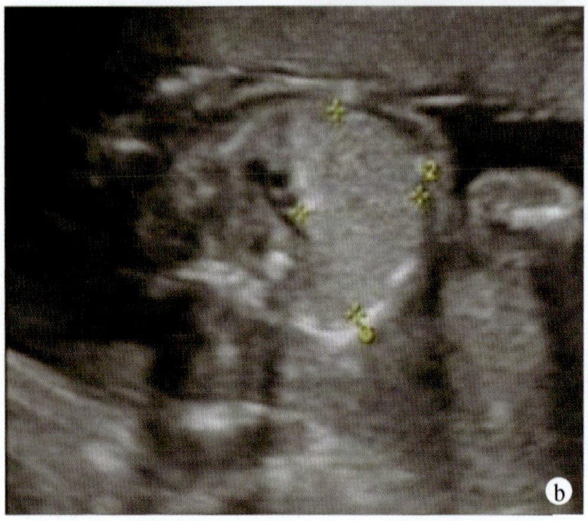

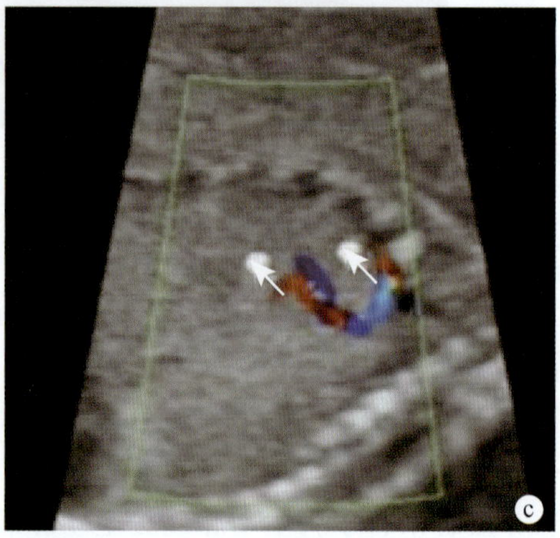

图 4-8 胸腔隔离肺

a. 胸腔矢状切面示胸腔内中高回声（测量键所示）；b. 横切面示同样高回声；c. 显示隔离肺血流（左侧箭头）来源于锁骨下动脉（右侧箭头）

将导致胎儿肺发育不良。

【流行病学特点】

- 肺发育不良在存活新生儿中发病率为 0.9‰～1.1‰，在所有胎儿中发病率为 1.4‰。

【临床特点】

- 原发性肺发育不良极罕见，表现为双侧或单侧肺完全不发育或缺如，或体积的严重减小。双肺发育不良通常由以下原因引起，如长期的羊水过少、骨性胸廓小、胸腔内肿瘤、心脏扩大。
- 根据肺发育不良的程度分为 3 类：①双侧肺缺如；②单侧肺缺如或严重发育不良；③肺叶发育不良及其他的先天异常。

【超声特点】

- 双肺发育不良主要根据胸围及其相关比值异常进行诊断：如心/胸比值增大、胸围/腹围比值减小、胸围/股骨长比值减小等。
- 目前产前超声仅能对严重肺发育不良者进行诊断，且这种诊断是通过生物学参数分析推断的，而轻中度肺发育不良者，产前超声仅能怀疑而不能诊断。
- 肺的长度、面积与体积的测量：这些参数的测量尚未被广泛应用，因为测量的技术难度相对较大。目前已有学者开始用磁共振成像技术和三维超声技术测量肺的体积，其临床应用可能更有价值。
- 可根据心脏移位及异常旋转进行诊断：如右侧原发性肺发育不良或缺如，心脏明显向右侧移位，但心脏轴基本正常，心尖仍指向左前方。

【处理原则和预后】

- 引起肺发育不良的原因不同，其预后也明显不同，新生儿期总病死率可高达 80%。
- 严重双侧肺发育不良者，产后可能不能生存；一侧肺发育不良者，产后有可能生存，但新生儿期病死率可达 50%。
- 如果合并其他严重畸形则预后更差。

四、支气管囊肿

支气管囊肿（bronchogenic cyst）是一种不常见的肺畸形，由于支气管树分支或芽的异

常而引起的囊肿，大多数发生于纵隔，少数发生在肺实质内。产前超声很少检出本病。如果能探测到，通常表现为胸腔内单房或多房性囊性包块，需与肺囊腺瘤相鉴别[4]。

五、支气管闭锁

先天性支气管闭锁（bronchial atresia）是另一种不常见的肺畸形，以一段支气管的局部闭锁为特征，产前超声主要表现为肺强回声包块。有些包块为闭锁远端充满液体的肺，则表现为无回声包块，而与 CCAM 表现相似。多发生在肺上叶。

六、先天性高位气道闭锁综合征

【定义】

- 先天性高位气道闭锁综合征（congenital high airway obstruction syndrome，CHAOS）是罕见的先天性畸形，如果未及时发现和治疗，几乎所有的胎儿在生后几分钟内因呼吸道梗阻而死亡。一般为喉咙近段气管闭锁或狭窄，或因隔膜引起气道梗阻，病变发生在气管远端者极为少见。引起本病的确切原因尚不清楚，可能与第六腮弓异常融合有关。

【临床特点】

- 本病大多数病例为喉或近段气管闭锁或狭窄，或因隔膜引起气道梗阻。
- 由于气管或喉部梗阻，肺发育过程中产生的液体不能在胎儿呼气时正常通过气管排出，而积聚在肺内，导致肺肿大和支气管及气道扩张。
- 常合并其他畸形，如肾畸形、中枢神经系统畸形、气管食管闭锁等。

【超声特点】

- 双肺对称性明显扩大，肺实质回声增强，均匀一致。
- 膈肌受压，正常膈肌呈圆顶状突向胸腔的征象消失，而变为扁平甚至反向，突向腹腔。
- 两条主支气管扩张，内充满液体而呈无回声结构。超声可见肺内两个无回声结构在纵隔逐渐汇合，最后合成一个无回声结构，即闭锁以远扩张的气管。CDFI 无彩色血流信号。
- 可出现羊水过多或羊水过少。
- 因肺对称性增大，心脏无左右方向的移位，可略向前移，与肿大的肺相比，心脏相对较小。
- 可有腹水。
- 有合并畸形时，可有相应的表现。

【处理原则和预后】

- 一般在产后几分钟内因呼吸道梗阻而死亡。产前准确诊断及在分娩断脐带前建立有效气道，有可能抢救患儿的生命。

七、胸腔积液

【定义】

- 胸腔积液（pleural effusion）是指胸膜腔内液体的异常积聚（胸水）[5]。胸水可以是单侧或双侧的，如是单侧，左右侧发生率基本相等。

【遗传学特点】

- 男性胎儿多于女性胎儿。

【临床特点】

- 胎儿胸水可以是原发性的（原发性乳糜胸），也可以是其他原因所致胎儿水肿的一个继发性表现。
- 伴有胎儿水肿的胸腔积液，常为双侧，可能的原因有免疫性、非免疫性、特发性，如贫血、感染、心血管畸形、骨骼畸形、隔离肺、先天性膈疝。
- 乳糜胸是单侧胸腔积液最常见的原因。新生儿原发性乳糜胸是淋巴管形成障碍或其完整性受损而引起的，但引起乳糜胸的确切原因尚不完全清楚。
- 单侧胸水量多时，可压迫同侧肺，使纵隔和心脏移向对侧。

【超声特点】

- 胎儿胸腔内探及片状无回声区，其外形轮廓与胸腔、纵隔及肺表面轮廓相吻合（图 4-9）。
- 实时超声可显示肺“浸泡”在胸水中，大量胸腔积液时，肺相对较小，呈较高回声与纵隔相连。
- 单侧大量胸腔积液时，心脏及纵隔可向对侧移位，膈顶扁平甚至反向，肺明显受压变小。

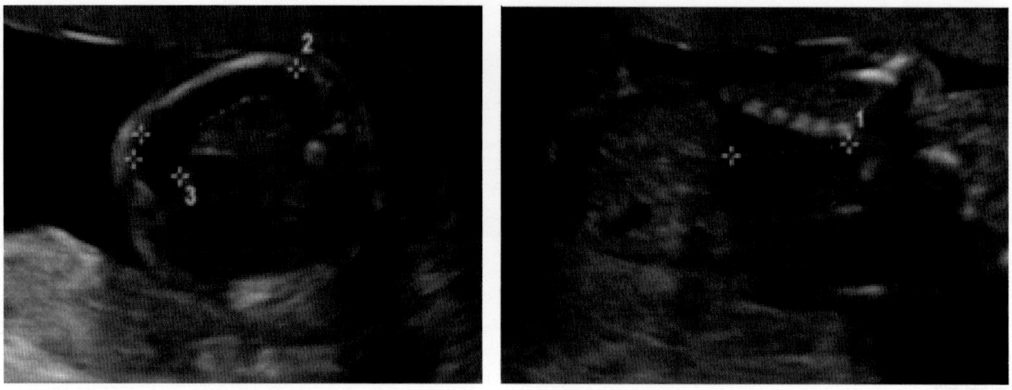

图 4-9 胸腔积液

胎儿胸腔内探及无回声区（测量键所示），其外形轮廓正好与胸腔、纵隔及肺表面轮廓相吻合，肺“浸泡”在无回声中

【处理原则和预后】

- 大约 9%～22% 的原发性胎儿胸腔积液可自然消失。
- 胸腔积液发生早、双侧胸腔积液、不能自然的消失、进行性增多、并发水肿、早产者预后差。
- 胎儿胸腔积液伴有水肿预后最差。
- 胸腔积液合并其他畸形如染色体畸形、心脏畸形者，预后差。
- 单侧胸腔积液无其他明显的合并畸形者预后最好。可采取宫内穿刺抽吸，胸腔积液羊膜腔分流等方法治疗。

八、先天性膈疝

【定义】

- 先天性膈疝（congenital diaphragmatic hernia，CDH）是胎儿膈肌的发育缺陷导致腹腔内容物疝入胸腔[6]。

【胚胎组织学特点】

- 横膈的发育发生于妊娠第 5～12 周，正常时为一穹隆状隔膜，有腹侧部、背外侧部、背正中部、周缘部 4 个部分融合而成，膈肌的发育过程中，如果某一组成部分发育停止或发育不全，均可导致横膈缺损，使腹腔内脏器从缺损处突入胸腔而形成膈疝。
- 大部分膈疝腹腔脏器突入胸腔的时间是在妊娠 10～12 周，此时腹壁的生理性中肠疝消失，肠管回缩进腹腔，腹压升高。

【流行病学及遗传学特点】

- 发病率为 0.02%～0.05%，男女比例基本相等，通常是散发的，仅有不足 2% 的先天性膈疝为家族性发病[6]。
- 75%～90% 的先天性膈疝发生于左侧，10% 发生于右侧，仅<5% 发生于双侧[6]。
- 约 44% 的先天性膈疝胎儿合并染色体异常及心脏、肾、中枢神经系统、消化道畸形或多种综合征[6]。

【临床特点】

- 临床上根据缺损部位不同将膈疝分为三种类型：胸腹膜裂孔疝、胸骨旁裂孔疝及食管裂孔疝。
- 疝入胸腔的脏器常为胃、小肠、肝、脾等，可以是交通性的。
- 疝入内容物较多时，可压迫肺，引起肺发育不良，同时肺血管分支内径也缩小，新生儿可出现肺动脉高压。
- CDH 常合并其他畸形或综合征，较常见的合并畸形为心脑畸形。染色体异常也常见，最多见的为 18 三体。

【超声特点】

- 超声扫查膈肌时，正常时可见一薄层稍低回声带将胸腔与腹腔隔开，但通常超声不能显示膈肌上的缺损，只有当腹腔内容物疝入胸腔时方能显示膈疝。
- 胎儿腹腔横切面不能探及胃泡回声，腹围变小。
- 胸腔内探及胃或肠管回声，疝较大时肝、脾也可疝入胸腔（图 4-10）。
- 肺、心脏及纵隔等受压并移位，心轴偏移明显。此种征象常常是诊断膈疝最初最明显的征象。
- 当疝入物为肝时，回声与肺实质回声相近，常给诊断带来困难，应用 CDFI 追踪显示门静脉，若见门静脉走行超过膈肌水平，则可

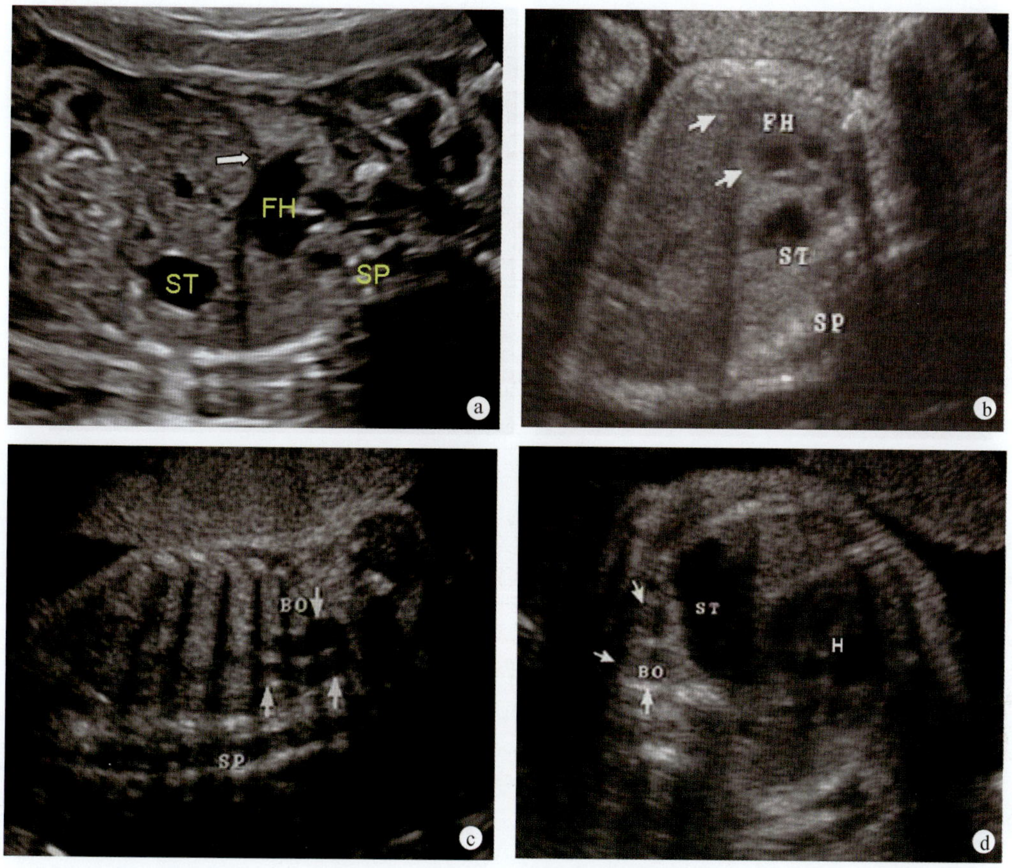

图 4-10 正常膈肌与膈疝超声影像图

a. 正常膈肌回声，胸腹矢状切面显示胃泡位于膈肌下方的腹腔内；b. 胸腹矢状切面显示胃疝入胸腔，腹腔内胃泡回声消失；c. 胸腹矢状切面显示肠管疝入胸腔，形成胸腔内包块；d. 四腔心切面显示胃泡及肠管均疝入胸腔，形成胸腔内包块（FH/H：心脏，ST：胃泡，SP：脊柱，BO：肠管；箭头所指为膈肌回声）

确定胸腔内实质性回声为肝。

- 膈疝可合并羊水过多，部分胎儿可有胸水、腹水、胎儿水肿及颈部透明层明显增厚。
- 合并其他畸形时，有相应表现。

【处理原则和预后】

- CDH 围生儿死亡与下列因素有关：诊断膈疝的孕周；膈疝的部位、大小；疝内容物及多少；肺受压程度；有无合并其他畸形或染色体异常；心室的不对称；羊水量等。
- 先天性膈疝可以在出生后立即行修补术，其预后依赖于产前诊断膈疝的时间以及对肺组织发育不良程度的判断。
- 宫腔内胎儿镜支气管堵塞或夹扎治疗 CDH 或修补缺陷可减少疝出物。

（魏艳秋）

第二节 胎儿心脏位置异常（右位心）

【定义】

右位心是指心脏的大部分（2/3 以上）位于右侧胸腔，心尖指向右前方的一组心脏病变[7]。

【分类及超声特征】[8]

- 镜像右位心：四腔心切面可见大部分心脏位于胸腔右侧，心尖指向右前方，心房反位，心室左襻（图 4-11a、图 4-11b）。降主动脉位于下腔静脉右后方，胃泡位于脊柱的右侧，胆囊及大部分肝位于脊柱的左侧（图 4-11c）。
- 右旋心：四腔心切面可见大部分心脏位于胸腔右侧，心尖指向右前方，心房正位，心室右襻。降主动脉位于下腔静脉左后方，胃泡位于脊柱的左侧，胆囊及大部分肝位于脊柱的右侧。

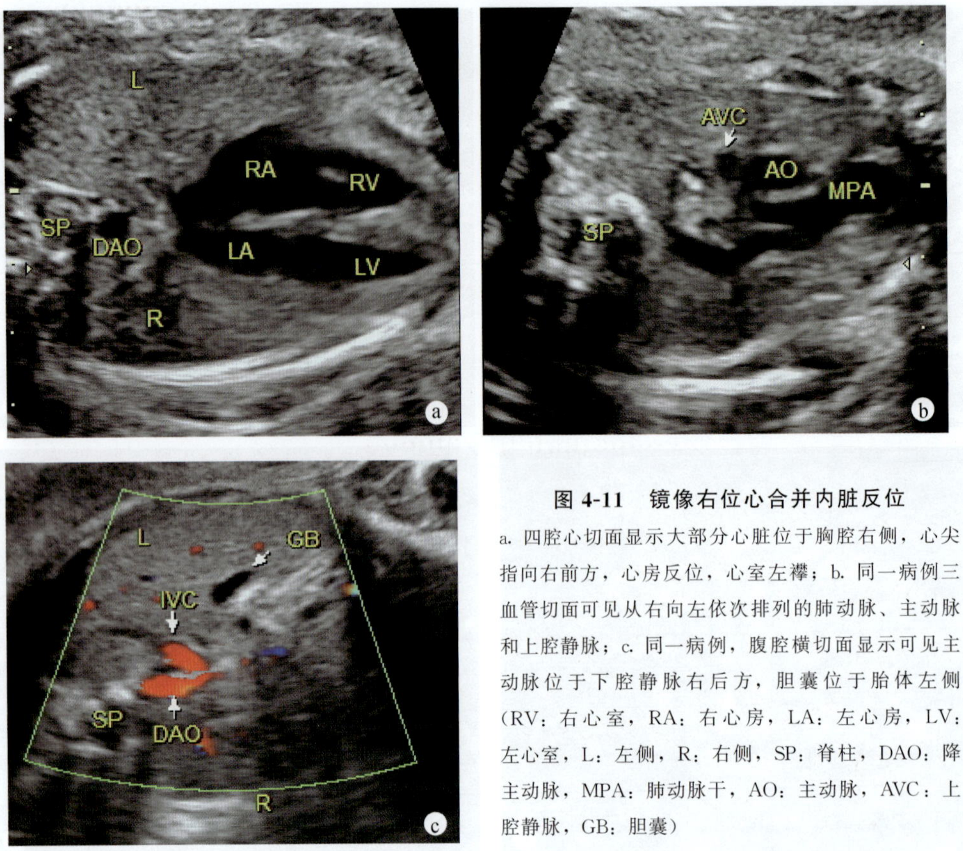

图 4-11 镜像右位心合并内脏反位

a. 四腔心切面显示大部分心脏位于胸腔右侧，心尖指向右前方，心房反位，心室左襻；b. 同一病例三血管切面可见从右向左依次排列的肺动脉、主动脉和上腔静脉；c. 同一病例，腹腔横切面显示可见主动脉位于下腔静脉右后方，胆囊位于胎体左侧（RV：右心室，RA：右心房，LA：左心房，LV：左心室，L：左侧，R：右侧，SP：脊柱，DAO：降主动脉，MPA：肺动脉干，AO：主动脉，AVC：上腔静脉，GB：胆囊）

- 中位心：四腔心切面可见心脏位于胸腔正中位，心尖多朝向正前方，但也可略偏右方或左方。心房不定位，心室多为共同心室或为单心室。肝呈水平肝，胃的位置不定。此类畸形常合并无脾综合征或多脾综合征及复杂心血管畸形。

【预后】

单纯右位心一般不引起任何病理生理学变化和症状，但右位心常和较严重的先天性心血管畸形同时存在，预后不好。

（裴秋艳）

第三节 房室结构异常

一、心内膜垫缺损

【定义】

心内膜垫缺损又称为房室间隔缺损（atrio-ventricular septal defect），是累及原发房间隔、房室隔、室间隔膜部、房室瓣膜的一种心脏畸形，发病率占先心病的 2%～4%[9]。

根据病变累及的范围不同，将心内膜垫缺损分为部分型、完全型和过渡型（中间型）。

【超声特点】

- 部分型：原发孔房间隔缺损，二尖瓣瓣环下移与三尖瓣呈同一水平（图 4-12a、图 4-12b）。
- 过渡型：原发孔房间隔缺损合并流入道型室间隔缺损，左右房室瓣环形成共同房室环，二尖瓣前叶的前半部与三尖瓣隔叶及部分前叶融为一体称之为前共瓣。二尖瓣前叶的后半部与三尖瓣后叶融为一体称之为后共瓣。前后共瓣保持相融（图 4-12c）。
- 完全型：前共瓣与后共瓣之间完全分开，原发孔房缺与流入道型室缺相通，超声可见心脏中央“十”字交叉结构消失，原发房间隔与室间隔连续性中断，仅见一组房室瓣（图 4-12d，图 4-13）。

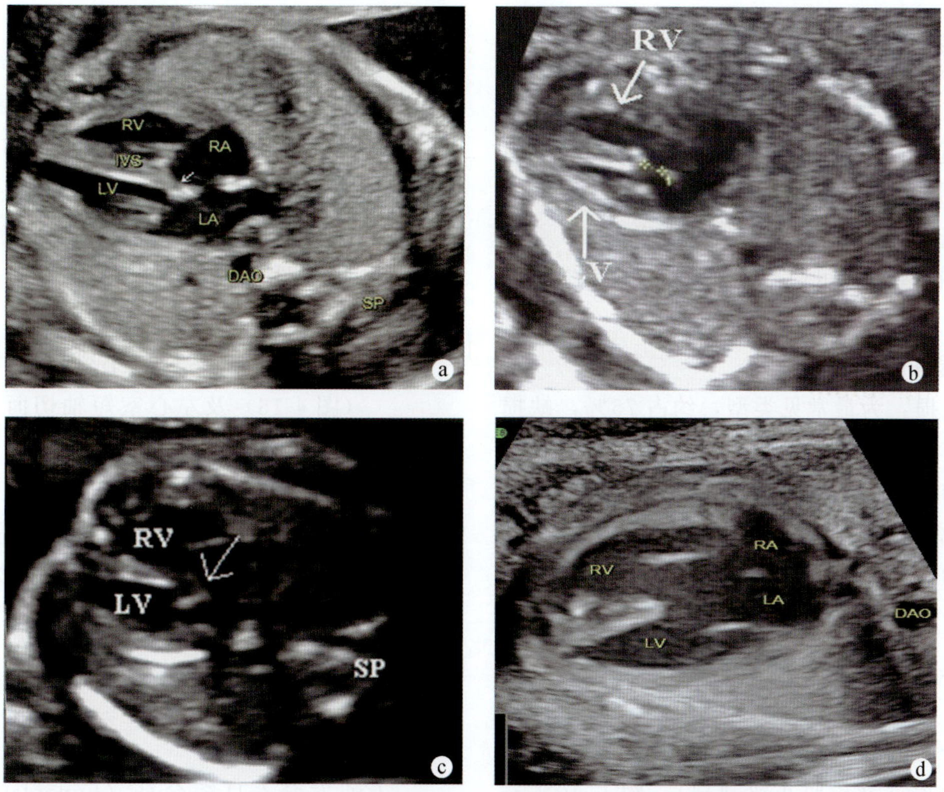

图 4-12 不同类型心内膜垫缺损和正常心脏四腔心切面图

a. 正常心脏，箭头所示为正常房间隔；b. 部分心内膜垫缺损，四腔心切面，测量键所示为原发房间隔缺损；c. 中间型心内膜垫缺损四腔心切面：箭头所指为融合的瓣膜，其上方原发房间隔及下方的室间隔膜部缺损；d. 完全型心内膜垫缺损，四腔心切面，可见心内膜垫胎儿心脏中央十字交叉结构消失，仅见一组房室瓣（RV：右心室，LV：左心室，IVS：室间隔，RA：右心房，LA：左心房，DAO：降主动脉，SP：脊柱）

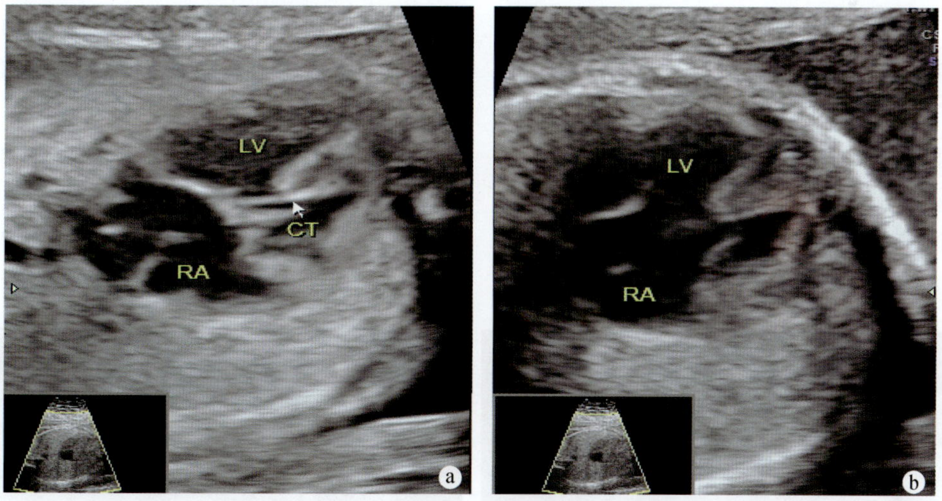

图 4-13 完全型心内膜垫缺损四腔心切面

a. 瓣膜关闭状态显示腱索（CT）（箭头所示）附着点；b. 瓣膜开放状态显示一组房室瓣及房室间隔缺损（LV：左心室，RA：右心房）

【治疗及预后】

各型房室间隔缺损均需要手术治疗，部分型预后良好，完全型应在 1 岁内手术矫正，以免导致不可逆转的肺动脉高压。手术效果主要取决于房室瓣发育及肺动脉高压的程度。需要注意胎儿染色体异常（如 21 三体）可能合并完全性心内膜垫缺损。

二、室间隔缺损

【定义】

室间隔缺损（ventricular septal defect，VSD）

室间隔缺损是指室间隔上存在孔洞。为最常见的先天性心血管畸形，占先天性心脏病的20%～25%，可单独存在，也可以为其他复杂心脏畸形的组成部分[10]。

【分类及病理解剖】

- 膜部缺损：为最常见类型，约占75%，缺损累及膜部及其周围的肌肉组织，又称为膜周部室间隔缺损。
- 漏斗部缺损：双动脉瓣下室间隔缺损（又称干下型或嵴上型），缺损上缘为肺动脉瓣组织，位于主动脉左右冠瓣交界处的下方。
- 心内膜垫缺损型：又称流入道型，位于三尖瓣后下方，常可合并二尖瓣叶裂，此时称之为部分心内膜垫缺损，或部分型房室通道。
- 肌部缺损（又称肌小梁缺损）：约占10%～20%，可发生于室间隔的任何部位，多见于心尖部，可为单一，也可为多个。

【病理生理】

- 在胎儿时期，由于胎儿循环的左右心室压力相近，没有压力阶差存在，除非伴有流出道梗阻，心室水平的分流常不明显或双向。

【超声特点】

为提高室间隔缺损的诊断准确性，建议最好从两个不同切面显示缺损部位。

- 膜部缺损：①四腔心切面：二尖瓣下膜部或膜周部室间隔连续性中断，②左室流出道切面：在标准的左室流出道切面基础上，探头略向右侧倾斜，于主动脉瓣下可探及膜部或膜周部缺损（图4-14a），③主动脉短轴切面：于三尖瓣下探及连续性中断（图4-14b）。
- 干下型缺损：①左室流出道切面显示主动脉瓣下室间隔连续性中断（图4-15a），②主动脉短轴切面显示肺动脉瓣下室间隔连续性中断（图4-15b）。
- 心内膜垫缺损型：详见心内膜垫缺损。
- 肌部缺损（又称肌小梁缺损）：四腔心切面（图4-16）及左心室短轴切面显示室间隔连续性中断。

【治疗及预后】

应择期采用手术或介入方法治疗，效果良好，如果产生严重的肺动脉高压，即艾森门格综合征，则治疗效果不佳。

三、右心发育不良综合征

【定义】

右心发育不良综合征（hypoplastic right heart syndrome，HRHS）是指右室流出道与流入道发育不良的先天性畸形，常由肺动脉或三尖瓣狭窄或闭锁所致。本病占先天性心脏病的比例高达2.7%以上，男女比例约为3∶2[11]。

【病理解剖】

- 肺动脉闭锁是右心发育不良的主要原因，右室流出道阻塞使右房的血液难以进入右室，导致右心室及三尖瓣发育不良。
- 绝大部分右心发育不良表现为右心室小于正常，但少数情况下也有右心室正常大小或大于正常，这是因为合并三尖瓣畸形或三尖瓣功能不良，致使右心室扩张。

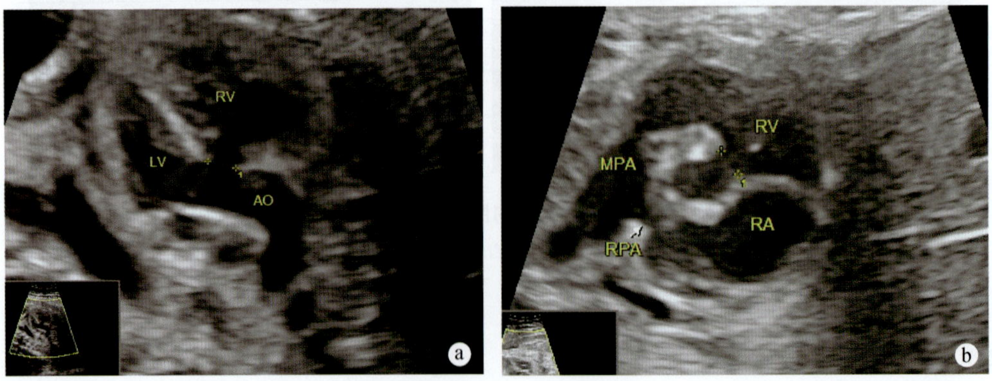

图4-14　膜部室间隔缺损

a. 左室流出道切面略向下倾斜切面：主动脉瓣下膜部缺损（测量键所示）；b. 主动脉短轴切面：显示三尖瓣下膜部缺损（测量键所示）（AO：主动脉，LV：左心室，MPA：肺动脉干，RA：右心房，RPA：肺动脉分支，RV：右心室）

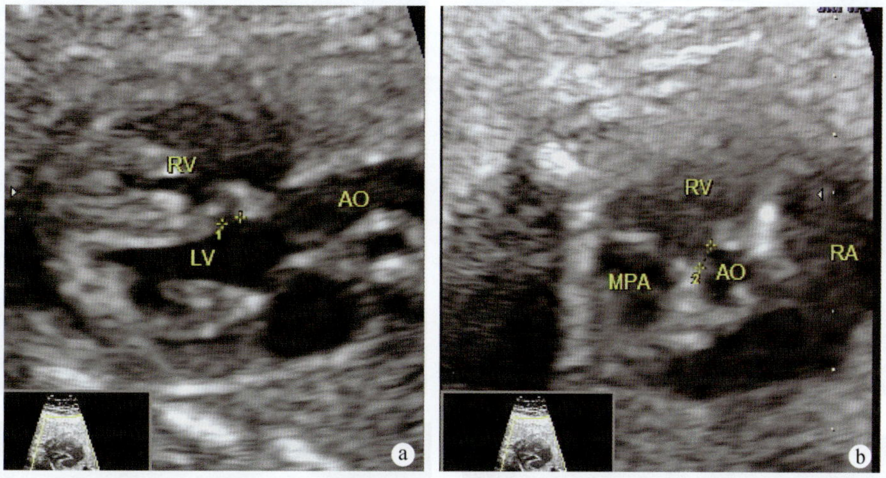

图 4-15　干下型室间隔缺损

a、b 分别显示缺损在左室流出道切面和主动脉短轴切面所在部位（测量键所示）（AO：主动脉，LV：左心室，MPA：肺动脉干，RA：右心房，RV：右心室）

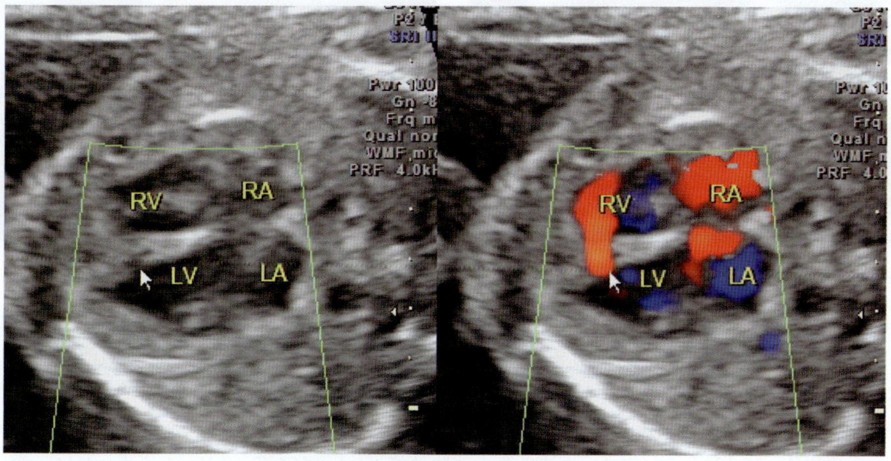

图 4-16　肌部室间隔缺损

四腔心切面：箭头所示为肌部室间隔缺损（LA：左心房，LV：左心室，RA：右心房，RV：右心室）

【超声特征】

- 四腔心切面可见右房室腔发育窄小，三尖瓣狭窄或闭锁（图 4-17a，图 4-17b）。
- 右室流出道切面可见肺动脉狭窄和闭锁（图 4-17c）。
- 严重右心发育不良时，于动脉导管内可探及逆向血流信号，肺动脉闭锁时，左右肺动脉血流完全由动脉导管内的逆向血流供应（图 4-17d）。

【预后】

右心发育不良患儿产后可因动脉导管关闭造成无肺循环，患儿严重缺氧、发绀、死亡率很高，预后不良。

四、左心发育不良综合征

【定义】

左心发育不良综合征（hypoplastic left heart syndrome，HLHS）是指一系列左心流入道与流出道发育不良的先天性心脏畸形，包括不同程度二尖瓣狭窄、闭锁，主动脉狭窄和闭锁，约占先天性心脏病的 1.3%～7.5%[12]。

【病理解剖】

左心发育不良综合征表现为不同程度的左房室腔窄小，二尖瓣狭窄或者闭锁，主动脉狭窄或闭锁。

【超声特点】

- 四腔心切面可见左心发育狭小，二尖瓣狭窄或闭锁。

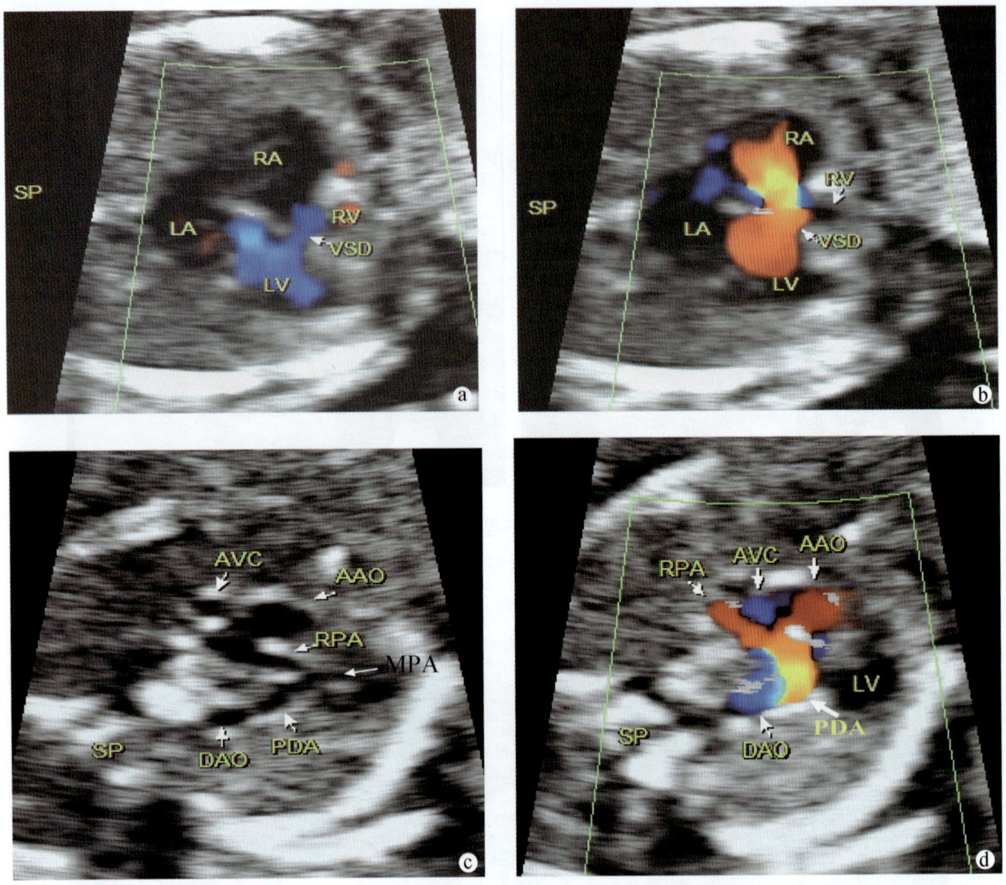

图 4-17　右心发育不良

a. 四腔切面示未探及明确的三尖瓣结构，舒张期右房室腔血流束细窄，室间隔（VSD）缺损（箭头所示）处见左向右分流信号，右心室（RV）明显减小，室壁增厚，右心房（RA）增大；b. 同一病例四腔心切面：收缩期可见血流自左心室分流至右心室，并反流入右心房；c. 同一病例三血管切面：主肺动脉细窄（MPA），未探及肺动脉瓣结构；d. 同一病例的三血管切面：彩超于动脉导管（PDA）内探及源于降主动脉的逆向血流信号，肺动脉分支（RPA）血流来源于动脉导管（LA：左心房，LV：左心室，DAO：降主动脉，SP：脊柱，AVC：上腔静脉，AAO：升主动脉）

- 左室流出道切面可见主动脉狭窄或闭锁；主动脉弓发育细小（图 4-18～图 4-21）。
- 当主动脉严重狭窄或闭锁时，于主动脉弓及卵圆孔内可探及逆向血流信号（图 4-22）。

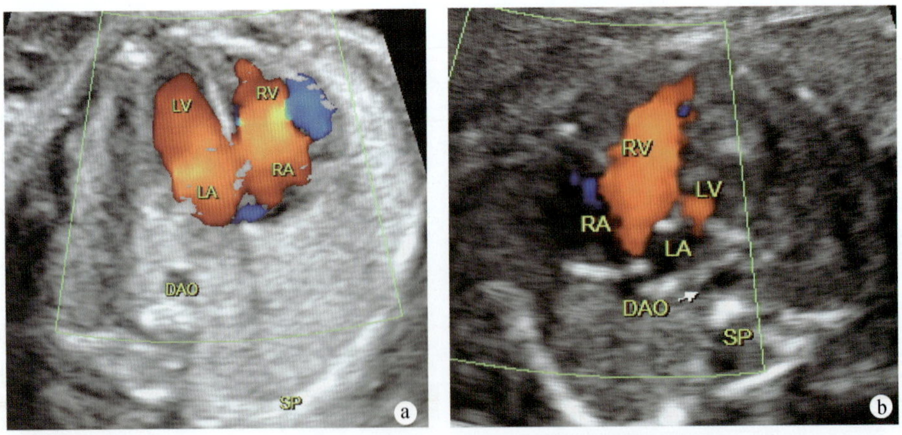

图 4-18　正常和左心发育不良综合征胎儿四腔心切面图

a. 显示左右房室腔基本对称；b. 前者显示左房室腔小，二尖瓣开放受限（英文缩写含义同前）

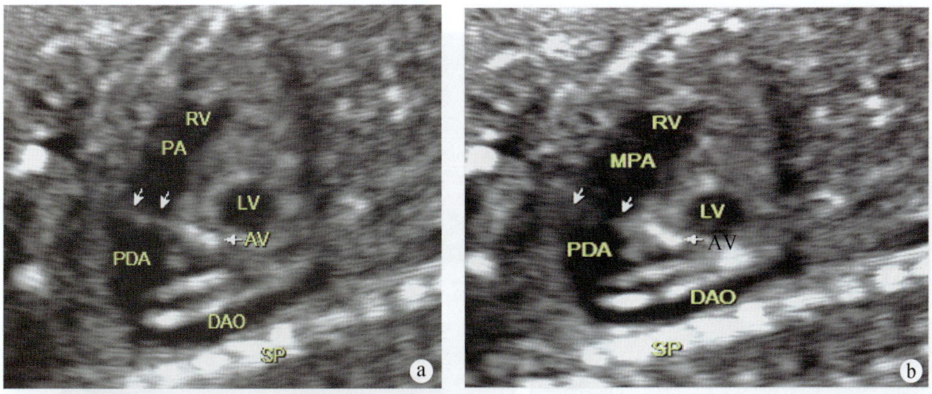

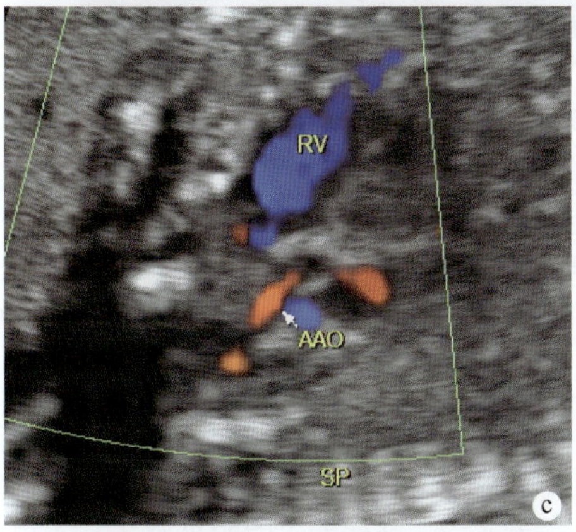

图 4-19　左心发育不良不同切面（与图 4-18b 为同一病例）

a. 舒张期导管弓切面：显示关闭状态的肺动脉瓣（PA）和主动脉瓣（AV），可见主动脉瓣回声增强，增粗；b. 收缩期导管弓切面：显示收缩期的肺动脉瓣（向下箭头）和主动脉瓣 AV（向左箭头），主动脉瓣无开放；c. 升主动脉长轴切面：显示升主动脉（AAO）内逆向血流信号（余英文缩写含义同前）

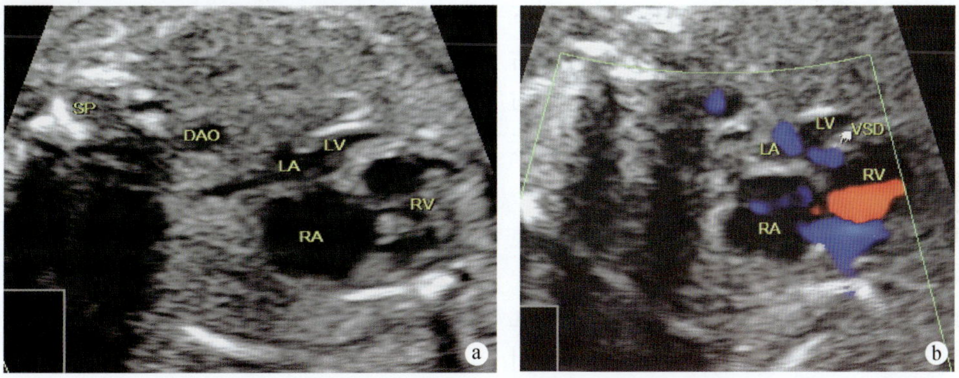

图 4-20　左心发育不良合并右室双出口四腔心切面

a. 显示左房室腔（LA、LV）窄小，未探及明确二尖瓣回声；b. 同一病例四腔心切面：显示室间隔缺损 VSD 箭头所示（余英文缩写含义同前）

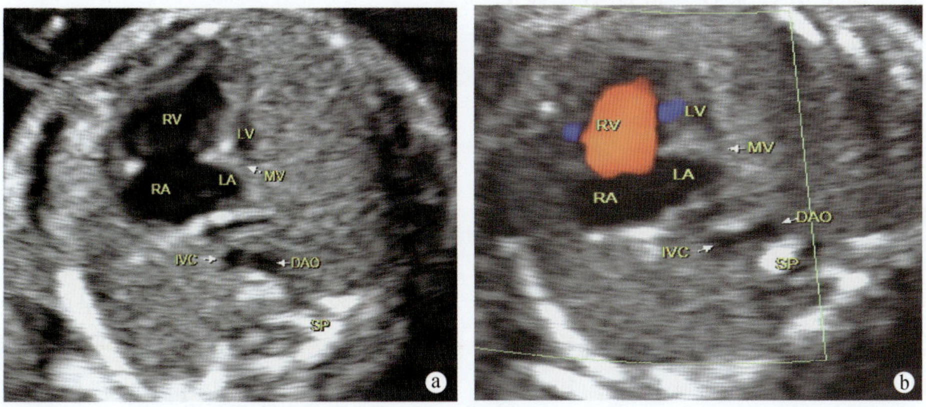

图 4-21　左心发育不良合并大动脉转位四腔心切面

a. 显示左心室窄小，二尖瓣（MV）闭锁呈条索样回声；b. 同一病例四腔心切面：彩色血流显示二尖瓣（MV）无血流通过（余英文缩写含义同前）

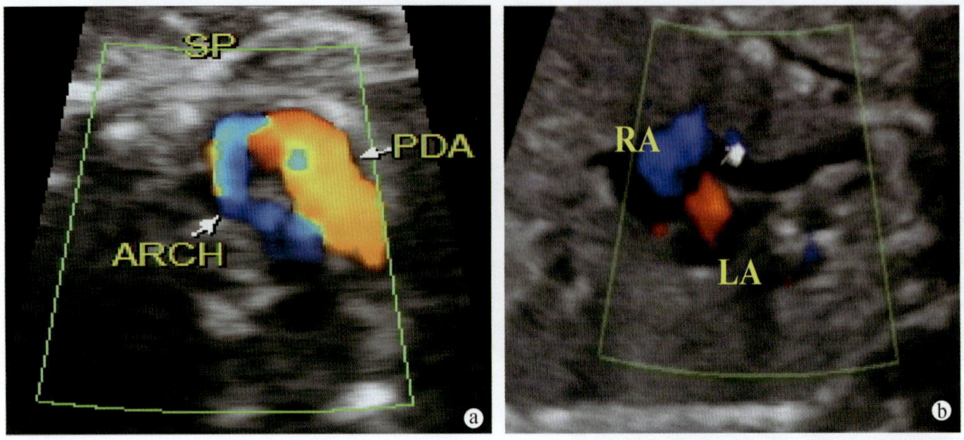

图 4-22 严重左心发育不良

a. 三血管气管切面：主动脉弓（ARCH）内逆向血流；b. 两心房切面：卵圆孔逆向血流（箭头所示）（余英文缩写含义同前）

【预后】

左心发育不良预后差。

五、三尖瓣下移畸形

【定义】

三尖瓣下移畸形（Ebstein's anomaly）是指三尖瓣隔瓣和后瓣的基底部离开三尖瓣环，向右室下移，附着在右室壁的心内膜上，将右室分为房化右室和功能右室，常合并严重的关闭不全，又称埃布斯坦综合征（Ebstein syndrome）。发病率约占先天性心脏病的 1%。

【病理解剖】

- 三尖瓣隔瓣、后瓣附着点向心尖移位。
- 虽然前瓣附着点正常，但较正常的瓣叶冗长，且有很多的腱索附着在室壁上，常常引起右室流出道梗阻。
- 从三尖瓣环水平到隔瓣、后瓣附着处的右心室壁较薄，通常发育不良，被称为房化右室，三尖瓣及右心房明显扩张。
- 房化右室以外的右心室变小，通常缺乏流入道，有较小的小梁部。

【病理生理】

由于三尖瓣隔瓣和后瓣的下移，以及前瓣的发育不良，导致三尖瓣的明显反流，引起右心房明显扩张及心力衰竭，表现为胎儿水肿，可同时合并心房扑动。妊娠晚期，由于缺乏有效的右室流出道前向血流，可出现严重的肺动脉狭窄，甚至肺动脉闭锁[13]。

【超声特点】

- 右心房明显增大，彩超于三尖瓣探及大量反流信号。
- 四腔心切面、右室两腔心切面可见三尖瓣隔瓣和后瓣下移，将右心室分为房化右心室和功能右心室，功能右心室明显减小，心房明显增大（图 4-23、图 4-24）。偶尔前瓣也可下移。
- 可伴有肺动脉发育不良或肺动脉瓣闭锁，严重肺动脉发育不良或肺动脉瓣闭锁时于动脉导管内可探及反流信号（图 4-25）。

【鉴别诊断】

- 心肌病变三尖瓣受累明显时，三尖瓣可探及大量反流及右心房增大，但瓣膜的附着点正常（参见本章第五节）。

【治疗及预后】

目前对于新生儿期即出现症状的三尖瓣下移畸形，手术疗效尚不满意。

六、三尖瓣闭锁

【定义】

三尖瓣闭锁（tricuspid atresia，TA）是指三尖瓣解剖型闭锁，常伴有室间隔缺损、右心发育不良、肺动脉狭窄等畸形。

【超声特点】

四腔心切面可见三尖瓣呈强回声或低回声条索样改变，无启闭运动，可见室间隔连续性中断，合并右心发育不良时可见右房室腔细窄、肺动脉狭窄。

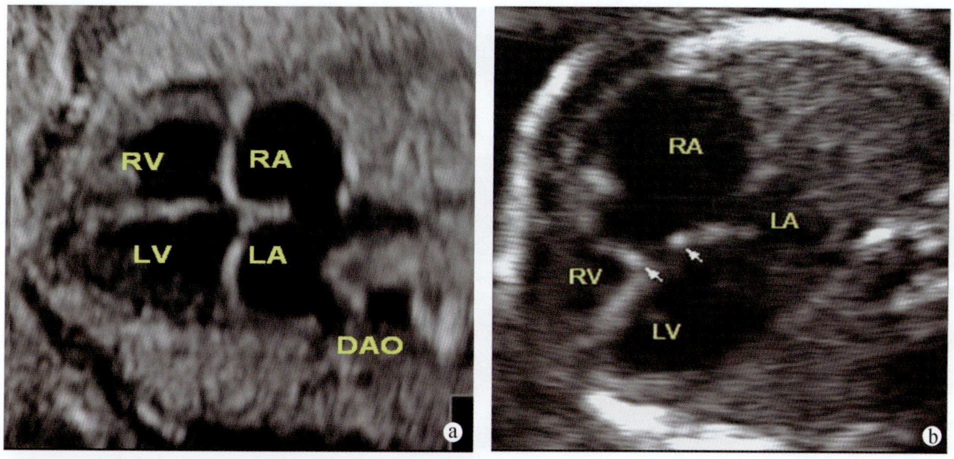

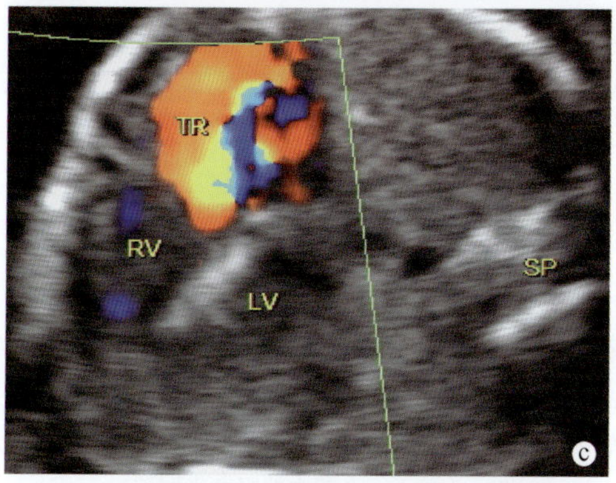

图 4-23 正常及三尖瓣下移畸形四腔心切面

a. 正常四腔心切面显示左右心房基本对称，三尖瓣隔瓣的附着点略低于二尖瓣前瓣的附着点；b. 三尖瓣下移四腔心切面显示扩大的右心房及下移的三尖瓣隔瓣附着点（下箭头所示为三尖瓣隔瓣附着点，上箭头所示为二尖瓣前瓣附着点）；c. 同一病例四腔心切面：三尖瓣大量的反流（TR）（余英文缩写含义同前）

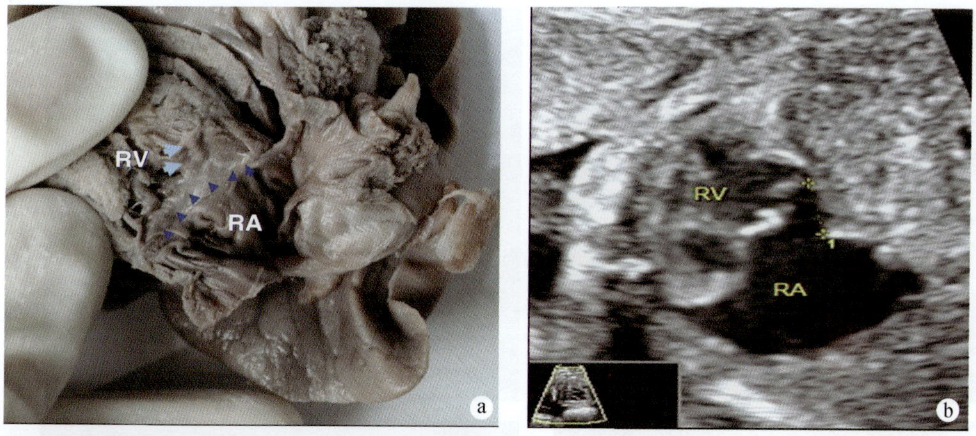

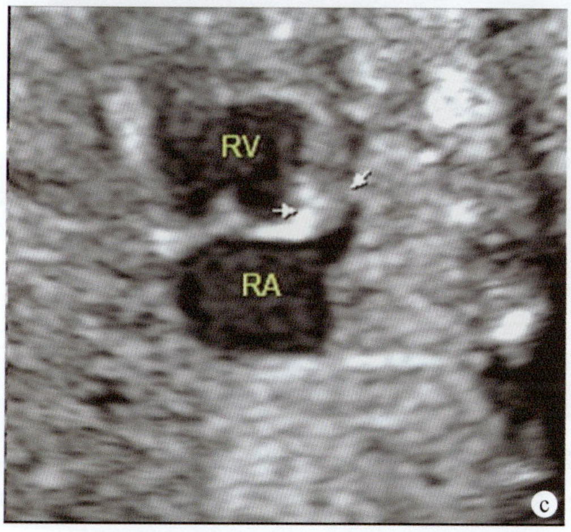

图 4-24 三尖瓣下移畸形及正常胎儿右心两腔心

a. 三尖瓣下移畸形右心两腔心解剖图：可见三尖瓣隔瓣瓣环位置明显下移（向右箭头所示，向上箭头所示为正常的三尖瓣环位置）；b. 三尖瓣下移畸形右心两腔心切面超声图显示下移的三尖瓣后瓣明显下移（测量键所示为后瓣下移的距离）；c. 正常胎儿右心两腔心超声图：向右箭头和向左下箭头分别显示正常的三尖瓣后瓣和其附着点（RA：右心房，RV：右心室）

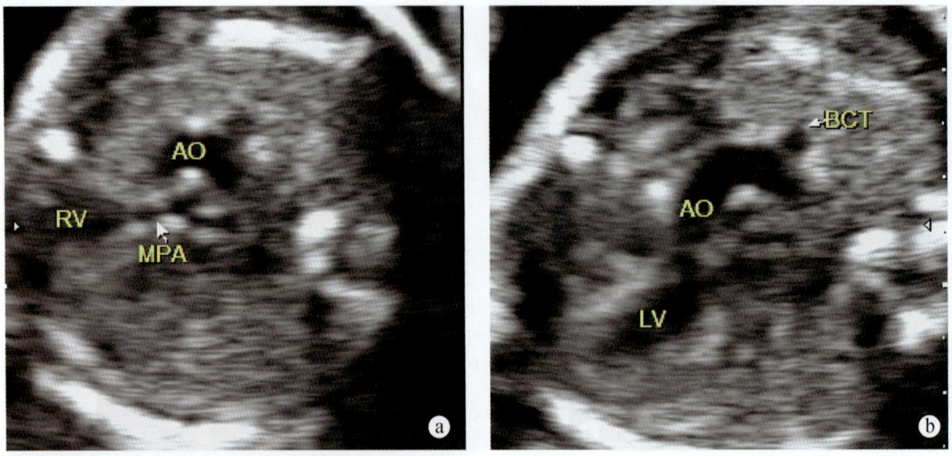

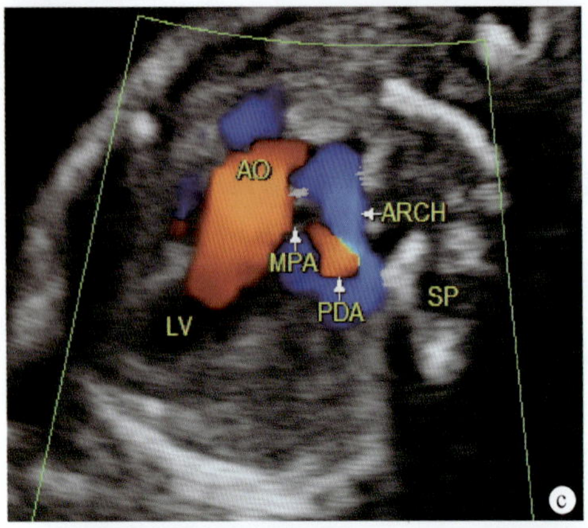

图 4-25 三尖瓣下移畸形伴肺动脉发育不良或肺动脉瓣闭锁

a 和 b. 与图 4-24 同一病例的右室流出道切面（a）和左室流出道切面（b），肺动脉（MPA）明显狭窄；c. 同一病例的部分动脉导管弓切面，动脉导管（PDA）内逆向血流（BCT：头臂干，余英文缩写含义同前）

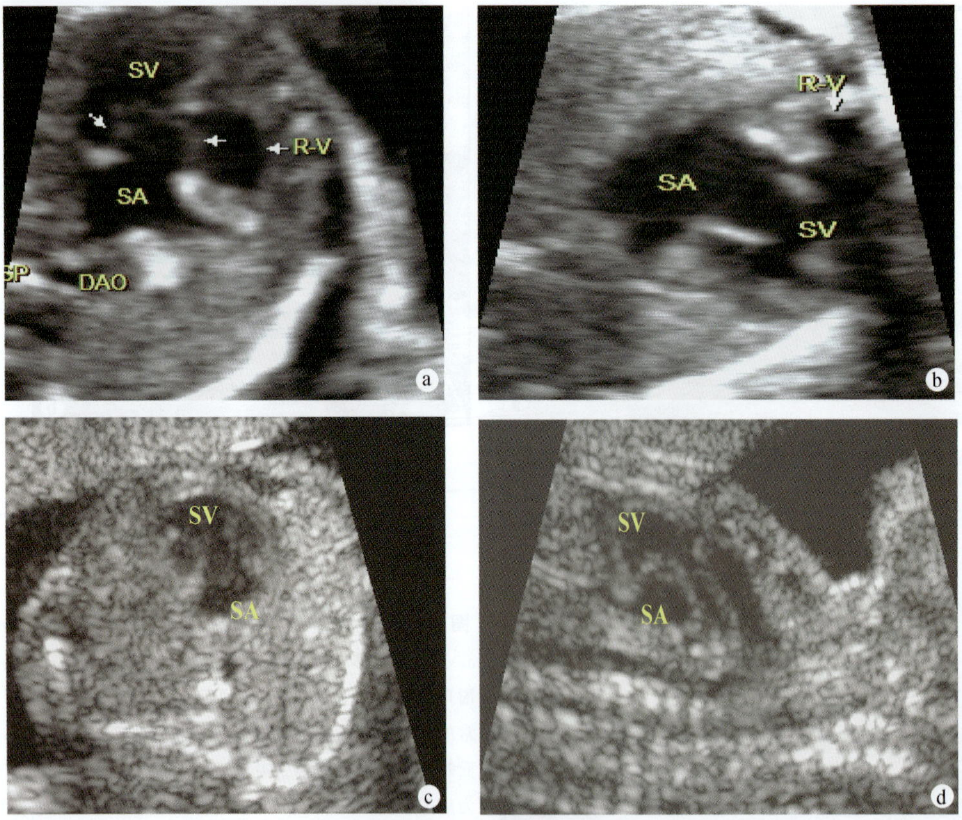

图 4-26 单心室超声影像

a. 单心室 A 型；R-V（右心室）为附属心室；b. 单心室 A 型；R-V 为附属心室；c. 单心室 D 型；d. 单心室合并大动脉异位流出道切面，显示两条大动脉平行起源于单一心室（SA：单一心房，SV：单一心腔，余英文缩写含义同前）

【治疗及预后】

胎儿发生三尖瓣闭锁时，自然病程不长，约半数死于生后 6 个月之内，仅 10％存活至 10 岁以上。手术治疗同单心室类似，主要采用改良 Fontan 术。

七、单心室

【定义】

单心室（single ventricle）是指一个心室接受两侧心房的血流，大多数单心室都有另一个发育不良的附属心室，附属心室小，不接受房室瓣的血流。是一种复杂而少见的发绀型先天性心脏病，发病率占先天性心脏病的 1.1％～4.3％[14-15]。

【病理解剖及超声特点】

根据 Van Praagh 法将单心室分为四型

A. 主心腔为左心室，右心室为附属心室（约占 78％）（图 4-26a，图 4-26b）。

B. 主心腔为右心室，左心室为附属心室（约占 7％）。

C. 共同心室，即心尖处仅有一很小室间隔残端（约占 5％）。

D. 单独心室腔，左右心室之间没有交界点（约占 10％）（图 4-26c）。

房室瓣可为一组，也可为两组。70％以上的单心室合并大动脉转位（图 4-26d）。

【处理原则与预后】

- 预后很差。由于是单心室循环，只能采用 Fontan 手术类治疗，多数预后良好。手术方式取决于肺动脉的发育程度
- 肺动脉无狭窄（易产生肺动脉高压）者早期行肺动脉环扎术，3 岁左右行 Fontan 手术。
- 肺动脉发育差，青紫严重者需早期行 B-T 分流术，3 岁后行 Fontan 手术。
- 如果肺动脉中度狭窄且发育良好，3 岁左右可直接行 Fontan 手术。

（裴秋艳）

第四节 圆锥动脉干畸形

一、法洛四联症

【定义】

法洛四联症（tetralogy of Fallot，TOF）是以室间隔缺损、肺动脉狭窄、主动脉增宽骑跨为基本病理改变的一组先天性心脏畸形，室间隔缺损通常发生于膜周部，对位不良，肺动脉狭窄位于漏斗部，伴有或不伴有肺动脉瓣或瓣上狭窄，占先天性心脏病的 3.3％～14％[16]。

【超声特点】

- 四腔心切面可见左右房室腔基本对称（图 4-27）
- 三血管切面：可见主动脉增宽前移，肺动脉狭窄（图 4-28）。
- 左室流出道切面、五腔心切面可见室间隔膜部缺损，主动脉增宽并骑跨于室间隔之上，主动脉后壁和二尖瓣前瓣呈纤维性连续（图 4-29、图 4-30）。

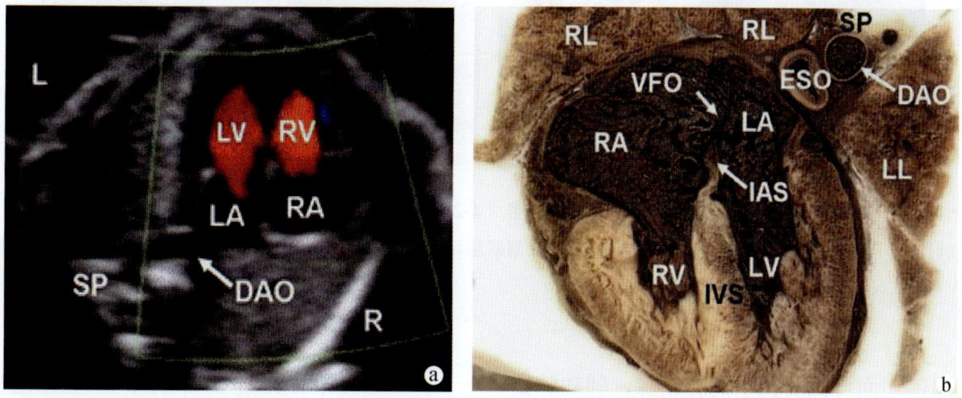

图 4-27 主肺动脉狭窄的法洛四联症四腔心切面

a. 四腔心切面：显示左右房室腔基本对称（L：左侧，SP：脊柱，LV：左心室，RV：右心室，LA：左心房，RA：右心房，DAO：降主动脉）；b. 同一病例：引产后四腔心断层解剖图，显示左右房室腔基本对称（VFO：卵圆孔瓣，IAS：室间隔）

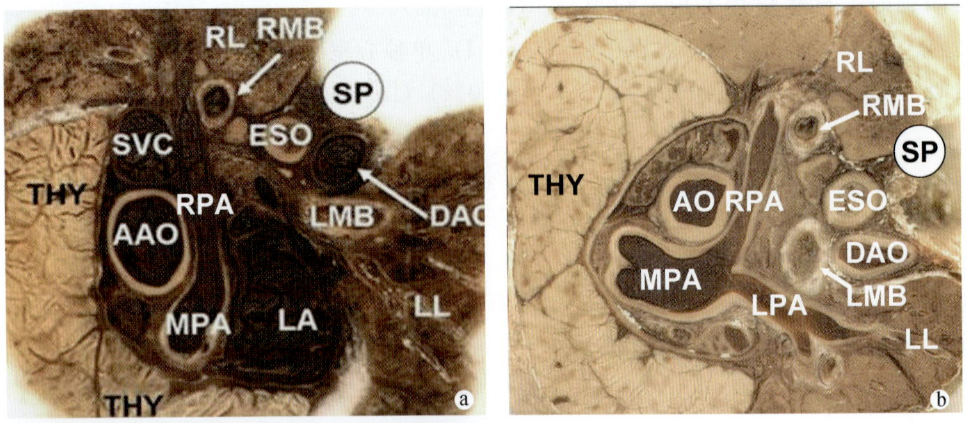

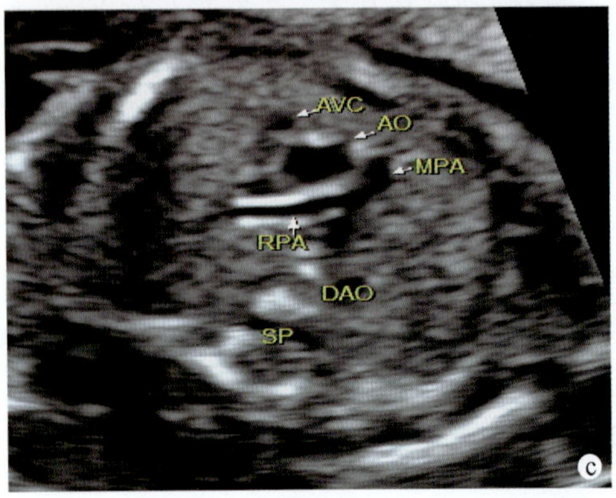

图 4-28 主肺动脉狭窄的法洛四联症三血管切面图

a. 与图 4-27 同一病例引产后的三血管断层解剖图，显示主动脉（AAO）增宽前移，主肺动脉（MPA）狭窄；b. 为正常胎儿心脏三血管切面断层解剖图；c. 与 a 同一病例的三血管切面超声图：显示主动脉（AO）增宽前移，肺动脉（MPA）狭窄

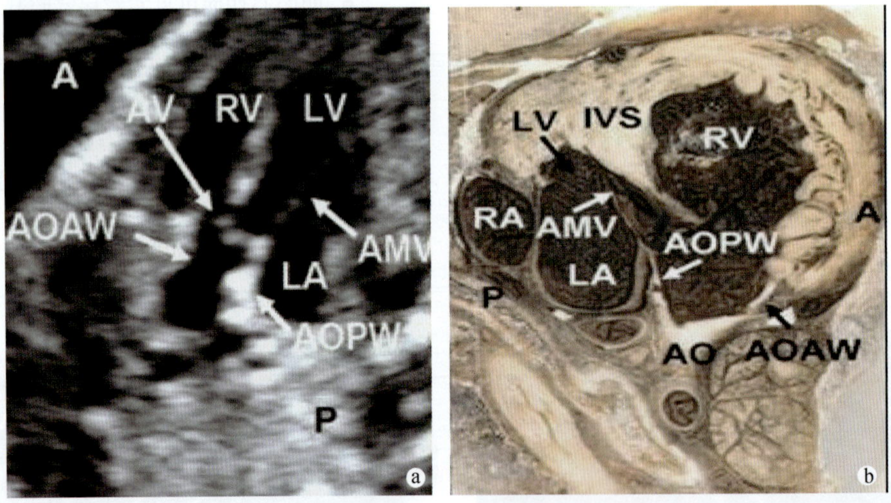

图 4-29

主肺动脉狭窄的法洛四联症左室流出道超声（a）及解剖断层切面图（b）显示主动脉（AO）增宽骑跨，二尖瓣前瓣（AMV）和主动脉后壁（AOPW）呈纤维性连续

- 右室流出道切面可探及狭窄的肺动脉，肺动脉狭窄可表现为单纯的漏斗部狭窄、漏斗部及肺动脉瓣复合狭窄、肺动脉闭锁、肺动脉瓣缺如、左右肺动脉起始部狭窄及左肺动脉缺如也很常见。肺动脉闭锁、严重狭窄或肺动脉瓣缺如时，于动脉导管内探及反向血流信号（图 4-31）。

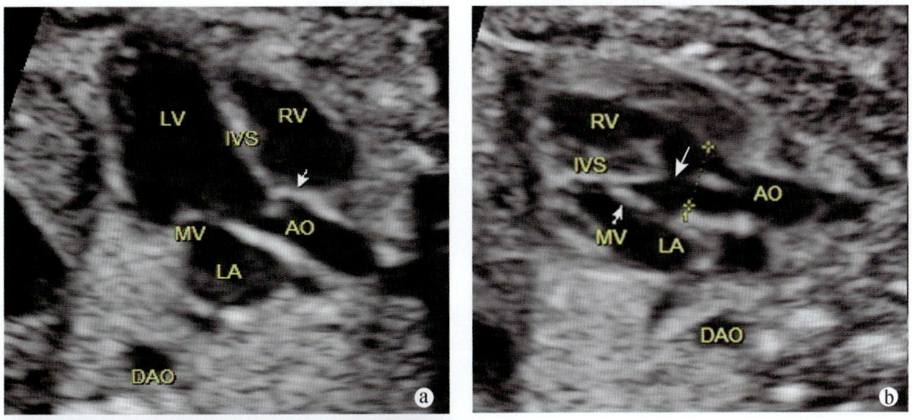

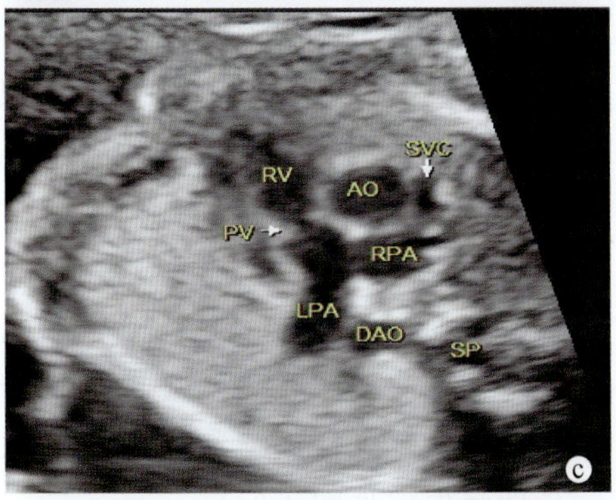

图 4-30　正常和肺动脉瓣缺如流出道切面图

a. 正常左室流出道切面，显示主动脉前壁和室间隔连续完整（箭头所示）；b. 肺动脉瓣缺如流出道切面，显示主动脉（AO）增宽骑跨（测量键所示主动脉内径），室间隔连续中断（下箭头所示）；c. 与 b 同一病例的右室流出道切面：显示漏斗部狭窄（RV）、肺动脉瓣环（PV）狭窄、肺动脉瓣缺如、瓣后主肺动脉及左右肺动脉扩张

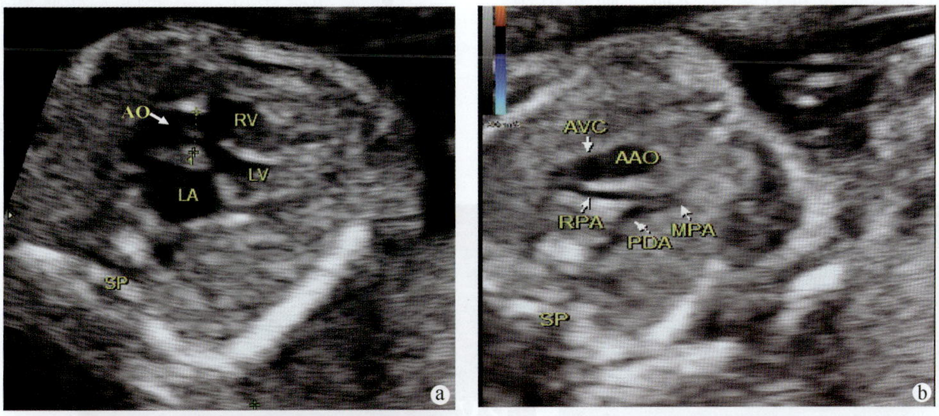

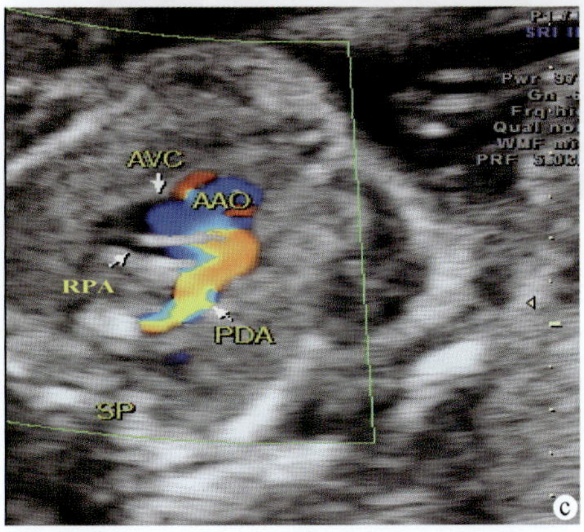

图 4-31　肺动脉闭锁的法洛四联症

a. 左室流出道切面：显示主动脉（AO）增宽骑跨于室间隔之上（测量键所示为主动脉内径）；b. 同一病例的三血管切面示肺动脉主干（MPA）狭窄，肺动脉瓣闭锁；c. 同一病例三血管切面示动脉导管（PDA）内探逆向血流信号

- 常合并畸形：右位主动脉弓、左上腔静脉引流、心内膜垫缺损。

【超声鉴别诊断要点】

- 高位室间隔缺损：法洛四联症的病变有渐进

性的特点，在早中期可表现为单纯的高位室间隔缺损，因此对高位室间隔缺损的胎儿应复查超声心动图，动态观察主、肺动脉的内径及比例，以免漏诊或误诊。

- 右室双出口：（详见下一部分，右室双出口）

【治疗及预后】

主要通过手术治疗，根据病情的严重程度，可采用一期或分期手术矫治，报道的术后存活率可高达 85%。法洛四联症合并肺动脉闭锁或肺动脉瓣缺失时，其预后不好。

二、右室双出口

【定义】

右室双出口（double outlet of right ventricle）是指两条大动脉同时起源于右心室，占先天性心脏病的 1%～2%[17]。

【病理解剖】

- 右室双出口强调双动脉下圆锥，主动脉瓣与二尖瓣无纤维连续。
- 由于胎儿依靠胎盘进行氧气交换，肺泡组织没有开放，胎儿主动脉、肺动脉中血液的氧饱和度无明显差别，所以右室双出口对胎儿血液循环无明显影响，但伴有肺动脉狭窄时，可出现相应的病理生理改变。

【超声特点】

- 四腔心切面可见左右房室腔、室壁基本对称。
- 流出道切面显示两条大动脉完全起自右心室（图 4-32），或一条大动脉完全起自右心室，另一条大动脉骑跨于室间隔之上（图 4-33a），动脉下可探及圆锥结构（图 4-33b），室间隔缺损。
- 三血管切面可见肺动脉、主动脉排列顺序及内径比例异常或不显示。
- 合并畸形：右室双出口几乎可合并任何心内畸形，最常见的为：房室通道（心内膜垫缺损）、二尖瓣闭锁或左心发育不良、单心室、肺静脉异常引流、永存左上腔。

【超声鉴别诊断要点】

- 法洛四联症：大动脉关系正常的右室双出口，如合并肺动脉狭窄，应与法洛四联症相鉴别。法洛四联症可见主动脉后壁与二尖瓣前瓣呈纤维性连续，右室双出口二者的连续性消失（见图 4-34）。
- 大动脉转位：完全性大动脉转位合并室间隔缺损时，与右室双出口类似都可表现为一条大动脉起自右心室，另一条大动脉骑跨于室间隔之上，两者的鉴别在于骑跨的大动脉下有无圆锥见图。

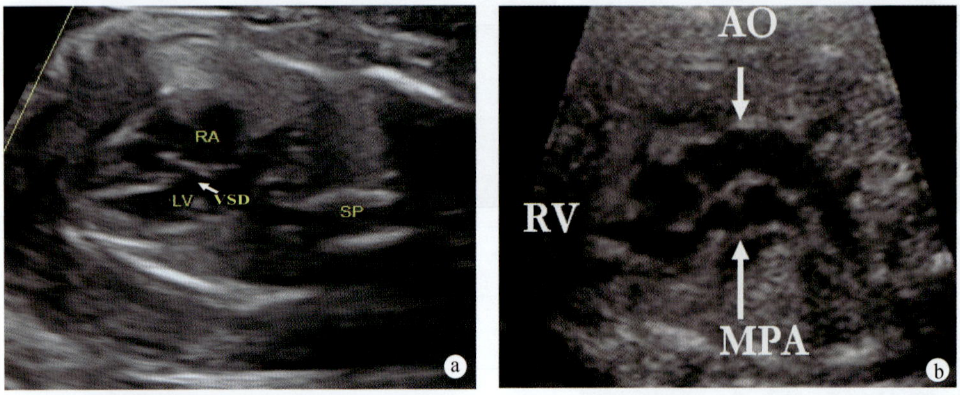

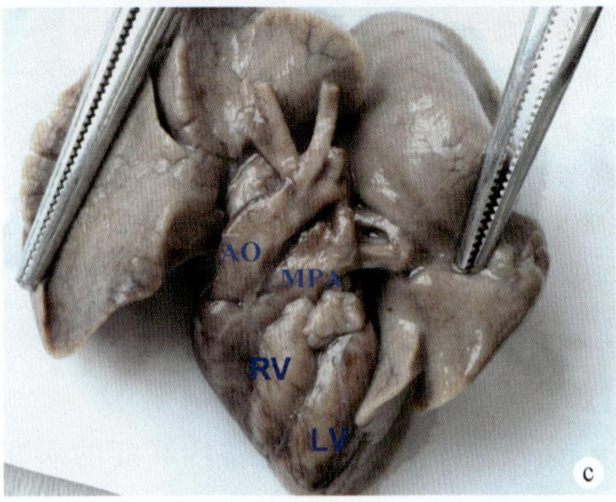

图 4-32　右室双出口

a. 四腔心切面：显示左右房室腔基本对称，室间隔缺损（VSD）；b. 流出道切面：肺动脉（MPA）和主动脉（AO）同时起自右心室（RV），平行走行；c. 引产后的胎儿心脏标本正面观：主动脉（AO）和肺动脉（MPA）同时起自右心室

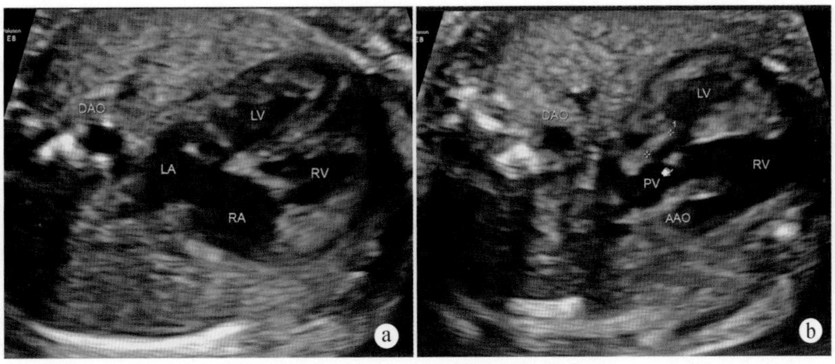

图 4-33　右室双出口流出道切面

a. 四腔心切面：可见左右房室腔基本对称；b. 流出道切面：肺动脉骑跨于室间隔之上，肺动脉瓣（PV）下可见圆锥（测量键所示），主动脉（AAO）起自右心室，主动脉与肺动脉呈平行走行

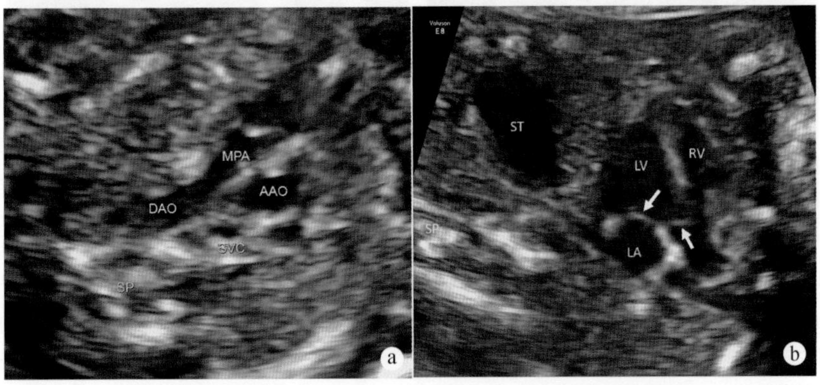

图 4-34　法洛四联症的三血管切面和左室流出道切面

a. 三血管切面：主动脉（AAO）增宽前移，肺动脉轻度狭窄 ；b. 左室流出道切面：主动脉增宽，骑跨于室间隔之上，主动脉后壁与二尖瓣前瓣（向下箭头所示）呈纤维连续（向上箭头所示为主动脉瓣）

【处理及预后】

- 由于胎儿血循环的特殊性，右室双出口胎儿宫内很少发生心衰，出生后其血流动力学变化取决于右室双出口的类型和伴发畸形的严重程度，预后也与此密切相关。
- 根据不同的解剖类型，采用不同的手术方案，主动脉下室间隔缺损，直接修补室间隔缺损；肺动脉下室间隔缺损，可行 Switch 或 Rastelli 手术，效果多良好。
- 此外，右室双出口常伴有心外畸形和染色体畸形。早期手术死亡率约 10%。

三、大动脉转位

（一）完全型大动脉转位

【定义】

完全型大动脉转位（complete transposition of the great arteries）是指主动脉与解剖右心室相连，肺动脉与解剖左心室相连，房室连接一致的心脏畸形[18]。

【病理解剖】

肺动脉起自左心室，肺动脉瓣下无圆锥，导致肺动脉后壁-二尖瓣前瓣成纤维性连续，主动脉起自右心室，主动脉瓣下可见圆锥结构，导致主动脉瓣-二尖瓣失去纤维性连续。

【超声特点】

- 四腔心切面可见左、右房室腔基本对称，房室连接一致（图 4-35a）。
- 心室大血管连接不一致：主动脉起自右心室，肺动脉起自左心室，两条大动脉平行走行，左右室流出道交叉结构消失（图 4-35b）。
- 二尖瓣前瓣与肺动脉后壁呈纤维性连续，主动脉瓣下可见圆锥（图 4-35b、图 4-35c）。
- 多数情况下主动脉瓣位于肺动脉瓣右前方（图 4-35d），其他少见的情况有：主动脉瓣与肺动脉瓣左右并列、主动脉瓣位于肺动脉瓣正前方、主动脉瓣位于肺动脉瓣前方且略偏左，主动脉瓣位于肺动脉瓣右前方时，常

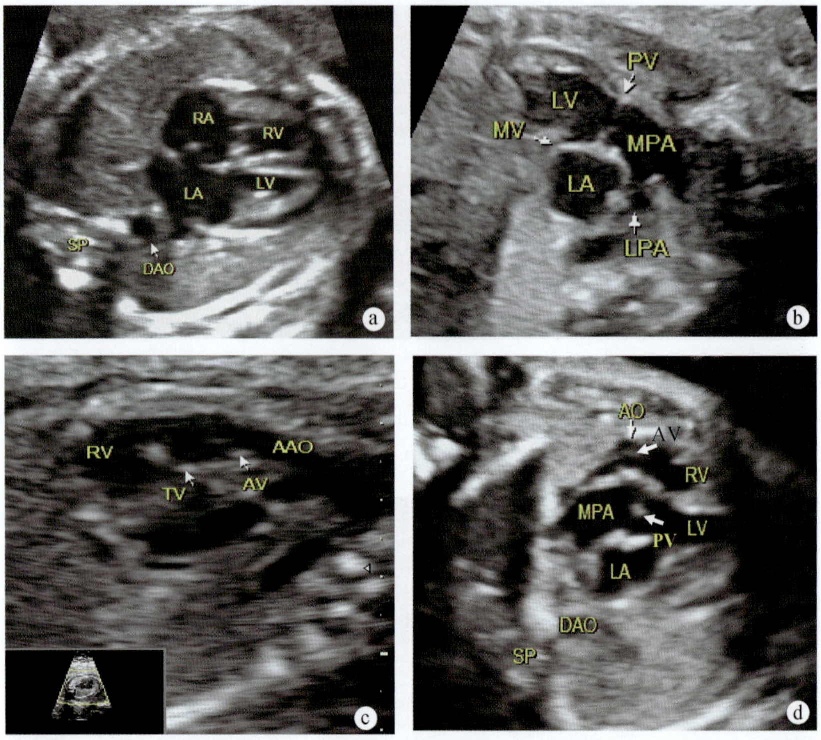

图 4-35　完全型大动脉转位

a. 四腔心切面：心房正位，心室右襻，左右房室腔基本对称；b. 同一病例左室流出道切面：可见肺动脉（MPA）起自左心室，二尖瓣前瓣（MV）和肺动脉后壁呈纤维性连续；c. 右室流出道切面：主动脉瓣（AV）下可见圆锥结构（AV 和 TV 之间的结构）；d. 流出道切面：可见主动脉（AO）与肺动脉（MPA）平行走行，主动脉瓣（AV）位于肺动脉瓣（PV）右前方

合并有冠状动脉起源异常。

- 三血管切面排列紊乱或不显示。
- 50%以上合并室间隔缺损（图 4-36）。

【鉴别诊断】

详见右室双出口。

【治疗和预后】

主要采用手术治疗，自采用 Switch 手术后，手术成功率逐年提高。有报道称无室间隔缺损的大动脉转位，术后 5 年生存率达 89%，大动脉转位合并其他畸形时预后差。

（二）矫正型大动脉转位

【定义】

矫正型大动脉转位（corrected transposition of the great arteries）是指解剖左心室与右心房、肺动脉连接，解剖右心室与左心房、主动脉连接，房室连接、心室与大血管连接不一致的心脏畸形[18]。

【病理解剖】

肺动脉起自解剖左心室，肺动脉瓣下无圆锥，导致肺动脉后壁—二尖瓣前瓣成纤维性连续，主动脉起自解剖右心室，主动脉瓣下可见圆锥结构，导致主动脉后壁—二尖瓣失去纤维性连续。

【超声心动图】

- 左右房室腔、室壁基本对称（图 4-37a）。
- 房室连接不一致，右心房与左心室相连，左心房与右心室相连。
- 心室大动脉连接不一致，主动脉起自右心室，肺动脉起自左心室（图 4-37b），两条大动脉平行走行，左右室流出道交叉结构消失。
- 三血管切面异常或不显示。
- 常伴有室间隔缺损、肺动脉瓣或瓣下狭窄、三尖瓣发育不良等畸形。

【预后】

预后良好，如无其他畸形，则不需要治疗。

四、肺动脉狭窄

【定义】

肺动脉狭窄是由于胚胎期动脉干隆起发育异常所致，可表现为单纯的漏斗部狭窄、肺动脉瓣膜部狭窄、肺动脉主干、肺动脉分支狭窄或复合狭窄。

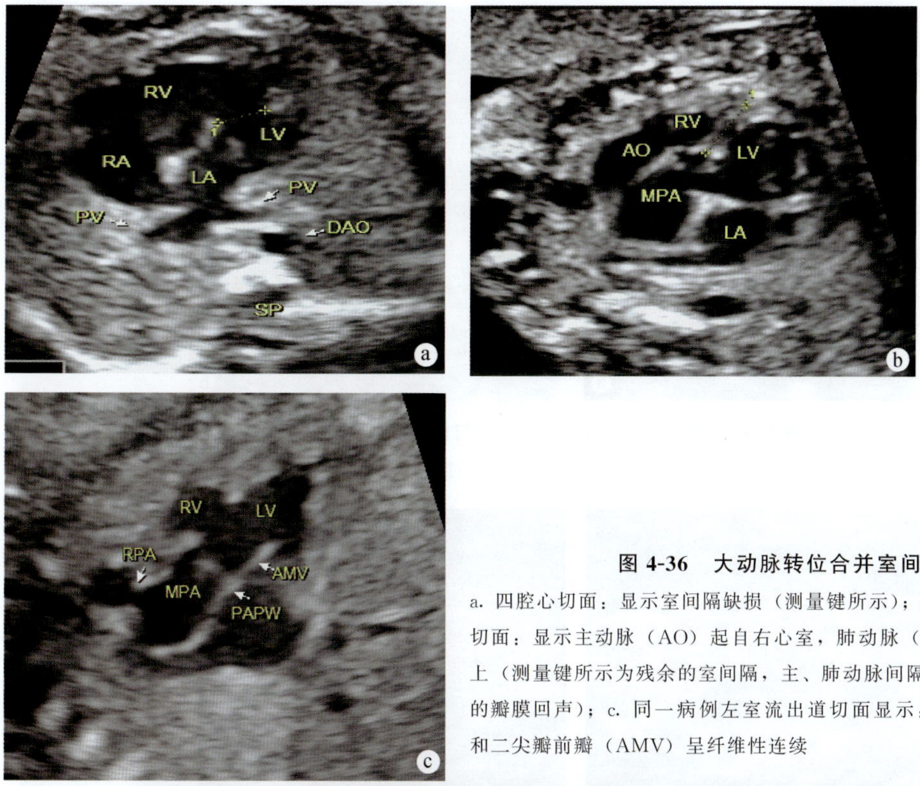

图 4-36 大动脉转位合并室间隔缺损

a. 四腔心切面：显示室间隔缺损（测量键所示）；b. 同一病例右室流出道切面：显示主动脉（AO）起自右心室，肺动脉（MPA）骑跨于室间隔之上（测量键所示为残余的室间隔，主、肺动脉间隔两侧的强回声点为各自的瓣膜回声）；c. 同一病例左室流出道切面显示：肺动脉后壁（PAPW）和二尖瓣前瓣（AMV）呈纤维性连续

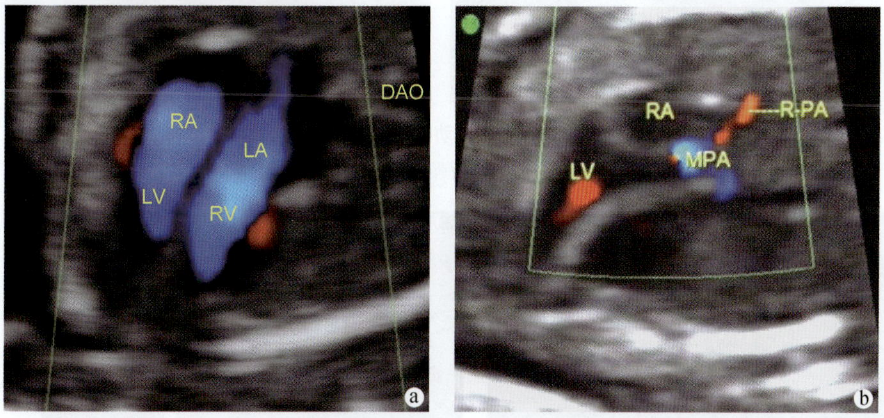

图 4-37 矫正型大动脉转位

a. 四腔心切面：左右房室腔、室壁基本对称；b. 同一病例左室流出道切面：显示肺动脉（MPA）起自左心室（LV）

约占先天性心脏病的 8%～10%[19]。

【超声特征】

- 四腔心切面：左右房室腔基本对称
- 三血管切面及右室流出切面可探及肺动脉狭窄，可表现为：单纯的肺动脉瓣狭窄（图 4-38～图 4-41）、漏斗部狭窄（右室流出道狭窄）（图 4-42）、肺动脉瓣上狭窄（主肺动脉狭窄）（图 4-43）、左右肺动脉分支狭窄、复合型多处狭窄（图 4-44～图 4-45）
- 严重肺动脉狭窄时，可导致右心发育不良（详见右心发育不良）。

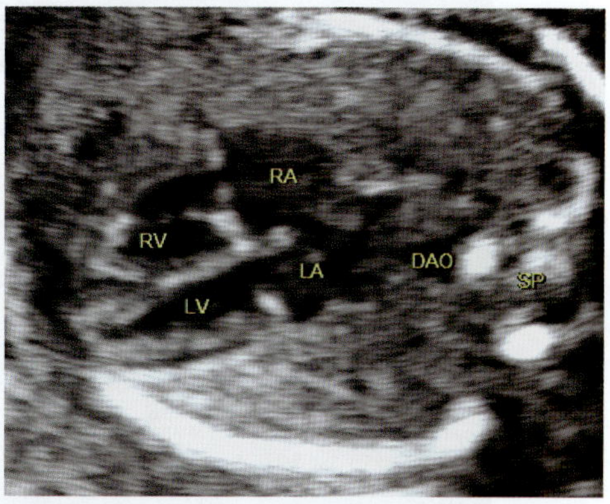

图 4-38 肺动脉瓣狭窄四腔心切面

可见房室腔基本对称

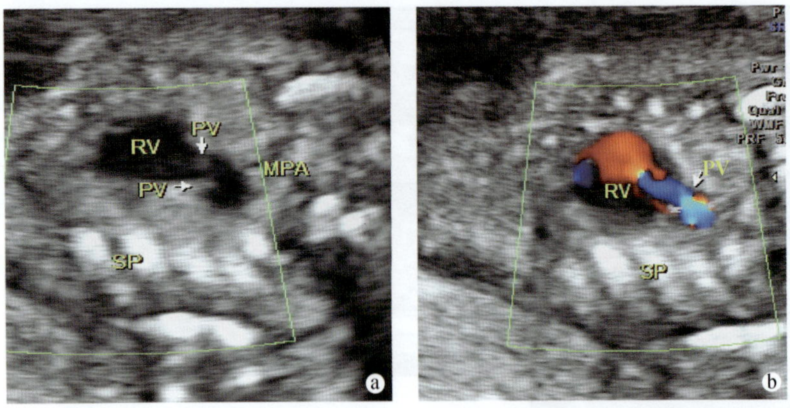

图 4-39 狭窄的肺动脉瓣收缩期声像图（与图 4-38）同一病例

a. 收缩期可见肺动脉瓣开放受限，回声增强，b. 彩色血流显示过肺动脉瓣（PV）明亮细窄血流信号

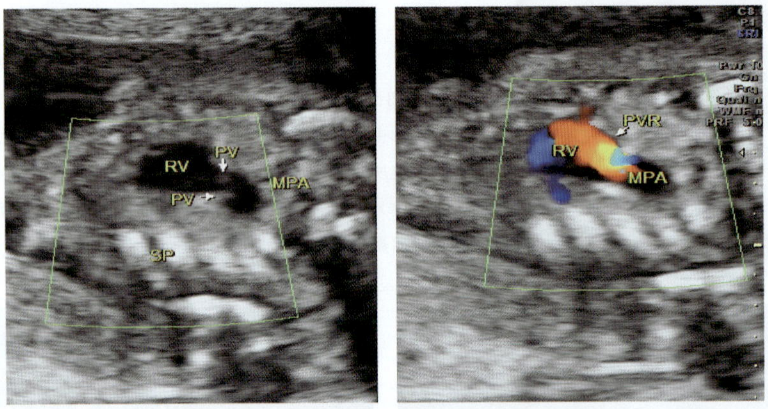

图 4-40 狭窄的肺动脉瓣舒张期声像图

（与图 4-38）同一病例，舒张期肺动脉瓣回声增强增厚（左，PV）及大量反流信号（右，PVR）

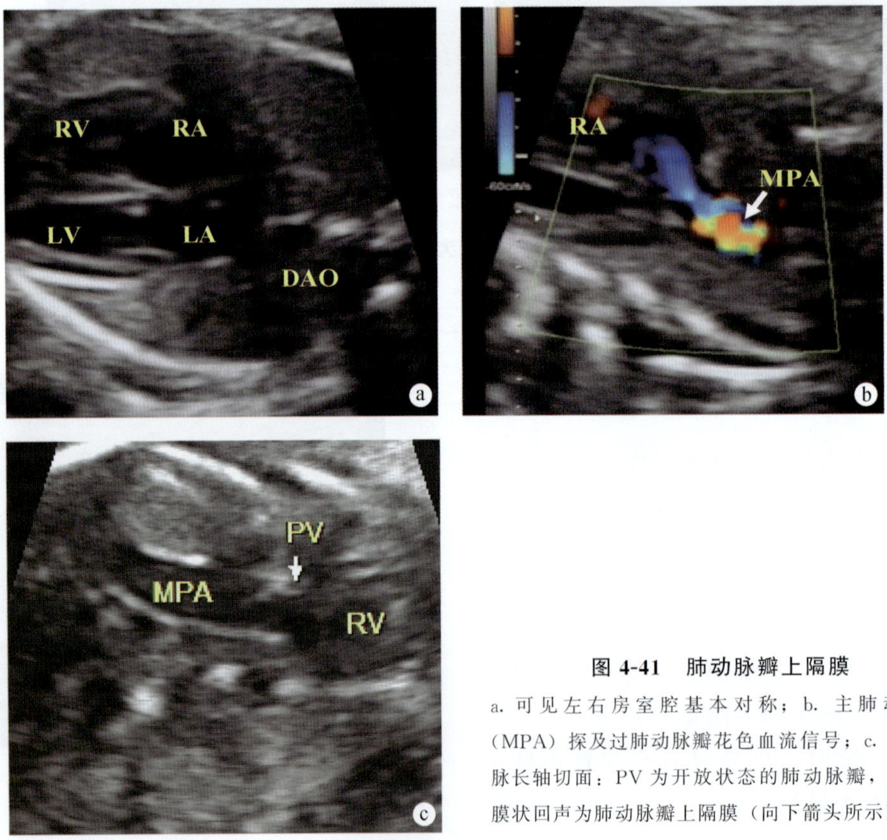

图 4-41 肺动脉瓣上隔膜

a. 可见左右房室腔基本对称；b. 主肺动脉内（MPA）探及过肺动脉瓣花色血流信号；c. 主肺动脉长轴切面：PV 为开放状态的肺动脉瓣，其上的膜状回声为肺动脉瓣上隔膜（向下箭头所示）

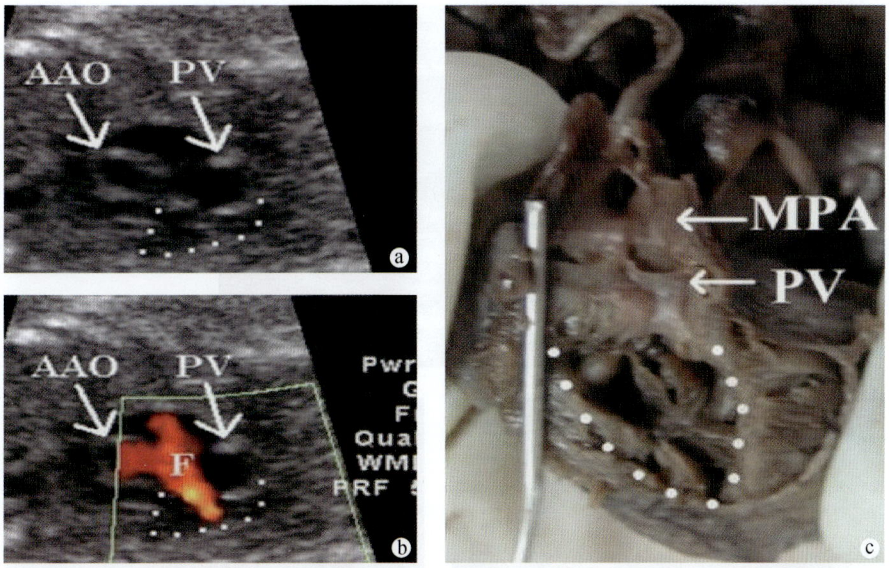

图 4-42 右室流出道狭窄

a. 右室流出道内见网格样回声（小圆点内结构）；b. 彩超见多束过网格高速血流信号；c. 引产后心脏标本，打开的右室流出道，网格状肌束下方为流入道

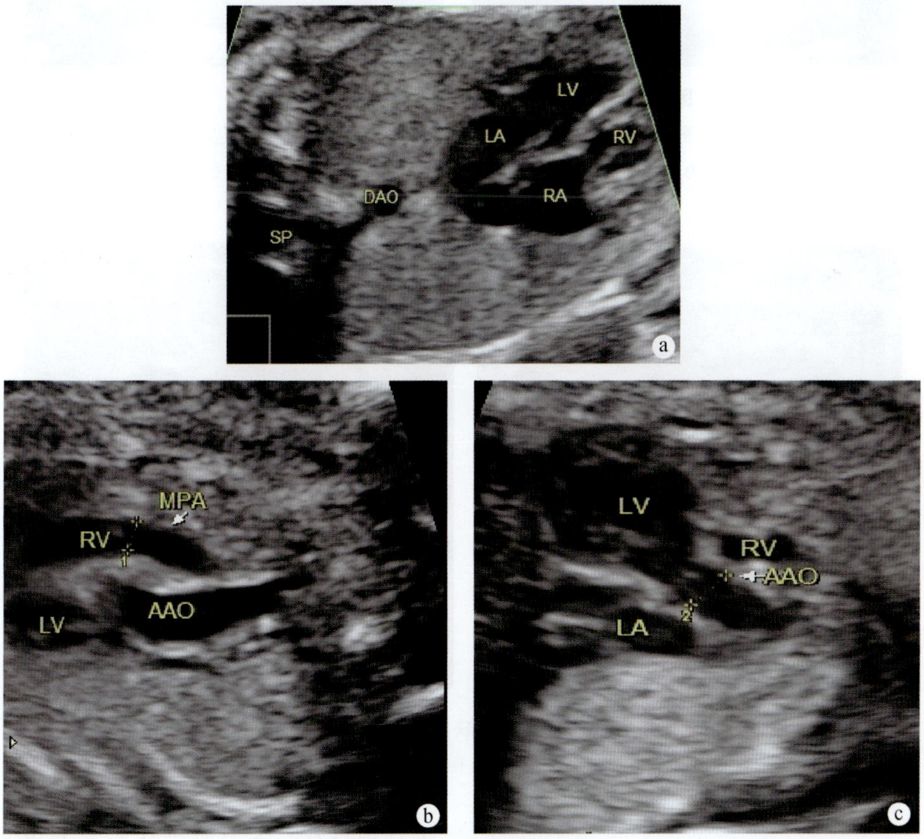

图 4-43 主肺动脉干狭窄

a. 四腔心切面可见左右房室腔基本对称；b. 同一病例的右室流出道切面和 c. 左室流出道切面，可见肺动脉（MPA）明显窄于主动脉（AAO），肺动脉全程狭窄

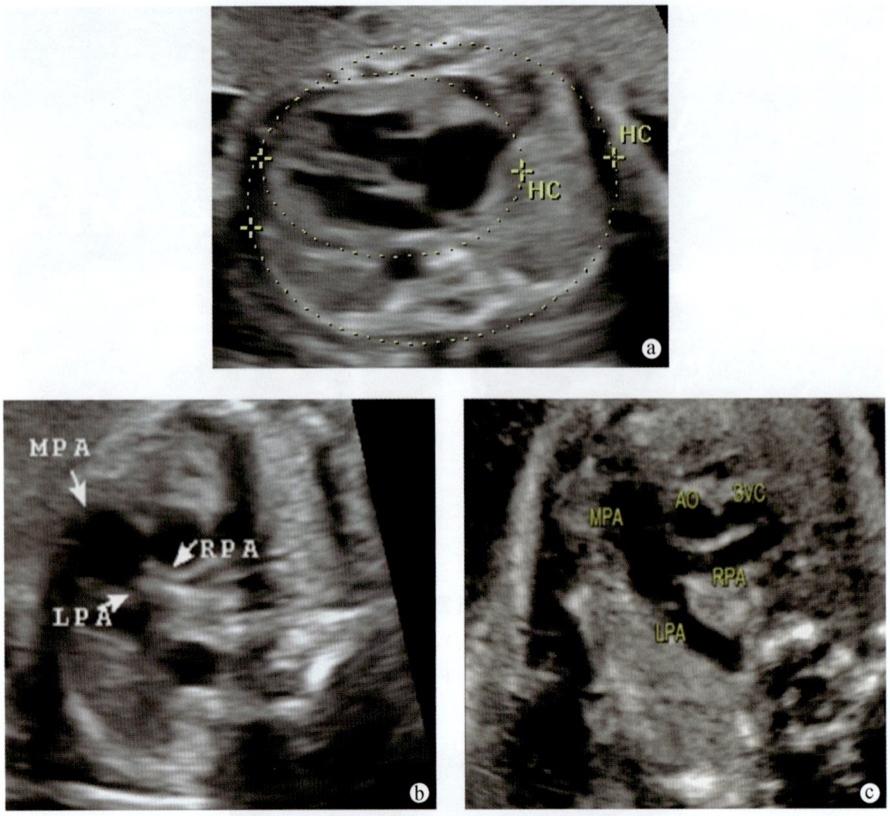

图 4-44 肺动脉分支狭窄（合并室间隔缺损）

a. 四腔心切面：可见房室腔基本对称；b. 同一病例三血管切面，显示左右肺动脉（LPA、RPA）明显细窄；c. 为正常心脏的三血管切面，显示内径正常的肺动脉分支（LPA、RPA）

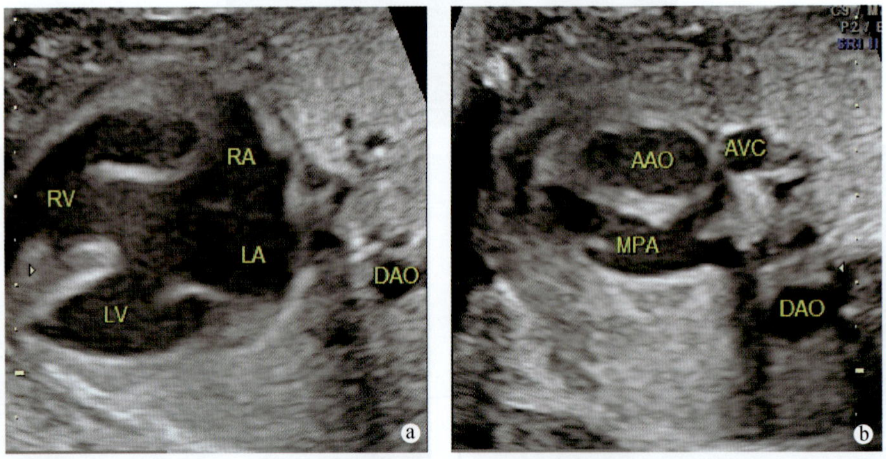

图 4-45 心内膜垫缺损合并肺动脉狭窄

a. 四腔心切面可见房室腔基本对称；b. 三血管切面可见肺动脉窄于主动脉

【预后】

肺动脉瓣狭窄，预后良好。

五、共同动脉干

【定义】

共同动脉干（truncus arteriosus）或永存动脉干是指只有一条大血管从心室发出并骑跨在室间隔上，然后发出冠状动脉、肺动脉及升主动脉。约占先天性心脏病的 1%～2%[20-22]。

【解剖及超声特点】

根据肺动脉起源，超声可表现为以下四型：

- Ⅰ型：主肺动脉起自大动脉干近心端，然后分叉为左右肺动脉，约占55%（图4-46）。

- Ⅱ型：左右肺动脉分别起自大动脉干近端后方（背侧），或起自动脉干两侧。此型没有主肺动脉，约占25%。
- Ⅲ型：只有一支肺动脉起自大动脉干近心段，另一支肺动脉缺如，此型占15%。
- Ⅳ型：没有大动脉起自大动脉干近心端，而肺血由大动脉弓或弓降部分支或迷走肺动脉供应。该型常合并弓降部缩窄、离断或发育不全等弓部畸形，约占10%。

【鉴别诊断】

主-肺动脉窗：永存动脉干Ⅰ型时，肺动脉起源于永存动脉干根部，超声似表现为主动脉与肺动脉于根部相通，类似于主-肺动脉窗，但永存动脉干仅见一组大动脉瓣位于"窗"的下方（图4-46b），而主肺动脉窗于窗的下方分别探及肺动脉瓣和主动脉瓣。

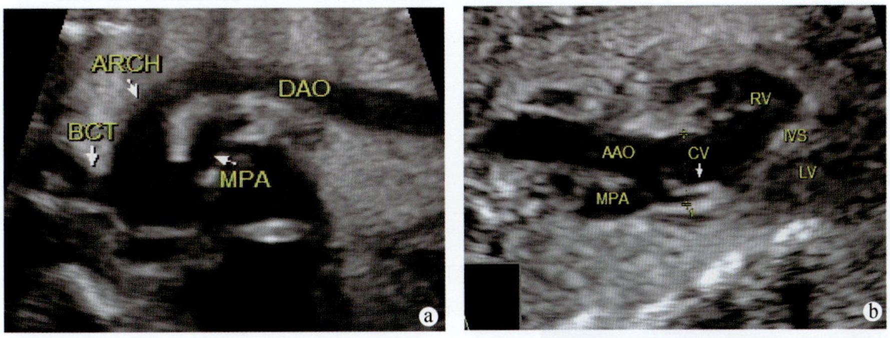

图4-46 永存动脉干Ⅰ型

a. 大动脉的腹侧发出主肺动脉（MPA），背侧发出头颈部血管（BCT）；b. 大动脉长轴切面：显示"窗"下仅一组房室瓣（CV），骑跨于室间隔之上，提示永存动脉干畸形（测量键所示为永存动脉干的宽度）

【治疗及预后】

永存动脉干的预后通常不良，大部分患儿在产后一天至一个月内发生心衰，半年生存率低于40%，1年内生存率低于20%，手术治疗可降低死亡率。产前诊断永存动脉干应建议终止妊娠。

六、主-肺动脉窗

【定义】

主-肺动脉窗（aortic-pulmonary septal defect，APSD）又称为主-肺动脉间隔缺损，是指升主动脉近端与肺动脉间存在交通，是一种罕见的先天性心血管畸形，其发病率约占先心病的1%左右[19]。

【病理解剖】

主肺动脉窗是由于胚胎发育过程中，主、肺动脉分隔不完全所致，但两组半月瓣发育及两大动脉的关系基本正常。

【分类】

- Ⅰ型缺损紧靠两组半月瓣上方，称主-肺动脉间隔近端缺损（图4-47）。
- Ⅱ型缺损远离两组半月瓣，即升主动脉与主肺动脉或右肺动脉交通，缺损上缘可达主动脉弓。
- Ⅲ型为混合型，主-肺动脉间隔完全缺如。

【超声特点】

- 左右心室、大动脉比例基本正常。
- 流出道长轴、短轴切面示主-肺动脉间隔回声缺失。
- 主动脉、肺动脉下可显示各自的瓣膜结构。
- 彩色多普勒一般不显示分流。

【处理原则和预后】

一旦明确诊断，生后应早期手术治疗，以免发生严重的肺血管病变，预后多良好。

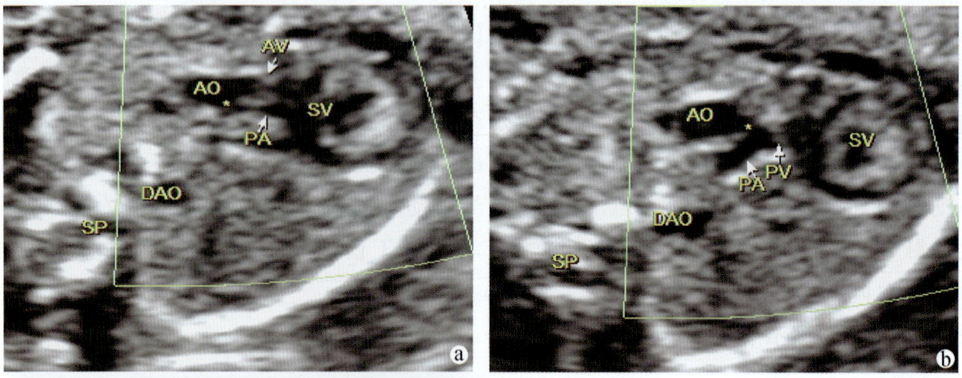

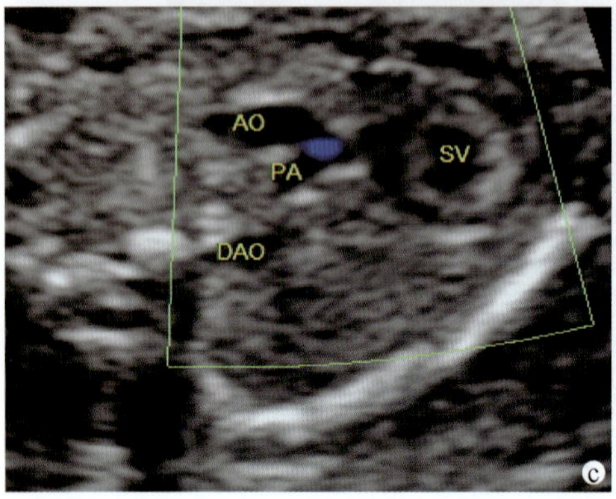

图 4-47　单心室合并主-肺动脉窗

a. 主动脉长轴切面（AO）：显示窗下的主动脉瓣（AV），圆点所示为主-肺动脉窗；b. 同一病例，肺动脉长轴（PA）切面：显示窗下的肺动脉瓣（PV），圆点所示为主-肺动脉窗；c. 同一病例，显示过窗血流信号

（裴秋艳）

第五节　右位主动脉弓

【定义】

右位主动脉弓（right aortic arch，RAA）是一种常见的主动脉弓异常，在低危妊娠群体中的发病率为0.1%，表现为主动脉弓位于气管和食管的右侧，跨越右主支气管，向下行走与降主动脉相连。

【分类】

- “右位主动脉弓胚胎学假说”将右位主动脉弓分为左锁骨下动脉迷走、镜像颈动脉分支、双主动脉弓三种类型
- 根据动脉导管的特征，进一步将右位主动脉弓合并镜像颈动脉分支者分为动脉导管正常型（动脉导管回流入降主动脉）和动脉导管异常型（动脉导管和降主动脉连续中断、与左侧头臂干相通）。
- 多数情况下右位主动脉弓合并左侧动脉导管，少数情况下右位主动脉弓合并右位动脉导管（图 4-48）。

【超声特征】

- 多数情况下于三血管气管切面可见主动脉弓位于胎体右侧，常与对侧动脉导管形成“U”形结构，气管食管位于其中。
- 双主动脉弓可见左右主动脉弓同时汇入降主动脉，双弓形成“O”形结构，气管和食管位于其中；右位主动脉弓合并镜像颈动脉分支时，其超声表现酷似双主动脉弓，应注意鉴别诊断。
- 右位主动脉弓合并右侧动脉导管时，导管弓和主动脉弓同时位于气管食管右侧。

【预后】

- 不同类型的血管环预后不同，如双主动脉弓形成完全性血管环，引起气管、食管梗阻，导致肺发育不良，并可压迫迷走神经、喉返神经，从而引起相关症状，预后差。
- 右位主动脉弓合并左锁骨下迷走和镜像颈动脉分时，右位主动脉弓和左位动脉导管常形

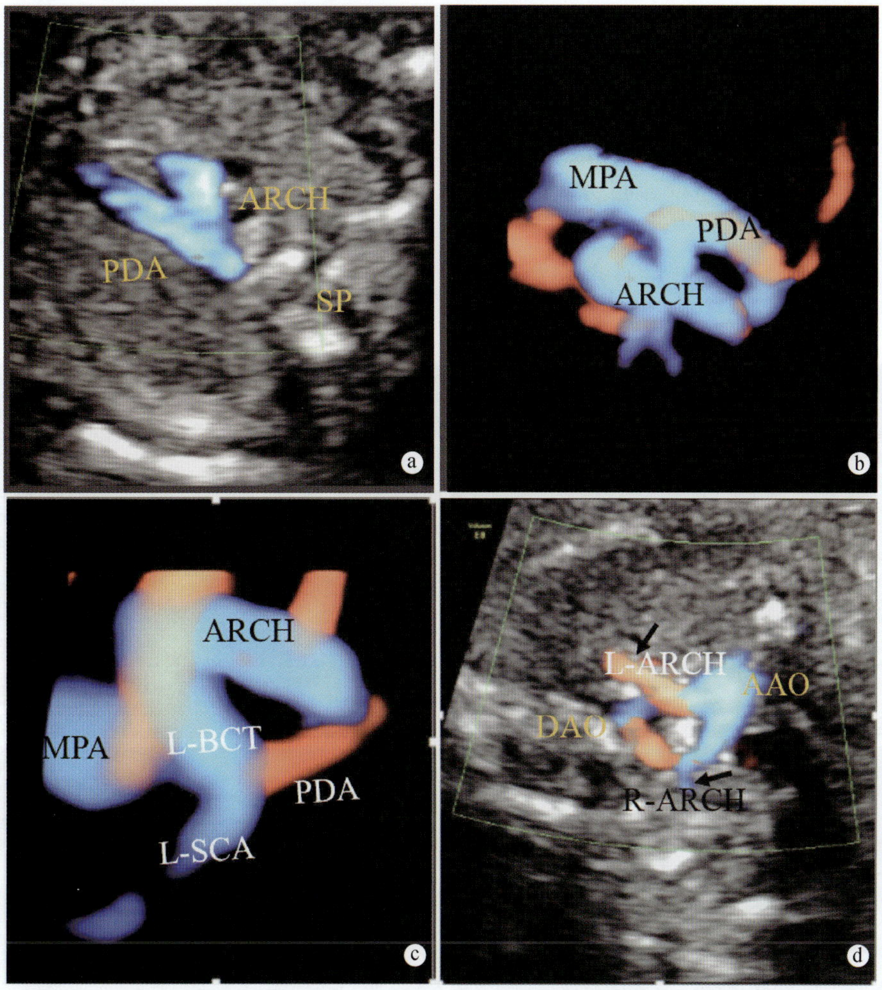

图 4-48 正常及部分不同类型右位主动脉弓的心底大血管切面

a. 正常心底三血管气管切面；b. 右位主动脉弓合并左锁骨下迷走心底大血管成像；c. 右位主动脉弓合并镜像颈动脉分支（动脉导管正常型）心底大血管成像；d. 双主动脉弓心底主动脉弓切面（ARCH：主动脉弓，PDA：动脉导管，MPA：主肺动脉，L-BCT：左侧头臂干，L-SCA：左锁骨下动脉）

成“U”形血管环，若严重压迫食管、气管则产生吞咽困难和喘鸣，而一些患儿出生后则无明显压迫症状。

- 产前明确分型可用于指导产前咨询，通过围生期管理改善预后、提高生存质量。

（裴秋艳）

第六节 心脏肿瘤

【定义】

胎儿心脏肿瘤（fetal cardiac tumors）以横纹肌瘤最多见，占 75%左右，其他为畸胎瘤、纤维瘤、平滑肌瘤、黏液瘤及血管瘤约占 20%；恶性心脏肿瘤有横纹肌肉瘤、血管肉瘤，恶性畸胎瘤等，此外心包肿瘤极罕见，主要为囊性畸胎瘤[26-28]。

【病理解剖】

横纹肌瘤倾向于多发性，也可单发，生长在室壁或室间隔上，呈结节状。畸胎瘤可以生长在心包内或心包外，包膜完整且以囊性为主，内含三个胚层的组织，常引起心包积液。纤维瘤可有蒂与心室壁或室间隔连接，并可发生钙化。黏液瘤能活动，多数起源于左心房。血管瘤则多数起源于右心房，常伴有心包积液[29-32]。

【病理生理】

肿瘤较大时可阻塞流入道或流出道，出现一系列的症状及心律失常，两者都可能最终发展为充血性心力衰竭[33]。

【超声特点】

- 横纹肌瘤：为心室内多发肌瘤，好发于心室间隔两侧，也可发自心室壁、心房壁或心房间隔之上（图 4-49）。
- 黏液瘤：常单发，多见于左心房（70%），其次为右心房（20%），心室黏液瘤较为少见（图 4-50）。
- 纤维瘤：为单发实体瘤，多发于左室后壁并镶嵌在心肌之内。
- 畸胎瘤：多位于心包的脏层与壁层之间，为囊性，其蒂部常与大血管基底部相连。（图 4-51）属良性，常可引发大量心包积液并造成心脏压塞。

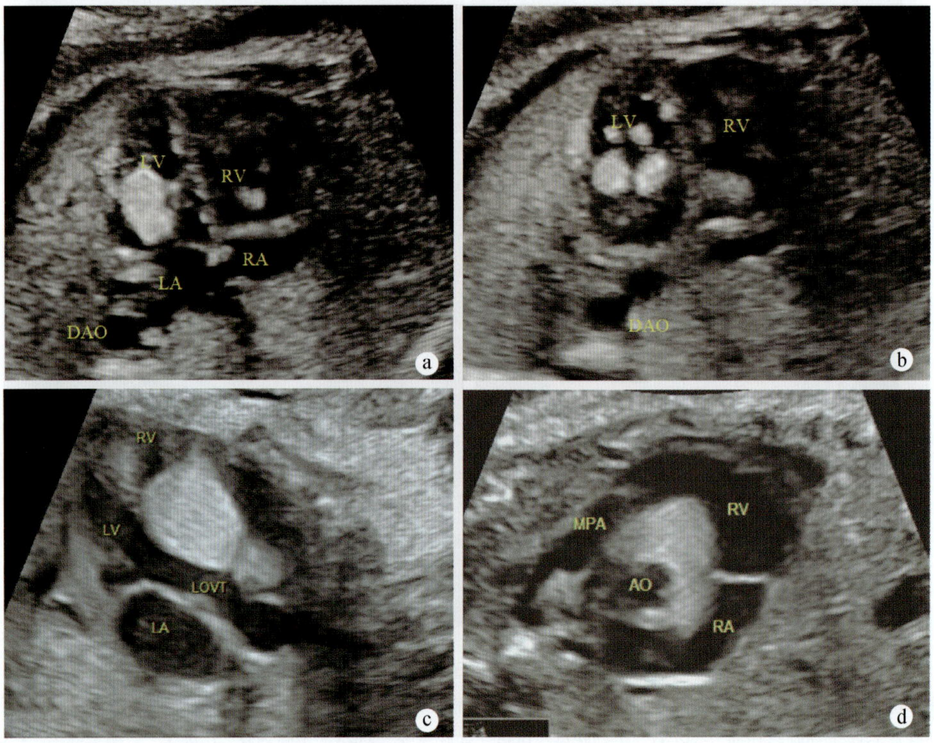

图 4-49 心脏横纹肌瘤

a. 四腔心切面：显示左心室（LV）和（RV）内多发强回声；b. 与 a 为同一病例的不典型双心室切面：显示左心室（LV）和（RV）内多发强回声；c. 另一病例的左心室流出道切面，显示右心室（RV）、右心房（RA）内的强回声；d. 与 c 为同一病例的右心室流出道切面：显示右心房（RA）、右心室（RV）内的强回声

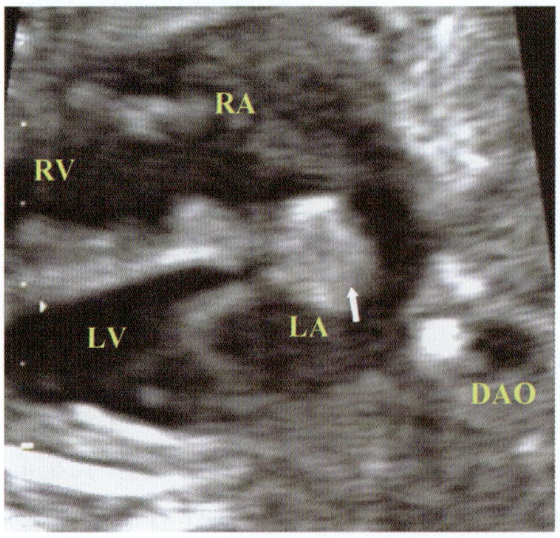

图 4-50 心脏黏液瘤四腔心切面：显示左心房（LA）内强回声（箭头所示）

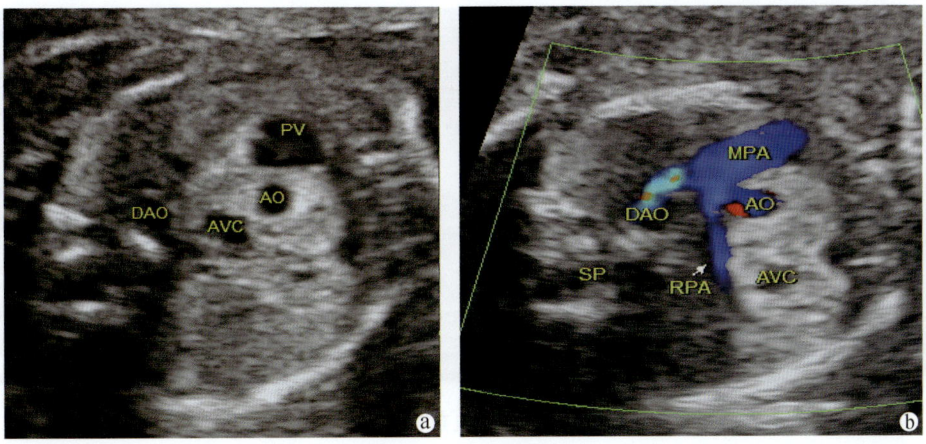

图 4-51 心脏畸胎瘤

肺动脉瓣水平大动脉短轴切面（a）和三血管切面（b）：显示环绕主动脉（AO）、上腔静脉（AVC）周围的不均中高回声

【预后】

预后取决于肿瘤大小、所处部位和肿瘤类型。因此，有些患儿可无症状，有些则预后差，例如，肿瘤阻塞心腔流入道或流出道，可并发急性心力衰竭或心律失常致死。部分患儿手术切除肿瘤后，死亡率下降[34-35]。

（裴秋艳）

第七节 胎儿心肌病

胎儿心肌病变是指累及胎儿心肌及心内膜的一组心脏疾病，包括胎儿肥厚性心肌病、胎儿心内膜弹力纤维增生症、胎儿心室肌致密化不全等疾病，病因及发病机制不确切，文献报道的常见病因包括母亲糖尿病、妊娠早期病毒感染、母亲免疫性疾病、胎儿染色体及基因异常、胎儿贫血等，整体预后不良。

一、胎儿心肌致密化不全

【定义】

胎儿期心肌致密化不全（fetal non-compaction of the ventricular myocardium，NCVM）又称海绵状心肌、心肌窦状隙持续状态等，是一种罕见的先天性心脏发育异常，近年来才被逐渐认识。NCVM 病死率较高[36]。

【胚胎组织学特点】

胚胎的心肌组织是由肌纤维形成的肌小梁和其间深陷的小梁隐窝交织成的海绵状结构组成，孕 5～6 周，心室肌逐渐致密化，肌小梁间深陷的隐窝被压缩成毛细血管，形成冠状动脉微循环系统。如果心肌致密化过程失败，则导致相应区域肌小梁发育异常粗大，小梁间隐窝持续存在。

【病理特点】

病理表现为心室壁增厚，受累的心室腔内可见多发异常粗大的肌小梁和交错深陷的隐窝，常见于左心室心尖及其相邻部位的心室侧壁和下壁。伴或不伴有右心室受累。

【超声特征】

- 心室壁异常增厚并呈现两层结构：薄且致密的心外膜层和厚而非致密的心内膜层，后者由粗大突起的肌小梁和小梁间的隐窝构成。
- 小梁间的深陷隐窝充满直接来自心室腔的血液（彩色多普勒显示），但不与冠状动脉循环交通。
- 主要受累心室肌为心尖部、心室下壁和侧壁（图 4-52a，图 4-52b）。
- 除外其他先天性或获得性心脏病的存在。

【预后】

- 预后不良，晚期可行心脏移植手术。

二、心内膜弹力纤维增生症

【定义】

胎儿期心内膜弹力纤维增生症（fetal primary

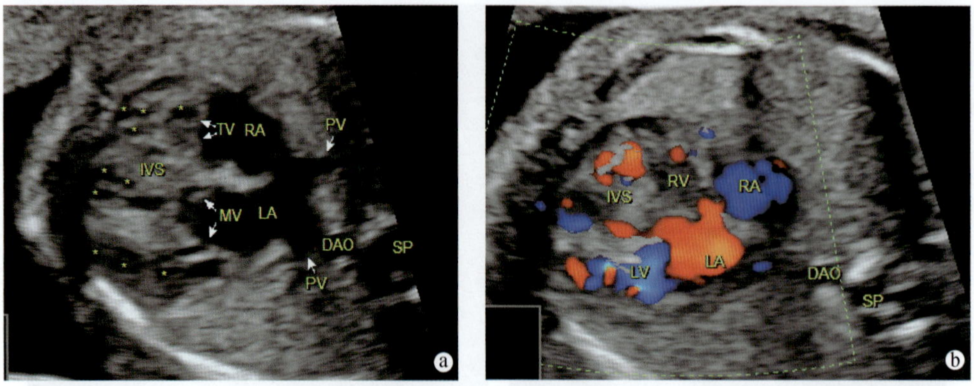

图 4-52　心肌致密化不全

a. 心肌致密化不全四腔心切面：心室壁见较多突起的肌小梁和陷窝回声（＊所示无回声为陷窝，陷窝间突起的中高回声为肌小梁）；b. 与（a）同一病例四腔心切面：于陷窝内探及斑斓样血流信号

endocardial fibroelastosis，EFE）又称原发性心内膜弹力纤维增生症，是一种以心内膜病变为主的心肌病，病因及发病机制尚不十分明确，有报道显示与宫内感染、遗传因素、免疫失调有关[37]。

【病理解剖】

其病理是以心内膜弹力纤维增生，心内膜增厚为特征，主要累及左心室，也可累及所有心腔及瓣膜。

【超声特点】

受累室腔心内膜回声增厚、增强，瓣膜返流明显，心房增大（图 4-53，图 4-54）。

【治疗及预后】

- 本病预后不佳，以右室型预后最差，近年用手术剥离心内膜，有一定的效果。

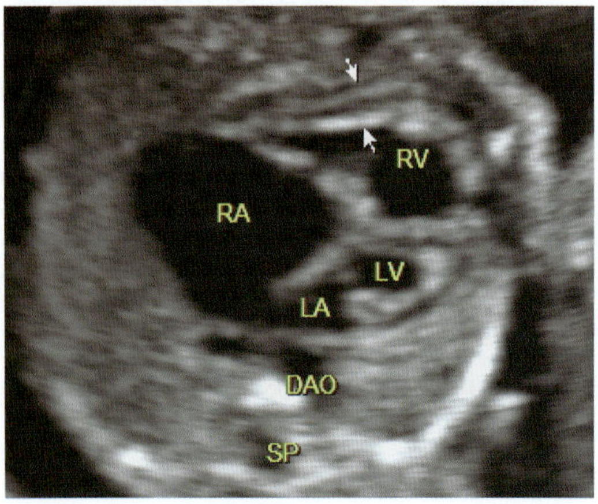

图 4-53　心内膜弹力纤维增生症

四腔心切面：显示左房室腔明显减小，右心房增大，心内膜回声增强、增厚（向上箭头为心内膜，向下箭头为心外膜）

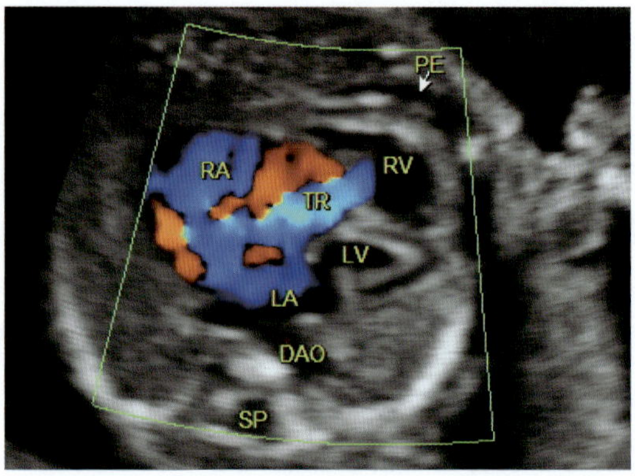

图 4-54　心内膜弹力纤维增生症累及心瓣膜

与图 4-53 同一病例，心内弹四腔心切面：显示三尖瓣大量反流，心内膜回声增强，增厚

三、肥厚型心肌病

【定义】

胎儿肥厚型心肌病是指心室肌对称或不对称性肥厚，除特发性及家族遗传性发病外，还见于母亲糖尿病、地中海贫血、双胎输血综合征[38]。

【超声特征】

- 四腔心切面及左室流出道切面显示室间隔及心室壁对称性或不对称性肥厚（图 4-55，图 4-56）。
- 心室腔变小，收缩期受累心室腔呈闭塞状，心房增大。
- 左室短轴切面可于各切面水平显示不同部位的心肌肥厚程度，判断是否存在非对称性肥厚及梗阻。
- 心肌回声强弱不均，呈点片状稍强回声。

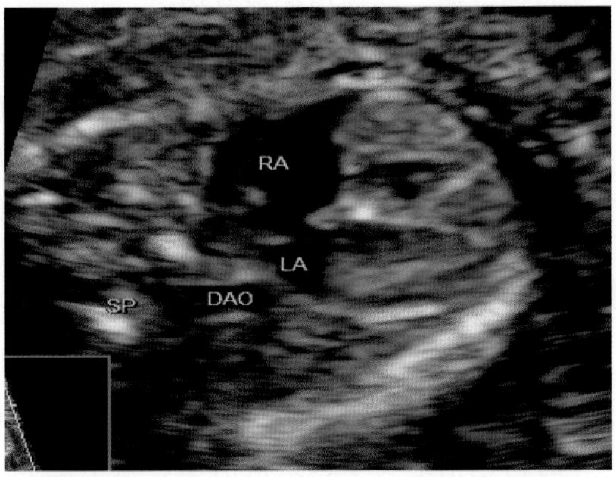

图 4-55　肥厚型心肌病收缩期四腔心切面

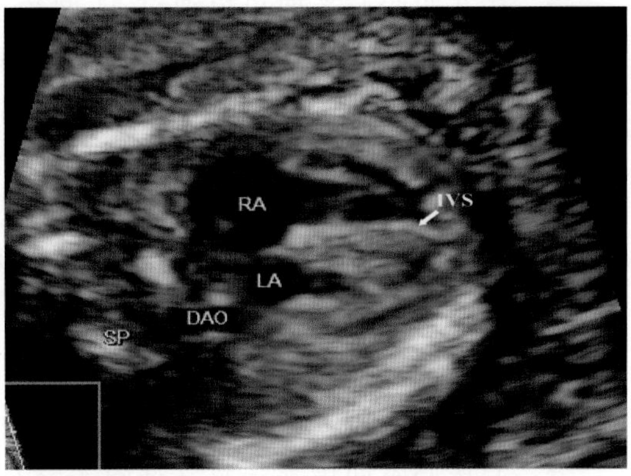

图 4-56　肥厚型心肌病舒张期四腔心切面

与图 4-55 同一病例，肥厚型心肌病，舒张期四腔心切面，可见心室壁及室间隔（IVS）明显增厚

【预后】

原发性肥厚型心肌病预后不良，孕妇糖尿病相关的肥厚型心肌病样改变，出生后可逐渐恢复正常。

（裴秋艳）

第八节　胎儿心律失常

【定义】

胎儿期胎心率生理性的改变，随着孕周的增加由快渐慢，一般在 120～160 次/分，足月妊娠时还可能降至 110 次/分，常见的胎儿心律失常主要包括三种类型：

- 胎儿心动过速（胎心率＞180 次/分）；
- 胎儿心动过缓（胎心率＜100 次/分）；
- 胎心律不齐。

【胚胎组织学特点】

- 所有的室上性心动过速均不伴有先天性心脏病（先心病），主要是房室交界区或房室结折返所致，只有 20％的心房扑动伴有复杂性先心病；
- 胎儿心动过缓主要与房室传导阻滞有关，其中一半以上是由于胎儿先心病所导致的房室连接异常，包括房室不一致和左房异构，部分结构正常者可能与母体的结缔组织病所产生的抗 SSA、抗 SSB 抗体通过胎盘，造成传导组织的自身免疫性损害，从而引起自身免疫性心肌炎；
- 持续的心动过速或过慢主要导致心脏顺应性的下降、舒张功能的受损，不论是心脏排空的不足还是房室的活动不同步，都会造成右房压力的增加，继而静脉反流，最终导致胎儿水肿。

【临床特点】

- 一过性胎儿心率过快或过缓可能与母体、胎盘的因素有关，比如孕妇自身的代谢性疾病或胎儿宫内窘迫。胎儿自身心动过速主要有[39]：阵发性室上性心动过速和心房扑动；
- 典型的室上性心动过速心率在 240～260 次/分，心律均匀一致；心房扑动通常心房率在 400～500 次/分，由于窦房结的抑制作用，房室间传导的比例在 2∶1～4∶1 之间；室性心动过速心房率与心室率之间没有固定的关联；
- 胎儿心动过缓主要是由于窦房结放电异常或房室传导阻滞，造成胎心率低于 100 次/分，有半数胎儿心动过缓是胎儿先心病所致；
- 结构正常的胎儿心动过缓的患者，需要结合临床检查，除外孕妇的结缔组织相关疾病所导致的抗 SSA、抗 SSB 抗体的增加[39]，新生儿需除外甲状腺功能减退；
- 胎儿心动过缓伴有胎儿先天性心脏病或胎儿水肿都是预后不良的标记。

【操作要点】

- 胎儿心律失常可以通过 M 型超声取样线通过心房、房室瓣及心室来评价心房、心室率，胎儿四腔心平面可以通过 M 型超声获得心房率和心室率，取样通过心房及心室更可以获得心房与心室率的关系，如图 4-57a；

- 也可以通过多普勒取样，在左室流出道平面，同时采集上腔静脉、升主动脉的血流频谱，观察心房收缩波（A）与心室收缩波（V）的关系，见图 4-57b。

【超声特点】

- 典型的室上性心动过速心率在 240～260 次/分，心房心室间传导一致（见图 4-58）；心房扑动通常心房率在 400～500 次/分，由于窦房结的抑制作用，并非每次的心房收缩后都有心室的收缩；
- 室性心动过速心房率与心室率之间没有固定的关联；
- 胎儿心动过缓主要是由于窦房结放电异常或房室传导异常，造成胎心率低于 100 次/分，常见于先天性的大动脉转位或内脏转位合并心房的异构，图 4-59a 示 19 孕周检查发现心律不齐，孕 27 周超声心动提示肺动脉狭窄；
- 胎儿房室传导阻滞时胎儿心房率正常，但心室率由于胎儿心房的扩大或房室间连接的异常，造成 VA 间期的逐渐延长（Ⅱ度房室传导阻滞），或 VA 之间没有固定关系的完全性房室传导阻滞[40]。图 4-59b 示 37 周胎儿心动过缓，一周内胎死宫内。

【处理原则和预后】

- 围生期持续胎儿心动过速，若没有出现胎儿水肿，且胎肺成熟的胎儿可以考虑出生后的继续治疗；如果孕周属于极期早产，可以严密观察胎儿心功能，期待治疗；
- 随着近年来对于持续性胎儿心动过速宫内治疗的探索[41]，发现能改变房室结旁路传导速度的抗心律失常药物对其非常敏感，这些药物包括地高辛、索他洛尔、氟卡尼和胺碘酮，其中，地高辛为一线用药，可以在地高辛没有达到转为窦性心律时作为二线药物的选择。但在用药中仍需考虑孕妇自身状况、药物半衰期以及胎儿心动过速类型的问题，因此需要动态检查胎儿心率；
- 在阵发性心动过速伴有 VA 间期延长的水肿胎儿，地高辛通常不能起效，反而会引起房室结不应期的缩短，加重杂乱无效的心率；另外水肿胎儿胎盘静水压的增加，使得地高辛通过胎盘的有效剂量明显减少，而索他洛尔、氟卡尼通过胎盘的能力相对较高；
- 尽管宫内治疗可以使胎儿心动过速有效地转变为窦性心率，进而水肿消失，但产后仍将持续治疗，维持窦性心率，因此需要围生期的持续监护和有效药物剂量的延续；

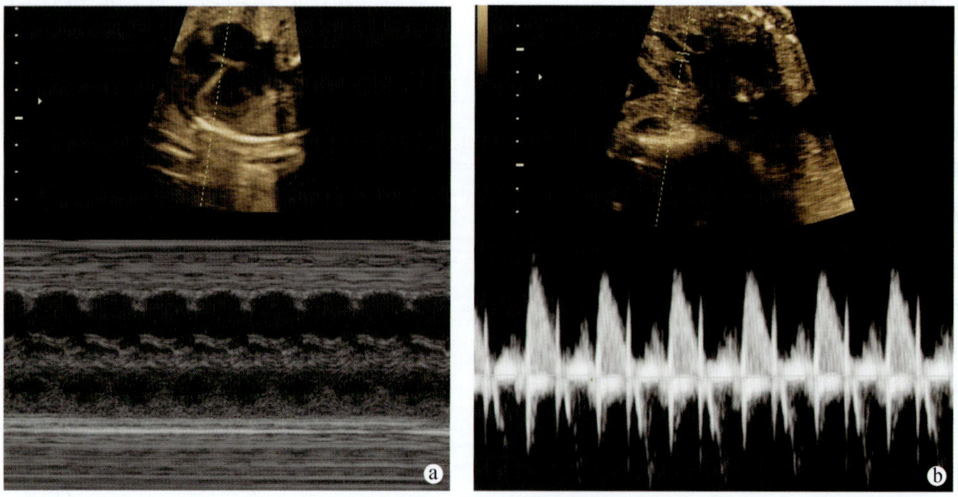

图 4-57 胎儿心律评价

a. M 型超声，在胎儿四腔心平面，通过心房、心室，心房率与心室率一致对应；b. 多普勒超声取样框放置在左室流出道近二尖瓣处，可探测心室收缩与舒张

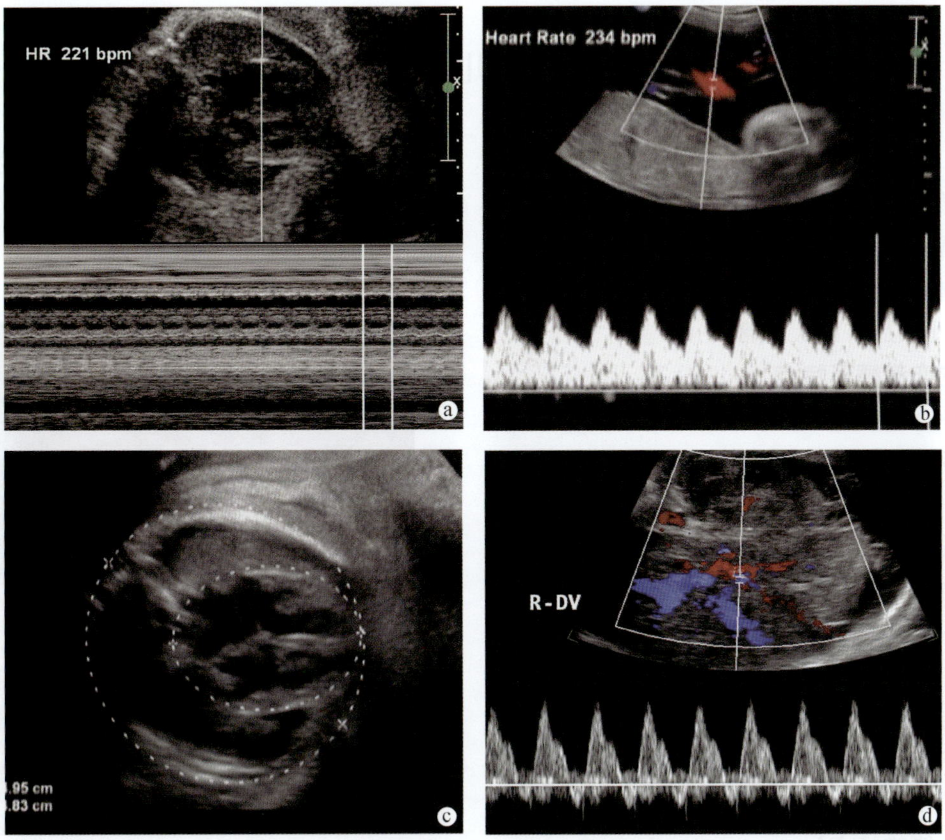

图 4-58　室上性心动过速超声影像图

a. 妊娠 33 周，胎儿水肿，M 超提示胎儿窦性心动过速，房室传导 1∶1；b. 与 a 同一例患者，脐动脉多普勒提示胎儿心动过速；c. 伴有心胸比例的增大，周长比：0.60；d. 同一例胎儿，静脉导管可见“a”波反向（基线以下）

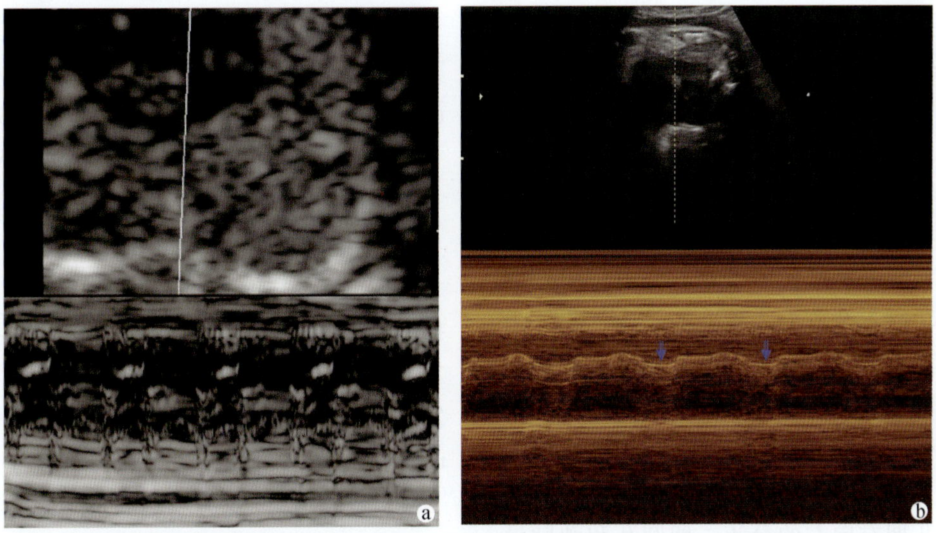

图 4-59　胎儿心动过缓

a. 19 孕周间断心室率 79 次/分；b. 宫内孕足月诊断胎儿宫内生长受限（FGR），胎心率 73 次/分，M 超提示窦性心动过缓，箭头所示为心室收缩波

- 与胎儿心动过速相比，对于胎儿 AV 传导阻滞所引起的心动过缓，目前尚没有有效的治疗方法，通常认为胎儿心率低于 55 次/分，则有随时胎死宫内的危险。

（赵文秋）

第九节　胎儿心功能评价

【定义】

胎儿心功能不全即胎儿心衰，是高危妊娠胎儿宫内死亡的重要原因，准确评估胎儿心脏功能对于早期作出正确临床诊断、采取及时有效的治疗手段以及改善围产儿预后有极大的帮助。

【胎儿期的血液循环特点】

- 胎儿脐静脉携带含氧量高的动脉血入肝后，除少部分参与门静脉循环外，大部分经静脉导管，汇入右心房，由于压力及卵圆孔瓣的解剖关系，其中80%经卵圆孔瓣流入左心房，左心室输出含氧量高的血液供应胎儿的头部与上肢；
- 右心室接受上下腔静脉的血液，输出含氧量低的血液供应肺，由于胎儿期肺循环血量有限，所以大部分血又通过动脉导管汇入降主动脉后，混合血参与下肢及内脏的血液循环。

【胎儿心功能的特点】

- 胎儿心脏功能的评价主要包括舒张和收缩功能，即心脏的充盈与射血。早中孕期胎心较小，自我充盈的能力差，主要靠心房的收缩来完成，随着胎儿的生长发育，心脏不断扩大，胎心顺应性增加，心室的充盈量相继增加；心肌的发育输出量及射血功能不断增加，胎儿主要通过增加心室的大小来增加其泵血的功能，以满足生长发育的需要。妊娠期左右心室保持相对恒定的收缩功能。
- 胎儿心功能降低最初改变在右心室，早期的胎儿心功能不全首先表现右心扩大、收缩力下降，而心脏肥大、室壁张力的增大又增加了心肌耗氧量；随着心脏收缩功能的下降及心脏舒张期时间的缩短，致冠状动脉血流灌注不足，继而影响了左心功能。
- 由于胎儿期右向左的分流、卵圆孔和动脉导管的交通，以及血流动力学的变化使得胎儿心功能不全的表现中，收缩和舒张功能之间的相互影响比成人更为复杂，故整体评价胎儿心脏的收缩与舒张更为合理和客观。

【胎儿心室收缩功能的评价】

- 心室射血分数（EF）或缩短分数（shortening fraction，SF）；主动脉、肺动脉的峰值流速

SF是指M型超声心室短轴检查心室舒张与收缩的差的比例，在妊娠期左右心室差别不大，SF＜0.28被认为心收缩功能受到影响（见图4-60）。

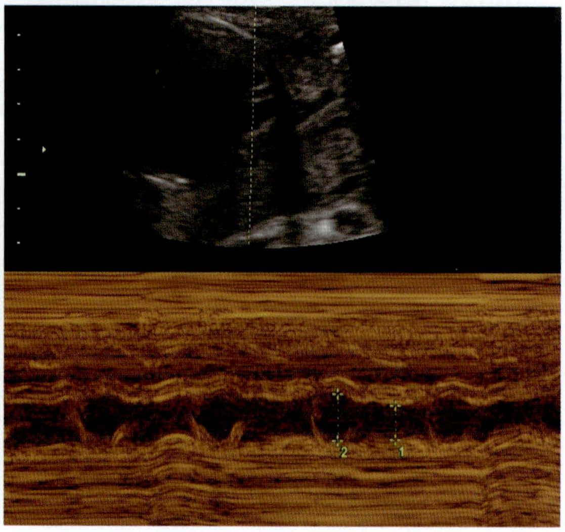

图 4-60　Ebstein 畸形胎儿 M 型超声

右室部分房化，M型超声提示右室SF 0.26

- 左右心室的每搏输出量（SV）

根据主动脉、肺动脉长轴切面测量内径，得出其横截面积乘以主肺动脉的血流速度积分（velocity time integral，VTI），计算每搏量（SV）：

$$SV=3.14\times(1/2\times Dr)^2\times VTI$$

其中，Dr为肺动脉瓣或主动脉瓣的内径。

- 心排血量（CO）与心脏指数（CI）

SV与心率的乘积即为CO，通过公式计算心脏指数CI（ml/kg）＝CCO/W。其中，CCO代表作左、右室联合排血量，W代表胎儿体重。临床观察发现：95%的CI参考值范围在400～600ml/(kg·min)，且在整个妊娠期无明显变化。

- 主动脉瓣及肺动脉瓣的血流峰值都随胎龄的增加而升高，提示心室收缩功能随孕周增长而增强。
- 收缩期反流可能是先心病最初的表现，一般以可疑、轻、中、重四种等级来进行三尖瓣反流的描述，三尖瓣反流尽管会造成静脉导管收缩波的改变，但不会引起“a”波（详见“胎儿心室舒张功能评价”）的反向，房室瓣反流表

明心脏后负荷的增加或心肌收缩力的下降，比如主动脉狭窄所引发二尖瓣功能性的反流。只有全收缩期的血流反向被认为是心脏收缩功能下降有病理意义的表现，见图 4-61。

- 半月瓣反映心室的收缩力及心室后负荷，随着孕周的增加，心室后负荷降低，收缩力增加，即增加了心排血量。

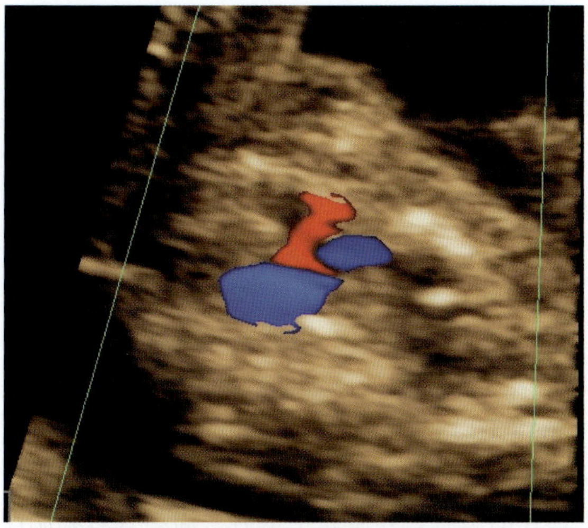

图 4-61 收缩期反流

三血管平面显示主动脉狭窄及反向血流信号

【胎儿心室舒张功能的评价】

- 房室瓣的收缩波主要由“E”波和“A”波两个正向的峰组成，“E”波是由心室舒张产生，心房收缩产生的“A”波。与成人不同，胎儿的心脏顺应性不强，即“E”波略低，心室的充盈主要靠心房收缩，也就是“A”波稍高，因此 E/A 总是小于 1，见图 4-62；

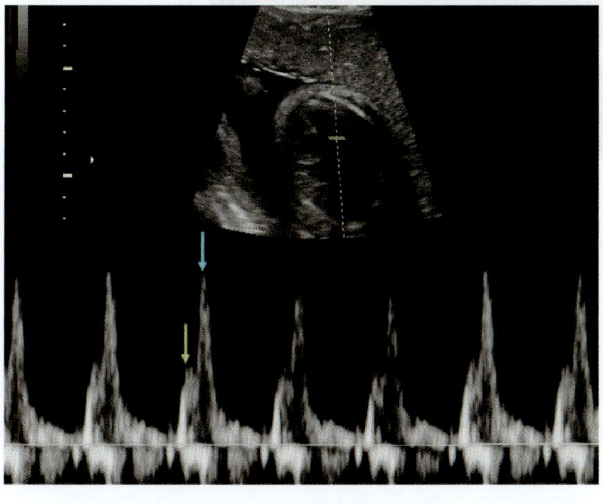

图 4-62 胎心收缩不良

二尖瓣超声频谱显示中孕期小 E 波（黄色箭头）与大 A 波（蓝色箭头）

- E/A 比值反映心室的舒张功能：即前负荷与心室顺应性的指标，随着胎儿的发育，E 波随心室顺应性的增加、舒张功能的提高而逐渐增高，由心房收缩所产生的 A 波随着孕周增长而略有缩小，因此，在妊娠中晚期，E/A 比值逐渐增加，在成人期 E 峰大于 A 峰，在心室舒张功能严重受损时，E 峰消失，呈单一波形，预后不良。

【影响胎儿心脏功能的病因】

- 胎儿先心病；
- 妊娠期糖尿病或糖尿病合并妊娠，在血糖控制不满意的情况下，胎儿心室壁增厚，尤以室间隔增厚最为明显，虽然心脏收缩能力有所增加，但舒张功能的下降最为明显；
- 子痫前期由于胎盘血流阻力的增加，胎儿心脏后负荷增加更为显著，脑分流效应明显。
- FGR 的胎儿心脏收缩比舒张功能的降低更为明显，综合评价、动态观察有利于早期识别胎儿宫内的缺氧。

【胎儿心力衰竭的诊断】

- 胎儿心力衰竭的临床表现为胎儿心脏扩大、胎儿水肿及全收缩期的瓣膜反流。
- 胎儿心血管功能的评价指标主要有：心血管整体评分（cardiovascular profile score，CVPS），CHOP 评分（Children Hospital of Philadelphia Score）及心肌做功指数（MPI）。
- CVPS 评分

该系统[42]包括 5 项，通过观察胎儿心胸面积比（cardiac-thoracic ratio，C/T），脐动脉、静脉血流，房室瓣膜血流频谱等进行评分，每项 2 分，满分 10 分，见表 4-1。

出生前的 CVPS 评分有助于判断预后及帮助决定终止妊娠的时机；先心病胎儿 CVPS 评分小于或等于 7 分，围产儿死亡率 87.5%；而在大于或等于 8 分的患儿中，围产儿的死亡率仅为 15.2%。

图 4-63a 慢性高血压合并子痫前期的胎儿心力衰竭：心胸比例 0.49；图 4-63b 所示与图 4-63a 同一病例，胎儿发育迟缓，来院胎心监护时发现胎儿过缓（73 次/分），变异尚可，减速不明显，CVPS 评分 5 分：胸、腹腔积液；心胸比例增大；脐动脉舒张期血流消失及脐静脉搏动，胎儿在检查后数小时即发生胎死宫内。

表 4-1 胎儿心血管评分 CVPS 系统

	正常 2 分	减 1 分	减 2 分
胎儿水肿	无	单一腹腔、胸腔或心包积液	明显水肿
心胸面积比*	0.20～0.35	>0.35	0.50
房室瓣反流	可疑或轻度	三尖瓣全收缩期反流	二尖瓣也出现全收缩期反流，并且 E、A 波融合
静脉血流	双期的连续血流	a 波消失或反向	脐静脉搏动
动脉血流频谱	全收缩期的正向血流	舒张期血流消失	舒张期血流反向

* 心胸面积比＝心脏面积/胸腔面积，其中心脏面积＝π×长轴/2×短轴/2（于四腔心切面测量心脏底部至心尖处的距离为心脏的长轴；测量左、右房室瓣间的距离为心脏的短轴）；胸腔面积＝π×胸腔前后径/2×胸腔横径/2（在同一四腔心切面上与胎儿脊柱横突平衡测量胎儿胸腔的最大距离为胎儿胸腔横径，与胎儿脊柱横突垂直测量，从其正中点至前胸壁的距离为胎儿胸腔前后径）

● CHOP 评分

CHOP 评分是 Dr. Jack Rychik 于 2007 年在总结 150 例双胎输血综合征胎儿心脏检查的基础上，提出以胎儿超声心动图检查为主要量化指标，用以表明胎儿心脏在血容量的不均衡时引发的心功能改变[43]，它集心脏、多普勒、频谱及供血儿外周血流于一体，主要用于双胎输血综合征的产前诊断、介入手术后的动态评估，评分标准见表 4-2。

（1）CHOP 与 TTTs：TTTs 的病理基础就是供血儿与受血儿之间的动脉-静脉吻合，这种血管吻合也会使部分的受血儿发生高血容量所导致的心力衰竭。部分 TTTs 患者受血儿会出现右室流出道的狭窄，肺动脉瓣的狭窄或闭锁占 TTTs 受血儿的 10%，具体病理基础不详，有学者怀疑是右心室肥厚所导致的血流减少，加上供血儿与胎盘产生的肾素-血管紧张素，导致右室不能正常启闭肺动脉瓣膜，进而导致瓣膜的发育异常、流出道狭窄。即便是在 Quintero 分期Ⅰ～Ⅱ期的患者也会在激光凝固手术后发生不可逆的肺动脉瓣狭窄。因此有学者认为，在 TTTs 的患者中，Quintero 分级需结合受血儿心脏功能的评估，我们观察到一例 20 周诊断 TTTsⅣ的患者，在激光手术后一周尽管右心肥厚比手术前有改善、CHOP 评分由 14 分降低到 9 分，但右室流出道的狭窄最终导致新生儿的解剖学上的肺动

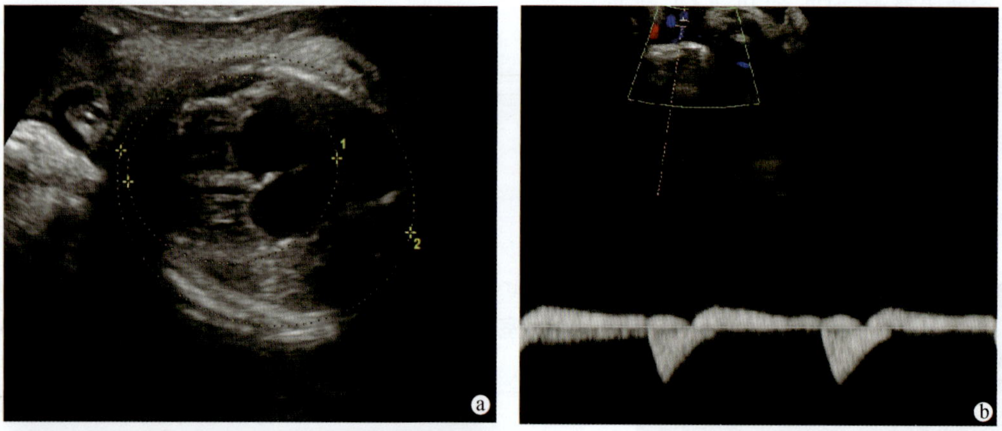

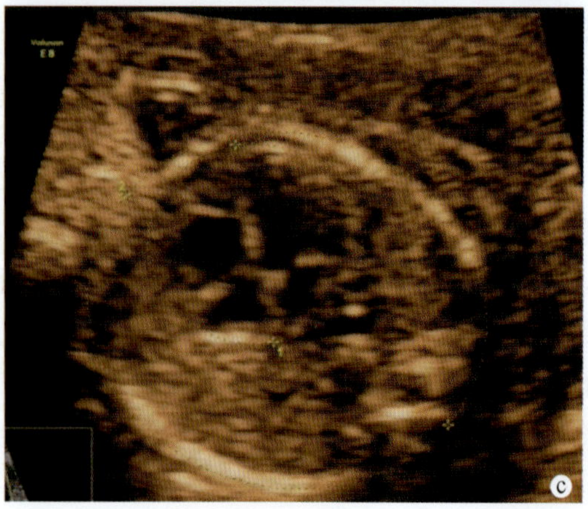

图 4-63 正常胎儿与心力衰竭胎儿心胸比例

a. 妊娠足月子痫前期患者，心胸面积比 0.49；b. 同一病例可见脐动脉舒张期血流消失，脐静脉搏动，胎儿水肿，检查后数小时胎死宫内；c. 妊娠 24 周心胸面积比 0.30

表 4-2　CHOP 评分* 标准

受血儿	室间隔＜2SD	0
室壁增厚	室间隔＞2SD	1
心胸比例	1/3	0
	＞1/3 &＜0.5	1
	＞0.5	2
右室流出道（PA Ao）	PA＞Ao	0
	PA＝Ao	1
	PA＜Ao	2
	RVOT 梗阻	3
左心室缩短分数（SF）	＞＝30％	0
	＜30％ ＞＝20％	1
	＜20％	2
二尖瓣反流	轻度	0
	重度	1
三尖瓣反流	轻度	0
	重度	1
二尖瓣 EA 波	无融合	0
	有融合	1
三尖瓣 EA 波	无融合	0
	有融合	1
肺动脉反流	无	0
	有	1
静脉导管 a 波	正向	0
	消失	1
	反向	2
脐静脉波动	无	0
	有	1
供血儿脐动脉	正向	0
	舒张期血流消失	1
	舒张期血流反向	2

* CHOP 1期：0-5，2期：6-10，3期：11-15，4期：16-20

脉狭窄，但生后一年复查胎儿心脏没有介入治疗的指征。所以胎儿心脏血流动力学的改变在超过胎儿心脏所能达到的上限之后，有转变为器质性病变的可能，可能与血流动力学、血管收缩因子以及功能性改变的持续时间有关，一旦这种获得性心脏病的机理被阐明，其他类似的疾病，如主动脉狭窄、二尖瓣或三尖瓣发育不良等疾病机制或能以此类推了。

（2）无心畸胎与心功能评价：无心畸胎与供血儿之间存在直接的动脉与动脉、静脉与静脉的交通吻合，使得供血儿的心脏除了作功完成自身血液循环以外，还要“泵”血支持无心畸胎的发育；同时，心脏需要接受无心畸胎的静脉血。当持续的心脏供血达到其心功能上限时，就会出现病理性的舒张末期血流反向、静脉导管 a 波消失或反向、脐静脉搏动等，即主要以右心舒张功能减退为主要表现的心力衰竭，没有治疗的供血儿死亡率在 50％左右。

● MPI

心肌做功指数（myocardial performance index MPI；或称 Tei index）为等容时间［等容收缩时间（ICT）＋等容舒张时间（IRT）］与射血时间（ET）的比值[44]。MPI 采用二维加多普勒超声探测，尽可能使声束与血流方向平行，左室 MPI 可以在五腔心平面获取；取样角度＜20°，取样容积设定在 1～2.5mm，扫描速度在 100～150mm/s，连续监测三个心动周期，计算 MPI（见图 4-64）：

$$MPI = (ICT + IRT) / ET$$

MPI 是综合评价心脏整体功能的指标，适用于高危妊娠、先心病、心脏负荷加重如 TTTS 受血儿、双胎反向动脉灌注序列征（TRAP）泵血儿等情况。MPI 的测定由于是时间变量的比值，故不受心室几何形状、二维图像质量的影响，左右心室之

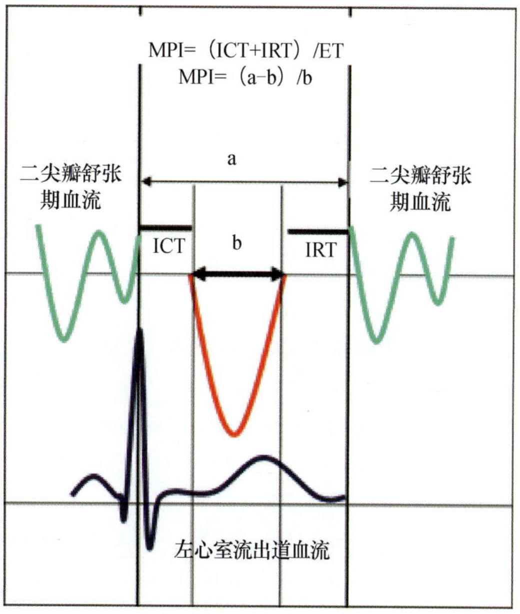

图 4-64　模式图显示 MPI 的计算

a. 二尖瓣口舒张期血流频谱止点到下一血流频谱起点时间；b. 主动脉瓣口收缩期血流频谱持续时间

间差别不大；测量方法简便易掌握，重复性强，是一种较为理想的评价心室功能的方法。

临床应用上有以下特点：

（1）MPI 在妊娠早中期略有下降，代表心肌的发育和成熟；左右心室的 MPI 差别不大，在妊娠中晚期相对恒定，有报道在正常胎儿左心室 MPI 范围 0.34±0.12；右心室 MPI 范围 0.36±0.12 左右。

（2）胎儿期胎儿心脏流入道流速频谱变为双峰，舒张功能明显改善，MPI 明显变小，说明胎儿心脏整体功能的改善与心脏结构的发育同步；在妊娠中晚期，MPI 与孕龄、胎儿心率之间没有明显相关性，说明胎儿心脏功能相对稳定。

（3）MPI 相对独立，是一种简单可靠的定量评价胎儿心脏收缩与舒张功能的指标，但无法具体分析心脏收缩或舒张功能。

（4）MPI 异常可见于：①TTTs 部分Ⅲ期受血儿 MPI 可能超过 0.43（95%上限）；②妊娠期糖尿病或者糖尿病合并妊娠 30 周后，在高血糖、高胰岛素的作用下，胎儿心肌过度生长，以室间隔增厚为主的心肌肥大，心肌顺应性下降，由于等容时间延长，而射血时间缩短，故 MPI 比正常胎儿高，MPI 在妊娠期糖尿病的胎儿中，先于室间隔肥厚的出现；在胎儿宫内发育受限的胎儿中，MPI 明显异常，提示 MPI 是检测胎儿心功能异常的敏感指标；③有报道胎膜早破患者如果存在胎儿宫内感染，MPI 明显上升。

（赵文秋）

参考文献

[1] Andrade CF，Ferreira HP，Fischer GB. Congenital lung malformations. J Bras Pneumol，2011，37（2）：259-271.

[2] 李胜利. 胎儿畸形产前超声诊断学. 北京：人民军医出版社，2004：6.

[3] Bush A. Prenatal presentation and postnatal management of congenital thoracic malformations. Early Hum Dev. 2009，85（11）：679-684.

[4] Pedata R，Palermo，Maiello M，et al. Fetal lung lesions diagnosis：the crucial role of ultrasonography [J]. J Prenat Med. 2009，3（4）：49-52.

[5] Ruano R，Ramalho AS，Cardoso AKS，et al. Prenatal diagnosis and natural history of fetuses presenting with pleural effusion. Prenat Diagn. 2011，31（5）：496-499.

[6] Deprest J，De Coppi P. Antenatal management of isolated congenital diaphragmatic hernia today and tomorrow：ongoing collaborative research and development. J Pediatr Surg. 2012，47（2）：282-290.

[7] Anderson，RH. Terminology in pediatric cardiology. Eninburgh：Chuichill Livingstone，1987：65

[8] 阎鹏. 小儿超声心动图学指南. 北京：人民卫生出版社，1995：204-209.

[9] Smreek J M，Berg C，Geipel A，et al. Early fetal echocardio-graphy：heart biometry and visualization of cardiac structures between 10 and 15 weeks gestation. J Ultrasound Med，2006，25：173-182.

[10] Karatza AA，Holder SE，Gardiner HM. Isolated noncompaction of the ventricular myocardium：prenatal diagnosis and natural history. Ultrasound Obstet Gynecol. 2003，21（1）：75-80.

[11] Mori Y，Rice MJ，McDonald RW，et al. Evaluation of systolic and diastolic ventricular perfoumance of the right ventricle in fetuses with ductal constriction using the Doppler Tei index. Am J Cardiol，2001，88：1173-1178.

[12] Eapen RS，Rowland DG，Franklin WH. Effect of prenatal diagnosis of critical left heart obstruction on perinatal morbidity and mortality. Am J Perinatal，1998，14：237-241.

[13] Miyake T. Doppler echocardiographic studies of diastolic cardiac function in the human heart. Kurume Med J，2001，48：59-64.

[14] 张桂珍，耿斌. 实用胎儿超声心动图学. 北京：中国医药科技出版社，2004：32-57.

[15] 李胜利. 胎儿先天性心脏畸形. 北京：人民军医出版社，2006：206-207.

[16] Saliba Z，Le Bidois J，Sidi D et al. Prenatal detection of a tetralogy of Fallot with origin of the left pulmonary artery from the ascending aorta in a familial 22q11 microdeletion. Prenat Diagn. 1999，19（3）：260-262.

[17] Gybels Y，Grapow MT，Todorov. Aberrant right pulmonary artery and double outlet ventricle：one-stage repair. Ann Thorad Surg. 2000，69（2）：630-632.

[18] Bonnet D，Coltri A，Butera G，et al：Detection of transposition of the great arteried in fetuses reduces neonatal morbidity and mortality. Circulation. 1999，99：916.

[19] 张桂珍，耿斌. 实用胎儿超声心动图学. 北京：中国医药科技出版社，2004：97-107.

[20] 李胜利. 胎儿先天性心脏畸形. 北京：人民军医出版版

社，2006：213-214.
[21] 严英榴，杨秀雄，沈理. 产前超声诊断学. 北京：人民卫生出版社，2003：226-235.
[22] 刘斌，高英茂. 人体胚胎学. 北京：人民卫生出版社，1996.
[23] Yoo SJ, Min JY, Lee YH, et al. Fetal sonographic diagnosis of aortic arch abnormalities. Ultrasound Obstet Gynecol, 2003, 22: 535-546.
[24] Chaoui R, Schneider MB, Kalache KD. et al. Right aortic arch with vascular ring and aberrant left subclavian artery: prenatal diagnosis assisted by three-dimensional power Doppler ultrasound. Ultrasound Obstet Gynecol, 2003, 22 (6): 661-663.
[25] Achiron R, Rotstein Z, Heggesh J. Anomalies of the fetal aortic arch: a novel sonographic approach to in-utero diagnosis. Ultrasound Obstet Gynecol, 2002, 20: 553-557.
[26] Geipel A, Krapp M, Germer U, et al. Perinatal diagnosis of cardiac tumors. Ultrasound in Obstetrics & Gynecology. 2001, 17 (1) : 17-21.
[27] Holley DG, Martin GR, Brenner JI, et al. Diagnosis and management of fetal tumors: a multi-centre experience and review of published reports. J Am Coll Cardiol, 1995, 26 : 516-520.
[28] Gresser CD, Shime J, Rakowski H, et al. Fetal tumor: a prenatal chocardiographic marker for tuberous sclercsis. Am J Obstet Gynecol. 1987, 156: 689-690.
[29] Bonnamy L, Perrotin F, Megier P, et al. Fetal intracardiac tumor: Prenatal diagnosis and management. Three case reports. Eur J Obstet Gynecol Reprod Biol, 2001, 99 : 112-117.
[30] Diguet A, Lapuerriere A, Eurin D. Fetal capillary haemangioblastoma: an exceptional tumour. A review of the literature. Prenat Diagn, 2002 Nov, 22 (110): 979-983.
[31] Tworetzky W, McElhinney DB, Margossian R. Association between cardiac tumors and tuberous sclerosis in the fetus and neonate. Am J Cardiol. 2003 Aug 15, 92 (4): 487-489.
[32] Geipel A, Krapp M, Germer U, et al. Perinatal Diagnosis of cardiac tumors. Ultrasound Obstet Gynecol, 2001, 17: 21.
[33] 张桂珍，耿斌. 实用胎儿超声心动图学. 北京：中国医药科技出版社，2004：112-117.
[34] 李胜利. 胎儿先天性心脏畸形. 北京：人民军医出版社，2006：477-479.
[35] 陈卉品，李绮. 胎儿超声图解. 北京：科学技术文献出版社，2009：113-114.
[36] Maron BJ. Towbin in JA. Thiene G, et al. Contemporary definitions and classification of cardioyopathiaes. 2006, 113 (14): 1807-1816.
[37] Weiner Z, Shalev E. Doppler fetal echocardiography in endocardial fibroelastosis. Obst Gynecol Reprod Biol. 2001, 99: 112-117.
[38] Vaillant MC, Chantepie A, Casasoprana A. Transient hypertrophic cardiomypathy in neonates after acute fetal distress. Pediatr Cardiol. 1997, 18 (1): 52-56.
[39] Kleinman CS, Nehgme RA. Cardiac Arrhythmias in the Human Fetus. Pediatric Cardiology. 2004; 25: 234-251.
[40] Fouron JC, Fournier A, Proulx F, et al. Management of fetal tachyarrhythmia based on superior vena cava/ aorta Doppler flow recording. Heart. 2003; 89: 1211-1216.
[41] Yasuki Maeno, Akiko Hirose, Taro Kanbe, et al. Fetal arrhythmia: prenatal diagnosis and perinatal management. J Obstet Gynaecol Research. 2009; 35: 623-629.
[42] Falkensammer CB, Paul J, Huhta JC. Fetal congestive heart failure: correlation of Tei-index and Cardiovascular-score. J Perinal Med. 2001; 29: 390-398.
[43] Rychik J, Tian Z, Bebbington M, et al. The twin-twin transfusion syndrome: spectrum of cardiovascular abnormality and development of a cardiovascular score to assess severity of disease. Am J Obstet Gynecol. 2007; 197: 392. e1-392. e8.
[44] Tei C, Ling LH, Hodge DO, et al. New index of combined systolic and diastolic myocardial performance: a simple and reproducible measure of cardiac function-a study I normals and dilated cardiomyopathy. J Cardiol. 1995; 26: 357-366.

第五章 腹 部

第一节 肝回声异常

一、肝内钙化点

【定义】

- 肝组织内出现强回声钙化点。发生率为 1/2000～1/1500。

【胚胎组织学特点】

- 由于病毒感染、染色体异常或血管发育异常等原因造成肝代谢异常，钙质沉积于肝实质内。

【遗传学特点】

- 10%～20%的肝内钙化点与染色体异常有关，多为非整倍体染色体异常。

【临床特点及病理学特点】

- 由于染色体异常或宫内感染造成的肝内钙化，常伴有其他器官结构的畸形。
- 临床上无症状。

【超声表现】

- 肝实质内可见散在或多发的强回声光点，与骨骼回声相同甚至更强。超声诊断率 75%～90%。见图 5-1。

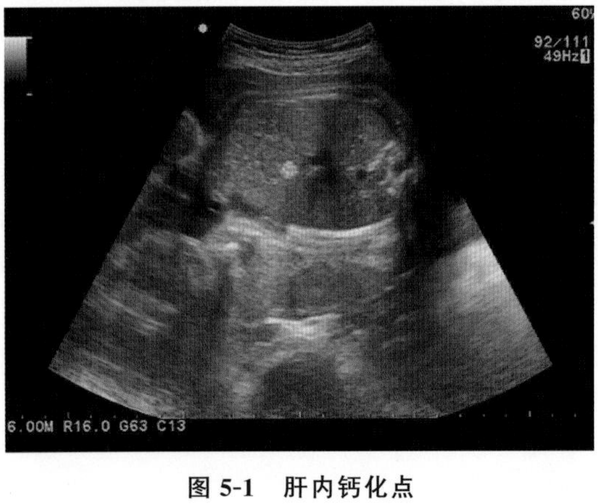

图 5-1 肝内钙化点

【超声鉴别诊断要点】

- 肝肿瘤：可为肝内实性回声团，但一般回声不会强于骨骼。肝肿瘤随着时间增长会逐渐增大，钙化点一般不会变大。

【处理原则和预后】

- 发现肝内钙化点，建议进行胎儿染色体核型分析和病毒（包括 TORCH、细小病毒及梅毒）检查。如果未发现异常，并且不伴有其他器官结构畸形，可继续妊娠，预后较好。

二、肝内实性回声

肝内实性回声主要指肝实质内肿物，胎儿期少见，约占胎儿全身肿瘤的 5%。最常见为血管瘤，其次为间叶性错构瘤和肝母细胞瘤，此外少见，如局部淋巴结增生、肝转移瘤等[1]。

血管瘤

【定义】

- 血管瘤是指由血管扩张组成的团块，并非真性肿瘤，属于肝微动脉畸形。发生率 0.4%～7.3%。

【胚胎组织学特点】

- 由胚胎发育过程中血管发育异常所致，生长特性为血管进行性的扩张而非增生或肥大，从瘤周肝组织中可见到血管腔扩大，管壁内无平滑肌，结构也与正常血管不同，类似错构的血管。

【遗传学特点】

- 未发现特异性遗传因素。

【临床特点及病理学特点】

- 肝血管瘤外观呈紫红色或蓝紫色，可呈不规则分叶状，质地柔软或富有弹性感。切面呈蜂窝或海绵状，有血栓及纤维瘢痕区，偶伴钙化或整个血管瘤呈钙化。病灶可为孤立的单一血管瘤，也可以为多发的或弥散的。

- 多数小血管瘤临床上无症状。
- 较大的多发血管瘤或弥散型血管瘤可表现为肝大、贫血，充血性心力衰竭，血小板减少和消耗性凝血障碍，也可能会引起胎盘血管异常如绒毛膜血管瘤。

【超声表现】

- 肝实质内可见强回声团，彩色多普勒显示丰富血流信号。依靠超声的产前诊断率为28%。

【超声鉴别诊断要点】

- 肝囊肿：囊肿超声表现为无回声区，内部无血流信号。而血管瘤多为强回声团，内部丰富血流信号。

【处理原则和预后】

- 一般与染色体异常无关，因此不需进行产前染色体检查。
- 部分血管瘤可在儿童期逐渐缩小并消失。无症状者可随诊观察，无须特殊处理。有症状者可先用糖皮质激素保守治疗。单发的大血管瘤可手术切除，多发或弥散性血管瘤可选择栓塞。预后较好，存活率80%～90%。

三、肝内囊性回声

常见肝内囊性回声有胆总管囊肿，肝囊肿等。超声对腹部囊肿诊断率可达83%，但具体来源很难通过超声进行鉴别。

（一）胆总管囊肿

【定义】

- 胆总管囊肿是罕见的先天性胆管囊性扩张，分类取决于受累胆管的部位。Ⅰ型胆总管囊肿占85%～90%（胆总管纺锤形扩张）。不常见的胆总管类型有Ⅱ型（胆总管十二指肠内部或胰腺内部的憩室），Ⅲ型（胆总管末端囊肿），Ⅳ型（肝外胆管多发性囊肿伴有或不伴有肝内胆管囊肿），Caroli's病或Ⅴ型（一个或多个肝内胆管囊肿和肝纤维化，肝外胆管正常）。发病率为1∶150 000～1∶100 000[2]。

【胚胎组织学特点】

- 胆总管囊肿起因于胚胎期畸形，在肝憩室形成中产生，常伴有其他相关异常情况如胆囊发育不全和十二指肠闭锁等。大约60%出生前诊断为胆总管囊肿的胎儿出生后被发现患有完全性末端胆管梗阻，与先天性胆总管狭窄、持续性上皮细胞膜、瓣膜畸形或括约肌神经肌肉不协调、胆总管末端神经节细胞缺乏症等有关[3]。

【遗传学特点】

- 胆总管囊肿家族病例的报道非常少，其遗传学特点尚不确定。

【临床特点及病理学特点】

- 胆总管囊肿囊壁由致密结缔组织和炎症反应的平滑肌纤维交织在一起组成，囊壁内可以看到稀疏的柱状上皮岛和微胆管，但正常胆管黏膜层不复存在。肝通常是正常的，但可能存在轻度胆管增生。
- 典型三联临床表现：疼痛、包块和黄疸；黄疸最常见，可在出生时即有或出生后1～3周出现。
- 结合胆红素和血清碱性磷酸酶是胆总管囊肿患者最常出现异常的实验室指标。

【超声表现】

- 超声特点是上腹部近肝门区的单个无回声区。如果彩色多普勒检查显示囊肿与肝动脉和门静脉密切相邻，提示其胆道来源。如果囊肿上下端皆与管状结构相连，胆总管囊肿的诊断基本肯定。见图5-2。

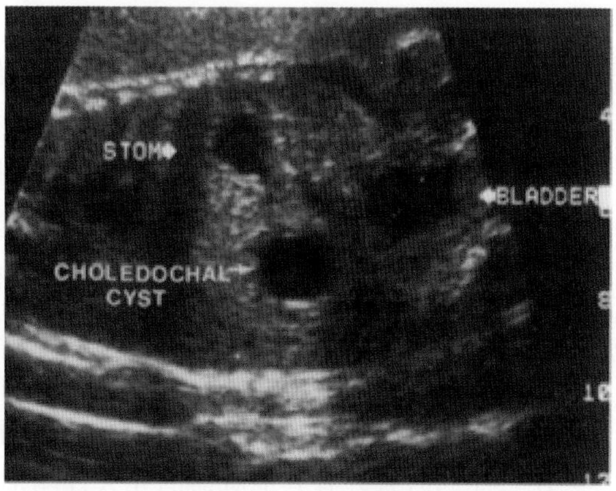

图5-2 胆总管囊肿

STOM：胃；CHOLEDOCHAL CYST：胆总管囊肿；BLADDER：胆囊

【超声鉴别诊断要点】

- 胆总管囊肿可能与胆囊重复、十二指肠闭锁、肠系膜囊肿、甚至异位到上腹部的卵巢囊肿相混淆而难以区分。

- 肝囊肿：囊肿位于肝实质内，而胆道闭锁囊肿位于肝门区。

【处理原则和预后】

- 与染色体异常无明显关系。
- 预后：未治疗胆总管囊肿患者常见并发症有：复发性胆管炎，肝硬化，门脉高压，囊肿癌变。治疗后胆总管囊肿患者总的远期预后非常好。

（二）先天性肝囊肿

【定义】

- 先天性肝囊肿是指肝实质内囊肿，可分为单发性、多发性和多囊性。前者称为孤立性肝囊肿，后二者统称为多囊肝。发生率为2.5％～5％。

【胚胎组织学特点】

- 胚胎期肝内胆管发育异常，囊肿系因迷走的胆管上皮伴炎性增生和胆管阻塞而导致管腔内容滞留而形成的，也可能是胚胎发育过程中形成了多余的肝内胆管，由于其没有发生退化而又不与远端的胆管连接从而形成囊肿。

【遗传学特点】

- 单纯肝囊肿无遗传学因素，多囊肝为常染色体显性遗传。目前鉴定出的与多囊肝相关的基因有多囊肾基因 *PKD1*、*PKD2* 和独立型多囊肝基因 *PRCKSH*、*SEC63*。

【临床特点及病理学特点】

- 肝囊肿可以发生于正常肝的各个部位，但以肝右叶多见。一般囊肿呈卵圆形，囊肿有完整的包膜，囊内含有澄清的中性或偏碱性液体，合并出血时可呈咖啡色。多发性肝囊肿又可分两种情况。一种为散在肝实质内很小的囊肿，仅在腹部手术探查肝时发现。另一种为多囊肝，多数情况下与肾、胰腺、脾、卵巢、肺等脏器的多发性囊性病变同时存在，还可能同时合并有其他脏器的先天性畸形[4]。
- 镜下囊肿的内壁被覆一层矮圆柱状、立方细胞上皮组织。有基底膜，在囊壁上皮层和外侧的肝实质之间可见一薄层纤维包膜，囊腔的上皮一般无增生和炎性变化，少数伴有纤维化胆管增生。
- 肝囊肿生长缓慢，多数囊肿小而无症状。随着囊肿逐渐增大，可出现压迫邻近脏器的症状如上腹不适、饱胀、疼痛不适、伴恶心、呕吐或出现上腹部包块、肝大、黄疸等。

【超声表现】

- 含液性肝囊肿呈无回声包块，边界光滑，囊壁薄，可见壁后增强。见图5-3。

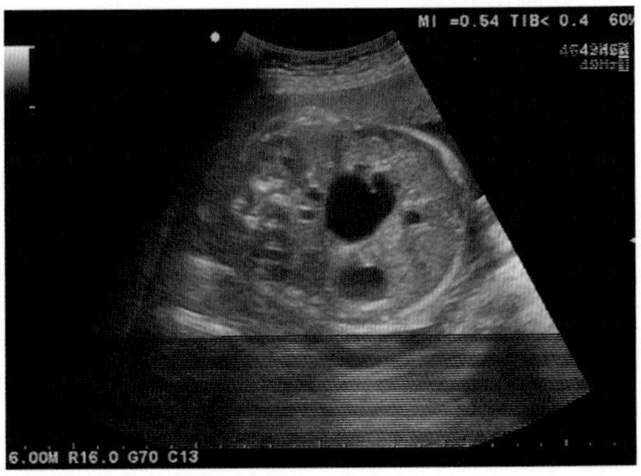

图 5-3 肝囊肿

【超声鉴别诊断要点】

- 胆总管囊肿：是胚胎期间胆总管某一段的过度增生和空泡形成，导致该段管壁的软化，而出现囊样扩张。超声可见肝门部脐静脉右方囊性包块，其间并伴结石光团。

【处理原则和预后】

- 单纯肝囊肿不需进行染色体检查。多囊肝可进行相关基因 *PKD1*、*PKD2*、*PRCKSH*、*SEC63* 等检测。
- 多数预后良好。

（孙　瑜）

第二节 胃泡形态异常

一、胃泡不显示

【定义】

- 动态观察胎儿上腹部找不到含液的胃泡，称为胃泡不显示。胃泡不显示主要见于以下几种情况：先天性食管闭锁、食管受压、吞咽系统异常和先天性无胃畸形。而以先天性食管闭锁病例相对多见。

【胚胎组织学特点】

- 9周超声检查就可以看到胃泡，10周以后可以持续看见。
- 胚胎时喉气管褶发育异常，导致先天性食管闭锁。
- 食管空泡化受阻，管腔重建失败可导致食管闭锁。

【遗传学特点】

- 具有家族遗传倾向。

【临床特点及病理学特点】

- 约50%合并其他畸形，常被认为是一系列综合征的一个组成部分。
- 可能合并的畸形：唐氏综合征、十二指肠或远端小肠闭锁、膈疝、骨骼畸形（脊柱畸形）、心脏畸形、直肠-肛管畸形、气管软化。唐氏综合征发生食管闭锁的风险为普通人群的30倍。
- 胎儿不能吞咽羊水进入胃肠，导致羊水过多。

【超声特点】

- 动态观察胎儿上腹部找不到含液的胃泡，此时胃显示为线状无回声，胃壁显示为两条强回声线。
- 见不到正常充液的肠管结构，肠壁呈一团迂曲的强回声团。
- 胎儿腹围变小，胸围大于腹围。

【超声鉴别诊断要点】

- 食管闭锁：食管上端盲袋液体积聚。
- 先天性无胃畸形：产前超声检查难以鉴别。

【处理原则和预后】

- 建议行染色体检查。
- 建议产前超声诊断除外其他结构畸形。
- 出生后根据食管闭锁类型选择手术。
- 预后与食管闭锁类型、是否合并其他畸形及治疗过程有关，合并气管—食管瘘及心脏畸形者预后差；长期存活者主要表现为吞咽困难[5-6]。

【超声诊断率】

- 据报道有0.07%～0.4%的胎儿胃泡不显示，而其中有48%～100%的胎儿出生时有缺陷，因此，对于胃泡不显示的诊断应在连续动态观察之后作出。

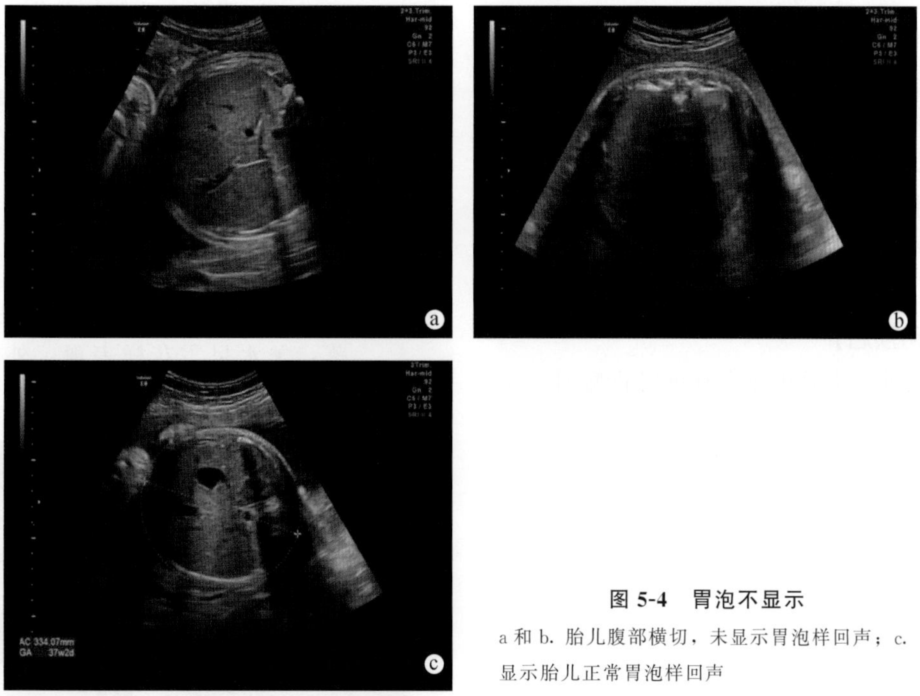

图 5-4 胃泡不显示

a和b. 胎儿腹部横切，未显示胃泡样回声；c. 显示胎儿正常胃泡样回声

第五章 腹部

二、小胃泡

【定义】

- 动态观察，胎儿胃泡持续偏小，称为小胃泡。

【胚胎组织学特点】

- 先天性小胃是原始前肠远端相对少见的一种畸形，以小的管样胃、巨食管和胃旋转不完全为特征。

【遗传学特点】

- 未见家族遗传倾向。

【临床特点及病理学特点】

- 伴发其他畸形：中肠未旋转、十二指肠瓣膜、回肠重复畸形、胆囊缺如、内脏反位、无脾、心脏畸形、胸椎半椎体及其他骨骼畸形。

【超声特点】

- 反复超声检查均显示胃泡小
- 有学者报道胃的面积与体积的大小与孕周相关，即胃泡的大小随孕周增加逐渐增大，陈晓康等总结了1016例不同孕周的胎儿胃泡大小，研究结果显示：孕13～16周，胃泡长径为12.67±4.65mm；至孕足月，胃泡长径为43.79±7.16mm。不过，因为胃的形态是可以变化的，所以关于胃泡变小或变大，目前尚无明确的诊断标准。

【超声鉴别诊断要点】

- 先天性小胃：羊水量多正常。
- 食管闭锁继发的胃泡小：多合并羊水量多[7]。

【处理原则和预后】

- 手术较困难，生后头几个月可以行暂时性空肠造瘘置管喂养。
- 6个月时对胃的大小进行评估，如果体积增大，则继续原治疗，否则可创建一个空肠储袋（Hunt-Lawrence袋）。

三、大胃泡

【定义】

- 超声动态观察胎儿胃泡偏大，称为大胃泡。羊水量正常的大胃通常只是解剖学变异，而非病理改变；如果大胃胎儿同时伴发羊水过多则多因胃的出口狭窄所致，如幽门、十二指肠或空肠-回肠梗阻等，也有报道为胃扭转所致。以下主要介绍幽门梗阻，包括幽门狭窄及幽门闭锁。幽门闭锁发病率约为1/100 000活产儿。

【胚胎组织学特点】

- 先天性幽门肥厚性狭窄：幽门肌肉显著增厚、水肿，呈梭形肿胀，类似子宫颈样突入十二指肠。由于幽门肌层增生肥厚使幽门管狭窄而引起的机械性梗阻。
- 幽门闭锁：可发生于幽门部或幽门窦部，分为隔膜型和盲端型。

【遗传学特点】

- 部分有家族史。
- 有报道幽门闭锁呈家族遗传发病，可能为常染色体隐性遗传，部分伴发伴大疱性表皮松解症。

【临床特点及病理学特点】

- 幽门闭锁30%～40%伴发畸形。
- 伴发畸形主要有胃肠道（十二指肠闭锁）和心血管畸形（主动脉狭窄）等。
- 常合并羊水过多。

【超声特点】

- 胃增大：胃长、宽径增加大于同孕周正常参考值，胃泡形态饱满，内部压力增高，幽门部可见较活跃的蠕动波，节律性幽门管显示明显。
- 羊水增多。
- 胃食管反流导致食管扩张。

【超声鉴别诊断要点】

- 大疱性表皮松解症的典型皮肤水泡和剥落：羊水呈雪花样表现，外在畸形和皮肤粘连。

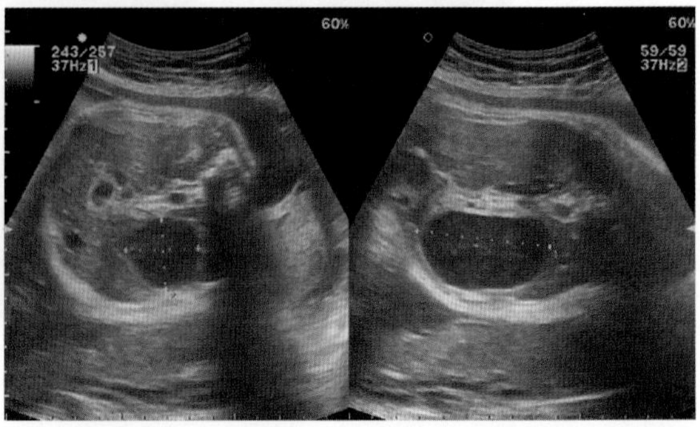

图5-5 大胃泡

胎儿腹部横切面及胃长轴切面显示胃明显扩张

第一篇 产 科

- 巨膀胱-小结肠-小肠蠕动迟缓综合征：常染色体隐性遗传病，表现为胃泡扩大、膀胱扩大、双侧肾盂肾盏扩张。

【处理原则和预后】

- 单纯大胃预后良好。
- 幽门梗阻预后好。
- 幽门闭锁伴大疱性表皮松解症：死亡率高。

四、胃的位置异常

【定义】

- 胎儿左上腹部正常位置未能见到充盈的胃。

【临床特点及病理学特点】

- 胃的位置异常可能是其他畸形的重要标志。
- 方位的异常：膈疝、横膈下肺隔离症、肾上腺肿瘤
- 完全反转：可见于 Kartagener 综合征，此综合征由支气管扩张、慢性鼻窦炎或鼻息肉、内脏反位三联征组成，主要表现反复呼吸道化脓性感染、咯血为特征的支气管扩张症状及副鼻窦炎和右位心。
- 右位胃：可见于小儿无脾综合征，其特征是指先天性脾脏发育不全或无脾，伴有心脏大血管畸形兼有腔、肺静脉反流异常，同时合并有胸腹腔内脏位置异常的疾病。

【超声特点】

- 因合并畸形的类型有相应的表现。

【超声鉴别诊断要点】

- 左侧膈疝：左侧胸腔内的囊状包块、心脏右侧移位、胃内没有液体充盈、羊水过多（见图 5-6）。
- 右侧膈疝：心脏左侧移位、胎儿胃向中线移位。

【处理原则和预后】

- 完全反转或右位胃预后良好。
- 合并其他严重畸形者预后不良。

五、双泡征

【定义】

- 胎儿上腹部或中腹部可见两个并行排列的无回声空泡样结构，称为“双泡征”，主要原因是十二指肠闭锁和狭窄[6]。发生率约为出生婴儿的 1/10 000。

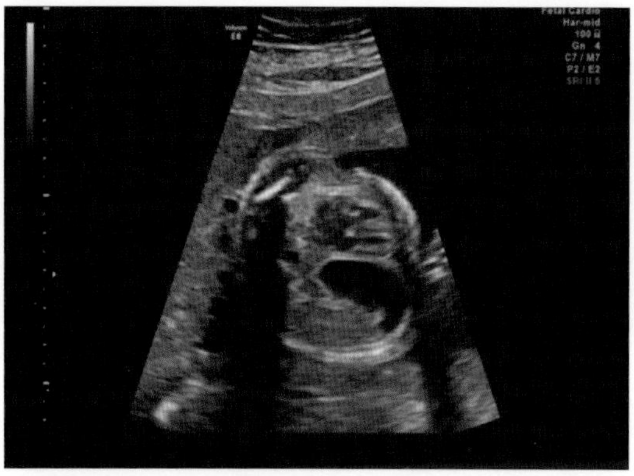

图 5-6　左侧膈疝

胎儿胸腔横切面示胎儿心脏位于胸腔右侧，胃泡位于胸腔左侧

【胚胎组织学特点】

- 内在性：先天性十二指肠闭锁，主要由于肠管重建失败，肠空泡化受阻，或空泡化不完全导致肠腔狭窄或闭锁。
- 外在性：环状胰腺（最常见）、十二指肠前门静脉、肠旋转不良、肠扭转、Ladd 索带扭转。
- 梗阻可发生在十二指肠的任何部位，约 85%发生于 Vater 壶腹远端。

【遗传学特点】

- 30%病例合并 21 三体综合征。

【临床特点及病理学特点】

- 大约 70%的先天性肠狭窄和 30%的肠闭锁发生在十二指肠部位。
- 70%合并其他畸形，主要是胃肠和心脏畸形。
- 50%伴有低出生体重。
- 多合并羊水过多。

【超声特点】

- 胎儿上腹部或中腹部在横切面上见“双泡征”，这是由于近端十二指肠及胃泡扩张造成“双泡状影像”，此现象需连续观察。在纵切面胎儿躯体可见三个泡，其下方为膀胱，上方较大而呈长圆形的为胃泡（位于心脏下方），较小而呈圆形者为扩张的十二指肠近端（位于肝下方）。转动探头可见双泡有贯通之处（见图 5-7）。
- 见不到充液的小肠及结肠回声，小肠呈一迂曲光团。

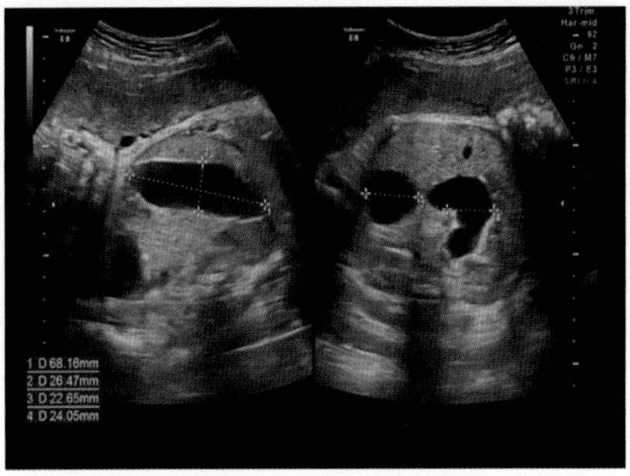

图 5-7　十二指肠闭锁

胎儿上腹横切，表现为“双泡征”

- 羊水过多。

【超声鉴别诊断要点】

- 腹部囊肿：主要根据囊肿的位置、有无其他伴发畸形及与胃泡是否相通来判断。囊肿位于肝内者为胆总管囊肿、肝囊肿；伴发脊柱异常者可能为神经肠源性囊肿；伴发纵隔异常者提示气管源性囊肿；囊肿与胃泡相通者为十二指肠的可能性较大。

【处理原则和预后】

- 预后：取决于手术成功率和伴发畸形的严重程度，新生儿十二指肠梗阻死亡率为 10%～15%（与合并心脏畸形、染色体畸形及早产有关）。
- 除外染色体异常及其他严重畸形的情况下，建议继续妊娠。
- 产前诊断后与小儿外科医师进行沟通。
- 出生后转儿科监护，在患儿能耐受的情况下手术治疗。

（孙伟杰）

第三节　肠管扩张

【定义】

- 小肠内径大于 7mm 时，提示可能有小肠梗阻。
- 胎儿结肠内径宽度大于 20～25mm 者为结肠增宽。
- 空-回肠闭锁发病率报道为 1/5000～1/4000 活产儿，男女比例相当。结肠闭锁的发病率为 1/20 000～1/15 000。

【胚胎组织学特点】

- 空-回肠闭锁：胚胎早期肠道再度空化过程发生障碍。
- 结肠闭锁或狭窄：大多数是由于宫内支配大肠的系膜血管受累所致。
- 其他原因引起的肠梗阻：肠旋转不良、肠扭转。

【遗传学特点】

- 空-回肠闭锁：1%病例有 21 三体综合征。

【临床特点及病理学特点】

- 肠道闭锁可以发生在消化道任何水平，正常胎儿小肠内径宽度＜7mm，妊娠晚期胎儿结肠内径宽度应＜18mm。
- 空-回肠闭锁是新生儿先天性肠梗阻中最常见的原因。
- 33%的空肠闭锁患儿、25%的回肠闭锁患儿和 50%的多发闭锁患儿是低出生体重儿。
- 常合并羊水过多。

【超声特点】

- 胎儿腹腔膨隆，腹围增大。
- 胎儿腹腔内可见多处扩张，充满液肠环。
- 多合并羊水过多。
- 可合并胎儿宫内发育迟缓。
- 肠管蠕动非常活跃。
- 可伴发胎儿腹水征象。

【超声鉴别诊断要点】

- 空-回肠闭锁：闭锁的肠腔显示迂曲状的光团回声，狭窄段以上显示为扩张充液的肠腔回声。扩张的肠管位于中腹部，呈多个无回声区，闭锁位置越低，扩张肠管越多。多次超声检查，小肠直径进行性增大。肠蠕动明显增强。可有腹腔内钙化现象（见图 5-8）。
- 结肠闭锁：结肠扩张，妊娠晚期结肠内径大于 18mm，可能伴有羊水过多（见图 5-9）。
- 肛门闭锁：下腹部可见一“双叶征”，内含液性暗区；“双叶”中隔可为完全性或不完全性；直肠可扩张、增厚。

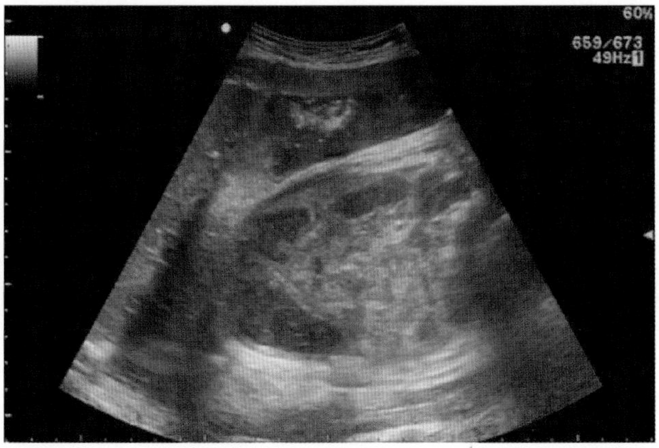

图 5-8　小肠扩张

胎儿腹部横切见多处小肠扩张

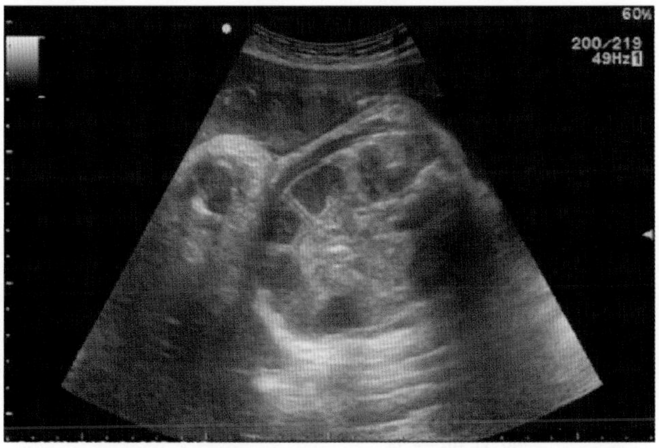

图 5-9　结肠扩张

胎儿腹部横切见胎儿结肠扩张

- 先天性巨结肠：整个腹腔均可见扩张结肠回声，肠腔回声显示增强。
- 胎粪性肠梗阻：肠管钙化或回声增强，胎儿肠管扩张，出生前伴发肠穿孔者可见腹腔内钙化灶（见图 5-10）。

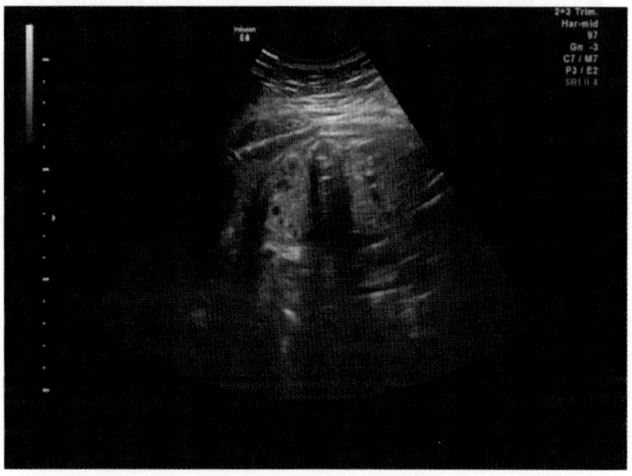

图 5-10　胎囊内腹膜炎

胎儿下腹部横切见多处钙化灶，未见明显肠管扩张

【处理原则和预后】

- 预后与下列因素有关：肠梗阻的程度，是否伴有腹膜炎，出生体重，伴发畸形，原发疾病的严重程度。
- 空－回肠闭锁患儿的存活率达 85%～90%[11]。
- 单独发病的结肠闭锁的生存率在 90%～100%，死亡多见于伴发畸形或诊断延误，伴发穿孔和腹膜炎的患儿。
- 肛门闭锁：90%以上行单纯肛门成形术后的低位肛门闭锁患儿可以节制大便。死亡率在低位肛门闭锁患儿中为 5%，在高位无肛患儿中为 15%。

（孙伟杰）

第四节　腹壁连接处异常

一、脐膨出

【定义】

- 脐膨出（omphalocele）是一种先天性腹壁发育不全，脐带周围肌肉、皮肤缺损，使腹膜及腹腔脏器凸出于体外，并被内层腹膜及外层羊膜包裹。
- 妊娠期发生率为 1∶5000～1∶2500，在活产新生儿中有 1/10 000～1/5000。

【胚胎组织学特点】

- 脐膨出是由于外胚层和中胚层褶在胚胎第 4 周时沿中线融合失败，导致腹壁正中缺损所致。
- 大型脐膨出是由于腹侧中胚叶在胚胎 10 周前出现体层发育停顿所致。
- 小型脐膨出是由于腹壁体层在胚胎10周以

后发育停顿所致[12]。

【遗传学特点】

- 脐膨出胎儿 50%～70%伴有其他发育异常，如心脏畸形、膀胱外翻、Beckwith-Wiedermann 综合征、Klinefelter 综合征（先天性睾丸发育不全）等。其中 30%～40%伴有染色体异常，常见 18 三体、21 三体、13 三体、Turner 综合征。

【临床特点及病理学特点】

- 孕 12 周后发现胎儿前腹壁正中向外突出一肿块，脐带从肿块穿出。肿块内为腹腔内容物，表面覆盖有两层膜：内层为腹膜，外层为羊膜。
- 小肠是最常见的脐膨出内容物，肝、胃泡、脾和大肠相对少见。
- 根据脐膨出及腹壁缺损的大小可分为[8]：

  （1）小型脐膨出：腹壁缺损直径＜5cm，腹腔发育已有一定容积，部分中肠已还纳腹腔，并开始肠管的正常旋转，囊内是肠管，在囊膜中央有脐带残株。

  （2）巨型脐膨出：腹壁缺损直径＞5cm 以上，腹腔容积小，中肠全部膨出体腔外，在脐带上方的腹壁缺损一般较下方为大，故肝、脾、胃、胰腺等全部膨出腹腔外，肝呈球形突出腹壁外，是本型的重要标志，在膨出囊膜下方或接近下缘处可见有脐带残株。
- 男性稍多于女性。

【超声特点】

- 正常腹壁超声特点：

  （1）上下及左右连续纵切面及横切面扫查，腹壁回声连续平整。

  （2）腹部横切面脐孔水平大致呈圆形，正常情况下脐血管入口位于前腹壁中央，与后腹壁脊柱回声连成一直线构成此平面的前后径，且与腹壁皮肤同水平，脐带内脐静脉与肝内段相延续（见图 5-11）。

  （3）上述平面可观察到肝、胆、胃、脾及部分肠管。
- 脐膨出的超声特点：
  - 腹部横切面显示缺损位于前腹壁正中，此处皮肤强回声中断，可见边界清楚的包块膨出。脐带入口位于膨出物上端（见图 5-12～图 5-13）。
  - 膨出的内容物可有肠管、肝、胃泡、脾等的回声，还可见心脏、肺等胸腔脏器。小的膨出仅有肠管，大的膨出常见肝（见图 5-14）。
  - 膨出物表面覆盖腹膜及羊膜，呈线样强回声。
  - 膨出物周围可见华通胶囊性结构包绕。
  - 可常伴有羊水过多，胎儿生长发育受限或其他异常。

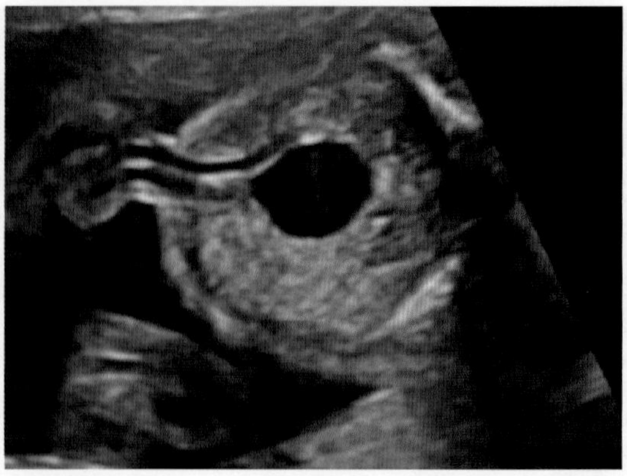

图 5-11　正常脐带入口腹部横切面

【超声鉴别诊断】

- 生理性中肠疝：在胚胎＜12 周脐部膨出物，向外凸出不超过 1cm，内容物只为胎儿肠管，12 周后消失。
- 腹裂：腹裂缺损部位多见中线旁右侧，脐带根部正常，脐带显示正常，疝出脏器表面无包膜覆盖，以小肠多见。

【处理原则和预后】

- 建议产前诊断：排除其他畸形和胎儿染色体异常。
- 染色体正常并且不伴随其他畸形，生存率可以超过 75%。
- 剖宫产不能改善胎儿或新生儿预后。
- 诊断明确后与儿内外科专家制定生后处理方案。
- 分娩时请儿科医生到场。

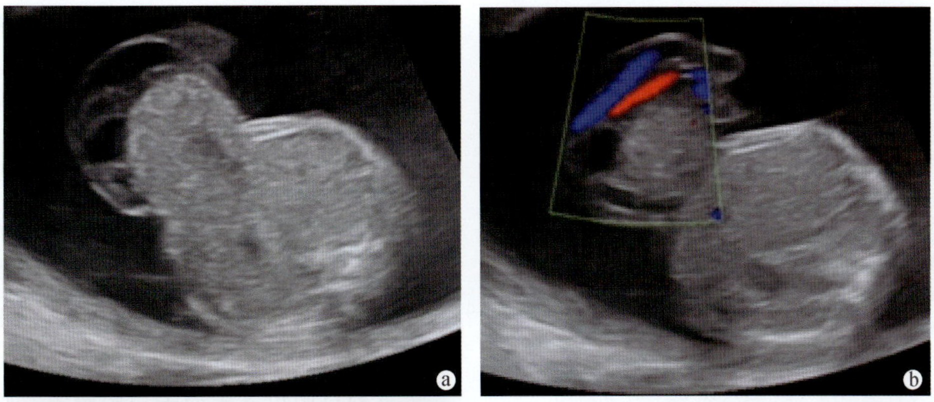

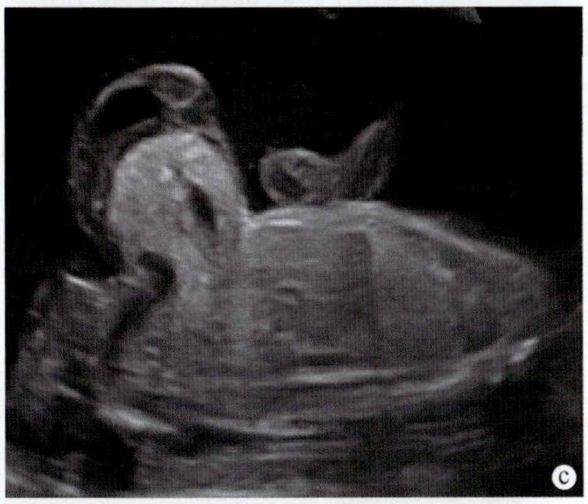

图 5-12　脐膨出

a. 前腹壁正中缺损，可见膨出包块；b. 彩色多普勒显示脐带入口位于膨出物上端；c. 腹部矢状切面显示腹壁缺损及膨出物

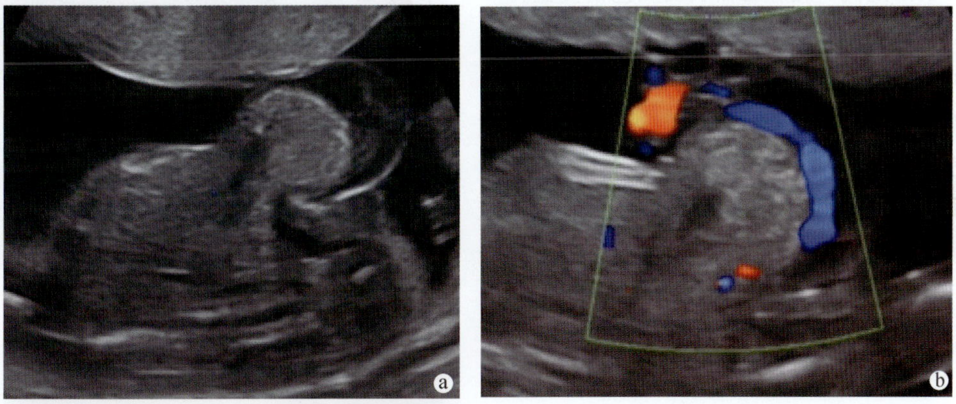

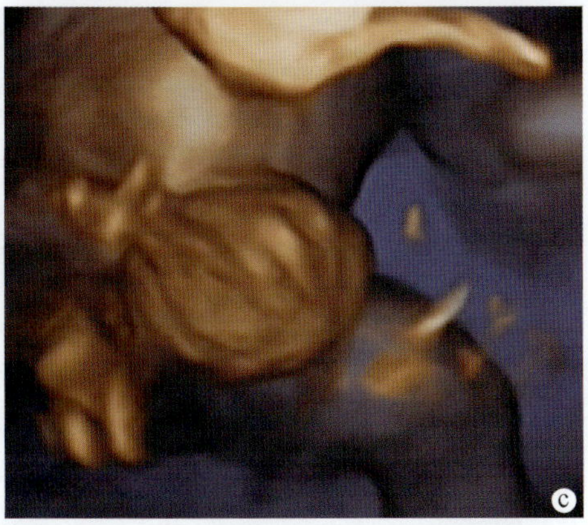

图 5-13　二维及三维超声显示脐膨出

a. 腹部矢状切面显示腹部缺损及脐孔水平膨出物；b. 膨出物内可见肠管及无回声的胃泡，并可见少部分肝脏；c. 三维成像显示胎儿脐膨出

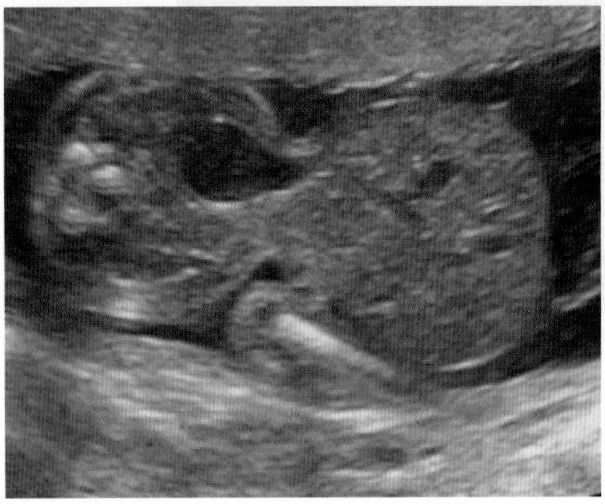

图 5-14

脐膨出内容物：大部分为肝脏，可见部分胃泡

二、腹裂

【定义】

- 腹裂（gastroschisis）是脐旁的腹壁全层缺损，主要见于前腹壁脐血管入口的右外侧，导致腹腔脏器进入羊膜腔。
- 脐带与腹壁相连处为正常；缺损往往较大，大都在2～4cm之间，腹腔脏器表面无包膜覆盖。
- 发病率有很明显的地域差异，活产发病率为1∶5000～1∶2500，无性别差异，多见于小于20岁的年轻产妇[13]。

【组织胚胎学特点】

- 可能与脐静脉过早退变或肠系膜动脉受损有关。

【遗传学特点】

- 合并畸形发生率<10%，常合并肠管发育异常，其他畸形少见[14]。
- 染色体异常风险无明显增加。

【临床及病理学特点】

- 母血清甲胎蛋白增高（95%）。
- 出生后可见中线旁腹壁有缺损，右侧多见，长2～4cm。缺损部位可见小肠和结肠等脱出于腹腔外。
- 无包膜覆盖，肠管长期浸泡在羊水中，受化学刺激造成肠管表面炎性渗出。可见肠管缩短，肠壁肥厚、水肿，肠袢粘连。可有胶冻状物质或胎粪色纤维素假膜附着，一般见不到肠管蠕动。可见羊水粪染。
- 多伴有肠旋转不良。
- 腹腔容量小，脐带正常。
- 常见的伴发畸形是肠道闭锁、肠狭窄，原因与肠系膜血管的受损缺血有关。
- 胎儿生长受限。
- 羊水过多或羊水过少。

【超声特点】

- 典型的超声表现为肠管漂浮于羊水中，如一串葡萄（见图5-15）。
- 脐血管入口右侧腹壁皮肤强回声连续性中断，宽2～4cm，肠管等脏器从脐右侧腹壁裂口脱出，表面无包膜覆盖。脐带附着处正常，可显示正常脐带（见图5-16、图5-17）。
- 腹围小于孕周。
- 游离部分肠管回声增强，肠管扩张，肠壁增厚，蠕动不明显。如有肠管闭锁、扭转或梗阻，肠管内可见致密低回声光点。
- 羊水过多或羊水过少常见。

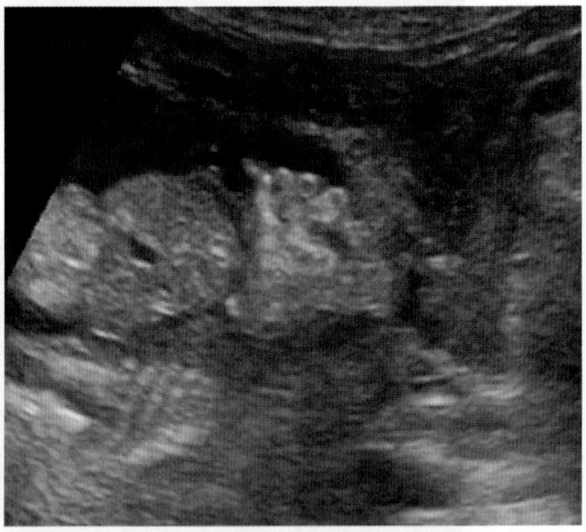

图 5-15　腹裂

肠管漂浮于羊水中，呈“葡萄”状

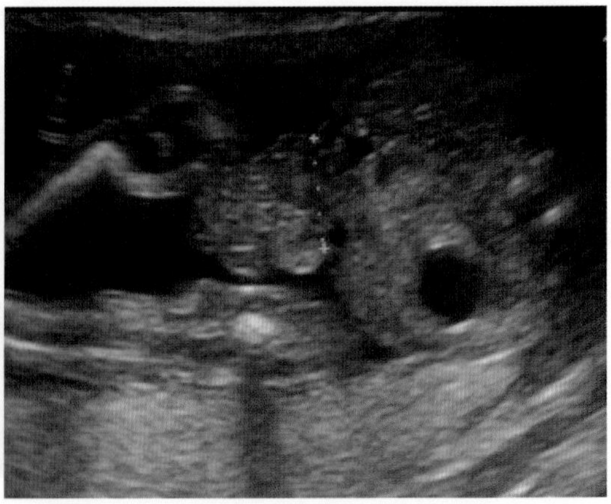

图 5-16　腹裂时脱出肠管无包膜

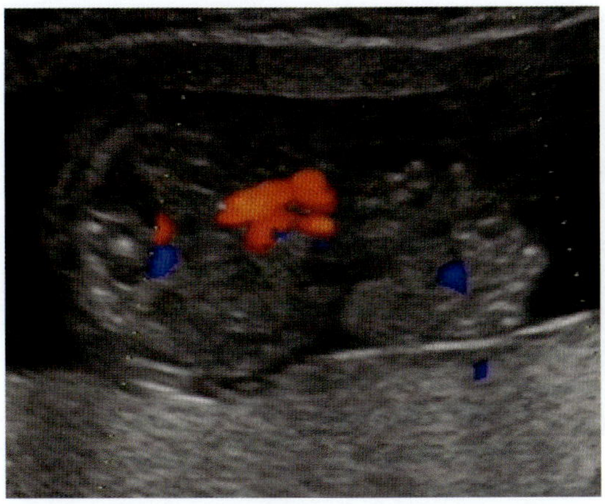

图 5-17 腹裂时脐带附着正常

【超声鉴别诊断】

- 脐膨出：有包膜覆盖、脐带穿过包块。
- 体蒂异常：广泛的前侧腹壁裂，胎儿腹部直接附着于胎盘，无自由浮动的脐带，突出物表面覆盖片状羊膜，脊柱侧凸。常合并多发畸形。
- 泄殖腔外翻：主要是盆腔内无膀胱显示，脐带下腹壁缺损，可见泄殖腔膨出包块。

【处理原则和预后】

- 明确诊断，排除其他畸形。
- 超声动态监测以评估胎儿宫内状况，与儿内外科专家讨论生后处理。
- 无指征提前终止妊娠。
- 分娩方式不影响结果，但通常多选择剖宫产。
- 产后应将肠管置于无菌袋中，尽早争取采用一期手术治疗。
- 存活率超过 80%，死亡率主要与早产、肠缺血或坏死、晚期败血症等有关[15-16]。

三、体蒂异常/肢体-体壁综合征

【定义】

- 由于前腹壁融合失败引起开放性腹壁缺损，使羊膜和胎儿腹膜相连续，羊膜在前腹壁和胎盘间形成连续的薄膜。
- 发病率为 1∶42 000～1∶7500。

【胚胎组织学特点】

- 胚胎发育 4～6 周时，由于出血、坏死、缺氧，导致胚胎组织发育不全或受损，从而导致腹壁关闭失败[8]。
- 早期羊膜部分破裂，羊膜和绒毛膜未闭合，胚胎经破口伸入胚外体腔，由于部分躯体固定，造成脐带极短，腹壁缺损，脊柱畸形。

【遗传学特点】

- 与染色体异常无关，偶发，不具有遗传性。

【临床特点及病理学特点】

- 母血 AFP 可异常升高，羊膜绒毛膜未闭合，羊膜未覆盖脐带，但从脐带边缘呈片状伸出，与胎儿体壁及胎盘是连续的。
- 存在多器官和多系统的异常：脊柱侧凸，肢体畸形，颜面颅脑畸形，脐带极短等，可单独或合并存在。
- 子宫外无法存活。

【超声特点】

- 胎儿广泛前腹壁缺损，腹腔多个脏器突出，表面覆盖羊膜，呈现为胎儿腹部附着于胎盘或与胎膜缠绕在一起（见图 5-18）。
- 脐带缺失或脐带极短，难以显示。
- 神经管畸形如脑膨出、露脑畸形等（见图 5-18）。
- 脊柱侧凸。
- 颜面畸形如唇裂，小头畸形。
- 肢体畸形如肢体缺如，短小，足内外翻（图 5-19b 引产后标本）。
- 羊水过少。

【超声鉴别诊断】

与其他腹壁异常鉴别要点：腹壁缺损同时伴脊柱侧凸时，体蒂异常可能性大。

【处理原则和预后】

明确诊断应终止妊娠，选择阴道分娩。此畸形是致死性的，复发危险性极低。

四、膀胱外翻

【定义】

以膀胱黏膜裸露为主要特征的腹壁异常，可伴有骨骼肌及外生殖器畸形。

【胚胎组织学特点】

- 泄殖腔膜过大使将要发育成为腹部肌及膀胱前壁肌层和浆膜层的间充质细胞移行障碍。
- 骨盆发育异常及耻骨分离异常。

【临床特点及病理学特点】

- 胎儿下腹壁缺损，开放的膀胱前壁缺损，后壁膨出，膀胱黏膜肥厚水肿。

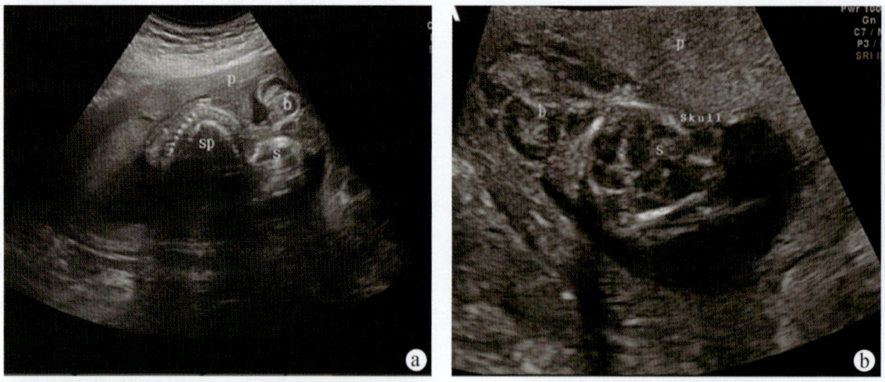

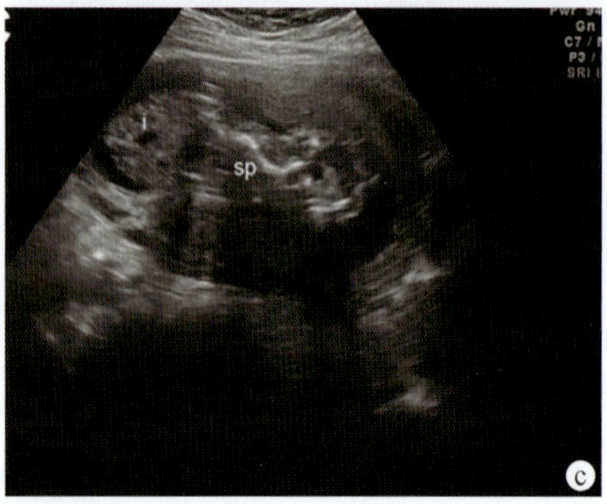

图 5-18 体蒂异常产前超声

a. 脊柱侧凸、颅骨畸形、脑组织附着于胎盘上；b. 颅骨变形、脑组织外露并附着于胎盘上；c. 腹壁缺损、肠管腔膨出体外，附于宫壁之上（b：脑组织；i：肠管；s：颅骨；sp：脊柱；p：胎盘）

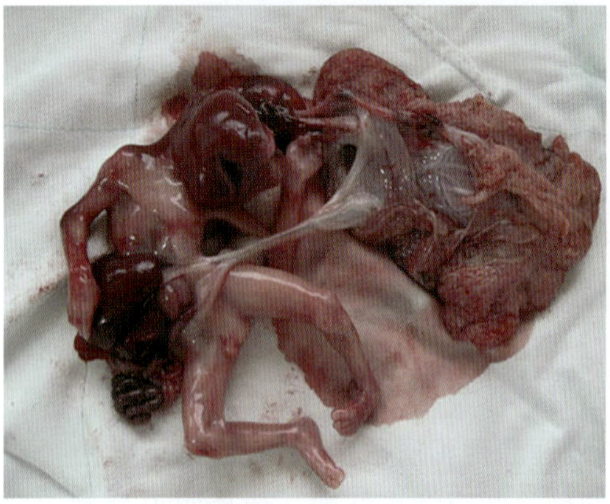

图 5-19 引产标本

产后胎儿及胎盘大体标本（注：图 5-19 引自参考文献 17）

- 脐带起点明显低于正常。
- 尿道背裂，男性胎儿合并阴茎短粗，女性合并阴蒂分离，性别分辨困难。
- 发病率 1/40 000～1/25 000，男性多见。

【超声特点】

- 盆腔内无膀胱显示，彩色多普勒显示两根脐动脉之间无膀胱回声（见图 5-20a，图 5-20b）。
- 脐下腹壁可见较大缺损及软组织肿物自缺损出膨出（膀胱黏膜）（见图 5-20c，图 5-20d）。
- 脐带起点位置低（见图 5-20e）。
- 羊水量正常。
- 双侧肾显示正常。

【超声鉴别诊断】

- 羊水过少或无羊水时，如膀胱未显示，应除外肾缺如或无功能；膀胱外翻时羊水量正常。
- 脐膨出：可见膀胱显示。

【处理原则和预后】

生后可手术治疗。散发性，复发率低。

五、泄殖腔外翻

【定义】

- 又称 OEIS 综合征，包括脐膨出、内脏外翻、肛门闭锁、脊柱畸形[8]。

【胚胎组织学特点】

- 尿直肠隔发育异常使尿生殖窦与直肠分离失败而形成永久性泄殖腔，泄殖腔持续发育，泄殖腔膜在泄殖腔分为直肠和泌尿生殖窦之前消失，膀胱和直肠均暴露在外，造成泄殖腔外翻。

【临床及病理学特点】

- 罕见，活产儿发生率 1∶200 000。
- 还可合并其他泌尿生殖道畸形，骨骼肌畸形，神经管畸形。

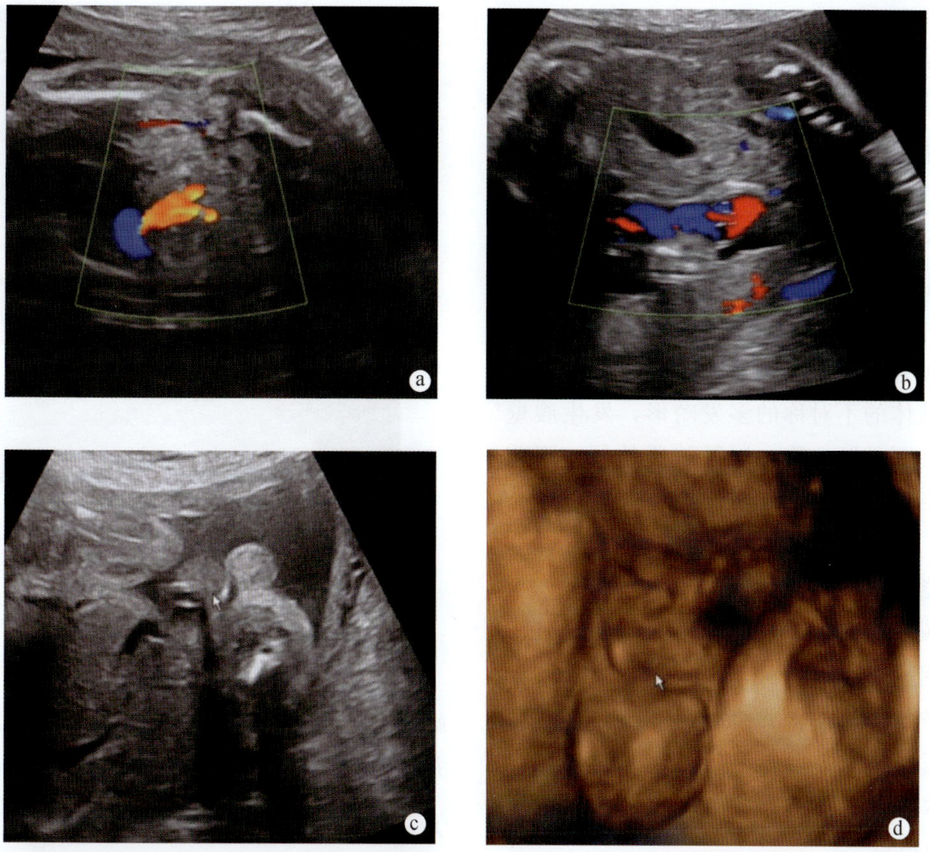

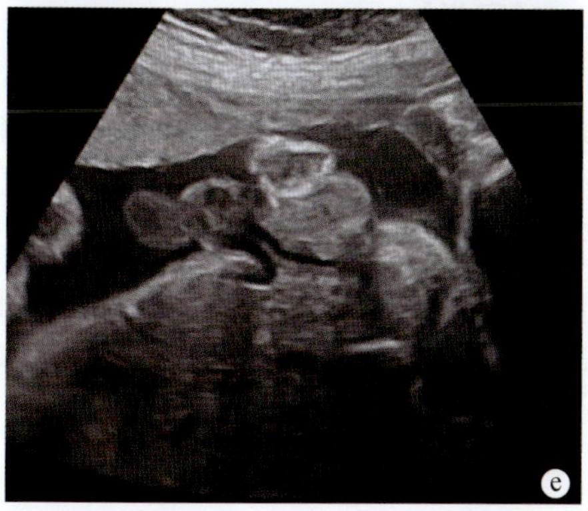

图 5-20 膀胱外翻

a. 盆腔内未见膀胱；b. 脐动脉之间未探及膀胱；c. 箭头所示为膨出的膀胱黏膜；d. 箭头所示为三维成像显示膨出的膀胱黏膜；e. 矢状切面显示脐带起点低

- 母血甲胎蛋白（AFP）及乙酰胆碱酶升高。

【超声特点】

- 下腹壁缺损、脐膨出的超声表现。
- 脐膨出下方见到不规则长形低回声团（扩张终末段回肠）。
- 盆腔正常位置无膀胱样回声显示。可有正常双肾及羊水。
- 耻骨分离或缺如。
- 可见脑积水，脊柱裂。

【处理原则和预后】

因伴有复杂畸形通常致死，可选择终止妊娠。

六、羊膜带综合征

【定义】

由于羊膜黏附、缠绕或切割胎儿某部分造成的一系列先天畸形，又称为 ADAM（amniotic deformity，adhesion，mutilation）复合畸形（羊膜变形、粘连、肢体残缺）。

【胚胎组织学特点】

妊娠早期羊膜破裂，羊膜回缩形成羊膜带，胚胎进入胚外体腔，羊膜带黏附缠绕胎儿结构，造成截断。

【临床及病理学特点】

该综合征包括最轻微的到致死性的结构畸形。常为多发性和不对称性畸形。最常见的是指（趾）、手臂和腿部的缩窄环。还见于头面部、颅脑及脊柱畸形。如羊膜与腹壁粘连，可引起腹壁缺损和腹裂，且常见肝单独外翻。

【超声特点】

- 羊水中可见带样回声漂浮，黏附于胎儿。
- 羊膜带粘连处胎儿可见多发，不对称畸形。面部和肢体的不对称的多发畸形，发生腹壁缺损时，可见肝、脾、胃肠脏器外翻，腹腔内极度空虚，脊柱屈向腹侧。
- 羊水少。

【超声鉴别诊断】

- 应与羊膜片、宫腔粘连、体蒂畸形等鉴别。

【处理原则和预后】

主要取决于畸形程度。严重畸形是致死性的，可考虑终止妊娠。轻微畸形常生后发现，对生存无影响。与染色体异常关系不大，有胎儿镜下宫内压迫带粘连分解的报道。

七、Beckwith-Wiedemann 综合征

【定义】

包括巨大胎、脐膨出和巨舌三联征。故又称脐膨出-巨舌-巨体综合征。

【遗传学特点】

大部分为散发病例。部分为常染色体显性遗传，外显不完全，表型各异。染色体 11p15 的重排可能是引起该综合征的基因突变。

【临床及病理学特点】

发病率 0.7/10 000，胎儿巨大，巨舌，脐膨出。脐膨出最突出。可见内脏肥大。

【超声特点】

- 胎儿前腹壁正中向外突出一肿块，脐带从肿块穿出。肿块内为腹腔内容物，表面覆盖有两层膜：内层为腹膜，外层为羊膜。
- 胎儿颜面矢状切面见舌巨大，突出于口腔（见图 5-21）。
- 腹围明显增大，肾、肝肥大。

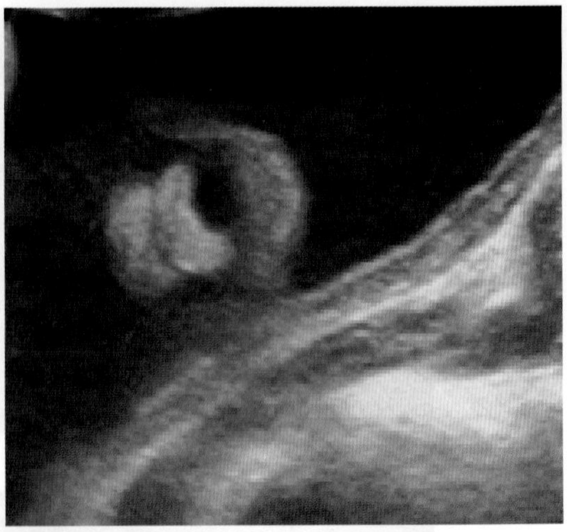

图 5-21　巨舌

- 羊水过多。

【处理原则和预后】

新生儿死亡率约 20%，主要由于充血性心力衰竭。预后主要取决于合并畸形的严重程度及长期合并症。

八、Cantrell 五联征

【定义】

典型征象为心脏异位和腹壁缺损（脐膨出最常见，也可见腹裂畸形），其他三项缺损是中线结构——胸骨末梢、膈肌前部、心包[15]。

【胚胎组织学特点】

受孕后 14～18 天，一侧中胚叶部分发育不全，导致腹壁融合障碍和原始外带不完全融合。

【临床及病理学特点】

- 腹壁缺损可以很小，也可为巨大脐膨出，肠管、肝、心脏均可疝出。脐膨出多偏向于头侧。
- 心脏异位可以是部分性的，或完全位于胸腔外，伴有胸腔积液或心包积液。
- 可合并心血管畸形（心内膜垫缺损、室间隔缺损、法洛四联症），颜面及颅脑畸形。

【超声特点】

- 前胸壁和腹壁缺损。
- 最典型的表现是心脏位于胸腔外并脐膨出。
- 胸腔积液，心包积液的超声特点。

【超声鉴别诊断】

孤立性异位心，异位心合并羊膜带综合征，体蒂异常，孤立性脐膨出，Beckwith-Wiedemann 综合征等。

【处理原则和预后】

存活病例极少，取决于腹壁和心脏缺损的大小、程度和相关畸形。轻度异常可手术治疗。先天性心脏病是新生儿死亡的原因。有生机儿之前终止妊娠。

（张潇潇　时春艳）

第五节　肾大小及形态异常

一、肾缺如

【定义】

- 单侧肾缺如即单侧肾未发育，又称为单侧肾（unilateral kidney），比双肾缺如的发生频率要高。但因没有特异性的症状或体征能提示单侧肾缺如，故发病率不确切，也有报道发病率为 1/1000～1/500。

【胚胎组织学特点】

- 由于一侧输尿管芽不发育，不能诱导生后肾原基使其分化为后肾，从而导致一侧肾缺如，该侧肾血管缺如，常无输尿管。
- 女性常伴有生殖系统畸形。

【遗传学特点】

- 目前尚无染色体异常的相关证据。
- 男女性别比例 1.8：1，这可能与胚胎干细胞发育有关。在男性 Wolffian 管的分化较女性 Müllerian 管的发育要早，前者与输尿管芽的形成在时间上更为接近。
- 据报道有一定家族遗传性[18]。

【临床特点及病理学特点】

- 临床常见特点：一侧肾缺如，对侧肾代偿性增大；如对侧肾发育正常，则不影响泌尿功能；如对侧肾异常或无功能，后果如同双肾缺如。
- 单侧肾缺如常发生在左侧。
- 伴发畸形：男性常合并单侧睾丸发育不良或缺如，女性常合并子宫、阴道畸形。

【超声特点】

- 一侧肾不能显示该侧肾区、盆腔、腹腔均未探及相应肾声像图（图 5-22，图 5-23）。
- 肾上腺“平卧”征：由于肾不发育，该侧肾上腺缺乏肾的压迫与支撑而变得长而扁平，“平卧”在腰大肌前方。不要误认为是发育不良的肾。
- 患侧无肾动脉：腹主动脉冠状切面患侧未见肾动脉发出（图 5-24）。
- 对侧肾稍大。
- 对侧肾正常者无羊水过少，胎儿膀胱显示正常，如对侧肾发育异常影响肾功能，可出现膀胱不显示，羊水过少。
- 产前超声诊断率：据报道超声单侧肾缺如检查率为 1.29%[18-19]。

【超声鉴别诊断要点】

- 异位肾：当在肾区未探及肾结构时，应仔细探查髂腰部、盆腔、对侧肾下方、同侧横膈附近有无肾结构，确定无异位肾后方能诊断肾缺如。
- 双侧肾缺如：在一侧肾区未探及肾结构时，同时要扫查对侧肾区，若无肾结构，同时伴无羊水，需除外异位肾，可诊断。
- 肾多发囊肿：肾缺如的肾区部位被无回声的肠管填充，容易误诊为肾多发性囊肿。
- 胎儿肾发育不良或不全，其结构、体积异常，超声探查中未见正常肾结构容易忽略而误诊为肾缺如，尤其是孕周小时更易误诊。

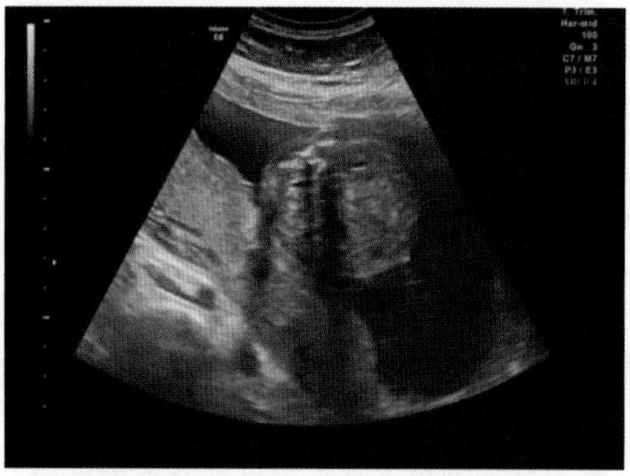

图 5-22　正常胎儿双肾声像图

胎儿腹部横切面，正常双肾图像

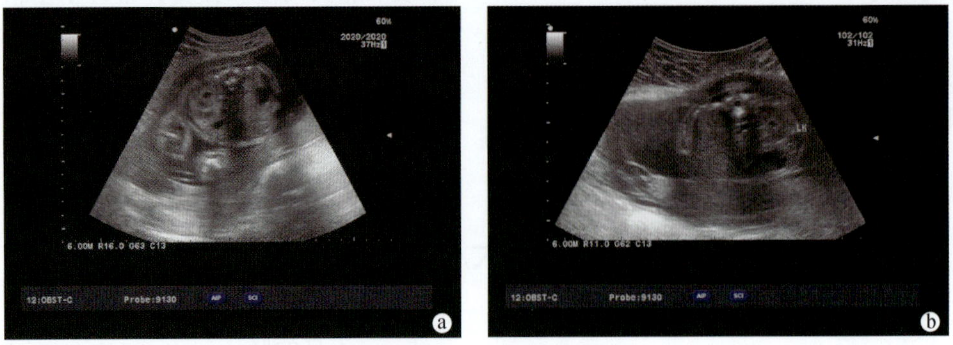

图 5-23 单侧肾缺如声像图

a. 单侧肾缺如胎儿腹部横切面，左侧肾区无肾结构；b. 单侧肾缺如

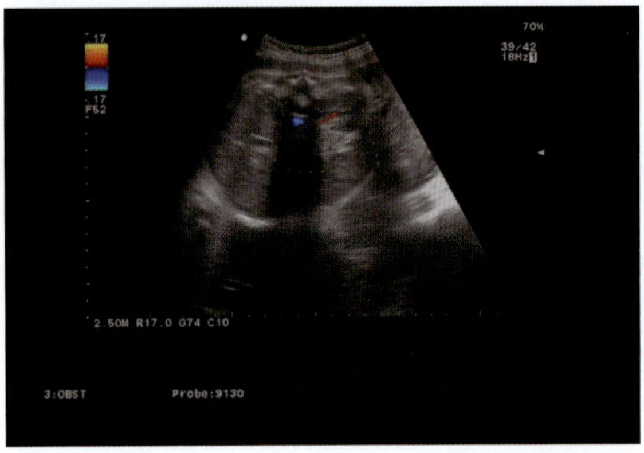

图 5-24 左肾缺如胎儿单侧肾动脉血流多普勒

单侧肾缺如胎儿腹部横切面，仅单侧显示多普勒血流信号

【处理原则和预后】

- 建议产前诊断；
- 除外合并其他畸形；
- 若对侧肾正常，则预后良好；
- 若对侧发育异常，引起羊水过少、胎肺发育不良，则预后差。

二、双肾缺如

【定义】

● 双侧肾不发育（renal agenesis）称为双肾缺如。其发生率约为 1/4000。

【胚胎组织学特点】

● 由于双侧输尿管芽不发育，不能诱导后肾原基使其分化为后肾，从而导致双侧肾缺如。

【遗传学特点】

- 肾缺如为散发性，但也可为常染色体隐性、显性或 X 连锁遗传。
- 再发肾缺如的危险性为 3%，有家族史者，再发风险高。

【临床特点及病理学特点】

- 双肾缺如是泌尿系统最严重的畸形。
- 双肾完全缺如，常导致严重羊水过少。由于羊水过少，胎儿受压及活动受限，进一步导致典型的 Potter 综合征，如耳位低、眼距过远、小下颌畸形、扁平鼻、内眦赘皮、皮肤皱褶、四肢挛缩、足内翻畸形、短头畸形、肺发育不良等。
- 双肾缺如常合并室间隔缺损、法洛四联症、左心发育不良综合征、大动脉转位、主动脉缩窄等心血管畸形以及桡骨缺如、人鱼体序列征、膈疝、脑积水、脊髓脊膜膨出、气管食管瘘、十二指肠闭锁、肛门闭锁、食管闭锁、脐膨出及面部裂畸形[18]。

【超声特点】

- 严重羊水过少：常在17周之后出现。16周

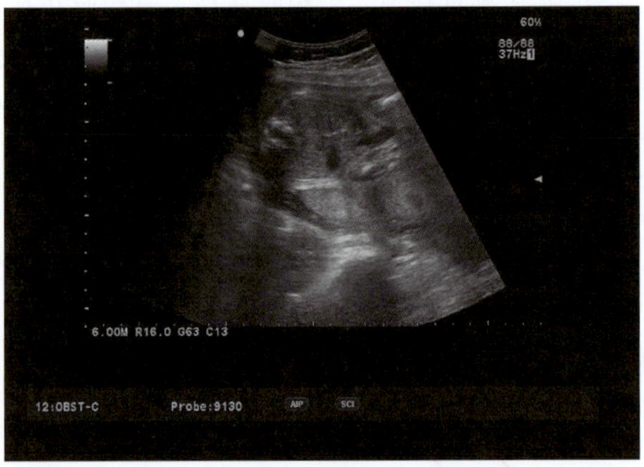

图 5-25 双肾缺如

双肾不能显示

前肾产生的尿液不是羊水的唯一来源，因此16周前羊水量正常不能除外双肾缺如。

- 胎儿膀胱不显示：胎儿膀胱长时间不充盈，超声不能显示无尿液的膀胱，60～90min后重复测量也无膀胱充盈显示，提示无尿液产生。
- 双侧肾不能显示：双侧肾区、盆腔、胎儿腹腔其他部位及胸腔内均不能显示胎儿肾。
- 肾上腺平卧征（见单侧肾缺如）
- 彩色多普勒血流显像不能显示双侧肾动脉，在盆腔两条脐动脉之间不能显示充盈的膀胱。
- 有合并其他畸形时，可出现合并畸形的声像特征[20]。

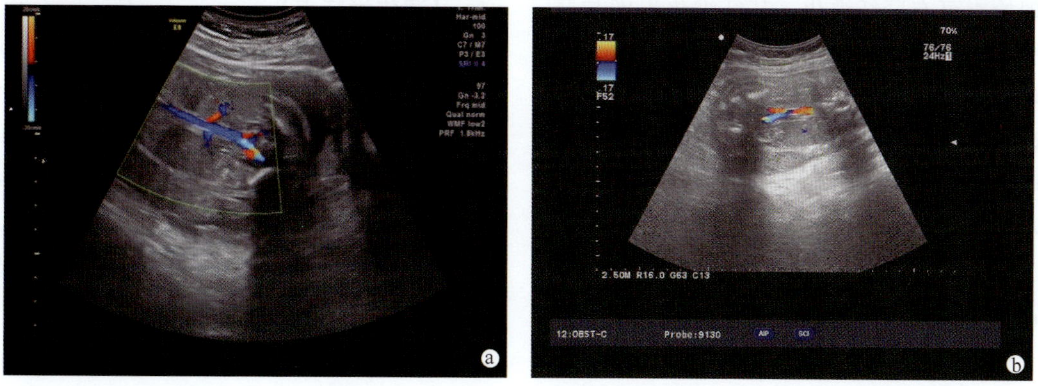

图 5-26

a. 胎儿腹部矢状面图像，正常双肾血管多普勒；b. 双肾缺如彩色多普勒现象盆腔不能显示双侧肾血流及膀胱

【超声鉴别诊断要点】

双肾缺如在孕中期伴有严重羊水过少，需要和以下引起羊水过少的疾病相鉴别：

- 膀胱出口梗阻：膀胱出口梗阻导致膀胱扩张和肾积水，仔细超声检查无论经腹或经阴道均可以将其与肾缺如鉴别。
- 多囊性发育不良肾：累及双侧肾可出现羊水过少，应注意脊柱前方有无不同大小的囊肿形成的囊性包块，可与双肾缺如鉴别。
- 严重的早期胎儿宫内生长受限：严重胎儿生长受限者可能由子宫胎盘循环不良或胎儿染色体引起，胎儿双肾超声可见，结合腹围小、脐动脉多普勒异常及染色体异常可鉴别。
- 自发性胎膜早破：自发性胎膜早破往往病史明确，症状不明显者应详问病史，超声检查时双肾和膀胱均能显示。

【处理原则和预后】

- 双侧肾缺如是致死性的，出生后不能存活。新生儿主要死于严重发育不良。
- 一旦确诊，建议终止妊娠。

三、肾囊性病变

肾囊性疾病种类较多，表现各不相同，遗传方式各异，分类目前多采用Potter分类法[19-20]。

表 5-1 肾囊性疾病的 Potter 分类法

Ⅰ型常染色体隐性遗传性（胎儿型）多囊肾
Ⅱ型多囊性发育不良肾
Ⅲ型常染色体显性遗传性（成年型）多囊肾
Ⅳ型梗阻性发育不良肾

（一）常染色体隐性遗传性（胎儿型）多囊肾（Potter Ⅰ型）

【定义】

- 常染色体隐性遗传性多囊肾（ARPKD）婴儿期多囊肾疾病。
- 活产儿中的发生率大约为1/20 000。

【胚胎组织学特点】

- 本病的特征性表现是集合小管明显伸长，扩张形成无数的小囊。
- 呈囊性扩张的小管主要集中在肾髓质。

【遗传学特点】

- 常染色体隐性遗传，复发风险为25%。
- 遗传学研究显示本病遗传基因位于染色体6p。
- 80%可在孕早期通过绒毛取样获得产前诊断。

【临床特点及病理学特点】

- 临床表现为双侧肾对称性的增大。

- 妊娠晚期胎儿肾均为3～10倍正常大小，可能导致难产。
- 病理结果显示扩大的肾实质内集合管的囊性扩张，呈反射状排列。
- 本病常累及肝，表现为肝门静脉和肝内小叶不同程度的纤维化和胆管过度增生。
- 病理检查可有肝纤维化，其纤维化程度与肾囊性病变的严重程度相反。

【超声特点】

- ARPKD典型超声表现为肾体积显著增大伴回声增强，皮髓质分界不清，但肾形状不变，伴羊水过少。
- 大多数患者为双侧肾受累增大，也有一侧受累肾大小正常而对侧明显增大的个例报道。
- 另一种表现形式是肾增大，皮髓质回声相反。
- 以上表现于妊娠24周前可能不明显，有时到孕晚期才出现，因此在孕中期超声筛查时，不能完全排除[20]。

【超声鉴别诊断要点】

- 常染色体显性遗传性多囊肾（ADPKD）：ARPKD常伴羊水中度或严重过少，ADPKD羊水量在正常范围，两者鉴别还可以通过绒毛的分子基因研究进一步证实。
- 双侧多囊性发育不良肾：超声肉眼可见的囊肿为明显特征加以区分。

【处理原则和预后】

- 产前发现羊水过少、肾回声增强、增大等情况，应积极进行产前诊断以明确ARPKD诊断。
- 预后取决于肾疾病的严重程度，在围生儿期就表现严重的肾疾病者预后最差。
- 新生儿期多数死于严重肺发育不良。新生儿期存活者预后较好，女性一年内存活率约82%，男性约94%。

（二）多囊性发育不良肾（Potter Ⅱ型）

【定义】

- 多发囊肿和发育不良组织替代了无功能的肾组织。
- 多囊性发育不良肾（MCDK），是儿童期最常见的肾囊性疾病。
- 活产儿中发生率为1/3000。
- 单侧多发，双侧发生率可达23%。
- 40%有对侧肾异常。

【胚胎组织学特点】

- 中肾及输尿管芽发育受阻，集合管分化受损，与肾单位未连通，结果产生多个大小不等、互不相通、囊壁光滑的无功能囊肿，这也与早期输尿管和肾盂闭锁及肾动脉细小或缺如有关。

【遗传学特点】

- 大多数为散发病例，仅有几例家族病例报道。
- 再次妊娠再发风险小。

【临床特点及病理学特点】

- 最早12周可诊断本病，孕18周后才能清晰显示。
- 常累及整个肾呈囊性改变，少有累及部分肾，特别是重复肾的上极，也有累及交叉异位融合肾的报道。
- 21%～42%合并对侧肾畸形，5%～26%合并肾外畸形（心脏、肠道等）。
- 最常见的合并畸形是膀胱输尿管反流，更严重的为肾缺如、发育不良、肾盂输尿管连接处梗阻等。

【超声特点】

- 脊柱前方多个不同大小的囊肿形成的囊性包块，其内可见团状实性回声团。
- 囊肿随机分布，大小、形状不等。
- 无正常肾实质组织。
- 如果累及双肾，常有羊水过少和膀胱不显示[19-20]（图5-27）。

【超声鉴别诊断要点】

- 肾积水：单侧MCDK表现为中央是大囊而周边是小囊肿时应与肾积水鉴别，而前者囊与囊之间是互不相通的。
- 肾缺如：双侧MCDK应与肾缺如鉴别，两者都在肾区探测不到正常的肾回声，但MCDK可出现边界清晰、大小不等的多发囊肿的超声特征。
- 常染色体隐性遗传性多囊肾（ARPKD）：ARPKD表现为增大的双侧肾样回声，无肉眼可见囊肿。
- 常染色体显性遗传性多囊肾（ADPKD）：ADPKD宫内罕见，超声图像肾回声内少量肉眼可见囊肿，且羊水正常。

【预后】

- 单侧MCDK的患者，如果对侧肾发育正常，

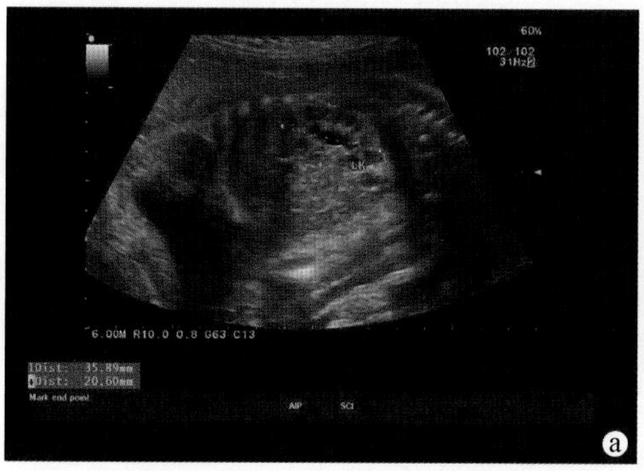
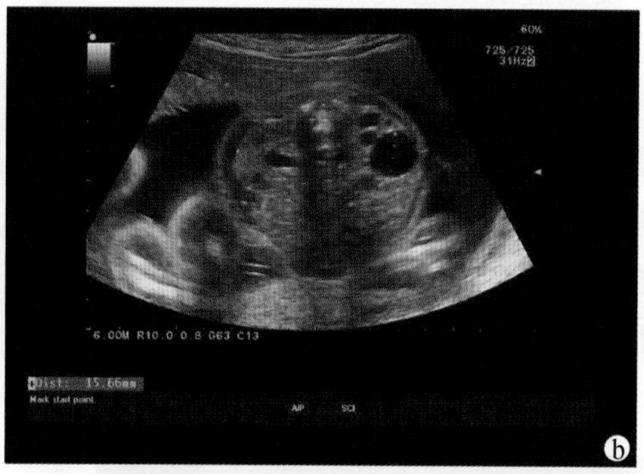

图 5-27 多囊性发育不良肾

a. 胎儿腹部矢状面，见肾区大小不等囊区；b. 冠状切面，可见脊柱一侧多个大小不等囊区

则预后良好。如果对侧肾也存在异常，则预后取决于对侧肾的严重程度。合并肾外畸形预后不良。生后应长期随访。

- 18%的单侧 MCDK 生后 1 岁内消失；13%在 2 岁内消失；23%在 2～5 岁消失；44%在 5 岁后仍维持不变。
- 双侧 MCDK 预后差，因常伴持续羊水过少，导致严重的肺发育不良，往往在新生儿期死亡。

（三）常染色体显性遗传性（成年型）多囊肾（Potter Ⅲ型）

【定义】

- 常染色体显性遗传性（成年型）多囊肾（ADPKD）的发生率活产儿中为 1/1000～1/800，通常无症状，常在 50 岁左右出现高血压和终末肾衰竭时才发现。复发风险为 50%。是最常见的多囊肾类型。

【遗传学特点】

- 本病呈遗传多态性，90%的病例与位于 16 号染色体短臂上的 *PKD1* 基因有关。
- 1%～4%的病例与位于 4 号染色体上的 *PKD2* 基因和基因位点不明的 *PKD3* 有关。

【临床特点及病理学特点】

- 主要病理特征是肾单位囊性扩张及肾增大，含有多个大小不等的囊肿。

【超声特点】

- 典型的超声表现与 ARPKD 相似，都为肾增大、回声增强。
- 大部分表现为肾皮质和肾髓质分界特别明显。
- 超声图像肾回声内少量肉眼可见囊肿。
- 羊水正常。

【超声鉴别诊断要点】

- ARPKD：ADPKD 羊水量在正常范围，而 ARPKD 则常伴羊水中度或严重过少，两者鉴别还可以通过绒毛的分子遗传学研究进一步证实。
- 多囊性发育不良肾：脊柱前方多个大小不等的囊肿形成的囊性包块，其内可见团状实性回声团；囊肿随机分布，大小、形状不等，无正常肾实质组织。

【预后】

- 产前诊断的病例很难评估其预后。
- 有报道 1 年生存率 57%，存活者中 67%的发展为高血压，约 3%的病例至 3 岁时发展为终末性肾衰竭。
- 羊水过少虽然不常发生，但是如果存在，则预后不良。

（四）梗阻性囊性发育不良肾（Potter Ⅳ）

【定义】

- 因长时间梗阻而造成的肾囊性改变，导致发育不良。

【胚胎组织学特点】

- 梗阻性囊性发育不良肾是由于早孕期或中孕早期肾梗阻所致。
- 本病与 MCDK 不同，后者的梗阻发生在肾发育的更早期。

【临床特点及病理学特点】

- 本病通常由尿道梗阻所致，影响双侧肾；如果梗阻发生在肾盂输尿管连接处或输尿管下段，可仅影响单侧肾。
- 病理表现为排列紊乱的上皮细胞被纤维组织

和多个皮质囊肿所包绕。

【超声特点】

- 典型的超声特征为肾缩小伴回声增强，有周围皮质囊肿形成。
- 肾回声增强，也提示肾发育不良；若回声正常，不能除外肾发育不良。
- 肾梗阻可能产生钙化和周围积液，说明肾已发展到严重发育不全[20]。

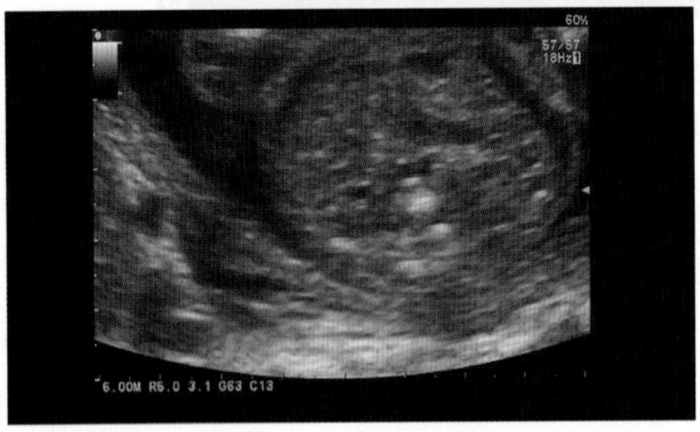

图 5-28　右肾发育不良

【超声鉴别诊断要点】

- 与 ARPKD 和 ADPKD 相鉴别，要点：

【处理原则和预后】

- 预后取决于肾发育不良的程度，如果羊水过少伴双肾回声增强，往往预后不良；
- 羊水正常，肾发育不良较轻或者单侧肾发育不良，预后较好。

四、异位肾

【定义】

- 后肾在发育成熟后未达到正常的位置称为异位肾（ectopic kidney）。是一种较为常见的先天畸形，发生率约为 1/200。
- 异位肾可能出现在不同位置，根据异位位置不同分为盆腔异位肾、交叉异位肾和胸腔异位肾[15]。

【胚胎组织学特点】

- 形成原因为后肾在发育成熟后未达到正常的位置。

【遗传学特点】

- 尚不清楚

【临床特点及病理学特点】

- 盆腔异位肾（pelvic kidney）
    - 占异位肾的 50%，大多体积小于正常肾，常有旋转不良。
    - 肾血管可来源于主动脉，也可来源于髂总或髂外动脉，少数可合并 1 根或多根迷走动脉。
    - 输尿管较短，在同侧进入膀胱。
    - 可合并肾盂积水、肾发育不良、多囊性发育不良肾。
- 交叉异位肾（crossed ectopic kidney）
    - 约占异位肾 44%。
    - 指一侧肾越过脊柱到对侧，导致一侧有两个肾，而另一侧肾缺如。
    - 两根输尿管起始在同侧，快入盆时异位肾的输尿管仍回到另一侧入膀胱。
    - 可出现肾下极融合，也可无融合，少数可合并肾积水。
    - 左侧肾异位到右侧这明显居多。
- 胸腔异位肾（intrathoracic kidney）
    - 极少见。
    - 是指肾的全部或部分通过横膈进入胸腔纵隔内。
    - 胸腔异位肾的肾蒂和输尿管往往正常，但输尿管被拉长，多能正常进入膀胱。

【超声特点】

- 盆腔异位肾（见图 5-29）
    - 一侧肾床区不能显示肾。
    - 同侧肾上腺呈“平卧”征。
    - 对侧肾较大。
    - 盆腔内显示一异位肾图像或一实性包块。
    - 异位肾发育不良、肾积水或多囊性发育不良肾时，有相应表现。
    - 交叉异位肾
        - 一侧肾床区不显示肾，肾上腺呈“平卧”征。
        - 多发生在左侧。
        - 对侧肾明显增大，呈分叶状，多为下极融合，也可表现为完全独立的两个肾图像，多于右侧。
    - 胸腔异位肾（intrathoracic kidney）
        - 在正常肾区未见肾显示。
        - 在胸腔纵隔内检出肾图像。

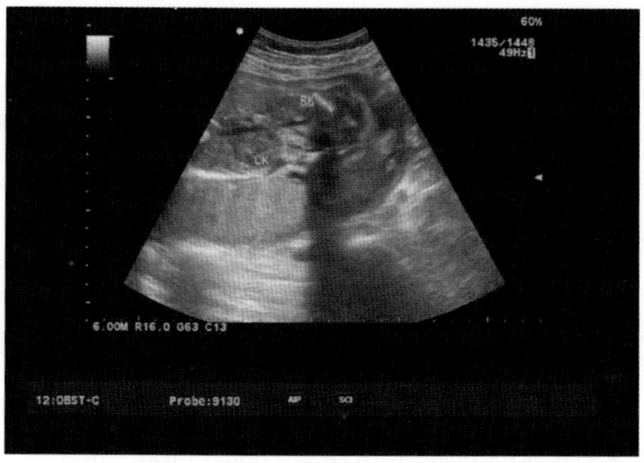

图 5-29　盆腔异位肾（右肾异位）

【超声鉴别诊断要点】

- 单侧肾缺如：脊柱一侧肾床内探测不到正常肾结构回声，对侧肾正常或轻度增大，应仔细排查胎儿胸腹腔有无异常似肾结构回声，以除外肾缺如。

【处理原则和预后】

- 预后较好，多数无症状。
- 伴有 VACTERL 联合征者，预后不良。

（刘　喆）

第六节　尿路扩张

一、肾盂扩张

【定义】

- 胎儿肾盂扩张（pyelectasis）可由泌尿道梗阻性病变和非梗阻性病变（如膀胱输尿管反流）引起。最常见的原因是肾盂输尿管连接处梗阻、膀胱输尿管反流、膀胱输尿管连接处梗阻、后尿道瓣膜以及重复肾的梗阻。
- 胎儿肾积水的准确发病率尚无定论，据估计胎儿尿道扩长发生率大于1%，部分为一过性的，轻度或中度肾积水在生后常自行消失，而出现肾病理改变者仅为1/500[15]。

【病因】

- 双侧肾盂扩张
  双侧肾盂输尿管连接处梗阻；
  双侧膀胱输尿管连接处梗阻；
  双侧膀胱输尿管反流；
  巨膀胱巨输尿管综合征；
  后尿道瓣膜梗阻；
  尿道闭锁；
  输尿管囊肿梗阻；
  巨膀胱巨结肠综合征；
  先天性巨输尿管；
  残留性泄殖肛；
  子宫阴道积水。
- 单侧肾盂扩张
  单侧肾盂输尿管连接处梗阻；
  单侧膀胱输尿管连接处梗阻；
  重复肾畸形伴输尿管囊肿或输尿管异位开口合并梗阻；
  正常肾伴输尿管囊肿梗阻；
  巨输尿管。

【分级】

- 美国胎儿泌尿学会建议将胎儿上尿路扩张分为5级：
  0级：无肾盂扩张；
  Ⅰ级：仅肾盂扩张；
  Ⅱ级：肾盂扩张，肾盏可见；
  Ⅲ级：肾盂肾盏均扩张；
  Ⅳ级：除Ⅲ级表现外，扩张更严重，伴有肾皮质变薄[21]。

【遗传学特点】

- 当肾盂扩张合并其他多发畸形时，胎儿染色体异常的风险大约为30%；
- 当仅单纯肾盂积水，染色体异常风险很低，不主张侵入性检查。

【诊断标准】

目前诊断标准尚无定论，下述诊断标准敏感性高，但特异性低。符合下述任何一条者考虑肾盂积水：

- 肾盂 AP 值（前后径测量截断值）在33周之前，肾盂前后径≥4mm；33周后，肾盂前后径≥7mm[22]。
- 肾盂扩张前后径/肾前后径>0.28。
- 肾盏扩张

【处理原则和预后】

- 肾盂扩张<4mm，大多数胎儿为正常胎儿。
- 肾盂扩张为4～10mm或者伴膀胱扩张、输尿管扩张、肾盏扩张以及仅可显示肾盏的肾盂扩张（Ⅱ度肾盂扩张），应在以后妊娠过程中随访观察检测。
- 肾盂扩张>7mm以上，应在新生儿期超声检查。
- 肾盂扩张在10mm以内，肾盂/肾前后径之比小于0.5，且胎儿无其他异常发现，则预后较好。
- 肾盂扩张>10mm，出现肾病情况的可能性明显增加，产后应进行新生儿肾功能检测和超声及造影检查等以除外梗阻和膀胱输尿管反流。
- 产后随访原则：生后5～7天最佳。此时新生儿已不再受母体孕激素影响导致平滑肌松弛，部分轻度肾盂扩张可以消失。而生后48h内，新生儿轻度脱水可能导致肾超声出现假阴性[22]。

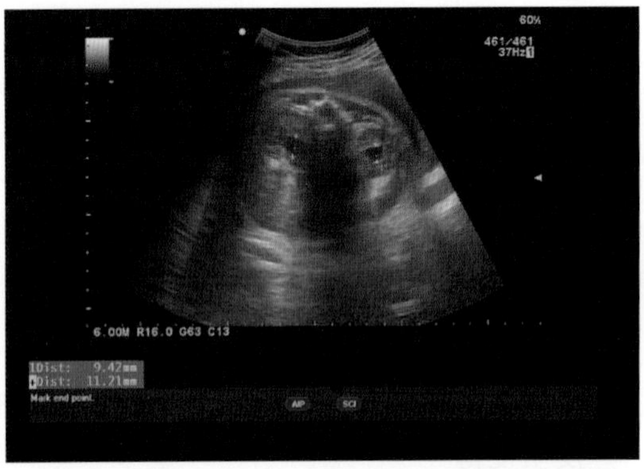

图 5-30 双侧肾盂轻度扩张

一侧肾盂前后径为9.42mm，对侧肾盂前后径为11.21mm

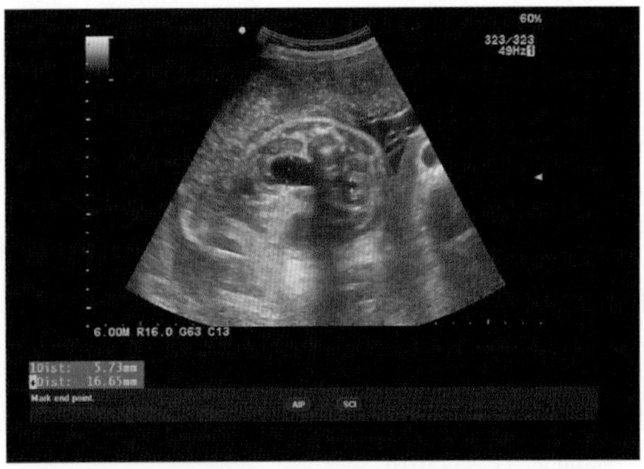

图 5-31 右侧肾盂积水

一侧肾盂明显增宽，前后径达16.65mm

二、输尿管扩张

（一）膀胱输尿管连接处梗阻（非反流性输尿管扩张）

【定义】

- 梗阻出现在膀胱输尿管连接处，原因为远端输尿管局部功能不全或生理性狭窄，需无反流和无膀胱出口梗阻才能诊断。
- 10%的肾积水由本病引起，活产儿中发病率为1/6500。

【遗传学特点】

- 男性居多，男女比例为2∶1。

【超声特点】

- 本病的超声表现主要是扩张的输尿管呈蛇形弯曲状扩张，位于脊柱旁，与肾盂相通（见图5-32）。
- 输尿管及肾盂均扩张，而膀胱和羊水量正常。
- 双侧受累者达25%[14]。

【超声鉴别诊断要点】

- 单侧膀胱输尿管反流：产前很难与本病鉴别，因为膀胱出口梗阻也可出现非对称性上尿路梗阻，表现为一侧肾盂和输尿管明显扩张，另一侧相对正常。
- 正常肠管：扩张的输尿管应与正常肠管相鉴别，肠管内有胎粪，回声相对高，输尿管内为尿液，回声相对低。

【处理原则和预后】

- 40%以上的病例不需任何治疗可自发消失；

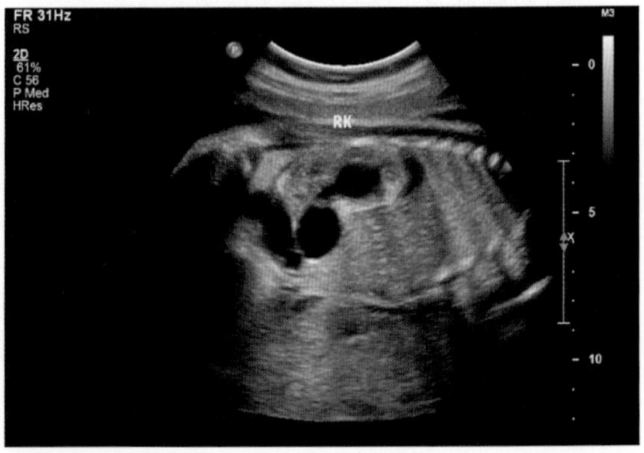

图 5-32 肾盂输尿管扩张

胎儿矢状切面，扩张输尿管蛇形迂曲，与扩张肾盂相连

- 如输尿管直径小于 6mm，一般无需手术，预后较好；
- 输尿管直径若大于 10mm，需手术矫正可能性较大，预后较差。
- 产前一经诊断本病，应随访跟踪，新生儿应行排泄性膀胱尿道造影，排除反流存在以及放射性核素肾显影评估分侧肾功能。分侧肾功能差者应考虑手术治疗。

(二) 输尿管囊肿和异位输尿管开口

【定义】

- 输尿管囊肿（ureteroceles）是膀胱内黏膜下输尿管的囊性扩张，囊肿呈气球样突入膀胱内，囊壁外层由膀胱黏膜覆盖，内层为输尿管黏膜组成，其间为结缔组织和平滑肌纤维。
- 输尿管没有进入膀胱三角区，开口在膀胱三角区以外。

【遗传学特点】

- 输尿管囊肿与输尿管异位开口发生率不清，估计约为 1/9000；
- 女性多见，为男性的 3～4 倍。男性中 40%的输尿管囊肿来源于单一集合系统。

【临床特点及病理学特点】

- 约 80%来自于重复肾畸形且多发于重复肾的上半肾。10%～20%的输尿管囊肿来自单一集合系统。
- 10%～15%发生在双侧。
- 输尿管异位开口位置男女各异。男性可开口于后尿道、输精管、精囊、射精管、膀胱颈部。

【超声特点】

- 病变侧肾常增大，有两个集合系统。肾积水常发生在重复肾的上半部分，而下半部分呈正常的强回声而无分离。
- 输尿管下段梗阻严重者，可出现上部肾囊性发育不良，常表现为 Potter Ⅱ型和Ⅳ型发育不良。
- 输尿管呈不同程度的扩张，上方与肾上部扩张的肾盂连通，下方常蛇形弯曲，可突出于膀胱内形成输尿管囊肿（见图 5-33）。
- 重复肾不伴肾积水，则超声诊断困难。由于各种原因，产前诊断率 39%。
- 如果重复肾上部肾盂积水，膀胱底内段输尿管扩张而又无输尿管囊肿时，应高度警惕输尿管异位开口[14]。

【超声鉴别诊断要点】

- 膀胱输尿管连接处梗阻：75%为单侧病变。单侧膀胱输尿管连接处梗阻可出现非对称性上尿路梗阻，表现为一侧肾盂和输尿管明显扩张，另一侧相对正常。
- 后尿道瓣膜：巨大的输尿管囊肿可使尿道梗阻并产生与后尿道瓣膜类似的表现，但后尿道瓣膜只出现在男性，而本病女性多见。

【处理原则和预后】

- 产前诊断本病者预后良好，受累肾的预后取决于上半部分肾的功能。上半部分功能良好，可经尿道行输尿管囊肿的穿刺治疗，无功能部分肾通常需外科切除。
- 产后追踪观察包括新生儿肾超声检查和排泄性膀胱尿道造影和放射性核素肾显像。

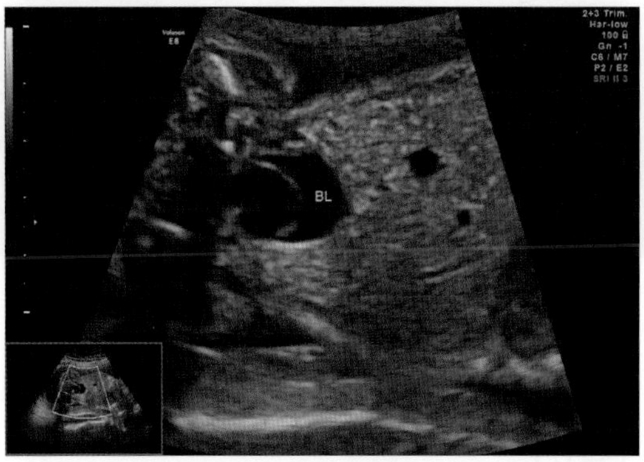

图 5-33 输尿管囊肿

膀胱内黏膜下输尿管的囊性扩张，囊肿呈气球样突入膀胱内

(三) 先天性巨输尿管

【定义】

- 先天性巨输尿管（congenital megaloureter）又称为原发性巨输尿管症，是输尿管功能性梗阻，即只有输尿管、肾盂扩张，而病变部位（输尿管远端）没有发生器质性梗阻，无膀胱输尿管反流，也无神经源性膀胱所致的输尿管病理改变。

【临床特点及病理学特点】

- 典型表现为输尿管下段、中下段或全程呈梭形扩张。
- 男性居多，单侧居多，常见于左侧。

- 可自行好转。

【超声特点】

- 本病无特异性表现，主要表现为肾盂积水和输尿管明显扩张，扩张的输尿管迂曲。
- 无器质性病变，无膀胱输尿管反流证据。

【超声鉴别诊断要点】

- 膀胱输尿管连接处梗阻：表现为输尿管蛇形弯曲扩张，伴肾盂扩张（见图 5-34）。
- 正常肠管：扩张的输尿管应与正常肠管相鉴别。

【处理原则和预后】

- 本病预后良好，部分病例可自行缓解。

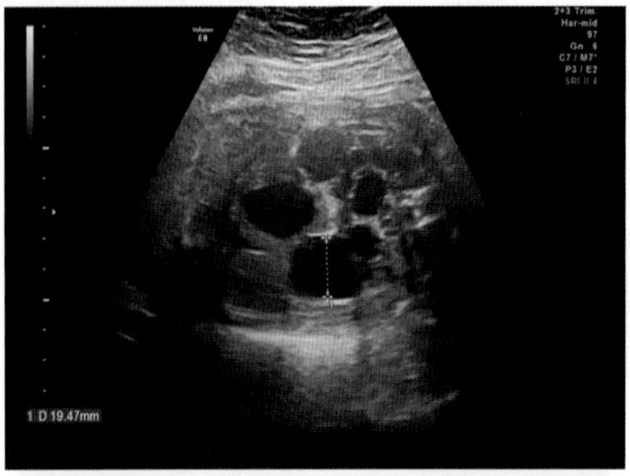

图 5-34 扩张的右侧输尿管

（四）膀胱输尿管反流

【定义】

- 膀胱输尿管反流（vesicoureteral reflux）多见于欧洲和非洲，女性多见，女男比例约为 4∶1。小儿人群中发病率约 0.1%～1%。

【临床特点及病理学特点】

- 据报道，约占胎儿肾积水的 20%，胎儿期发现者 80%为男性。
- 婴儿期反流患儿中双侧反流可高达 66%，且患儿出现尿路感染症状前就已有 40%有肾瘢痕形成，说明肾结痂和肾损害可能在宫内已存在。
- 临床上多在反复尿路感染后出现[23]。

【超声特点】

- 超声无特异性表现，仅为不同程度的肾积水及输尿管扩张。

【处理原则和预后】

- 35%以上的病例在 2 岁以内反流可自行消失。
- 若儿童期的反流未能有效控制，成人后可出现反流性肾病，导致肾衰竭。

（五）后尿道瓣膜

【定义】

- 后尿道瓣膜（posterior urethral valves）是后尿道内一软组织瓣膜导致尿路梗阻，是先天性下尿路梗阻的最常见原因。

【胚胎组织学特点】

- 后尿道瓣膜形成于胚胎早期，因此它不仅会影响泌尿系统发育和功能，还会影响胎儿的多系统发育。
- 患本病胎儿约 43%合并其他畸形，包括心脏畸形，肠旋转不良、肛门闭锁等。

【遗传学特点】

- 本病仅见于男性。
- 约大于 8%～20%的胎儿存在染色体畸形。

【临床特点及病理学特点】

- 后尿道瓣膜可呈双叶状、隔状或黏膜皱襞样。由于瓣膜的梗阻，导致膀胱极度扩张及膀胱壁增厚、纤维化从而导致膀胱输尿管反流、输尿管扩张、输尿管壁增厚及纤维化，进而导致肾积水；肾内压力升高导致集合系统受损，肾小管浓缩功能障碍，尿液生成增加，加剧了输尿管膀胱的扩张，恶性循环，最终导致瘢痕肾及肾衰竭。
- 由于有后尿道瓣膜，胎儿尿液不能排入羊膜腔，导致羊水过少，从而导致一系列严重改变，如肺发育不良、Potter 面容等，而胎儿肺发育不良是新生儿期常见的死亡原因。
- 本病仅见于男性胎儿。
- 发病率为 1/8000～1/5000，占胎儿尿路梗阻的 9%[23-24]。

伴发畸形：43%的胎儿合并其他畸形，包括心脏畸形，肠旋转不良、肛门闭锁和膀胱直肠瘘。

【超声特点】

- 本病最常见的超声征象：膀胱明显扩张，膀胱壁明显增厚。
- 后尿道明显扩张。典型超声表现为后尿道“钥匙孔”样与膀胱相通。
- 双侧输尿管扩张及不对称性双肾积水。无此表现者不能除外本病。
- 50%以上的病例存在羊水过少。

- 肾皮质囊肿和肾回声增强是超声提示肾发育不良的典型表现。
- 当梗阻严重导致膀胱破裂时可引起尿性腹水和腹腔内钙化性强回声；当导致肾盏破裂可形成肾周尿性囊肿[14]。

【超声鉴别诊断要点】

- 尿道闭锁：可能与本病有相同表现，超声发现无羊水，但男性女性均可发生，且更为少见。
- Prune Belly 综合征：患儿腹部肌肉组织缺如或松弛，超声表现为膀胱壁薄，全部尿道扩张，但不出现特征性“钥匙孔”样改变。
- 巨结肠：患儿膀胱壁薄，超声无后尿道扩张表现，羊水量正常或增加可鉴别，且巨结肠女性多见。

【处理原则和预后】

- 本病总的死亡率达 63%。幸存者中 30%在 4 岁前可出现终末肾衰竭。
- 若孕中期即出现严重羊水过少（>90%），肾积水及肾回声增强，则预后极差，围生期死亡率几乎 100%；若孕期羊水正常，肾积水稳定，则预后好。
- 为提高生存率及避免肾发育不良，可选择应用胎儿介入治疗，之前应进行胎儿染色体检测以除外染色体畸形[25]。

（刘　喆）

第七节　膀胱径线异常

一、胎儿巨膀胱

【定义】

- 胎儿巨膀胱的声像图主要为在胎儿下腹部可见异常增大的无回声区（14 周前膀胱直径>7mm，也有认为 8mm 就属于膀胱增大）（见图 5-35）。反复探测不消失，并可见肾盂轻度扩张、肾盂积水、羊水过少[26]。
- 由于正常胎儿膀胱每 30～45min 充盈与排空 1 次，故于妊娠中期行超声检查若发现膀胱异常增大，应等待胎儿排尿，如排尿后未见膀胱缩小方可诊断为胎儿巨膀胱。
- 胎儿巨膀胱的病因根据是否存在膀胱流出道梗阻可分为梗阻性和非梗阻性胎儿巨膀胱。

（一）梗阻性胎儿巨膀胱

1. 后尿道瓣膜

详见本章第六节。

2. 尿道闭锁

【胚胎组织学特点】

- 由于尿道闭锁导致尿道完全梗阻。

【遗传学特点】

- 可发生于女性，也可发生于男性胎儿。

【临床特点与超声特点】

- 与严重的后尿道瓣膜梗阻表现相似。
- 发生于男性胎儿时，很难与后尿道瓣膜区分。

【处理原则和预后】

- 预后极差，常为致死性，与染色体异常相关。
- 幸存者多合并有脐尿管瘘或膀胱直肠瘘。

（二）非梗阻性胎儿巨膀胱

1. 巨膀胱-小结肠-小肠蠕动迟缓综合征

【胚胎组织学特点】

- 平滑肌功能异常。

【遗传学特点】

- 常染色体隐性遗传病。
- 女性多于男性，男女比例为 1∶4。

【临床特点】

- 表现为小肠梗阻、小结肠和巨大膀胱。

【超声特点】

- 膀胱明显扩张，但有排尿缩小。
- 双肾积水。
- 胃扩张，小肠不同程度扩张，蠕动少。
- 羊水量正常或增加。

【处理原则和预后】

- 预后差，为致死性。

2. 胎儿梅干腹综合征

【胚胎组织学特点】

- 腹壁肌肉完全缺如或由薄而无功能的纤维组织代替。

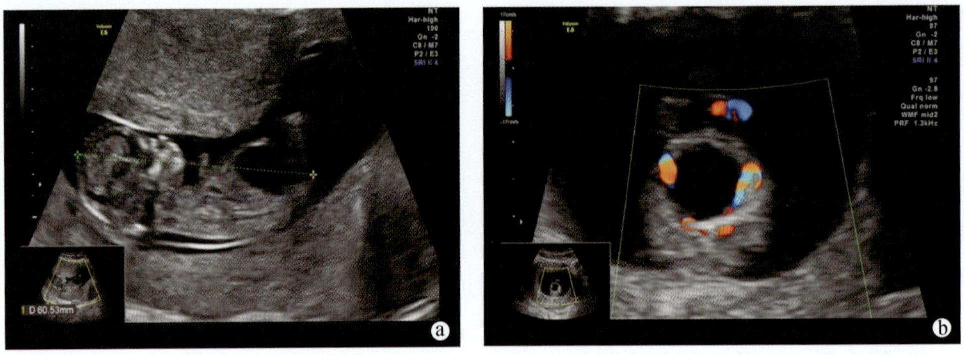

图 5-35 孕 12 周探查可探及胎儿，头臀长（CRL）62.0mm，胎儿颈后透明带厚度（NT）2.10mm，膀胱大小 17.2mm×13.0mm×11.7mm，上缘达脐上 8.1mm。羊水深度 29mm

- 可能与胎儿发育早期腹壁肌肉的极度拉伸有关。

【遗传学特点】

- 多发生于男性，男女比例为 18∶1。
- 男性发病典型，女性呈不典型表现。

【临床特点】

- 表现为膀胱扩张、输尿管扩张和肾积水。
- 伴发畸形：如肠旋转不良、先天性髋脱位、足畸形及肛门直肠畸形[8]。

【超声特点】

- 与后尿道瓣膜梗阻表现相似。
- 与后尿道瓣膜表现不同之处，本病的尿道扩张可达前尿道，而不是典型的"钥匙孔"征。

【处理原则和预后】

- 预后不良。

二、胎儿膀胱不显示

【定义】

- 正常情况下，使用高分辨率超声仪，在孕 10～12 周时，胎儿肾和膀胱即可以显示，为数毫米大的无回声区。在整个胎儿期，肾功能尚不成熟，孕 10 周后，胎儿才有尿液产生，孕 16 周后，胎儿尿液才成为羊水的一部分[27]。
- 正常胎儿膀胱每 30～45min 充盈与排空 1 次，超声检查可发现其增大（充盈）和缩小（排空）。
- 如超声检查不能显示膀胱，应在半小时以后再次观察，必要时 60～90min 后再次检查，仍无膀胱充盈证据则考虑胎儿膀胱不显示。

1. 肾缺如或发育不全　见前述第五节"肾大小及形态异常"

2. 膀胱外翻

【胚胎组织学特点】

- 综合性复杂畸形：泌尿系统畸形、骨骼肌、肛门畸形等构成。
- 泄殖腔膜过大导致间充质细胞移行障碍。

【遗传学特点】

- 极罕见，发病率 1/25 000～1/40 000。
- 男女比例约为 2∶1。
- 散发性，复发危险性极低。

【临床特点】

- 膀胱黏膜裸露。
- 膀胱前壁缺损，膀胱后壁膨出代替下腹壁大面积缺损，边缘与腹壁皮肤融合。
- 耻骨分离，骨盆发育异常。
- 男性胎儿常合并生殖器发育异常。

【超声特点】

- 不能显示正常充盈的膀胱。
- 羊水量正常。
- 可显示正常形态肾回声。
- 下腹壁缺损征象较难发现。

【处理原则和预后】

- 可行外科手术治疗。

（彭　超）

第八节　其他腹部回声异常

一、腹腔内囊肿

腹腔内脏器中消化道为主要部分，消化道属于中空器官，形状不定，也无固定形式存在于腹腔内，因此对于腹腔内囊性占位种类与性质的判断要正确区分其部位与来源，才可以作出相应处理。当检出胎儿腹腔内囊性占位时，首先应排除腹腔内正常脏器，包括正常的胃和十二指肠、胆囊、肾、膀胱、孕晚期的大肠。腹腔内囊性占位多数为卵巢囊肿、肠重复囊肿、胆总管囊肿、肠系膜囊肿、脐尿管囊肿、胎粪性假性囊肿等，观察时要判断囊性占位与肠道的关系以及有无蠕动现象，同时观察其与肾、膀胱的关系。

二、卵巢囊肿

【定义】

- 胎儿卵巢内的良性功能性囊肿。

【胚胎组织学特点】

- 几乎都是滤泡囊肿。
- 发生与妊娠期母体激素刺激有关。

【遗传学特点】

- 只发生在女性胎儿。
- 女性胎儿腹部囊肿中最常见[28]。

【临床特点】

- 一般出现在孕晚期。
- 可以出现在腹腔内任何位置。
- 大小不定，直径可达10cm。
- 大部分为单侧，偶可见双侧。
- 如果囊肿破裂，可伴有腹水。
- 有的可伴发羊水过多。

【超声特点】

- 一般为单房无回声囊性占位，偶尔可有分隔（见图5-36）。
- 囊肿内如有实性回声或点状碎屑样回声通常提示卵巢囊肿蒂扭转或出血。

【超声鉴别诊断要点】

- 确定囊肿是腹膜内的，与泌尿系统可分离。
- 性别识别很有意义。

【处理原则和预后】

- 绝大部分囊肿不会影响妊娠和分娩，多数随访于产后6个月内消退，预后良好。
- 出生前宫内囊肿引流术：囊肿过大引起肠梗阻或膈肌抬高压迫肺，可导致呼吸困难，巨大囊肿可能阻塞产道，有难产风险。
- 出生后超声确定卵巢位置，每月随访直至囊肿消失。
- 如囊肿发生扭转建议生后切除。

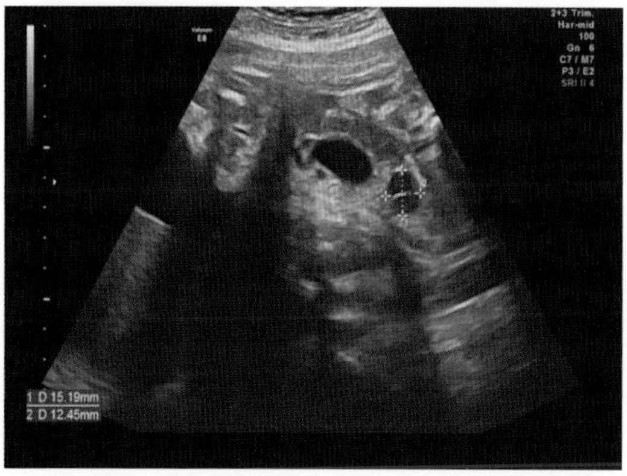

图5-36　胎儿左下腹可见大小约15.2mm×10.9mm×12.5mm无回声，内见细分隔，周边未及明显血流信号

三、肠重复囊肿

【定义】

- 消化道管道形成异常，以致出现重复的节段。
- 80%为囊性，20%为管状。

【胚胎组织学特点】

- 胚胎学发生两种理论：发生异常的再管化，从脊索异常分离。
- 发生于肠管的肠系膜侧。
- 具有肌性壁结构。

【遗传学特点】

- 发生无性别差异。

【临床特点】

- 宫内偶然发现，据报道最早诊断于孕12周，多数在孕中晚期发现[29]。

- 由于囊肿与肠管关系密切，有的可在出生后压迫肠管。
- 多数于儿童期出现症状。

【超声特点】

- 一般为单房囊性占位，囊肿直径可达数厘米。
- 高分辨率仪器可发现多层囊壁。
- 因梗阻造成肠管扩张罕见。

【超声鉴别诊断要点】

- 确定囊肿是腹膜内的，与泌尿系统可分离。
- 应进行放大，高分辨率以观察囊壁厚度和形态。

【处理原则和预后】

- 出生后进一步明确诊断。
- 手术切除。
- 预后良好。

四、肠管强回声

【定义】

- 妊娠中期胎儿的肠管回声增强
- 肠管回声等同或强于髂嵴或腰椎

【胚胎组织学特点】

可能的病因及发病机制：

- 在21三体和囊性纤维化中，微绒毛酶水平异常降低；
- 胎粪浓缩；
- 肠动力异常导致肠内容物转运缓慢；
- 肠系膜缺血；
- 胎儿吞咽下羊膜腔内的出血。

【遗传学特点】

- 胎儿染色体异常危险性增加。
- 囊性纤维化危险性增加。

【临床特点】

- 多数病例为孤立且特发的。
- 已证实可作为多种疾病的独立表现：
  胎儿染色体异常危险性增加，以21三体多见[30]；
  囊性纤维化；
  巨细胞病毒感染；
  胎儿生长受限；
  羊膜腔内出血。
- 1%可见于正常产科声像图中。

【超声特点】

- 妊娠中期超声检查，于胎儿下腹部及盆腔可见回声聚集性增强的肠管，多呈肿物样（见图5-37）。
- 肠管回声分级：
  0级：肠管回声＝肝；
  1级：肠管回声稍增强，但低于骨骼；
  2级：肠管回声等同于骨骼；
  3级：肠管回声强于骨骼。

【超声鉴别诊断要点】

- 正常肠管多为0级和1级，回声更为发散。
- 肠管回声越强、越集中，异常可能性越大。
- 应使用低频扫描（≤5MHz）。
- 为与胎儿骨骼进行对比，应采到包括腰椎或髂嵴的声像图。
- 应同时寻找其他染色体异常的超声检查指标。

【处理原则和预后】

- 对2级和3级的病例应仔细进行超声评价，以发现其他异常并给予相应的遗传学咨询。

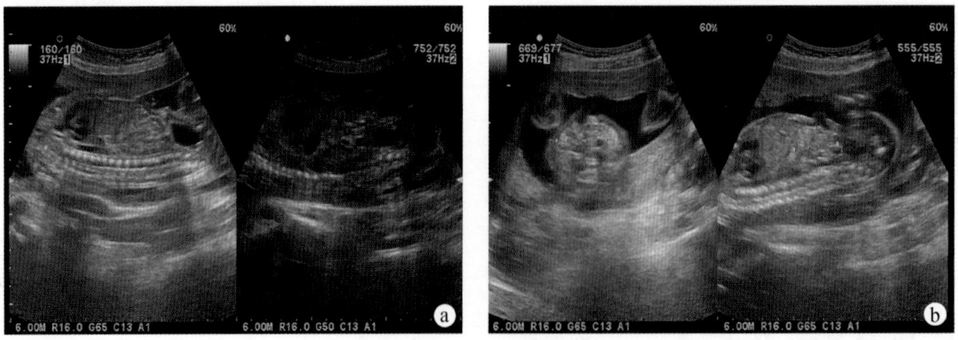

图 5-37 胎儿肠管强回声

胎儿下腹肠管回声增强，大小28.8mm×39.6mm×18.4mm

（彭 超）

参考文献

[1] Meyers RL. Tumors of the liver in children. Surgical Oncology, 2007, 16: 195-203.

[2] 任召磊, 谭志忠. 胆道闭锁病因研究进展. 实用儿科临床杂志, 2008, 23: 868-870.

[3] Davenporta M, Hadzic N. Prenatal diagnosis of liver and biliary tract disease. Seminars in Neonatology, 2003, 8: 347-355.

[4] 房殿春. 先天性肝囊肿的诊断与治疗. 现代消化及介入诊疗, 2005, 10: 89-90.

[5] Mckenna KM, Goldstein RB, Stringer MD, et al. Small or absent fetal stomach: prognostic significance. Radiology. 1995, 197: 729-733.

[6] Lawrence MJ, Ford WD, Furness ME, et al. Congenital duodenal obstruction: Early antenatal ultrasound diagnosis. Pediatr Surg Int. 2000, 16: 342-345.

[7] Brantberg A, Blaas HG, Haugen SE, et al. Esophageal obstruction-prenatal detection rate and outcome. Ultrasound Obstet Gynecol. 2007, 30: 180-187.

[8] 李胜利. 胎儿畸形产前超声诊断学. 北京: 人民军医出版社, 2011.

[9] Ghi T, Tani G, Garletti A, et al. Transient bowel ischaemia of the fetus. Fetal Diagn Ther. 2005, 20: 54-57.

[10] 涂长玉. 产前超声诊断先天性消化道梗阻. 中国医学影像技术, 2010, 26: 734-736.

[11] Escobar MA, Ladd AP, Grosfeld JL, et al. Duodenal atresia and stenosis: long-term follow-up over 30 years. Journal of Pediatric Surgery, 2004, 39 (6): 867-871.

[12] 甄理, 韩瑾, 潘敏, 等. 规范化早孕期超声结构筛查在诊断脐膨出中的意义. 中国产前诊断杂志（电子版）. 2011, 3 (2): 12-15.

[13] 周光萱, 朱军, 代礼, 等. 1996 年至 2000 年全国先天腹裂畸形监测资料分析. 中华预防医学杂志. 2005, (39) 4: 257-259

[14] Mortellaro VE, St Peter SD, Fike FB et al. Review of the evidence on the closure of abdominal wall defects. Pediatr Surg Int, 2011, 27: 391-397.

[15] Callen PW. 妇产科超声学. 常才, 戴晴, 谢晓燕主译. 第 5 版. 北京: 人民卫生出版社, 2010: 544-551.

[16] James DK, Steer PJ, Weiner CP. 高危妊娠. 段涛, 杨慧霞主译. 3 版. 北京: 人民卫生出版社, 2008: 379-391.

[17] Chen CP, Chen YY, Su JW, et al. Prenatal diagnosis of Limb-body wall complex with craniofacial defects. Journal of Medical Ultrasound, 2011, 19: 112-114.

[18] Oh KY, Holznagel DE, Ameli JR, et al. Prenatal diagnosis of renaldevelopmental anomalies associated with an empty renal fossa. Ultrasound Q. 2010, 26 (4): 233-240.

[19] Pop-Trajković S, Ljubić A, Kopitović V, et al. Fetal multicystic kidney disease—outcome and follow up. Med Pregl. 2010, 63 (3-4): 262-266.

[20] 陈卉品, 李琦, 吴青青. 胎儿超声图解. 北京: 科技文献出版社, 2009: 146-149.

[21] Fernback SK, Maizels M, Conway JJ. Ultrasound grading of hydronephrosis: Introduction to the system used by the society for fetal urology. Pediatric Radiology. 1993, 23 (6): 478-480.

[22] John U, Kähler C, Schulz S, et al. The impact of fetal renal pelvic diameter on postnatal outcome. Prenat Diagn. 2004 Aug; 24 (8): 591-5.

[23] Alberti C. Congenital ureteropelvic junction obstruction: physiopathology, decoupling of tout court pelvic dilatation-obstruction semantic connection, biomarkers to predict renal damage evolution. Eur Rev Pharmacol Sci, 2012, 16 (2): 213-219.

[24] Hodges SJ, Patel B, McLorie G, et al. Posterior urethral valves. Scientific World Journal, 2009 Oct 14; 9: 1119-1126.

[25] Salam MA, Posterior urethral valves: outcome of antenatal intervention. International Journal of Urology, 2006, 13, 1317-22.

[26] Robyr R, Benachi A, Daikha — Dahmane F, et al. Correlation between ultrasound and anatomical findings in fetuses with lower urinary tract obstruction in the first half of pregnancy. Ultrasound Obstet Gynecol. 2005, 25 (5): 478-482.

[27] 姚苓, 陈焰. 产前超声诊断胎儿泌尿系统异常. 中华妇产科杂志, 2002, 37 (10): 630-632.

[28] Crombleholme TM, Craigo SD, Garmel S, et al. Fetal ovarian cyst decompression to prevent torsion. J Pediatr Surg. 1997, 32 (10): 1447-1449.

[29] Chen M, Hang LY, Lin CL, et al. Sonographic features of ileal duplication cyst at 12 weeks. Prenat Diagn. 2002, 22 (12): 1067-1070.

[30] Nyberg DA, Souter VL, El—Bastawissi A, et al. Isolated sonographic markers for detection of fetal Down syndrome in the second trimester of pregnancy. J Ultrasound Med. 2001, 20 (10): 1053-1063.

第六章　四　　肢

第一节　骨骼径线及形态异常

一、骨骼发育异常

（一）致死性骨发育不良

【定义】

- 致死性骨发育不全：是最常被诊断的新生儿致死性骨骼发育不良性疾病，又称致死性短骨性先天性软骨发育不全。估计发病率为 1/40 000～1/20 000。
- 包括两个类型：Ⅰ型和Ⅱ型。Ⅰ型骨骼完全，无三叶草头颅；Ⅱ型长骨短而直，有三叶草头颅。

【胚胎组织学特点】

- 软骨细胞生成缺乏或障碍，导致软骨内成骨障碍，但是膜性成骨正常，使得这两类骨不成比例生长。

【遗传学特点】

- 常染色体显性遗传，随着父亲年龄的增加及父母年龄差的增加，发病率增加。
- Ⅰ型是因为成纤维母细胞生长因子受体 3（FGFR3）基因新发突变，大多数突变位于胞外结构区域；Ⅱ型大部分病例与 FGFR3 的酪氨酸激酶区域的 Lys650Glu 残基改变有关[1]。

【临床特点及病理学特点】

- 多在妊娠 20～24 周系统超声检查时通过超声诊断，超声诊断率 92%～100%。胎儿严重发育不良。肢体显著短小、巨颅、肋骨短、胸腔极度狭窄，腹部明显膨隆，70%伴羊水过多。
- Ⅰ型致死性发育不良为明显短肢畸形伴长骨弯曲，呈“电话听筒状”；Ⅱ型致死性发育不良为长骨短且直，呈“三叶草”样头颅。见图 6-1。

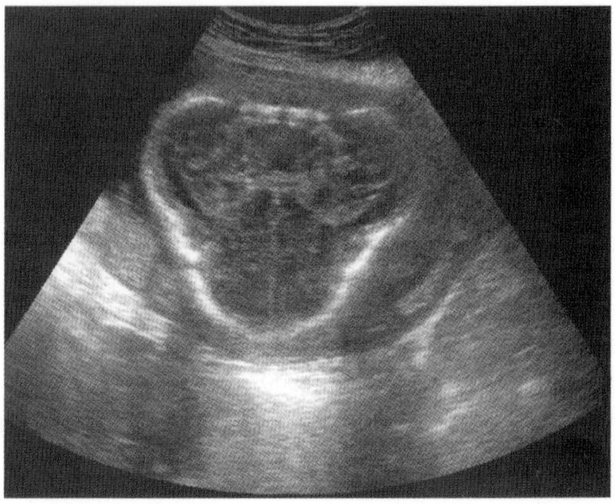

图 6-1　三叶草样头颅

【超声特点】

- 颅面部特征：头大合并有额部隆起，枕骨大孔较小，有脑积水。颅骨完整，正常骨化，鼻梁扁平[2]。
- 胸部特征：胸廓小，肋骨短，但是躯干长度正常。
- 脊柱特征：由于椎间隙变窄使得脊柱变短，同时椎体较扁平。
- 四肢特征：近端和中段肢体短小。肢体严重弯曲，有时甚至形成听筒样股骨或肱骨，手指粗短。见图 6-2。

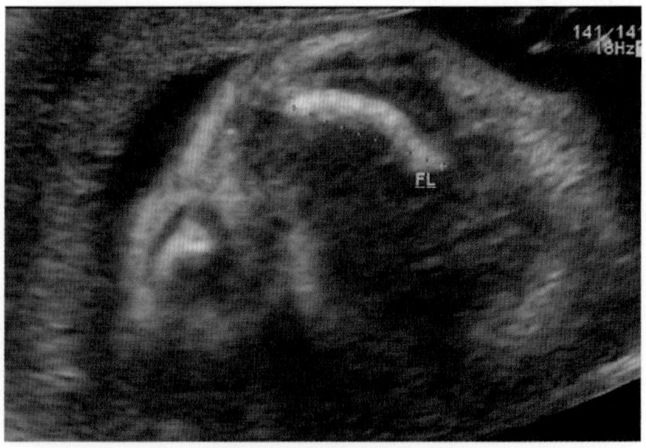

图 6-2　听筒样长骨

- 其他并发症：软组织赘生物，羊水过多。
- 产前超声检查对骨骼发育异常性先天畸形常难以判断其具体类型，但可区分致死性和非致死性骨骼发育异常，其准确性可高达92%～100%。

【超声鉴别诊断要点】

- 软骨发育不全：表现为四肢短粗，巨头，鼻梁低平，胸廓小，腹部相对膨隆。
- 成骨发育不全：以骨骼脆性增加导致骨折为特点。四肢短，胸廓小，同时伴有长骨、肋骨和颅骨骨折。

【处理原则和预后】

- 处理原则：超声诊断后可建议行 *FGFR*3 基因检测。
- 预后：出生后患儿常在出生后12h内死亡。死亡的原因是胸廓小引起呼吸窘迫和呼吸衰竭。

（二）软骨发育不全

【定义】

- 软骨发育不全是软骨内成骨障碍，是最常见的遗传性侏儒。发生率为1/30000～1/15000。包括两种类型：杂合型及纯合型。杂合型软骨发育不全是最常见的非致死性软骨发育不良性疾病。纯合型罕见，为致死性病变[3]。

【胚胎组织学特点】

- 软骨内成骨障碍，但是膜内成骨正常。

【遗传学特点】

- 常染色体显性遗传，外显率为100%。80%～90%为散发，与父亲年龄大于40岁有关。99%以上软骨发育不全的发生是由于成纤维细胞生长因子受体基因（*FGFR*3）跨膜区基因1138位点核苷酸发生点突变，导致380位密码子甘氨酸被精氨酸取代（G380R）。杂合型的再发风险若父母正常则再发率很低，如果父母其中一个是患者则再发率为50%。

【临床特点及病理学特点】

- 大部分病例在妊娠24周前生长发育正常，21～27周长骨开始发育减慢，股骨长/双顶径比例失调，在妊娠27周前股骨长度正常不能排除该病。
- 四肢、颅底、躯干、椎骨等软骨性成骨生长障碍，额骨、顶骨、面骨及锁骨等膜性成骨不受影响。纯合型胎儿表现与致死性发育不良胎儿相似，常在1岁以内死亡。杂合型临床特点如下：
- 四肢骨粗短而弯曲，直径尚正常。短指（趾）、三叉戟手畸形。
- 巨头，颅底窄，脑组织向颅盖骨方向生长，颅腔相对增大。
- 面容特殊：额顶部突出，鼻梁低平，宽下颌。
- 肋骨粗短，胸廓小，呈“古钟”状，腹部相对膨隆。

【超声特点】

- 四肢短小。杂合型：妊娠晚期近端肢体进行性变短；纯合型：在妊娠中期开始严重的短肢畸形。见图6-3。
- 颅底窄，头颅大，额顶部突出，鼻根相对低平。
- 椎骨骨化差，宽度小，呈低回声，横切面不能显示3个骨化中心。
- 胸腔狭窄，腹部相对膨隆。
- 可伴发羊水过多、脑积水等。
- 妊娠晚期超声诊断率为31%～37%。

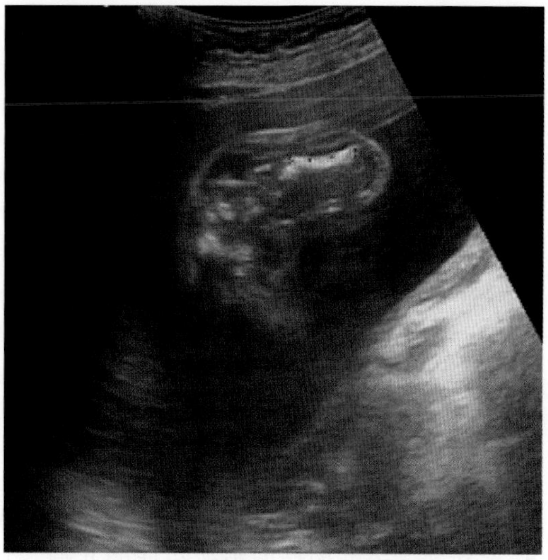

图6-3　软骨发育不全长骨短小

【超声鉴别诊断要点】

- 成骨发育不全：以骨骼脆性增加为特点。四肢长短不一，胸廓小，同时伴有长骨、肋骨和颅骨骨折。
- 致死性发育不全：头颅脊柱的临床特点与软骨发育不全相似，但肢体严重弯曲，腹部相对较小及严重发育不良。

【处理原则和预后】

- 诊断后可进行FGFR3跨膜区基因1138位点

核苷酸检测。
- 杂合型智力和生活正常，但是可能会有脊髓受压和阻塞性睡眠呼吸暂停的风险。纯合型为致死性畸形，通常导致死胎或由于呼吸衰竭出生后不久就死亡。

(三) 成骨发育不全

【定义】

- 是一组遗传性结缔组织疾病，又称脆骨病、脆骨—蓝巩膜—耳聋综合征，表现为骨骼脆性增加、早发的骨质疏松、蓝巩膜、牙齿改变及进行性听力丧失。分为Ⅰ～Ⅳ型，其中Ⅱ型是致死性的，也是最常见的。总体发生率为1.6/100 000～3.5/100 000，Ⅱ型发生率为1/25 000[4]。

【胚胎组织学特点】

- Ⅰ型胶原合成缺陷，使膜性成骨及软骨性成骨均发生障碍，骨骼疏松且脆性增加。

【遗传学特点】

- Ⅱ型：*COL1A1*基因突变的常染色体显性遗传，导致Ⅰ型胶原生成减少。
- Ⅰ、Ⅲ、Ⅳ型：大多数是编码Ⅰ型胶原pro α（Ⅰ）和pro β（Ⅰ）链的*COL1A1*和*COL1A2*基因散发突变。

【临床特点及病理学特点】

- 由于骨胶原合成不足，致全身骨骼疏松且脆性增加，出现骨骼发育不良伴骨折。
- Ⅰ型在妊娠晚期可有长骨变短，骨折发生率仅5%，故很难在产前诊断。Ⅳ型与Ⅰ型的超声表现相似，所以产前诊断也较困难，但是可以看到骨折。Ⅲ型主要表现为股骨中等度变短，同时合并有多发肋骨及长骨骨折，骨回声降低。
- 多数产前诊断的病例为致死性的Ⅱ型，早在妊娠15周就可以诊断。Ⅲ型、Ⅳ型可以在妊娠晚期因为长骨弯曲或骨折而诊断。
- Ⅱ型成骨不全临床特点如下：
  常合并宫内生长受限和羊水过多。
  头颅特征：颅骨骨化差，软颅，易压缩变形。
  胸部特征：胸廓小，经常发生肋骨骨折。
  四肢特征：四肢长骨明显短，易骨折，由于骨折和愈合同时存在使得四肢长短不一。

【超声特点】

- 头颅特征：颅骨低密度，探头加压颅骨可凹陷变形。见图6-4。
- 胸部特征：胸廓小，可见肋骨骨折，串珠肋，腹部相对膨隆。
- 脊柱特征：椎骨低密度，可能看见椎骨扁平。
- 四肢特征：四肢长骨明显短、弯曲及骨折。见图6-5。

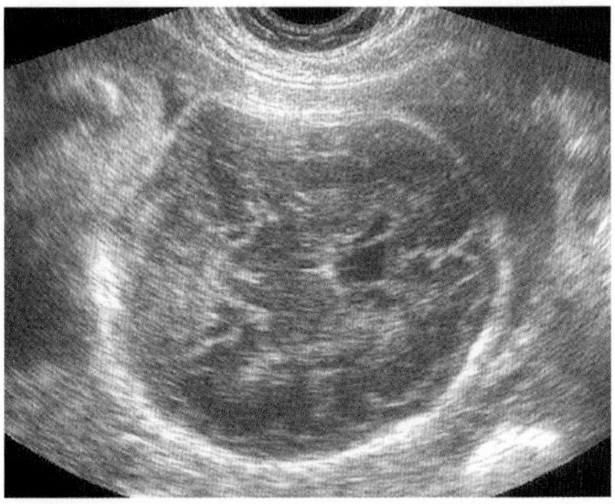

图6-4 成骨发育不全颅骨软化

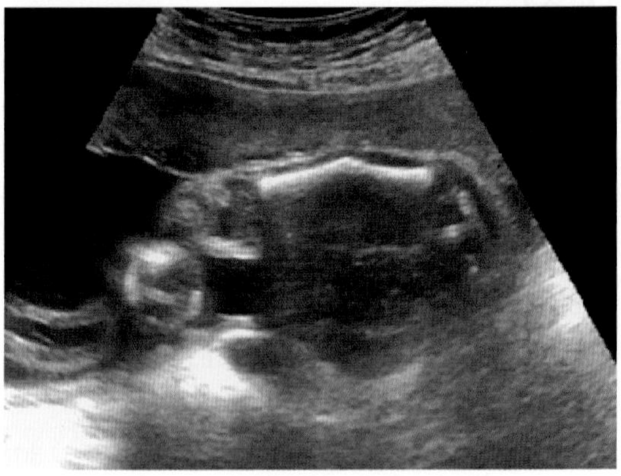

图6-5 成骨发育不全股骨成角骨折

【超声鉴别诊断要点】

- 致死性发育不全：肢体显著短小伴长骨弯曲，呈“电话听筒”状，巨颅、肋骨短、胸腔极度狭窄，腹部明显膨隆，70%伴羊水过多。
- 软骨发育不全：纯合型胎儿临床表现与致死性发育不良胎儿相似，杂合型为非致死性，表现为四肢短粗，巨头，鼻梁低平，胸廓小，腹部相对膨隆。

【处理原则和预后】

- 处理原则：诊断后可进行*COL1A1*和*COL1A2*基因检测。
- 总体上，预后与特殊表型的严重程度有关。Ⅰ型，Ⅳ型：骨折随年龄减少，预后变好，如果骨折发生在能行走年龄之前，则有30%的孩子将在轮椅上度过一生。Ⅱ型：死胎或者出生后由于呼吸困难而死亡。Ⅲ型：出生时不致死，但是可能因为心肺并发症，在婴儿期或儿童早期死亡。

二、局部肢体畸形

（一）桡骨发育不良或缺如

【定义】

- 桡骨发育不良或缺如为一种纵形肢体缺陷，表现为桡骨完全缺失或以短小的发育不良的桡骨存在，常伴桡侧掌骨和拇指异常。发生率为1/55 000～1/9000。

【胚胎组织学特点】

- 妊娠5～6周时胚胎顶端外胚层嵴的成纤维细胞生长因子调控细胞增殖，对于肢芽的发育有重要作用，决定肢体的大小和长度。成纤维细胞因子的减少导致肢体发育异常[5]。

【遗传学特点】

- 30%的桡骨发育不良与染色体异常有关，常见的如18三体综合征。有200多种综合征的特征之一为桡骨发育不良。

【临床特点及病理学特点】

- 70%～80%的桡骨发育不良合并其他器官结构异常。也有部分是独立散发的。
- 50%发生于双侧，单侧桡骨缺失多发生于右侧，男性多见。
- 前臂短小。
- 腕关节桡偏畸形。
- 伴有桡侧掌骨和拇指缺失或畸形[6]。

【超声表现】

- 桡骨缺如时，前臂内纵横切面只见一尺骨。桡骨发育不良时，可见短小的桡骨。
- 尺骨短小，向桡侧弯曲。
- 腕关节畸形，手掌桡偏成钩状，贴近前臂。
- 可见第一掌骨、拇指缺失或畸形改变。
- 超声诊断率80%以上[7-8]。

【超声鉴别诊断要点】

- 尺骨发育不良：主要表现为尺骨完全缺失或发育不良，常伴尺侧掌骨和拇指异常，腕关节尺偏畸形。发生率为1/100 000，比桡骨发育不良少10倍。因此临床少见。胚胎学原因

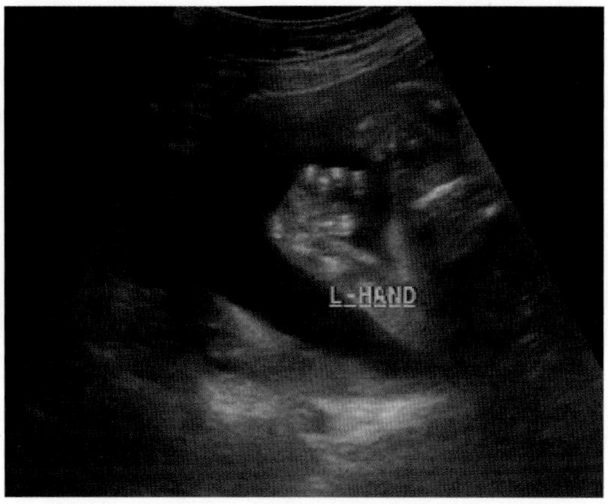

图6-6　桡骨发育不良

是由于肢芽发育中其后部（尺侧）极性活动区细胞分泌的音猬因子（sonic hedgehog，Shh）减少，该因子调节尺—桡轴的发育。

【处理原则和预后】

- 诊断后应进行染色体检测。
- 预后：如合并其他器官畸形或为综合征，预后差，多在宫内或出生后死亡。如为单纯性桡骨发育不良，患儿可存活，但患肢无功能，且多好发于右侧。

（二）海豹肢畸形

【定义】

- 海豹肢畸形分为完全性和部分性。若上臂与前臂或大腿与小腿完全缺如，手或足直接连于躯干上，为完全性海豹肢畸形；若有部分上臂或大腿，手与上臂相连，足与大腿相连，则称为不完全性海豹肢。可分为上肢海豹肢畸形或下肢海豹肢畸形，也可有四肢均为海豹肢畸形，可双侧发生，也可发生在一侧。

【胚胎组织学特点】

- 妊娠早期在肢芽发育中，间质间叶细胞的增殖是长骨软骨生成的重要因素。如果由于各种原因如药物等导致间质间叶细胞增殖受到影响，则导致长骨骨骼发生障碍[5]。

【遗传学特点】

- 部分海豹肢畸形是综合征的表现之一，如最常见的罗伯茨综合征，为常染色体隐性遗传。部分为独立散发的。

【临床特点及病理学特点】

- 完全性上肢海豹肢表现无上臂和前臂，手直

接连在肩上；不完全性上肢海豹肢表现为有部分上臂、手与上臂相连；

- 完全性下肢海豹肢无大腿和小腿，足直接连在躯干上；不完全性下肢海豹肢表现为有部分大腿，足与大腿相连。

【超声表现】

- 上肢海豹肢表现为肱骨、尺骨、桡骨缺失，仅仅残余一段骨块，手直接连在肩上。
- 下肢海豹肢表现为股骨、胫骨、腓骨完全缺失，足直接连在躯干上；
- 超声诊断率可达95%以上[7-8]。

【超声鉴别诊断要点】

- 桡骨发育不良或尺骨发育不良：表现为有前臂但短小，上臂肱骨发育正常；海豹肢无前臂，上臂也短小或缺失。
- 羊膜带综合征：因羊膜带缠绕引起的肢体缺失，截肢断端常不整齐不规则，骨回声可突出于软组织，同时可显示羊膜带，常伴羊水过少。

【处理原则和预后】

- 与染色体异常可能相关，建议做产前诊断。

（孙　瑜）

第二节　关节形态异常

- 腕关节异常：正常腕关节中立位为0°，掌屈50°～60°，背伸50°～60°。常见腕关节异常见于前臂尺桡骨异常（如尺桡骨发育不良或缺失）、肌肉异常（如先天性肌发育不全）及胎儿染色体异常（如三体综合征等）等。
- 桡骨发育不良或缺如：腕关节桡偏畸形，手掌桡偏成钩状，贴近前臂。见第六章第一节。
- 尺骨发育不良或缺如：腕关节尺偏畸形。
- 踝关节异常：正常踝关节中立位为足与小腿间呈90°，背屈20°～30°，跖屈40°～50°。

一、先天性马蹄内翻足

【定义】

- 先天性马蹄内翻足（congenital clubfoot deformity）是指脚掌从踝部起偏移中线，向内侧翻转，并固定在这个位置上，发生率约1/1000～1/250，是最常见的一种足畸形[9]。

【病理特点】

- 马蹄内翻足属三维立体畸形，主要改变为距舟关节半脱位，伴随跟骰关节和跟距关节异常。

【病因及遗传学特点】

- 本病具体的病因尚不清楚，但目前最具有代表性的学说有：神经肌肉学说、原始骨基发育异常学说、遗传学说、宫内机械压迫学说等[10]。
- 男性发病多于女性，可单侧，也可双侧。

【临床特点】

- 先天性马蹄内翻足是最常见的先天性足畸形，发病率为1‰，全球每年有超过10万例先天性马蹄足内翻婴儿出生，而且80%是在发展中国家。
- 可单独存在，也可以伴有其他畸形，如骨骼肌肉系统疾病、遗传综合征、染色体畸形等。主要表现为前足内收、跟骨内翻，足底和踝跖屈。

【超声特点】

- 正常足与小腿骨骼的关系是小腿骨与足底平面垂直，即在显示小腿骨骼长轴切面时，只能显示足跟部或显示足背足底矢状切面，不能显示足底平面。足内翻畸形时，超声在显示小腿骨骼长轴切面的同时，可显示出足底尤其是前足足底平面，即足底平面和小腿骨骼长轴切面同在一个切面内显示，且这种关系持续存在，不随胎动而改变[11]（图6-6）。
- 足内翻严重程度不同，超声表现也不同。足内翻严重者有上述典型表现，而轻者前足内翻内收轻，前足足底平面不会完全与小腿骨骼长轴切面平行。
- 妊娠晚期孕周过大、羊水相对较少，胎足受宫腔容积限制与压迫，出现内翻姿势，但胎足活动后姿势恢复正常，可排除足内翻畸形，减低假阳性率。
- 检出足内翻畸形后，应对胎儿全身骨骼及器官进行详细观察，检出可能的合并其他部位或器官的畸形。

【处理原则和预后】

- 单纯足内翻畸形预后较好，50%可通过石膏

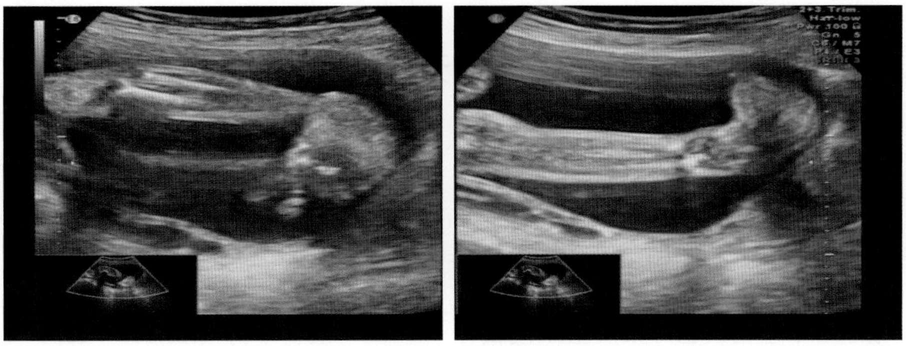

图 6-7 足内翻

足底平面在小腿骨骼长轴切面完全（左）或部分（右）显示

固定治愈。效果不佳者，进行外科手术可取得较好的效果。

- 伴有其他部位或器官的严重畸形者，预后不好。
- 无论单纯足内翻或是合并其他畸形，染色体异常的风险均增高，建议产前行染色体检查[12]。

二、先天性多关节挛缩

【定义】

- 胎儿或新生儿多个关节成挛缩状态，常为对称性，多伴有其他脏器异常。可分为三型：AMC-1：仅肢体发生关节挛缩；AMC-2：累及其他脏器如心、肺、肝、肾等；AMC-3：累及中枢神经系统[13]。发生率 1/3000。

【胚胎组织学特点】

- 由胚胎发育过程中肌肉发育异常所致。

【遗传学特点】

- 一部分与遗传因素有关，尤其是关节挛缩状态为某些综合征表现之一时，如 18 三体、Pena-Shokeir 综合征等，可表现为常染色体显性遗传、常染色体隐性遗传和性连锁遗传。也有部分与遗传因素无关，而可能与感染、药物、酒精、胎儿宫内环境、母体疾病等有关。

【临床特点及病理学特点】

- 肌肉组织被脂肪和结缔组织所取代。
- 胎动少。
- 关节变形，表现为肩内收，肘外展，腕屈曲，手指屈曲，足内翻或外翻。膝、髋关节可为各种姿势。
- 喂养困难，语言障碍，生长发育迟缓。
- 多脏器发育异常：肺发育不良，先天性心脏病，支气管食管瘘等。
- 羊水过多。

【超声表现】

- 肢体关节不活动，姿势固定不动，上肢表现为肩内收，肘外展，腕屈曲。下肢姿势不定，但基本不活动[14-15]，见图 6-8。
- 可伴多器官畸形。
- 羊水过多。
- 超声诊断率 70%，与是否伴有多脏器畸形有关。

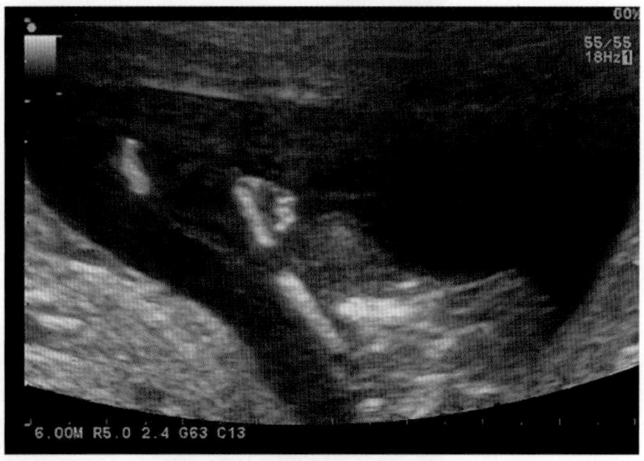

图 6-8 先天性多关节挛缩

【处理原则和预后】

- 首先寻找病因，如为综合征表现之一，伴其他多脏器畸形，应立即终止妊娠，同时进行遗传咨询。
- 如果单纯关节挛缩，可进行理疗、夹板固定、外科整形手术等治疗，预后良好[15]。
- 新生儿因喂养困难常易合并肺部感染等疾病，可予以鼻饲等喂养措施。

（孙 瑜 魏艳秋）

第三节 先天性手畸形

【定义】

- 先天性手畸形（congenital hand malformation）是主导肢芽发育的外胚嵴及活性极化中心功能失常所致的肢体发育畸形的一种。畸形可局限于1个手指，也可累及全手或仅是全身畸形综合征的局部表现。主要有多指、并指、裂手、缺指等。

【病因及胚胎学特点】

- 病因不清，目前认为可能有以下几种原因：遗传因素；胚胎学因素：在胚胎第4～8周肢体形成期发生发育障碍或停止；外界因素：包括营养、药物、疾病等[16]。

【临床特点】

- 多指（polydactyly）最常见的手畸形之一，发生率为5/10 000～19/10 000。单纯多指畸形是常染色体显性遗传，有家族遗传史。通常发生在拇指或第5指。可以伴有并指、短指和其他畸形，多余指可以在桡侧，也可以在尺侧，可以从手掌长出，也可以直接长在桡侧或尺侧手指上见图6-9。多余指可以是

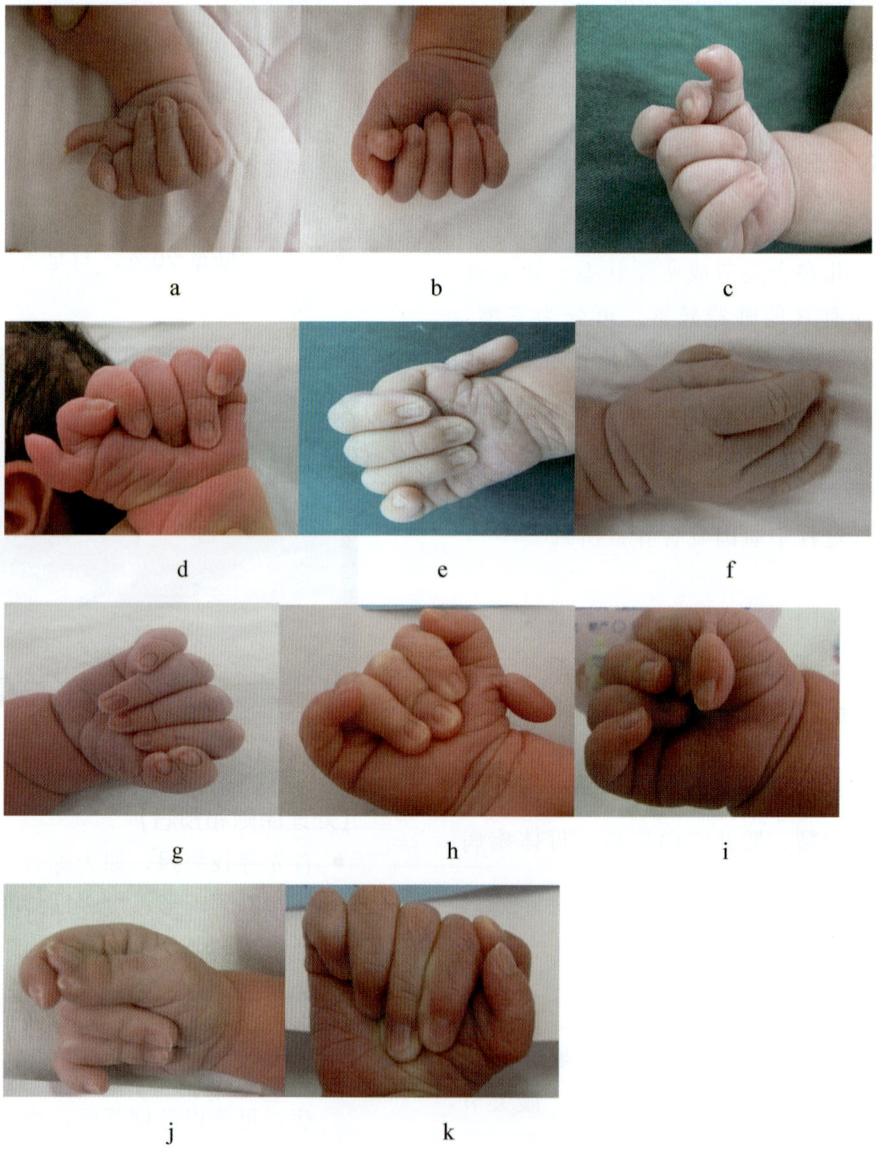

图6-9 生后多指，均为拇指侧检见多余手指

a-j多余指在桡侧，k多余指在尺侧。h为软组织皮赘，i有部分指骨和肌腱，g、j多指伴有并指

无关节、无肌腱的软组织皮赘，也可有部分指骨和肌腱，还可以是具有完整指骨、掌骨且功能完整的一个额外手指。

- 并指（syndactyly）也是一种常见的手畸形，并指种类多，程度差别很大，轻者仅为不完全蹼指，也可以为皮肤并指，严重者为骨分化不全、指骨融合的完全并指。
- 裂手（cleft hand，split hand）也称为分裂手、分裂掌、龙虾爪手畸形，多数为常染色体显性遗传，发生率为0.011‰～0.04‰。有两种类型，一种为手中心轴线的“V”形缺陷，手掌分为两部分，常有一个或多个指列缺损，残留手指常倾向融合或长短不一。另一种为手中心轴线缺陷更宽且明显偏向桡侧，仅在尺侧遗留有一较小手指。
- 缺指（ectrodactyly）为极少见的手畸形。分两型：中央型缺指为示指、中指和环指缺如，边缘型缺指为拇指或小指缺如。
- 其他少见手畸形　有巨指（macrodactyly）、短指（brachydactyly）、手指弯斜（clinodactyly）等。

【超声特点】

- 多指　在胎儿手指伸展开时观察最清楚。手指数目增多，常见为六指，也有七指或更多。常于小指侧或拇指侧检查时见多余手指，有的仅为指状软组织回声，有的则有指骨回声。产前超声困难，常在出生后发现（图 6-10～图 6-11）。

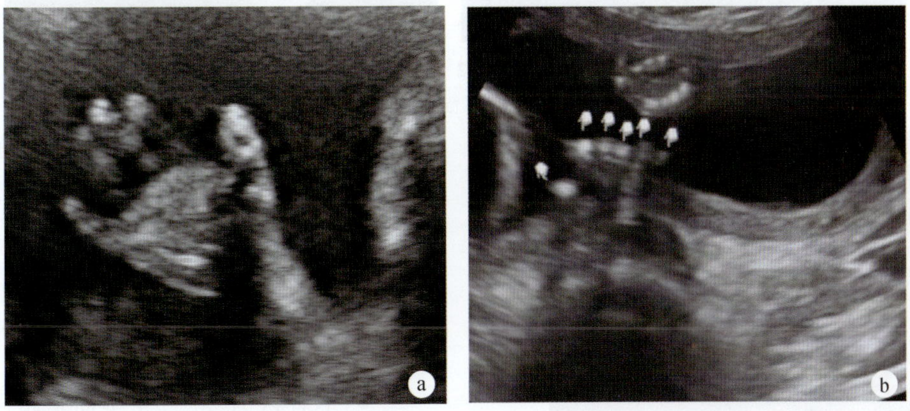

图 6-10

a. 正常手指：胎儿右手可见 5 个指骨回声；b. 多指畸形：胎儿左手尺侧见指骨回声（右箭头所示）

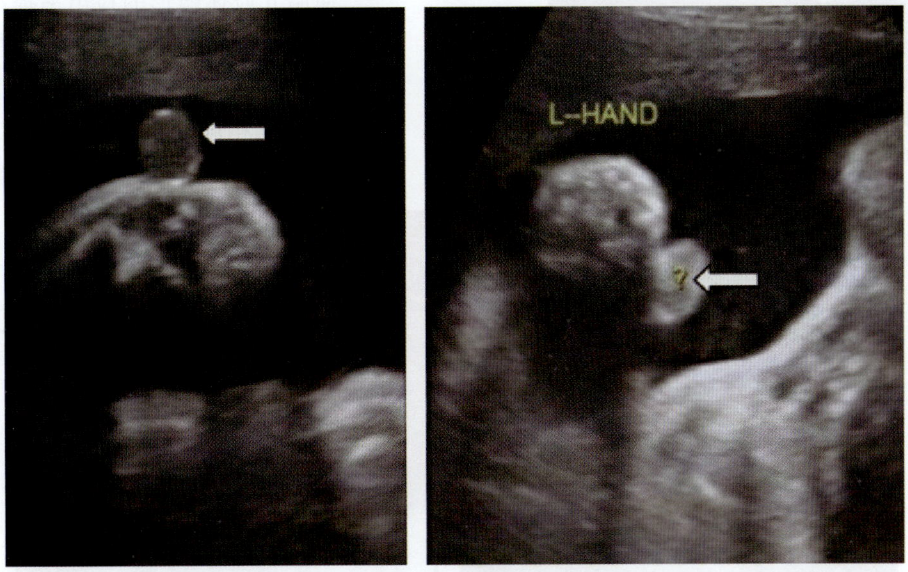

图 6-11　多指畸形

胎儿左手桡侧见多指回声（箭头所指）

L-HAND：左手

- 并指 在胎儿手指伸展开时观察，表现为各个手指不分开，手指间见软组织相连，甚至可见骨性强回声相连，产前超声诊断较困难。
- 裂手 手呈“V”形，“V”字的顶点朝向腕部，手指数目少，似“钳”样改变（图 6-12）。
- 缺指 手指缺如（图 6-13）。
- 手指弯斜及手姿势异常 手指明显弯斜时常伴有手指的异常姿势，常为示指、小指向中指方向弯斜并位于中指或环指背侧，形成典型的重叠指声像，这在握拳状态下更易观察。常与 18 三体综合征有关（图 6-14）。

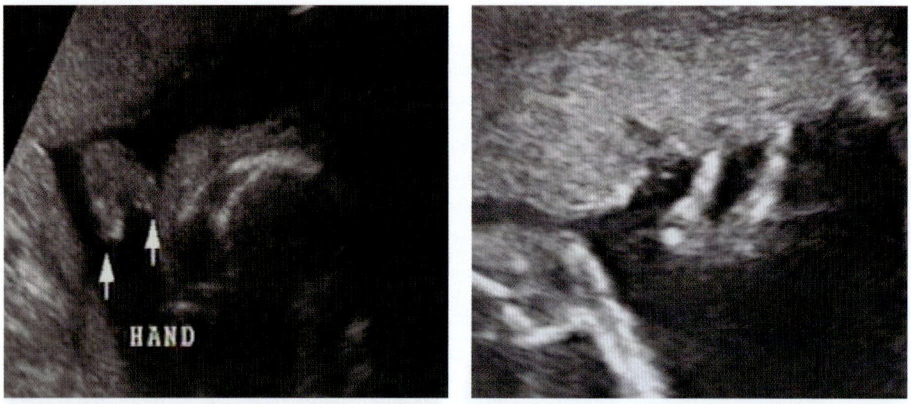

图 6-12 裂手

HAND：手

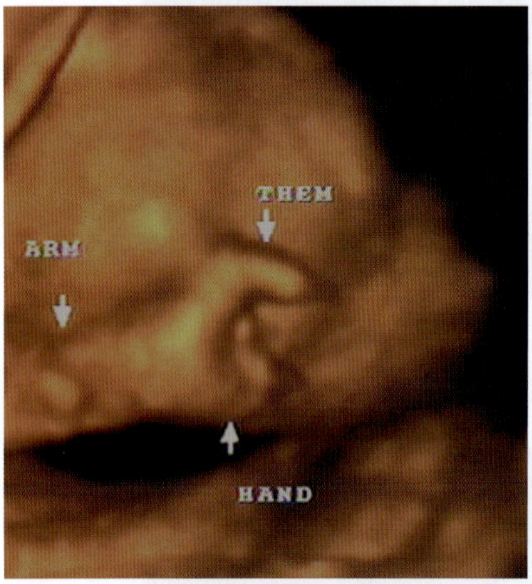

图 6-13 手指缺如，仅见拇指

ARM：手臂，HAND：手掌，THEM：拇指

- 其他手畸形 少见，产前超声诊断极其困难，常因其他畸形引产后尸检或新生儿出生时发现（图 6-15～图 6-17）。
- 影响超声对手显示的主要原因有胎儿体位、胎动、握拳，以及羊水过少、胎儿过大或过小、母体因素等。
- 笔者认为 20～24 孕周是超声检查胎儿肢体的最佳时期。采用二维连续顺序追踪超声检测法观察胎儿肢体，多切面多次扫查，可以使胎儿肢体畸形的检出率提高。实时三维表面成像可直观显示胎儿外貌特征，目前已成为产前筛查胎儿体表畸形的重要手段之一。

【处理原则和预后】

- 单纯多指预后良好，不影响智力。

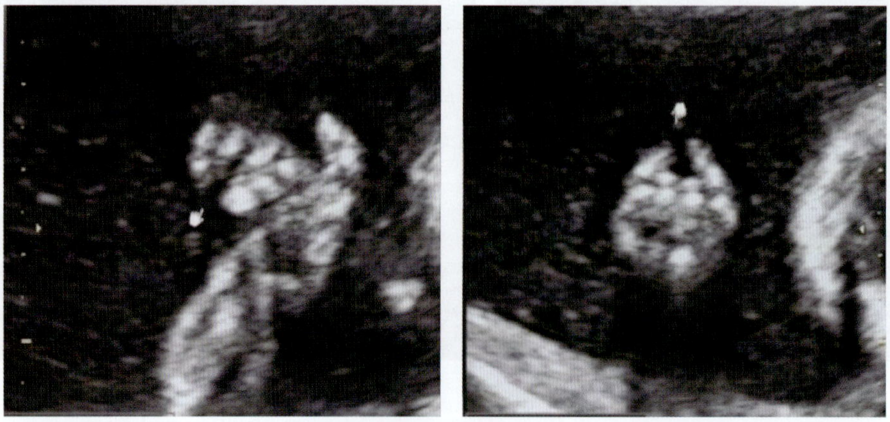

图 6-14 手姿势异常

- 裂手有家族遗传史，可伴有智力低下。
- 伴其他严重畸形时，预后不良。

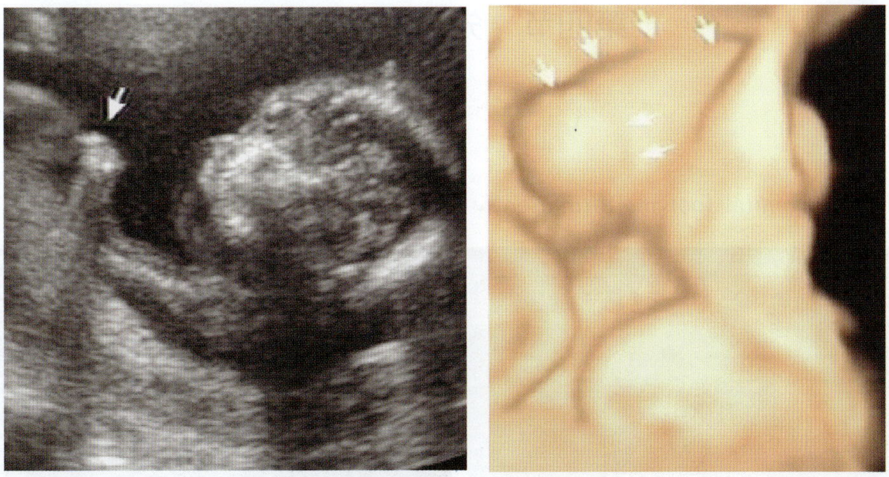

图 6-15

a. 手缺如：箭头所指为尺桡骨远端未见掌指骨回声；b. 手及前臂缺如：上臂远端（向左箭头），仅见部分前臂，未见前臂远端及手回声

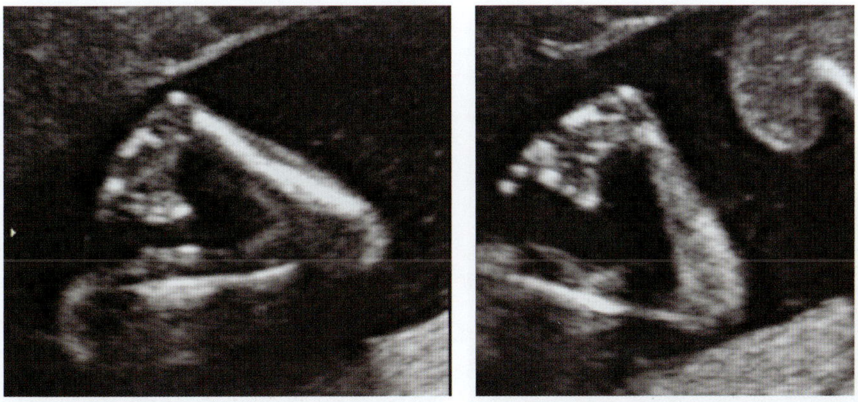

图 6-16 肌发育不良，手形态异常

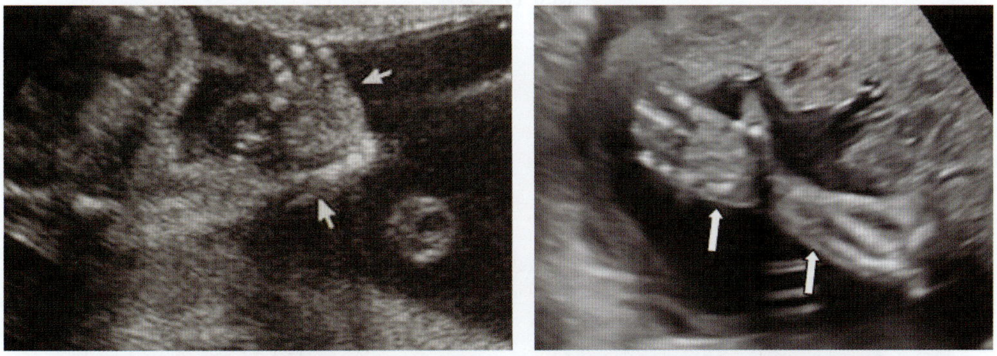

图 6-17 手形态

桡骨缺如，手呈钩状（左图）；正常手形态（右图）

（魏艳秋）

第四节　先天性足畸形

一、先天性足畸形

先天性足畸形（congenital foot malformation），如多趾、并趾、裂趾、缺趾、巨趾等畸形的临床特点、超声特点与手畸形相似，不再赘述（图 6-18～图 6-22）。

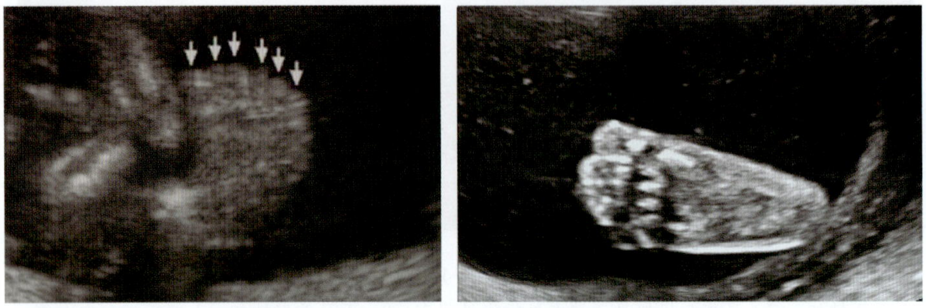

图 6-18　多趾（左图）；正常足趾（右图）

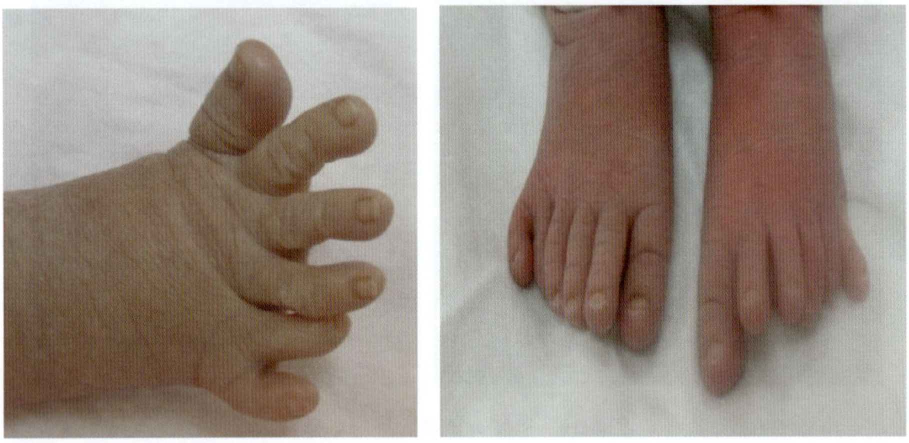

图 6-19　多趾

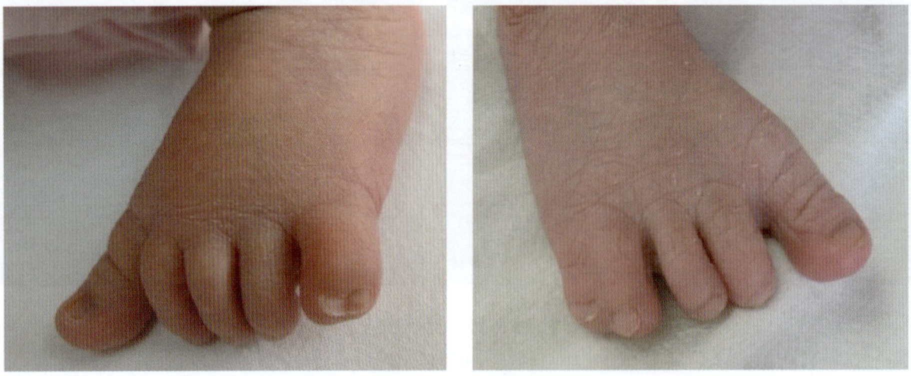

图 6-20　并趾

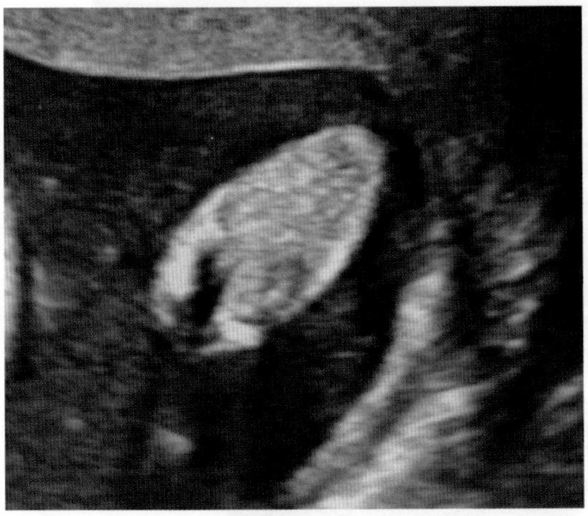

图 6-21　裂足

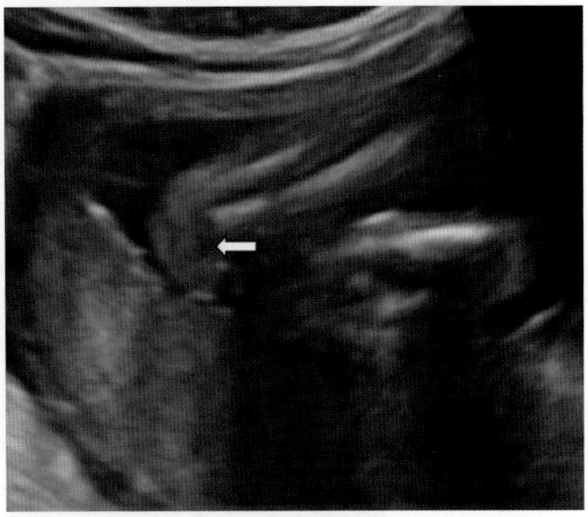

图 6-22　无足

箭头所指胫腓骨远端未见足回声

二、先天性马蹄内翻足

【定义】

- 先天性马蹄内翻足（congenital clubfoot deformity）是指脚掌从踝部起偏移中线，向内侧翻转，并固定在这个位置上，发生率约1/1000～1/250，是最常见的一种足畸形[2,9]。

【病理解剖学特点】

- 马蹄内翻足属三维立体畸形，主要改变为距舟关节半脱位，伴随跟骰关节和跟距关节异常。

【病因及遗传学特点】

- 本病具体的病因尚不清楚，但目前最具有代表性的学说有：神经肌肉学说；原始骨基发育异常学说；遗传学说；宫内机械压迫学说等。
- 男性发病多于女性，可单侧，也可双侧。

【临床特点】

- 先天性马蹄内翻足是最常见的先天性足畸形，发病率为1‰，全球每年有超过10万例先天性马蹄足内翻婴儿出生，而且80%是在发展中国家[3-4,16]。
- 可单独存在，也可以伴有其他畸形，如骨骼肌肉系统疾病、遗传综合征、染色体畸形等。主要表现为前足内收、跟骨内翻，足底和踝跖屈。

【超声特点】

- 正常足与小腿骨骼的关系是小腿骨与足底平面垂直，即在显示小腿骨骼长轴切面时，只能显示足跟部或显示足背足底矢状切面，不能显示足底平面。足内翻畸形时，超声在显示小腿骨骼长轴切面的同时，可显示出足底尤其是前足足底平面，即足底平面和小腿骨骼长轴切面同在一个切面内显示，且这种关系持续存在，不随胎动而改变（图6-23～图6-24）。
- 足内翻严重程度不同，超声表现也不同。足内翻严重者有上述典型表现，而轻者前足内翻内收轻，前足足底平面不会完全与小腿骨骼长轴切面平行。
- 妊娠晚期孕周过大、羊水相对较少，胎足受宫腔容积限制与压迫，出现内翻姿势，但胎足活动后姿势恢复正常，可排除足内翻畸形，减低假阳性率。
- 检出足内翻畸形后，应对胎儿全身骨骼及器官进行详细观察，检出可能的合并其他部位或器官的畸形。

【处理原则和预后】

- 单纯足内翻畸形预后较好，50%可通过石膏固定治愈。效果不佳者，进行外科手术可取得较好的效果。
- 伴有其他部位或器官的严重畸形者，预后不好。
- 无论单纯足内翻或是合并其他畸形，染色体异常的风险均增高，建议产前行染色体检查。

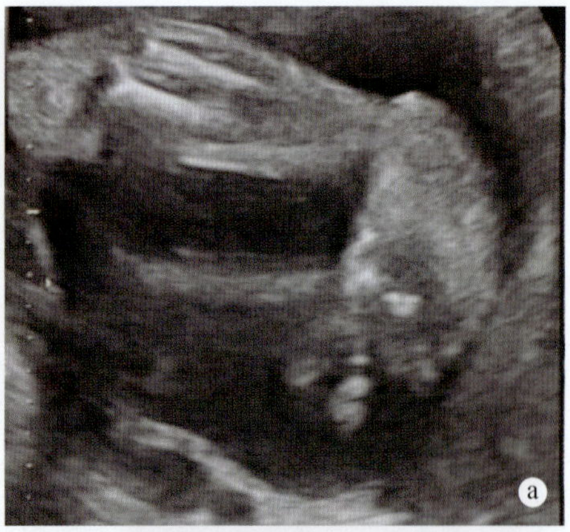

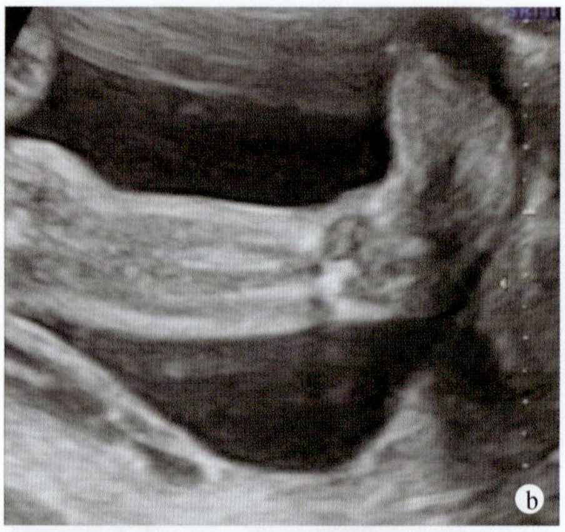

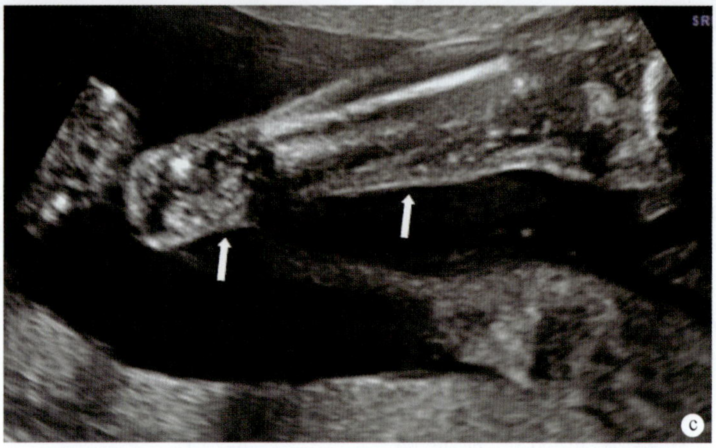

图 6-23 足内翻与正常足

足底平面在小腿骨骼长轴切面完全（a）或部分（b）显示；c. 正常足：小腿骨骼长轴切面不能显示足底平面，只能显示足跟部

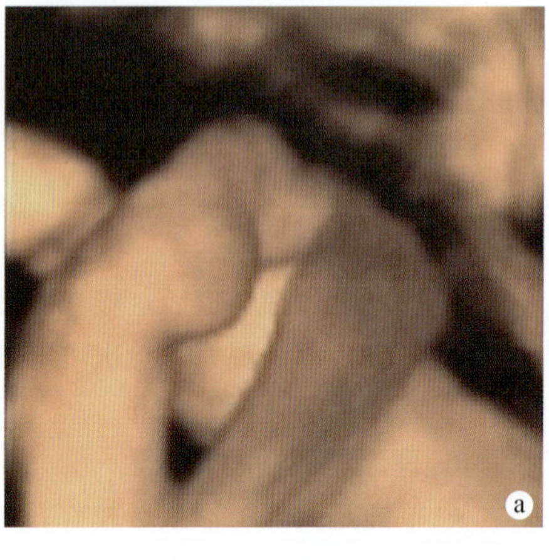

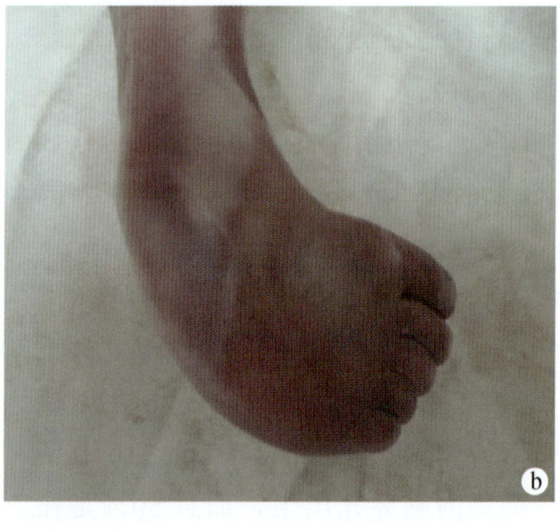

图 6-24

a. 足内翻的三维图像；b. 足内翻

（魏艳秋）

参考文献

[1] Yeh P, Saeed F, Paramasivam G, et al. Accuracy of prenatal diagnosis and prediction of lethality for fetal skeletal dysplasias. Prenatal Diagnosis, 2011, 31: 515-8.

[2] 黄林环，方群. 常见胎儿骨骼发育异常的产前诊断. 中

华妇产科杂志，2006，41：779-781.
[3] Baujat G，Legeai-Mallet L，Finidori G，et al. Achondroplasia. Best Pract Res Clin Rheumatol，2008，22：3-18.
[4] Glorieux FH. Osteogenesis imperfecta. Best Pract Res Clin Rheumatol. 2008，22：85-100.
[5] Rypens F，Dubois J，Garel L. Obstetric US：watch the fetal hands. Radiographics. 2006，26（3）：811-829.
[6] Oberg KC，Harris TE，Wongworawat MD，et al. Combined congenital radial and ulnar longitudinal deficiencies：report of 2 cases. J Hand Surg ，2009；34A：1298 - 1302.
[7] 李胜利. 胎儿肢体畸形诊断思维方法及超声诊断。中华医学超声杂志，2005，2：324-326.
[8] Paladini D，Greco E，Sglavo G，et al. Congenital anomalies of upper extremities：prenatal ultrasound diagnosis，significance，and outcome. Am J Obstet Gynecol. 2010；202：596. e1-10.
[9] Colaço HB，Patel S，Lee MH，et al. Congenital clubfoot：a review. Br J Hosp Med (Lond). 2010，71（4）：200-205.
[10] Dobbs MB，Gurnett CA. Update on clubfoot：etiology and treatment. 2009，467（5）：1146-1153.
[11] Glotzbecker MP，Estroff JA，Spencer SA，et al. Prenatally diagnosed clubfeet：comparing ultrasonographic severity with objective clinical outcomes. J Pediatr Orthop. 2010，30（6）：606-611.
[12] Lauson S，Alvarez C，Patel MS，et al. Outcome of prenatally diagnosed isolated clubfoot. Ultrasound Obstet Gynecol. 2010，35（6）：708-714.
[13] Rink BD. Arthrogryposis：a review and approach to prenatal diagnosis. Obstet Gynecol Surv. 2011，66（6）：369-77.
[14] 姜立新，张丰明，吕国荣. 二维超声诊断胎儿腕关节畸形的探讨. 中华超声影像学杂志，2002，11：704.
[15] Dimitraki M，Tsikouras P，Bouchlariotou S，et al. Prenatal assessment of arthrogryposis. A review of the literature. J Matern Fetal Neonatal Med. 2011，24（1）：32-6.
[16] Sharma R，Stone S，Alzouebi A，et al. Perinatal outcome of prenatally diagnosed congenital talipes equinovarus. Prenat Diagn. 2011 Feb；31（2）：142-5.

第七章 附 属 物

第一节 胎盘异常

一、前置胎盘

【定义】

妊娠 28 周后若胎盘附着于子宫的下段，胎盘下缘达到或覆盖宫颈内口，位置低于胎儿的先露部，称前置胎盘（placenta previa）。

【临床特点及病理学特点】

- 临床表现在妊娠晚期无痛性反复阴道出血；
- 发生率 1/200；
- 危险因素：多次流产史，剖宫产史，多产、瘢痕子宫、胎盘面积过大，吸烟等；
- 分为：中央性前置胎盘、部分性前置胎盘和边缘性前置胎盘；
- 5%～10%合并胎盘植入；
- 因产前出血早产率高、产后出血风险增加。

【超声特点】

- 妊娠晚期胎盘回声位于子宫下段或覆盖宫颈内口。完全覆盖宫颈内口者为中央性，部分覆盖者为部分性，位于下段紧邻宫颈内口者为边缘性（间距＜2cm）（见图 7-1）。
- 胎盘下缘明确位于胎儿先露部上方者基本可以除外胎盘前置，但注意副胎盘前置。
- 胎盘移动现象：由于子宫下段尚未形成，妊娠早中期胎盘低置率 4%～10%，妊娠晚期

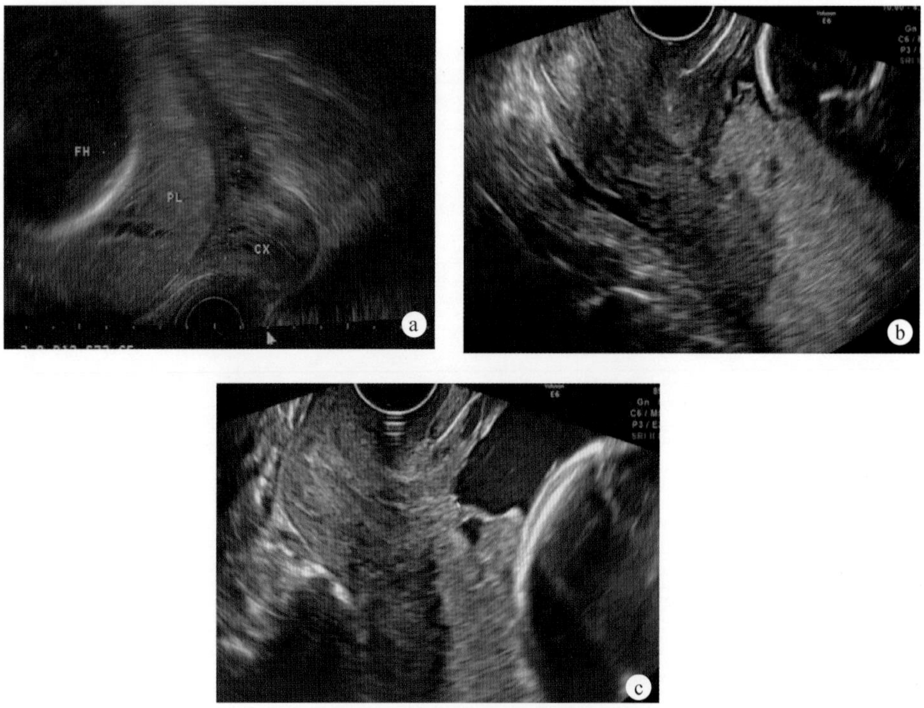

图 7-1 前置胎盘

a. 中央性；b. 部分性；c. 边缘性

90％消失。但中央性的只有 1/4 于妊娠晚期消失。妊娠中期超声诊断为胎盘前置状态。

【超声鉴别诊断】

- 子宫下段肌层收缩：子宫下段局部收缩增厚，回声类似胎盘，找到正常的胎盘回声可鉴别，随时间而改变。
- 副胎盘前置：主胎盘位置正常，但有一副胎盘位于子宫下段或覆盖宫颈内口。
- 膀胱过度充盈：膀胱过度充盈，延长了宫颈，使得胎盘相对位置变低，排空膀胱后假象消失。

【处理原则和预后】

- 期待疗法：期待胎儿成熟，期间对症处理。
- 危害：早产、产前出血和产后出血，严重者需要切除子宫。

二、胎盘植入

【定义】

胎盘异常附着于子宫肌层，或侵蚀到子宫肌壁，甚至达子宫的浆膜层。

【临床特点及病理学特点】

- 原发性蜕膜发育不全或创伤性内膜缺陷，使底蜕膜部分性或完全性缺失；
- 主要发生在前置胎盘孕妇和瘢痕子宫孕妇，特别是剖宫产史孕妇；
- 胎盘植入在正常子宫的发生率为 0.004％，合并高危因素人群中发生率可达 3.3％；
- 产前出血和产后出血；
- 临床上分为三类：①粘连性胎盘，绒毛直接附着于子宫肌层；②植入性胎盘，绒毛侵入部分子宫肌层；③穿透性胎盘，绒毛穿透子宫肌壁直达浆膜，甚至穿透浆膜，达膀胱或直肠。

【超声特点】

- 胎盘内多个大小不一，形态不规则的液性暗区，为胎盘内静脉池，常被称为“胎盘内陷窝”（图 7-2a）；
- 胎盘与子宫壁间的低回声带缺失（提示蜕膜异常）（图 7-2b）；
- 子宫浆膜与膀胱壁间的高回声缺失，呈现不规则回声（提示全层植入可能）（图 7-2c）；
- 胎盘组织的回声出现在子宫浆膜面（图 7-3a）；
- 彩色多普勒血流出现在子宫的浆膜面（图 7-3b）。

【处理原则和预后】

同前置胎盘，子宫切除风险大，尤其是瘢痕子宫伴胎盘前置和植入者。

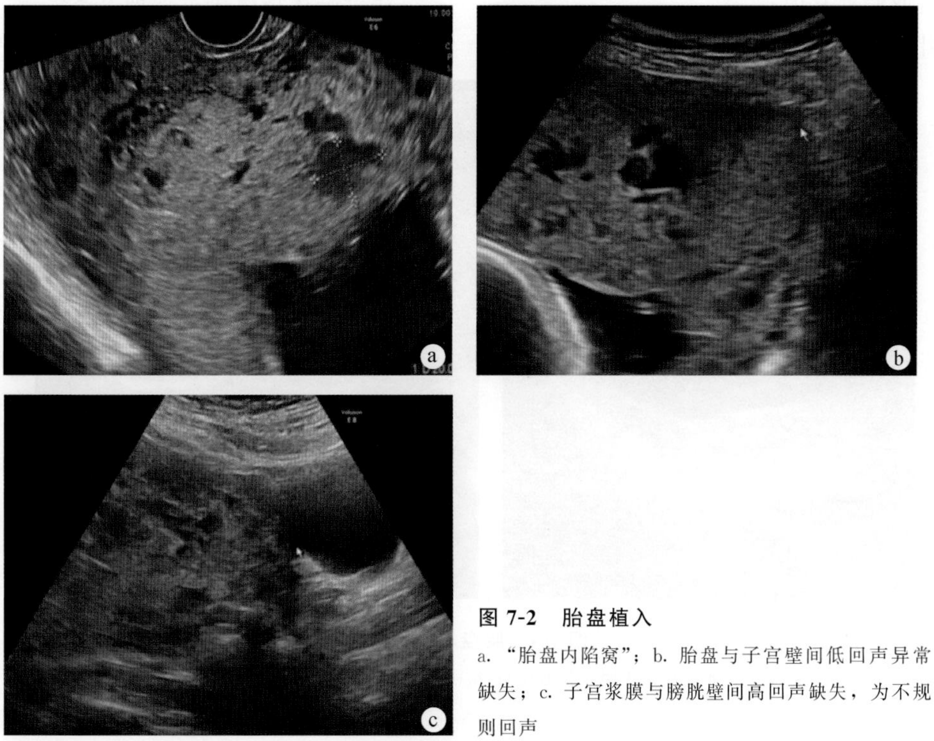

图 7-2　胎盘植入

a.“胎盘内陷窝”；b. 胎盘与子宫壁间低回声异常缺失；c. 子宫浆膜与膀胱壁间高回声缺失，为不规则回声

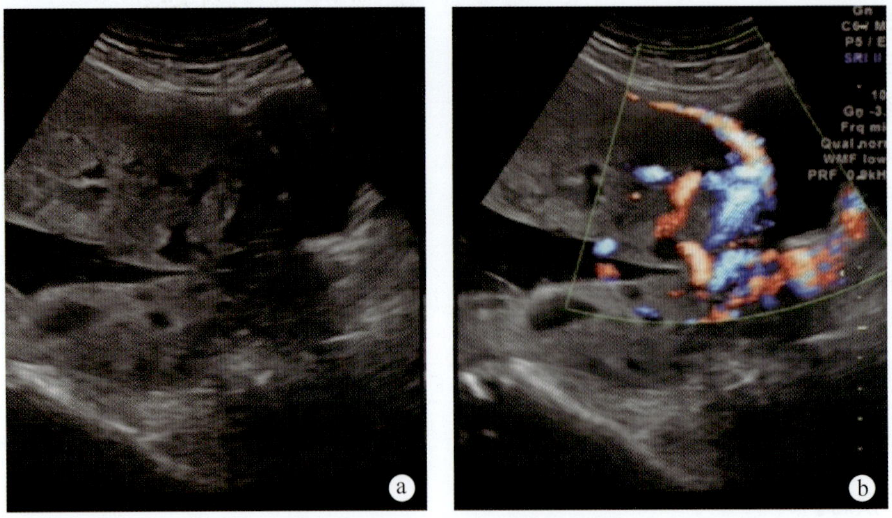

图 7-3 子宫浆膜面胎盘组织声像

a. 子宫下段浆膜面回声不规则，无肌层回声；b. 彩色多普勒显示为充盈的血管

三、胎盘早剥

【定义】

妊娠 20 周后，正常位置的胎盘在胎儿娩出前从子宫壁部分或全部分离。

【临床特点及病理学特点】

- 高危因素：妊娠高血压疾病、外伤、子宫畸形、羊水过多等；
- 发生率：0.5%～1%；
- 有痛性阴道出血或隐性出血；
- 胎儿窘迫或胎死宫内；
- 严重者引起急性肾衰竭和凝血功能障碍。

【超声特点】

- 胎盘位置正常；
- 胎盘后方与子宫肌壁间或胎盘边缘不均质的实性低回声团块（血肿样回声）（图 7-4、图 7-5）；
- 胎盘异常增厚；
- 超声检查阴性不能除外胎盘早剥，急性显性剥离时可能没有形成血肿，故可能超声检查为阴性。

【处理原则和预后】

结合临床情况决定处理方案。

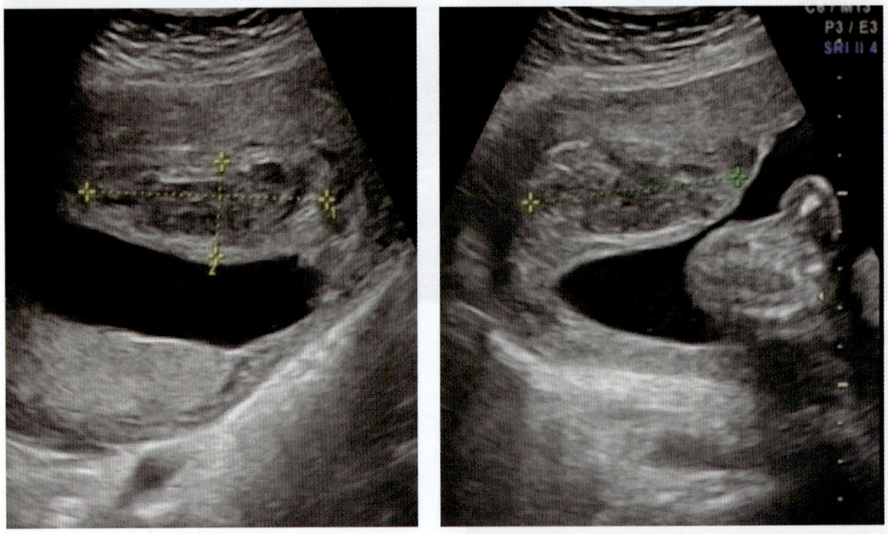

图 7-4 胎盘早剥（1）

a. 胎膜与肌壁间的不均质回声团（积血块）；b. 胎盘边缘与子宫壁间不均质回声团（积血块）

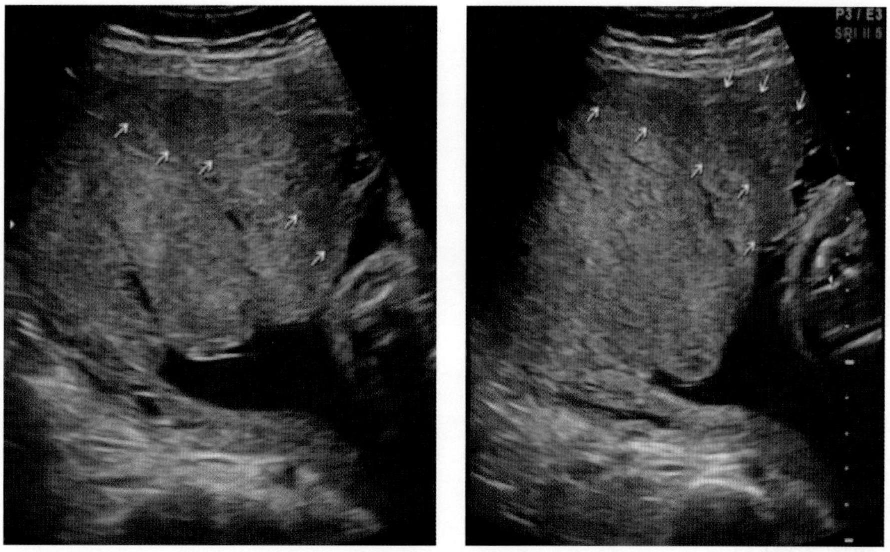

图 7-5　胎盘早剥（2）

胎盘与肌壁间的实性低回声团块——血肿

（时春艳）

第二节　妊娠期子宫颈长度异常

一、概述

（一）妊娠期子宫颈长度正常值及测量方法

- 超声测量子宫颈的方法：经阴道、经腹和经会阴，经阴道为金标准；
- 测量前应排空膀胱，阴道探头轻度接触子宫颈，避免过度加压；
- 沿子宫颈管最长径获取其长轴矢状切面；
- 放大图像，使得子宫颈至少占据图像的 75%，清楚地显示子宫颈的内外口和子宫颈管黏膜（图 7-6）；
- 测量从内口到外口的长度，测量三次，报告最短子宫颈长度；
- 妊娠 20～24 周子宫颈长度（CL）中位数为 38mm，28～32 周 34mm，子宫颈长度呈正态分布；
- 无宫缩时正常的子宫颈呈“T”形态，不应有漏斗征（图 7-6）；
- CL＜25mm 为短子宫颈，国外数据显示发生率为 2%～3%，CL＜15mm 者发生率为 0.6%～1.7%。

（二）妊娠期监测子宫颈长度的意义

- 预测早产。

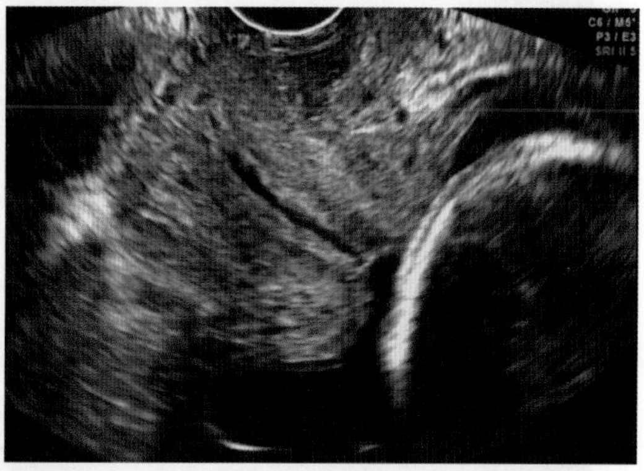

图 7-6　经阴道检测正常子宫颈形态

——无症状者预测早产，子宫颈越短早产风险越大：

CL（妊娠 22～24 周时）＜25mm 者，37 周前早产风险的 RR＝11；

CL（妊娠 22～24 周时）＜15mm 者，37 周前早产风险的 RR＝13.8。

——有先兆早产症状者如果子宫颈长度＜30mm，早产风险增加，应启动宫缩抑制剂的治疗。

——妊娠晚期子宫颈长度缩短早产胎膜早破率高。

——协助诊断子宫颈功能不全。

（三）引起子宫颈缩短的原因

- 子宫过度膨胀：多胎妊娠、羊水过多等。
- 子宫颈机能不全。
- 宫缩（各种原因导致的宫缩：如感染）。
- 子宫颈锥切术后。
- 子宫及子宫颈发育异常。

二、子宫颈机能不全

【定义】

由于子宫颈的机能缺陷不能维持妊娠到足月。辅助检查非孕期子宫颈无阻力通过 8 号扩张棒。孕期超声检查子宫颈缩短，内口或内外口扩张，胎囊突出。

【临床特点及病理学特点】

- 占所有妊娠妇女的 0.5%～1%；
- 子宫颈先天发育异常、手术损伤、分娩创伤等；
- 晚期流产史的主要原因；
- 妊娠中期无痛性的子宫颈扩张，导致羊膜囊膨出和（或）未足月胎膜早破，导致晚期流产或早产；
- 症状和体征：妊娠中期阴道黏液样分泌物突然增多、下坠感、少量出血或阴道流水，阴道检查可见胎囊突出子宫颈口外。

【超声特点】

- 子宫颈管缩短伴随内口扩张（图 7-7）；
- 子宫颈管内外口均扩张（图 7-8）。

【处理原则和预后】

- 孕期应用传统方法明确诊断者，在妊娠 14～18 周行择期子宫颈环扎术；
- 三次晚期流产史者，再次妊娠在妊娠 14～18 周行择期子宫颈环扎术；
- 晚期流产史伴子宫颈管缩短≤25mm 或呈桶状扩张（内外口均开大）者妊娠 26 周前行环扎术；
- 孕龄≤26 周，子宫颈呈桶状扩张者诊断为子宫颈功能不全，行环扎术；
- 环扎术的条件：胎膜全、无炎症、胎儿无畸形。

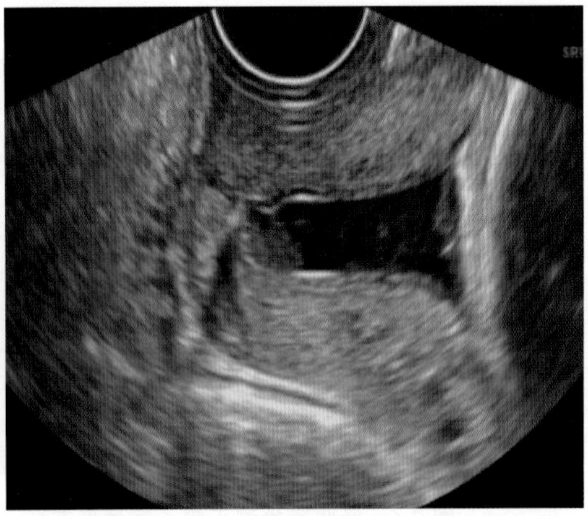

图 7-7 子宫颈管缩短伴内口扩张

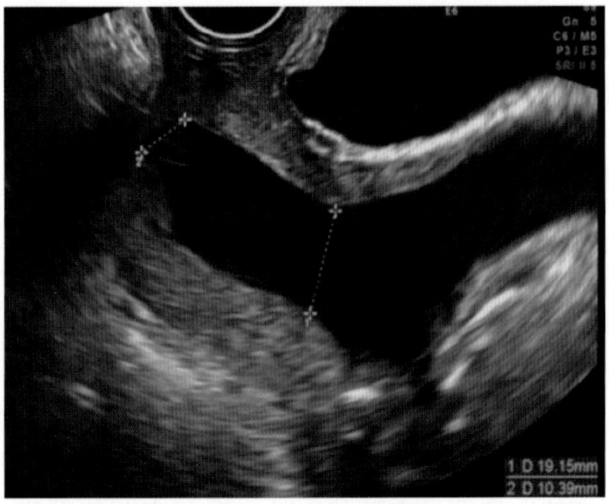

图 7-8 子宫颈管内外口均扩张

（时春艳）

第三节 脐带异常

一、脐带缠绕

【定义】

- 脐带缠绕于胎儿身体一处或多处者，称为脐带缠绕。据统计脐带缠绕占分娩总数的 20%～25%，脐带缠绕可以发生在颈部、胸部、腹部及胎儿肢体部位，其中以脐带绕颈最多见，绕颈 1 周者占 10.7%，2 周者占 2.8%，3 周者占 0.2%。

【胚胎组织学特点】

- 超声最早在孕 8 周时可显示脐带。正常情况下，脐带内含三条血管：一条脐静脉，两条脐动脉。血管周围包绕华通胶，对脐带血管有保护作用。

【临床特点及病理学特点】

- 一般情况下，脐带绕颈不会引起不良妊娠结局，但如果脐带过短或缠绕过紧，则可引起胎儿窘迫，尤以宫缩时明显，严重者可导致胎死宫内；
- 脐带绕颈 2 周以上可使胎先露入盆延迟。

【超声特点】

- 脐带缠绕处的表皮有明显的压迹；
- 压迹的上方可见圆形或扁圆形的小衰减包块，彩色多普勒为一小彩团，此为缠绕处的脐带横切面；
- 小衰减包块内可见短光条或小等号，此为脐带内的血管壁回声；
- 以小衰减包块为中心，慢慢转动探头 90°，可寻找出缠绕胎颈的一段脐带，为一条衰减的带状回声，彩色多普勒为一彩条；
- 绕颈 1 周：胎儿颈背部皮肤压迹呈“U”形（见图 7-9、图 7-10）；
- 绕颈 2 周：胎儿颈背部皮肤压迹呈“W”形（见图 7-11）；
- 绕颈 3 周及以上：胎儿颈背部皮肤压迹呈锯齿形（见图 7-12）。

【超声鉴别诊断要点】

- 胎儿颈部脐带堆积：胎儿颈部可见脐带回声，但颈背部皮肤压迹不明显，且胎儿横切面未见缠绕胎颈的脐带。

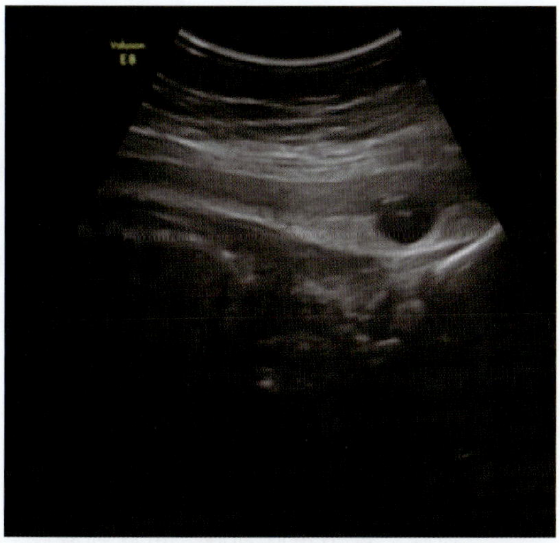

图 7-9　脐带绕颈 1 周

胎儿颈部皮肤压迹呈 U 形

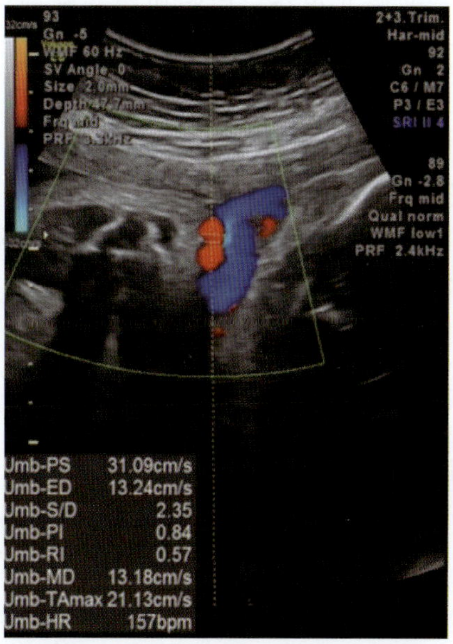

图 7-10　脐带绕颈 1 周彩色多普勒

彩色多普勒见胎儿颈部有一条状血流信号

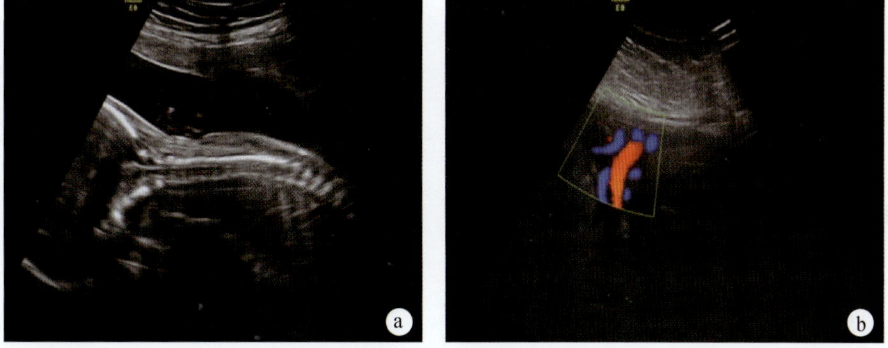

图 7-11　脐带绕颈 2 周

a. 胎儿颈部皮肤压迹呈 W 形；b. 彩色多普勒见颈部彩色血流信号（2 条）

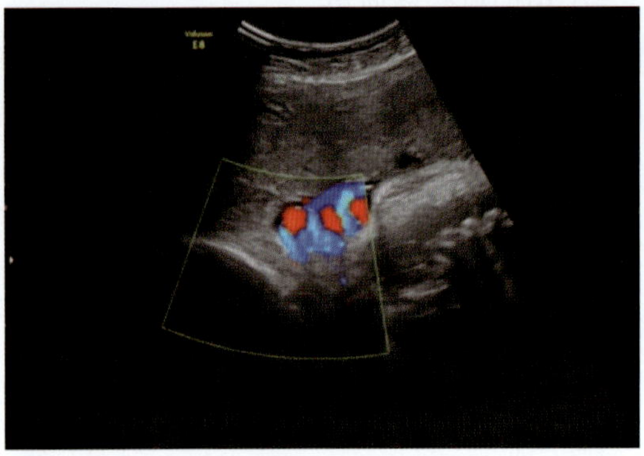

图 7-12 脐带绕颈 3 周

彩色多普勒显示胎儿颈部彩色血流信号（3 条）

【处理原则和预后】

- 脐带缠绕的发病原因多与脐带过长、胎动过频有关。如缠绕过多，压迹很深者也可危及胎儿生命，应密切注意胎动次数，必要时进行胎心监护。

二、脐带脱垂

【定义】

- 隐性脐带脱垂：胎膜未破，脐带下降至胎先露一侧或前方，又称为脐带先露。
- 显性脐带脱垂：胎膜已破，脐带进一步脱出至胎先露的下方，经子宫颈进入阴道内，甚至显露于外阴部。

【临床特点】

- 脐带位于胎先露部与骨盆壁之间，脐带血流受阻，可引起胎儿窘迫甚至突然死亡。
- 病因：胎头入盆困难（骨盆狭窄、头盆不称、胎位异常、盆腔肿瘤）、羊水过多、脐带过长、早产及多胎妊娠时，在人工破膜或自然破膜后易发生脐带脱垂。

【超声特点】

- 子宫下段前羊膜囊内或胎先露周围有脐带样回声，并可测到脐动脉脐静脉频谱。

【预后】

- 发现并及时处理者预后良好。

三、脐带螺旋异常

【定义】

- 异常脐带螺旋包括螺旋稀少和过度螺旋；
- 螺旋指数（UCI）：每厘米脐带内的螺旋次数；
- 螺旋稀少指螺旋指数小于第 10 百分位（<0.07 螺旋数/cm）；
- 过度螺旋指螺旋指数大于第 90 百分位（>0.3 螺旋数/cm）。

【胚胎组织学特点】

- 随着妊娠期的延长，脐带逐渐出现螺旋，达 40 个左右。左螺旋更多见，是右螺旋的 7 倍。
- 超声检查能显示脐带的螺旋方向和脐血管的螺旋次数，螺旋指数平均 0.17±0.009 螺旋数/cm。

【遗传学特点】

- 尚不清楚

【临床特点及病理学特点】

- 脐带螺旋异常与胎死宫内、胎儿宫内窘迫、早产、胎儿结构和染色体异常、帆状胎盘、单脐动脉、胎儿宫内生长受限等有关。

【超声特点】

- 超声测量螺旋指数：测量脐带纵轴切面上两个螺旋之间的距离，并标出每厘米脐带内的螺旋次数。

【处理原则和预后】

- 产前超声显示脐带螺旋异常应除外胎儿的结构畸形；
- 超声检查未显示胎儿结构畸形者应加强对胎儿的监护。

四、单脐动脉

【定义】

- 脐带内仅含两条血管，一条脐静脉，一条脐动脉，称为单脐动脉。单脐动脉除与多种畸形有关外，还与胎儿生长受限、早产、双胎、染色体异常等因素有关[1]；发病率约为 1.0%。

【胚胎组织学特点】

- 脐动脉的发育过程中，两条尿囊动脉变成脐动脉，右侧尿囊静脉退化，左侧尿囊静脉变成脐静脉；
- 一侧脐动脉未发育或萎缩则形成单脐动脉。

【临床特点及病理学特点】

- 单脐动脉与胎儿畸形：单脐动脉胎儿合并结构畸形的风险增加，为正常脐带胎儿的 7 倍，畸形可累及胃肠道、骨骼、泌尿生殖道、心血管及中枢神经系统；

- 单脐动脉与胎儿宫内生长受限：单脐动脉发生胎儿宫内生长受限的风险增加；
- 单脐动脉与胎儿染色体异常：在一项研究中，孕 20 周时发现单脐动脉，其中有 15% 在出生后证实伴有其他畸形和（或）有染色体的异常。

【超声特点】

- 在所有脐带横切面仅见两条血管，一大一小呈“吕”字形（见图 7-13）；
- 在脐带纵切面，无正常粗细的细螺纹样结构排列，仅见两根血管呈并行走向，或呈稀疏螺旋样排列（见图 7-14）；
- 胎儿膀胱横切面，膀胱外侧仅见一条动脉；
- 可能合并其他畸形。

【超声鉴别诊断要点】

- 超声诊断单脐动脉时，应选择在多个切面联合检查，可选择在脐带游离段或近胎儿段，因近胎盘部位的两条动脉可能融合成为一条。

【处理原则和预后】

- 超声产前筛查发现单脐动脉后应及时进行产前诊断，明确有无其他畸形合并存在；
- 合并结构畸形者建议行染色体检查；
- 无结构畸形者多预后良好，一项研究显示，72%的单脐动脉是单发性的，即不伴有结构畸形。如无其他畸形，则染色体异常的发生率低。

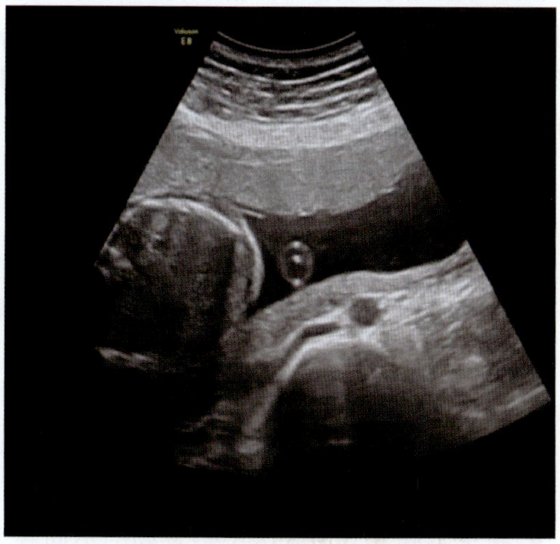

图 7-13　单脐动脉横切面

脐带横切面呈“吕”字形

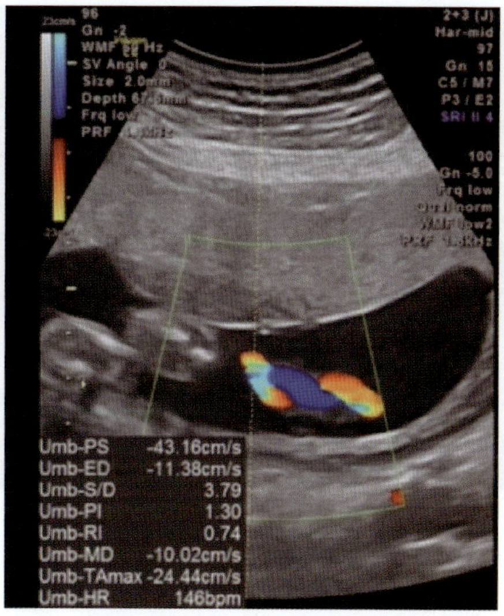

图 7-14　单脐动脉纵切面

彩色多普勒示脐带内为一红一蓝两根血管

五、脐带囊肿

【定义】

- 脐带内出现的囊性包块为脐带囊肿，可分为真性囊肿和假性囊肿[2]。

【胚胎组织学特点】

- 真性囊肿，认为是卵黄囊、尿囊的遗迹，大小不等，被覆上皮；
- 假性囊肿由华通胶液化聚集而成。

【临床特点及病理学特点】

- 孕期检查时偶然发现；
- 可合并其他异常；
- 假性脐带囊肿更常见。

【超声特点】

- 脐带假性囊肿：囊肿边界欠清楚，无张力，形态各异，内有稀疏点状回声；
- 脐带真性囊肿：囊肿呈圆形或椭圆形，有一定张力，单发多见，表面光滑，内为无回声区。其中以脐尿管囊肿较常见，可近胎儿侧，也可近胎盘侧（见图 7-15）。

【超声鉴别诊断要点】

- 脐带血肿：通常见于介入性操作后，通常为高回声，但随出血时间延长回声会有变化；
- 脐带血管瘤：高回声或多发小囊状改变，通常位于胎盘脐带入口处。

【处理原则和预后】

- 孕早期的囊肿多可自然消失，可观察；

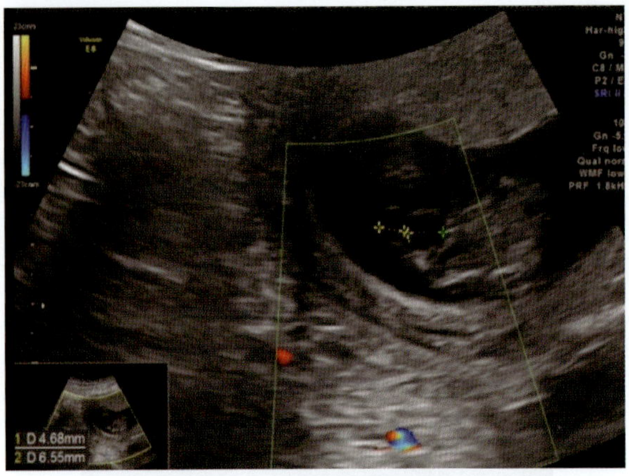

图 7-15 脐带畸胎瘤

脐带近胎儿侧可见两个囊肿

- 合并其他异常时需行产前诊断；
- 单发囊肿预后好。

六、脐带畸胎瘤

【定义】

- 脐带部位发生的畸胎瘤为脐带畸胎瘤，极为罕见。

【胚胎组织学特点】

- 发生原因可能是生殖细胞由卵黄囊穿过胚胎肠系膜迁移到生殖嵴过程中发生变异或停止移行，在脐带内发展为畸胎瘤。

【临床特点及病理学特点】

- 畸胎瘤可为成熟性或未成熟性。
- 部分病例合并染色体异常。

【超声特点】

- 羊膜腔内脐带部位见一囊性或混合性包块，活动性好。

【超声鉴别诊断要点】

- 脐带囊肿：包块为囊性回声。

【处理原则和预后】

- 需除外其他畸形；
- 多为良性，一般预后良好。

（孙伟杰）

第四节　胎儿血流异常

通过对胎儿血液循环的多普勒血流观察，有助于高危妊娠的筛查与围产儿宫内安危情况的预测。目前对胎儿血液循环研究较多的血流指标有：子宫动脉、脐动脉与脐静脉，大脑中动脉与静脉导管血流。动脉的血流频谱评价指标主要有：收缩期、舒张期血流比值（systolic/diastolic，S/D）；阻力指数（resistance index，RI）；搏动指数（pulsatility index，PI）；收缩期血流峰值速度（peak systolic velocity，PSV）和舒张末期峰值血流速度（end-diastolic velocity，DV），它们在胎儿不同病理状态下的改变各不相同。

通过对胎儿血液循环的多普勒的观察，可以在胎儿测量的基础上增加对胎儿病生理状态的认识。胎儿 FGR、羊水量正常或略低合并有脐动脉异常，提示胎盘功能单位的减退，如脐动脉血流阻力的增加，此期间可能会发生大脑血流的阻力下降，即脑保护效应；进一步缺氧则会出现脐动脉舒张期血流消失或出现反向血流即 A/REDV，在这种情况下，监测胎儿静脉导管的血流频谱可以在一定程度上预测胎儿的不良预后。

尽管血流参数给我们更好的指标来了解由于胎盘因素所导致的 FGR 的胎儿在宫内的安危情况，但没有证据显示血流指标的测定可以改善围产儿的预后，临床终止妊娠还是要根据孕周及病情，所以研究的重点还应放在导致 FGR 的胎盘原因上。多普勒波形的引入对产科管理有一定的影响，需结合其他已有的检测方法同时评估胎儿宫内的安危。

一、脐动脉与脐静脉

【适应证】

- 胎儿宫内缺氧或影响胎盘功能的高危妊娠；
- 单绒毛膜双胎妊娠的诊断辅助手段；
- 双胎输血综合征（TTTS）与选择性宫内生长受限（sIUGR）的诊断与宫内检测的手段；
- 在单羊膜囊双胎妊娠中多普勒的不同频率可以明确脐带缠绕的诊断。

【超声特点】

- 胎儿器官的正常发育与高血流量密切相关：随孕龄的增加，胎盘血管阻力逐渐降低，脐动脉收缩期血流峰值速度（SV）和舒张末期血流峰值速度（DV）的增加。一般在 30 孕周后脐动脉“S/D”＜3.0 或“RI”＜0.6；
- PI 不仅与峰值流速和舒张末期流速有关，更是反映了整个心动周期的平均流速，尤其当舒张末期血流为零或反向血流时，PI 更能代表血流阻力情况。脐动脉 PI 在妊娠中晚期变化幅度不大，呈正弦波形，如图 7-16 所示；

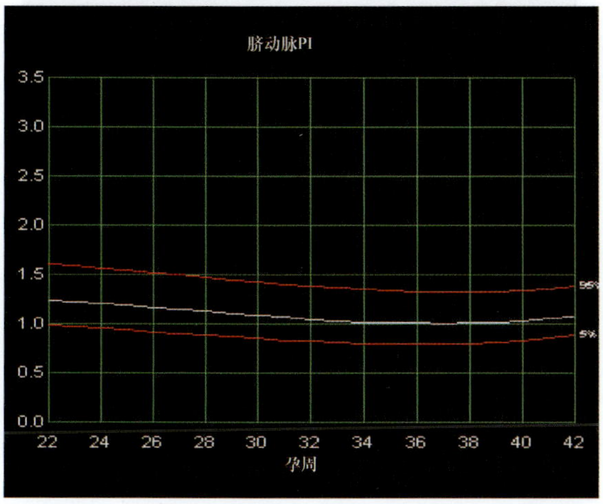

图 7-16　正常脐动脉的血流搏动指数随孕周变化[4]

- 脐静脉在妊娠期保持持续的血流供给胎儿营养，但在严重缺氧情况下，也会出现脐静脉的异常搏动，见图 7-17。

【病理生理改变】

- 不论胎盘发生怎样的病理变化，当绒毛间阻

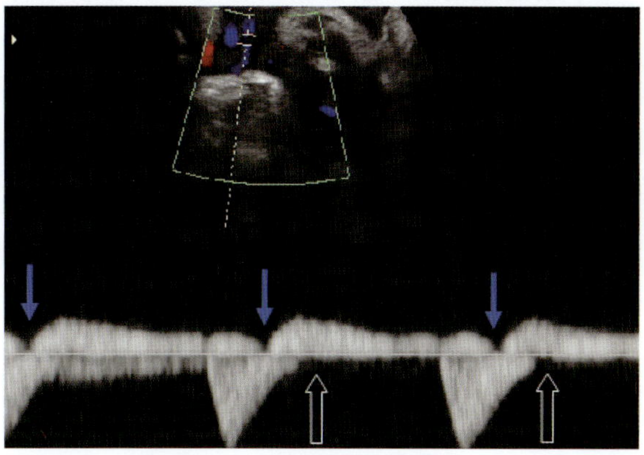

图 7-17　脐静脉异常搏动

水肿胎儿，宽箭头示脐动脉舒张期血流消失，窄箭头所示为脐静脉搏动

力上升，致使脐动脉血流阻力增加至一定程度，大脑中动脉的血流会发生相应的低阻力改变，称之为“脑保护效应”；但当胎儿缺氧进一步加重，出现脑水肿时，大脑中动脉血流阻力反而会再次上升，因此连续的监测大脑中动脉血流对于判断胎儿宫内缺氧程度有一定的帮助；

- 脐带血流阻力上升，会使右心负荷加重，右心功能失代偿时，右心房的压力过大，可能会发生静脉导管正向血流的部分缺失，“a”波消失甚至反向。

【临床意义】

- 双胎妊娠在妊娠中期胎盘脐带血流便于插入点的观察，帆状插入容易出现 IUGR；单羊膜囊双胎脐带插入点越近，脐带缠绕的可能性越大；图 7-18a、图 7-18b 示单羊膜囊双

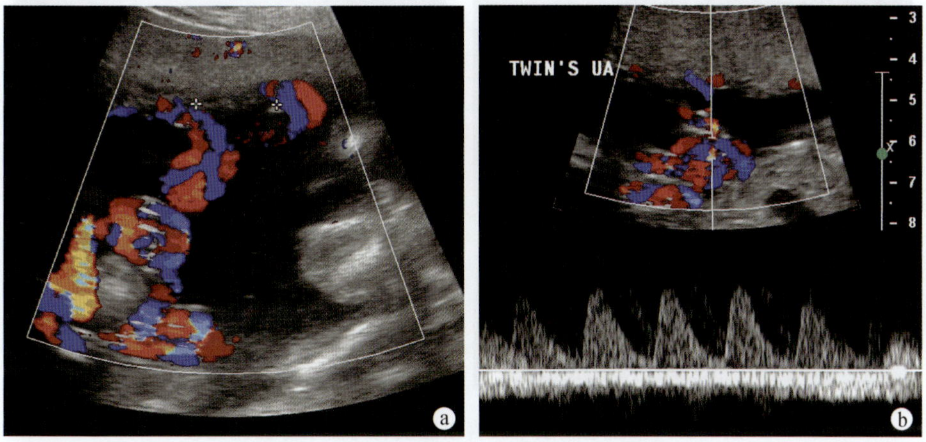

图 7-18　单羊膜囊双胎妊娠脐带缠绕

a. 单羊膜囊双胎妊娠两个脐带根部距离较近，相互缠绕；b. 单羊膜囊双胎妊娠两组脐带缠绕所形成的不同频谱的叠加

胎妊娠的两个脐带相互缠绕，多普勒取样同时可探及两个不同频率的频谱。

- 对于妊娠期高血压、胎儿宫内生长受限的高危人群，脐动脉 S/D、PI 均会上升，动态评价有助于及早筛查胎盘血流功能单位的下降，常见的超声改变有：胎儿宫内发育迟缓和羊水过少；
- 脐动脉（UA）血流缺失或反向（absence or reversal of end-diastolic velocities，A/REDV），见图 7-19。A/REDV 与胎儿的不良预后有关：胎死宫内、新生儿窒息等，围产儿的死亡率在 9%～36%，如果超过 34 孕周出现脐动脉舒张期血流反向，则需要及时终止妊娠；
- TTTS 根据脐血流的不同改变确定其分期，动态监测血流的变化，可以判断疾病的进展，有助于判断预后、帮助临床决定介入治疗和终止妊娠的时机，sIUGR 中的血流消失或反向代表两胎儿间的动脉血管吻合类型，可以协助临床判断预后，图 7-20a、图 7-20b 示单绒毛膜双羊膜囊双胎不同的脐动脉血流，小胎儿血流舒张期消失，诊断为Ⅱ型 sIUGR，图 7-21 示胎儿脐动脉舒张期间歇性的消失与反向，为Ⅲ型 sIUGR；
- 在高危孕妇终止妊娠前，需要密切监测胎儿血流的动态变化，但在低危人群中其预测价值尚不能得出肯定的结论，需要结合胎心监护。

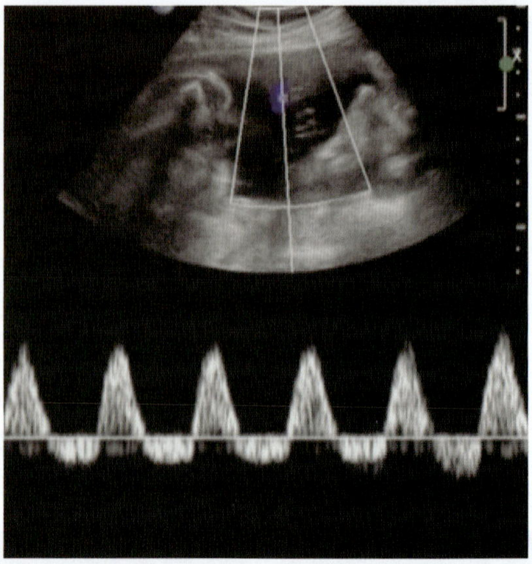

图 7-19　脐动脉血流反向

【影响因素】

- 脐血流异常可以是胎盘原因引起的，也可能有单脐动脉、脐带血栓、脐带螺旋异常；胎儿发育异常，应考虑非整倍体等原因。
- 脐带受压表现的一过性高阻力；呼吸样运动可以产生的大小不一的频谱，如图 7-22 所示。

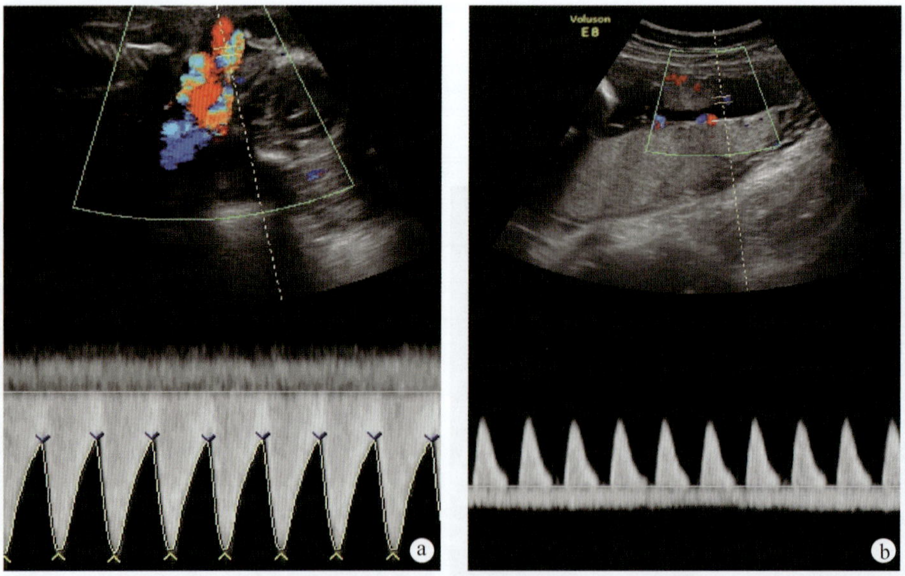

图 7-20　单绒毛膜双羊膜囊双胎发育与脐动脉血流比较

a. 单绒毛膜双羊膜囊双胎妊娠中，sIUGR 患者发育如孕周者，血流频谱正常；b. 发育迟缓者脐动脉血流舒张期消失

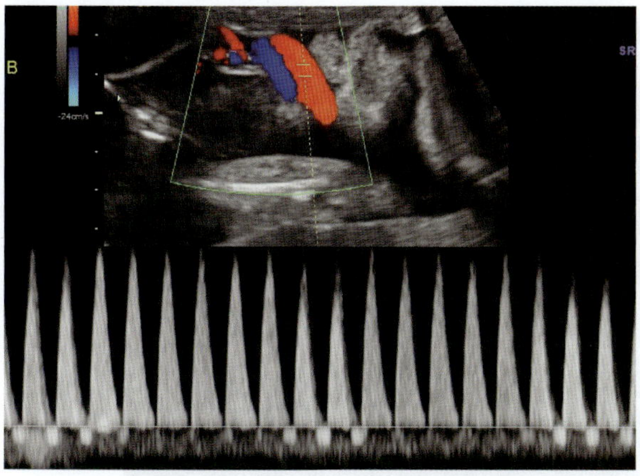

图 7-21 sIUGR Ⅲ型声像图

单绒毛膜双羊膜囊双胎小胎儿脐带血流呈间断消失与反向，提示 sIUGR Ⅲ型

【超声鉴别诊断要点】

- 早、中孕期脐带血流高阻力属于正常现象，16 周前由于胎儿心脏的舒张功能有限，可以出现舒张期血流缺失。
- 胎儿呼吸样运动的影响呈间歇性，呼吸样运动停止后，脐动脉频谱恢复正常；
- 避免在脐带受压处测量，容易出现假阳性；

二、大脑中动脉

【适应证】

- 高血压、子痫前期、胎儿宫内发育迟缓等慢性缺氧的宫内监测；
- 胎儿宫内溶血、贫血的诊断与宫内治疗的评价手段。

【超声特点】

- 正常情况下，自妊娠中期，大脑中动脉的 PI 就一直保持相对恒定，直至妊娠晚期 34 周起，PI 值明显下降，见图 7-23。PI 的改变可能与脑部的新陈代谢率增加、脑需氧量增加有关；另一方面，也能适应分娩时宫缩引发的一过性的脑缺血；
- 胎儿大脑中动脉血流峰值流速（PSV）随孕周的增加，呈不断上升的抛物线形，供应大脑发育所需的养分；
- 由于胎位、胎儿呼吸样运动、探头压力的影响，有假阳性的可能，可疑患者需要动态监测。

【病理生理改变】

- 在胎儿发生宫内缺氧时，由于 pH 值、二氧化碳分压的增高，使脑血流相对于体循环的比例明显增加、阻力下降，称之为“脑保护效应”，见图 7-24。
- 当脑缺氧失代偿激发脑水肿时，压力的缘故会使大脑中动脉的 PI 反而会上升，类似正常改变。因此与胎儿脐动脉共同监测、动态评价大脑中动脉 PI 有助于评价胎儿宫内缺氧的程度。
- 近年来研究发现，在胎儿宫内溶血、贫血的情况下，大脑中动脉的 PSV 也会有明显的上升，对于地中海贫血、Rh 宫内溶血、微小病毒 B19 所导致的宫内溶血都有较敏感的预测价值，一般以 PSV 大于 1.5MOM 为诊

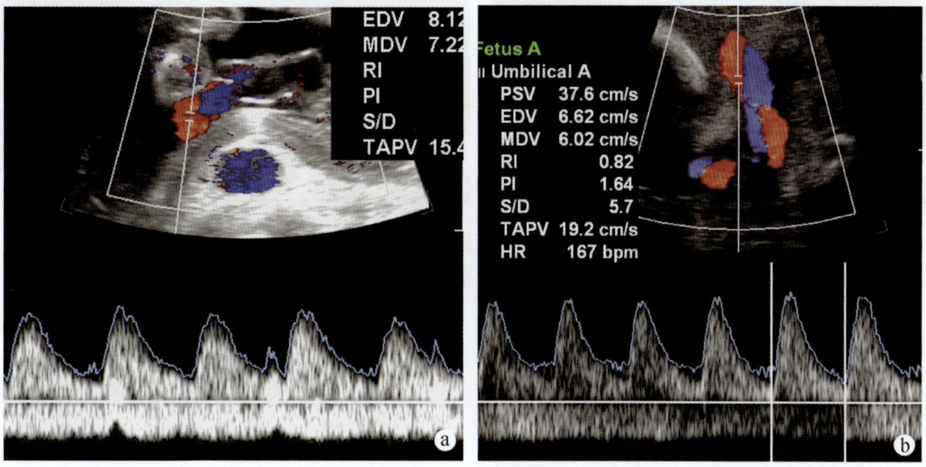

图 7-22 脐带受压

a. 脐动脉频谱受到呼吸样运动的影响，有小的不规则波形；b. 脐动脉多普勒分析须避免呼吸样运动的影响，至少三个连续的频谱

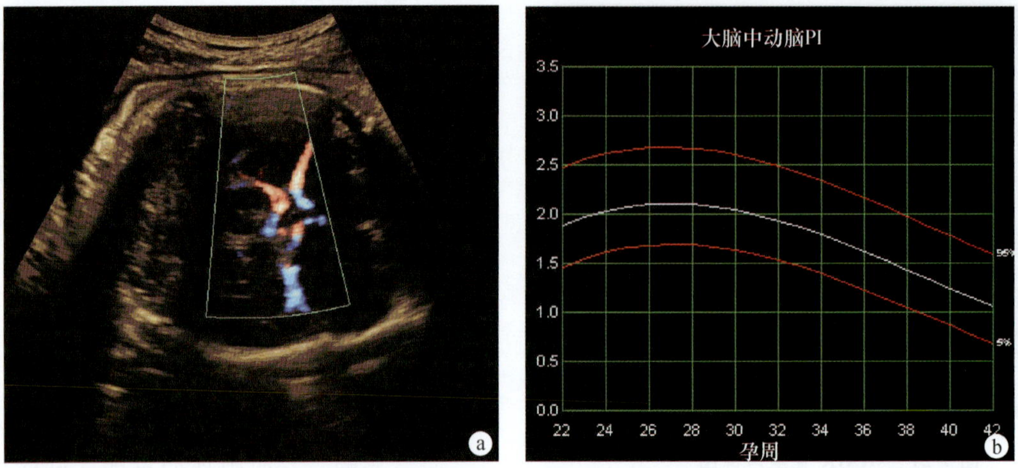

图 7-23

a. 大脑中动脉起自大脑基底动脉（Willis）环，如图中彩流，大脑中动脉略向前方走行；b. 正常妊娠大脑中动脉随孕周的变化：32 周后逐渐呈低阻改变[5]

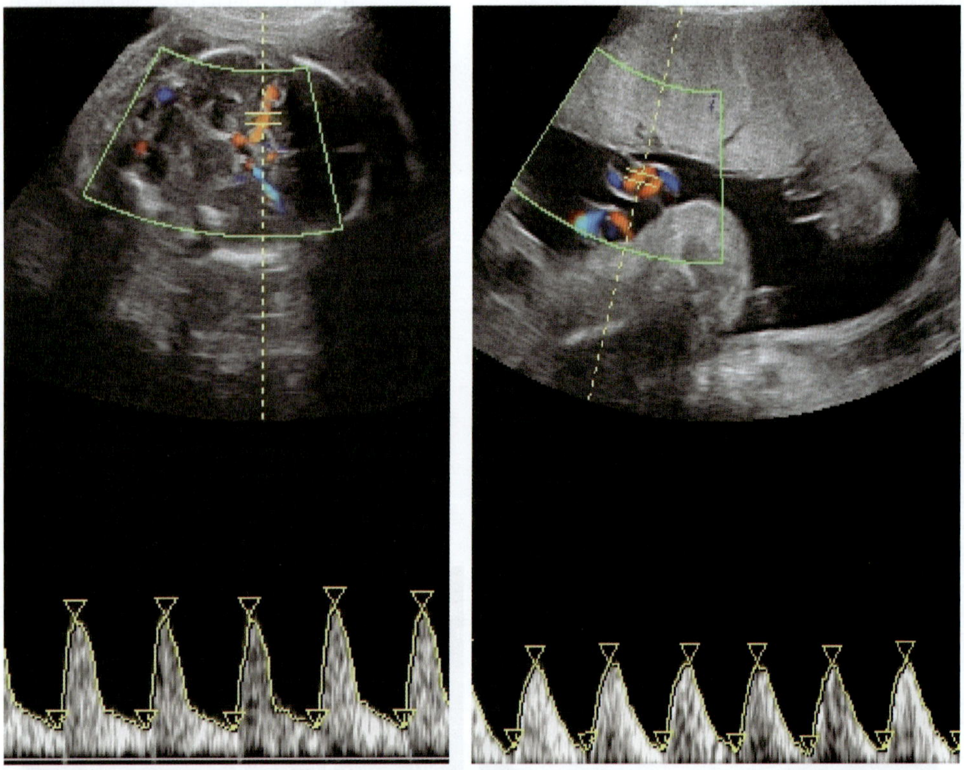

图 7-24　妊娠晚期胎儿脑保护效应

大脑中动脉搏动指数明显低于脐动脉的搏动指数

断依据，为临床的产前宫内介入治疗提供了依据。

【临床特点】

- IUGR、子痫前期时，胎儿发生缺氧，伴随脐动脉血流的改变，大脑中动脉阻力下降、PI 降低，因此，对于脐动脉异常的患者，需要同时评价大脑中动脉；
- 胎儿大脑中动脉的峰值血流速与胎儿贫血程度呈负相关，大脑中动脉 PSV 大于 1.5MOM 被认为有贫血，见图 7-25，妊娠 29 周胎盘绒毛膜血管瘤患者，胎儿大脑中动脉 PSV 明显大于 1.5MOM；

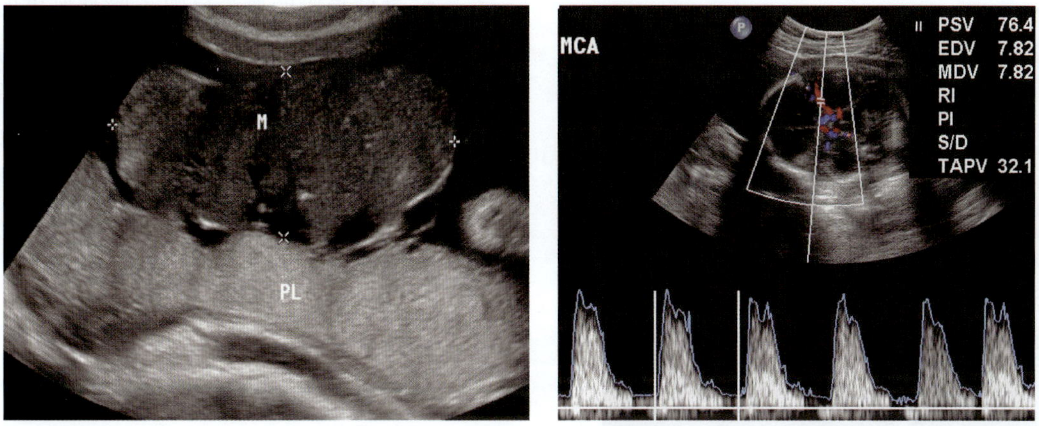

图 7-25 胎盘绒毛膜血管瘤

a. 妊娠 29 周，胎盘边缘可见边界清晰的低回声包块—“M”；b. 妊娠 29 周，胎儿大脑中动脉 PSV 明显大于 1.5MOM

- 在妊娠晚期发生的单绒毛双羊膜囊双胎羊水量的不一致，可以通过比较双胎大脑中动脉的动态变化，目前以一个胎儿的 PSV 大于 1.5MOM，而同时另一胎儿的 PSV 小于 0.8MOM 作为产前超声诊断“双胎贫血与红细胞增多症序列（twin anemia polycythemia syndromes，TAPS）”的依据。

三、静脉导管 （ductus venosus， DV ）

【适应证】

- 胎盘功能下降所导致慢性缺氧的宫内监测；胎儿心力衰竭、水肿时心功能的评价指标。

【超声特点】

- 脐静脉通过脐孔进入胎儿肝后分为两条，一条是静脉导管，另一条是门静脉。脐静脉中约 40％的高饱和氧的血经静脉导管以较高的流速直接通过卵圆孔进入左心房；
- 静脉导管频谱包含三个波峰：“S”波代表心室收缩期，由于压力的改变，静脉导管内血流速度较高，形成静脉导管血流的最高峰；“D”波代表早期舒张期，随着房室瓣的开放，心室被动充盈，形成静脉导管内的第二个峰；静脉导管的最后一个波峰是“a”峰，是与心房收缩有关，卵圆孔瓣的关闭，限制了静脉导管内的回心血量，但在整个心动周期中，静脉导管血流由于心脏的顺应性改变，始终能够保持前向血流方向，即“a”峰与心室收缩的“S”波方向一致，见图 7-26；

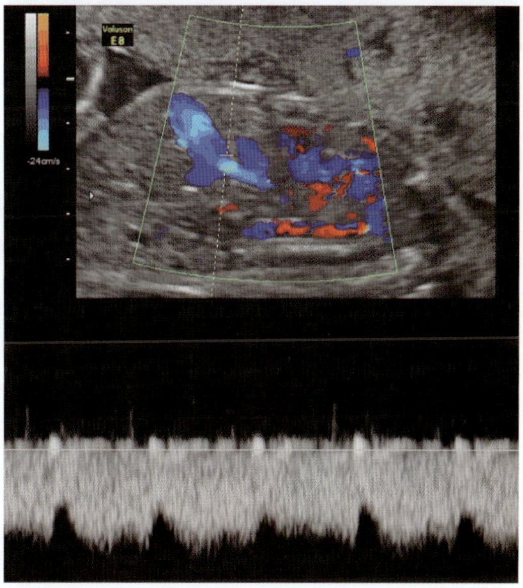

图 7-26 正常静脉导管的血流频谱测定

正常妊娠期静脉导管血流频谱：静脉导管显示为彩色高速血流，来自脐静脉，其频谱包括“S”波：心室收缩波；“D”波：早期舒张波；“a”波：心房收缩波

- 静脉导管的血流频谱与胎儿大脑中动脉以及降主动脉血流相似，在 30～32 周出现第一个高峰，以后逐渐下降，至 38 周时降至 24 周时的水平。

【病理生理改变】

- 胎盘阻力增加，心脏后负荷增加；或胎儿心衰，心脏顺应性下降时，舒张末期心室压力上升、三尖瓣反流，右心房收缩时阻止了静脉导管的正向血流，甚至可以有部分反流，造成静脉导管血流频谱的异常：“a”峰消失或反向，图 7-27 所示胎儿水肿患者静脉导

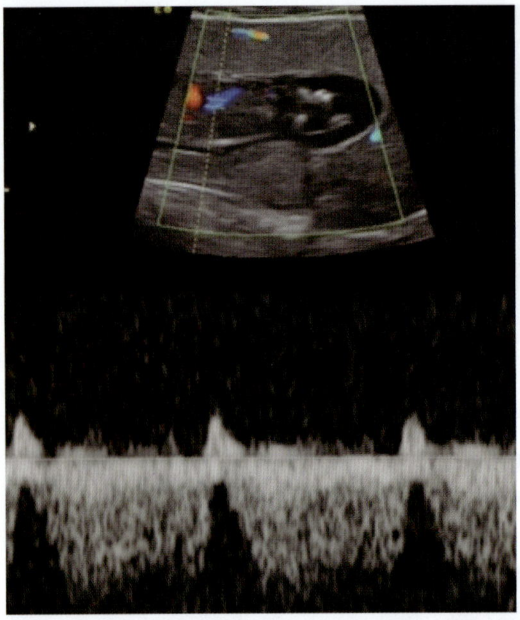

图 7-27　异常的静脉导管血流

高阻力改变，“a”波消失或反向（基线上方）

管“a”峰反向。在 FGR 的患者中，如果出现异常的静脉导管波形，可能有 25%会发生胎死宫内；

- 当出现脐动脉血流缺失或反向时，静脉导管的血流异常就与胎心监护的变异减少密切相关；异常静脉导管波形比脐动脉异常，甚至比 A/REDV 更能预测胎死宫内的发生。

【临床特点】

- 静脉导管异常包括“a”峰的缺失或倒置；
- Ebstein 畸形时静脉导管波形异常，见图 7-28；

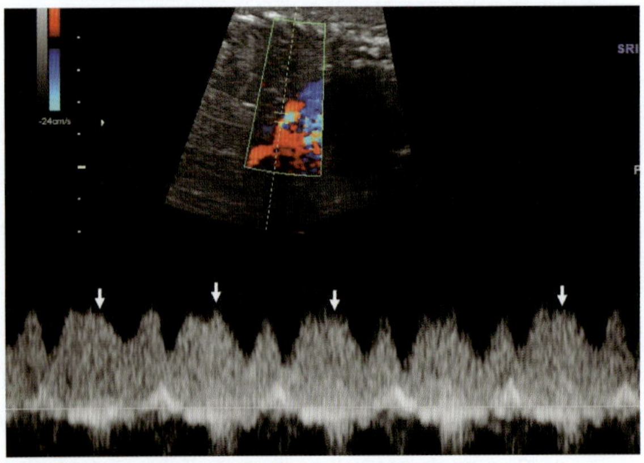

图 7-28　异常静脉导管波形

Ebstein 畸形所示静脉导管“D”波高于“S”波，图中箭头所示为“D”波

- 静脉导管的血流反映了胎盘血供的情况，同时作为心脏的前负荷也会影响脐动脉的血流频谱，它是心脏功能的一个测定指标。当胎盘血流下降时，脐动脉最先发生改变，紧接着是大脑中动脉，随后发生改变的是右心舒张期血流指标即静脉导管血流频谱，然后是右心收缩功能异常，最后是左心衰竭的出现；
- 少数持续性右脐静脉患者，脐静脉于肝表面走行，直接汇入右心房，有围产儿死亡的可能。

四、子宫动脉

【病理生理特点】

- 妊娠期子宫胎盘的血液循环主要来源于子宫动脉，仅少部分源于卵巢动脉的吻合支。由于妊娠期胚胎的滋养叶层细胞对子宫蜕膜层的侵蚀、再塑作用，使子宫动脉在妊娠期的血流阻力逐渐下降，动脉舒张期血流速度增加，动脉舒张早期的下降（子宫动脉切迹）消失，如图 7-29 所示。

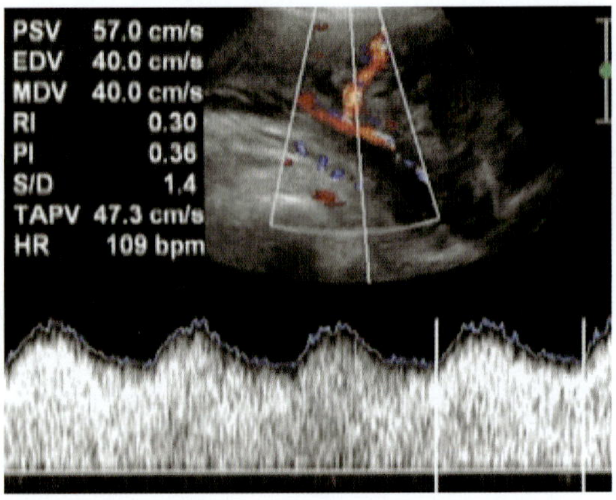

图 7-29　子宫动脉血流取样及中孕期频谱改变

- 受到某些病理因素的影响：高血压、血管内皮系统再塑异常，容易导致子宫胎盘血流床功能的下降；
- 病理检查发现：在妊娠期异常的子宫动脉伴有 IUGR 发生时，胎盘病理常呈现梗死或血管基底膜的增厚。

【超声特点】

- 正常情况下子宫动脉血流多普勒 PI 随妊娠

孕周的增加呈抛物线形的下降，如图 7-30；

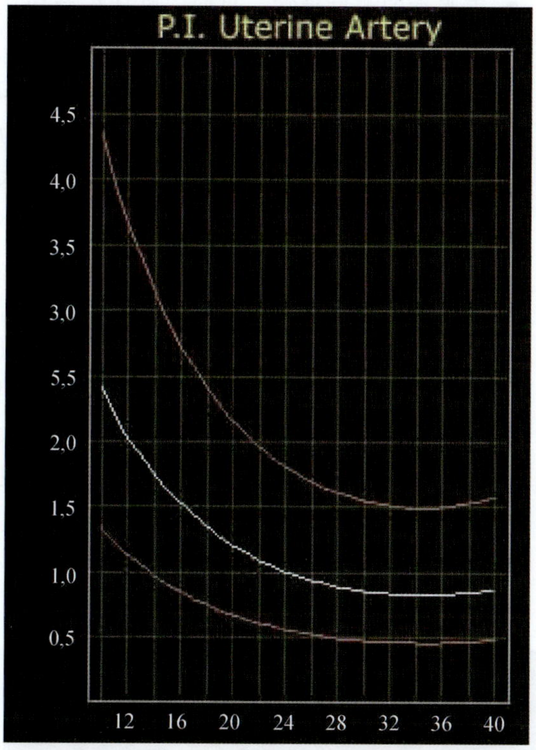

图 7-30　子宫动脉 PI 随孕周变化呈抛物线形

- 异常情况下子宫动脉除了血流频谱高阻力 PI 以外，还会在舒张早期出现一个明显的下降，即子宫动脉切迹，异常的子宫动脉频谱常与低胎儿体重、胎盘过小有关；
- 妊娠中期子宫动脉高阻力血流或双侧的子宫动脉切迹与严重子痫前期、胎儿宫内生长受限等不良预后发生有密切联系，见图 7-31，箭头示子宫动脉切迹。异常的子宫动脉频谱阳性预测价值超过 70%；尤其是合并有慢性高血压的患者，如果妊娠中期合并有异常的子宫动脉频谱，发生子痫前期的可能性超过 90%；
- 子宫动脉在妊娠期的动态改变使得它在早孕期的阳性预测值低，在早孕期单一筛查的临床价值并不高。针对高危孕妇可以通过早中妊娠期子宫动脉联合血清学筛查的方法提高筛查比例；针对高危人群在孕中期动态观察子宫动脉血流频谱，可以提高子痫前期、宫内生长受限的预测敏感性。

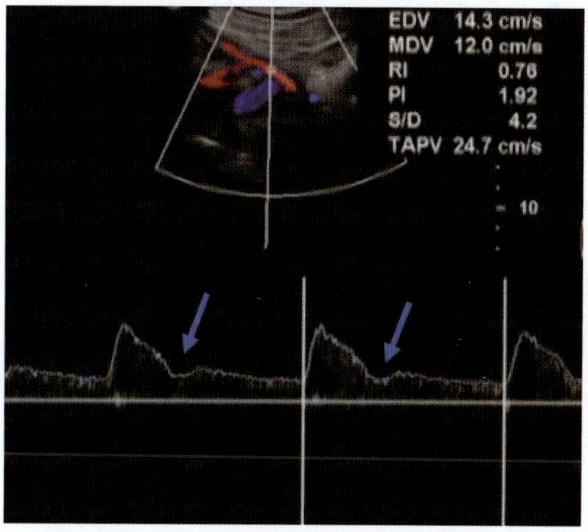

图 7-31　子宫动脉舒张早期切迹

高危孕妇 27 周子宫动脉血流搏动指数高，伴有动脉舒张早期切迹，如箭头所示

（龚丽君）

第五节　羊水量异常

一、羊水过多

【定义】

- 妊娠任何时期内羊水量超过 2000ml 者，称为羊水过多（polyhydramnios）。大部分羊水过多的患者，羊水呈缓慢增长，称为慢性羊水过多；如羊水量在数日内急剧增长，而使子宫明显膨胀，则称为急性羊水过多。羊水过多的发病率约为 1%[6]。超声检查是首选的诊断方法。

【病因】

病因十分复杂，任何引起羊水生成、吸收异常的疾病都可以导致羊水过多，部分羊水过多发生的原因是可以解释的，但大部分病因尚不明确[7]。现将已知的病因排列如下：

- 胎儿畸形：约 18%～40%的羊水过多合并有胎儿畸形，包括

（1）神经管缺陷性疾病：约占 50%；

（2）消化道畸形：约占 25%，主要是上消化道闭锁，包括食管闭锁、十二指肠闭锁以及十二指肠狭窄；

(3) 膈疝以及巨大的颈部淋巴囊肿；

(4) 腹壁缺陷；

(5) 骨骼发育异常；

(6) 其他：胎儿先天性心脏病、先天性多囊肾、先天性肺囊腺瘤样病变、胎儿颌面部结构异常等。

- 胎儿染色体异常：包括21三体、18三体、13三体等。
- 双胎妊娠：在双胎妊娠中合并羊水过多者约占10%，尤其以单绒毛膜双羊膜囊双胎最为多见，最常见于双胎输血综合征。
- 妊娠期糖尿病或糖尿病合并妊娠。
- 母胎血型不合。
- 宫内感染。
- 胎盘异常。

【临床特点】

主要表现为机械性压迫，羊水越多，症状越明显。

- 急性羊水过多：多发生于中期妊娠，由于子宫体积数日内急剧增加，导致横膈上举，患者可表现为呼吸困难、腹部胀痛、甚至不能平卧，查体腹壁紧张，子宫体明显大于停经月份，胎儿触诊不清，胎心音不能闻及。
- 慢性羊水过多：多发生于妊娠晚期，患者多无明显症状，多于产前检查时发现，不易扪及胎儿，胎心音轻、远甚至听不清。

【超声特点】

- 羊水量的测量异常：目前，临床广泛应用羊水量的测量方法有两种：

(1) 羊水指数（amniotic fluid index，AFI），即孕妇仰卧位，以脐横线和腹白线为标志，将腹部分为四个象限，各象限最大羊水暗区垂直径之和为AFI，AFI≥18～20cm，则诊断羊水过多[6]，目前，国内资料多以AFI≥25cm为诊断标准[8]。

(2) 单一最大羊水暗区垂直深度（amniotic fluid volume，AFV），此方法较简便，但需要对子宫作全面扫查，寻找羊水最大暗区，AFV≥8cm诊断羊水过多[8]（见图7-32，图7-33a）。

- 胎儿被大片液性暗区包围（见图7-33b）。
- 胎盘受羊水压迫变薄（见图7-34）。

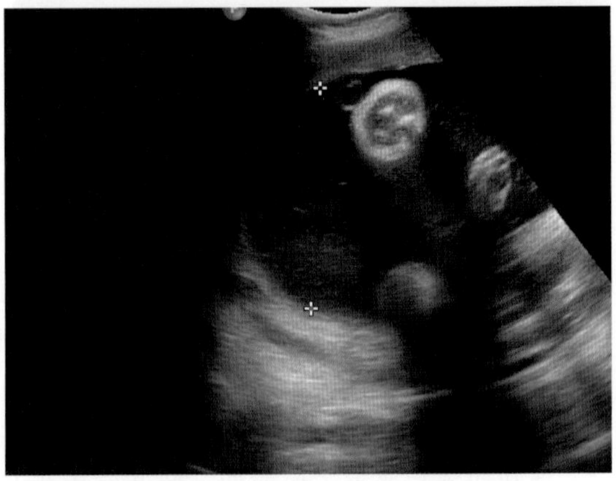

图7-32 AFV的测量，羊水过多

AFV 10cm（测量键所示）

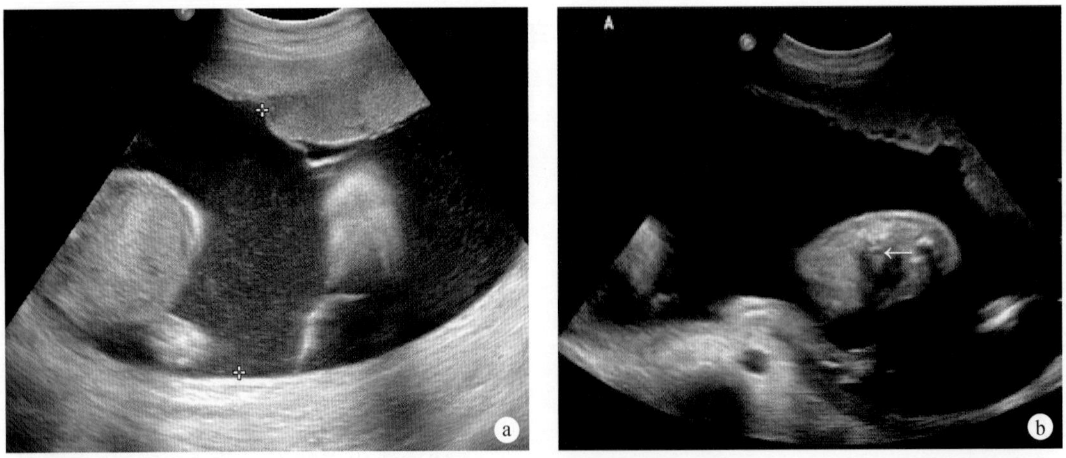

图7-33 单绒毛膜双羊膜囊双胎之一，羊水过多

a. AFV 9.2cm；b. 箭头所示为胎体，周围大片液性暗区

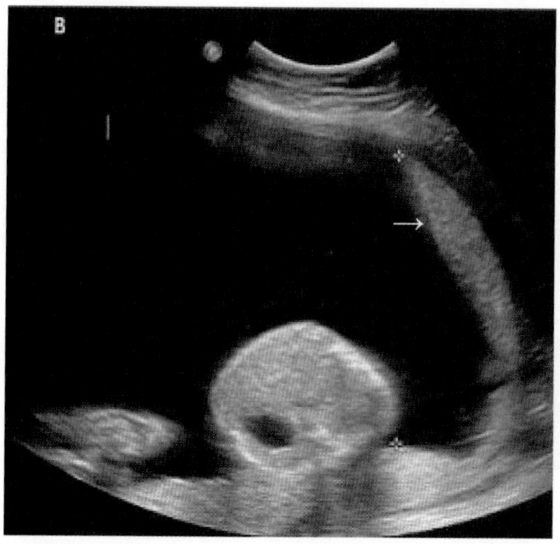

图 7-34　羊水过多，胎盘受压变薄（箭头所示）

- 合并胎儿异常时可出现相应的超声特征（见图 7-35 至图 7-37）。

【测量注意事项】

- 测量过程中，超声探头必须与母体腹壁垂直，并尽量减少探头对母体腹壁的压力，以免影响测量结果。
- 被测量的羊水暗区需边界清晰，且其中不要夹杂胎儿、胎盘或脐带结构，以免影响测量效果。

【处理原则和预后】

- 对于妊娠早中期出现的羊水过多，应尽早进行产前诊断；对于存在明确胎儿畸形或染色体异常的患者须及时终止妊娠。
- 对于双胎输血综合征的患者，应根据其病情的分期及具体情况选择适合的治疗。
- 围产儿的预后与羊水过多的严重程度有关，由于部分胎儿畸形及染色体异常超声检查难以发现，对于外表正常的围产儿的预后仍须谨慎对待。

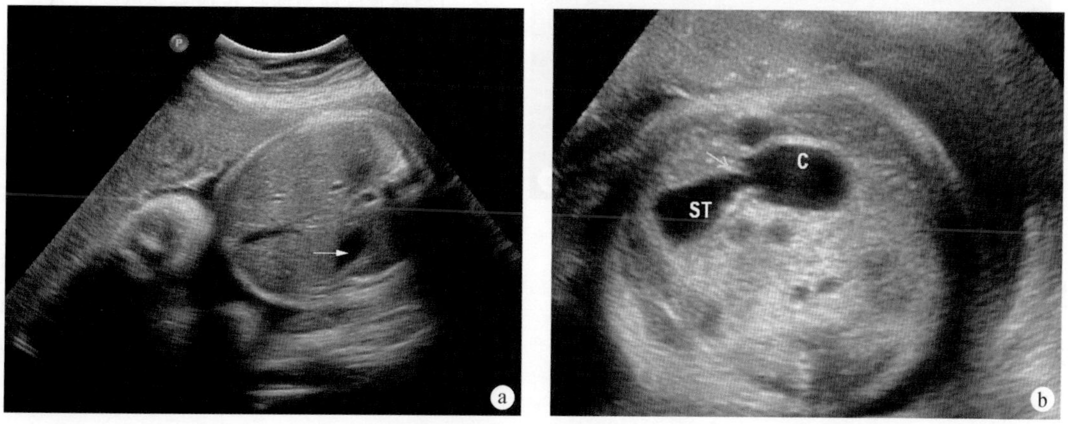

图 7-35　正常胎儿胃泡声像图与羊水量异常合并异常胃泡声像图比较

a. 正常胎儿的胃泡（箭头所示）；b. 胎儿十二指肠闭锁合并 21 三体的患者，该图所示为“双泡征”（箭头所示，ST 胃泡，C 扩张的肠管）

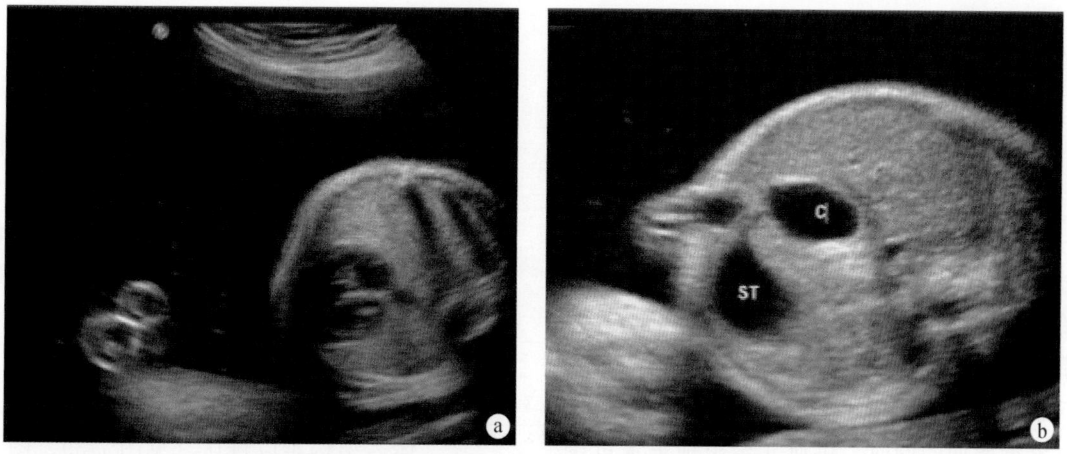

图 7-36　环形胰腺致十二指肠狭窄（产前诊断为上消化道闭锁）

a. 所示该患者羊水过多，胎体周边被大量羊水暗区包围；b. 同时还发现“双泡征”

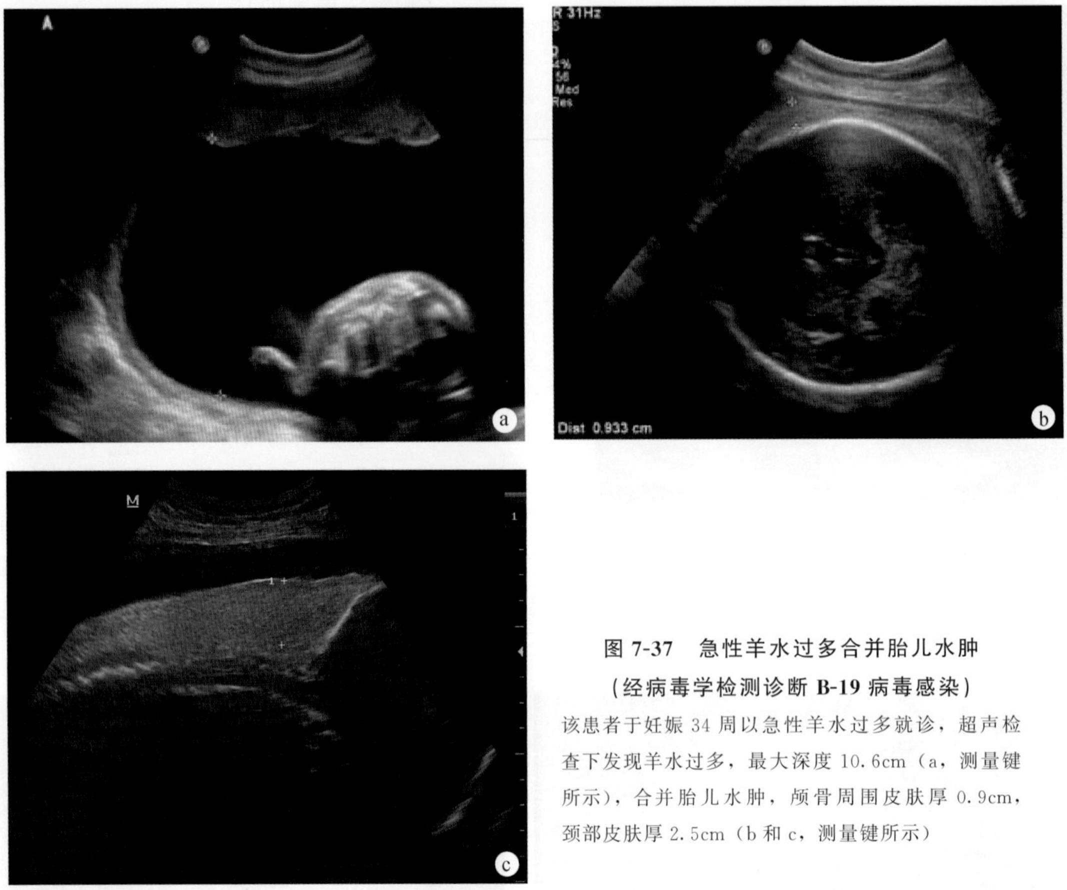

图 7-37 急性羊水过多合并胎儿水肿（经病毒学检测诊断 B-19 病毒感染）

该患者于妊娠 34 周以急性羊水过多就诊，超声检查下发现羊水过多，最大深度 10.6cm（a，测量键所示），合并胎儿水肿，颅骨周围皮肤厚 0.9cm，颈部皮肤厚 2.5cm（b 和 c，测量键所示）

二、羊水过少

【定义】

- 妊娠晚期羊水量少于 300ml 者，称为羊水过少（oligohydramnios）。其发病率为 0.5%～5.5%[7]，对围产儿的预后有严重不良影响。

【病因】

主要与羊水生成的减少及羊水吸收、外漏增加有关。常见的原因有：

- 胎儿畸形及染色体异常

(1) 先天性泌尿系统异常：在羊水过少的胎儿畸形病例中最为常见；

(2) 染色体异常：有报道的发生羊水过少的染色体异常有三倍体、18 三体和 45，X 等。

- 过期妊娠。
- 胎儿宫内生长迟缓。
- 胎膜早破。
- 双胎输血综合征：在受血儿发生羊水过多、血容量增加的同时，供血儿会出现羊水过少及贫血的表现。
- 药物的影响：前一节曾提到过应用吲哚美辛治疗羊水过多，有文献报道，应用吲哚美辛治疗后，部分患者也会出现羊水过少。

【临床特点】

- 患者的临床表现多不典型，胎盘功能不良的患者可有胎动减少的主诉，胎膜早破的患者会出现大量的阴道流液。
- 腹部检查时，患者的宫高及腹围小于妊娠周数，可有子宫紧裹胎儿感。
- 人工破膜时流出的羊水量极少。

【超声特点】

- 羊水量测量的异常：AFV≤2cm 诊断羊水过少，有的文献也以 3cm 为标准进行诊断；AFI≤8cm 为诊断羊水过少的临界值，称为羊水偏少，AFI≤5cm 为诊断羊水过少的绝对值（见图 7-38）[7-8]。
- 羊水与胎儿之间的界面不清。
- 胎儿卷曲，胎体聚集交叉、互相挤压，胎儿体表结构难以辨认（见图 7-39、图 7-40）。

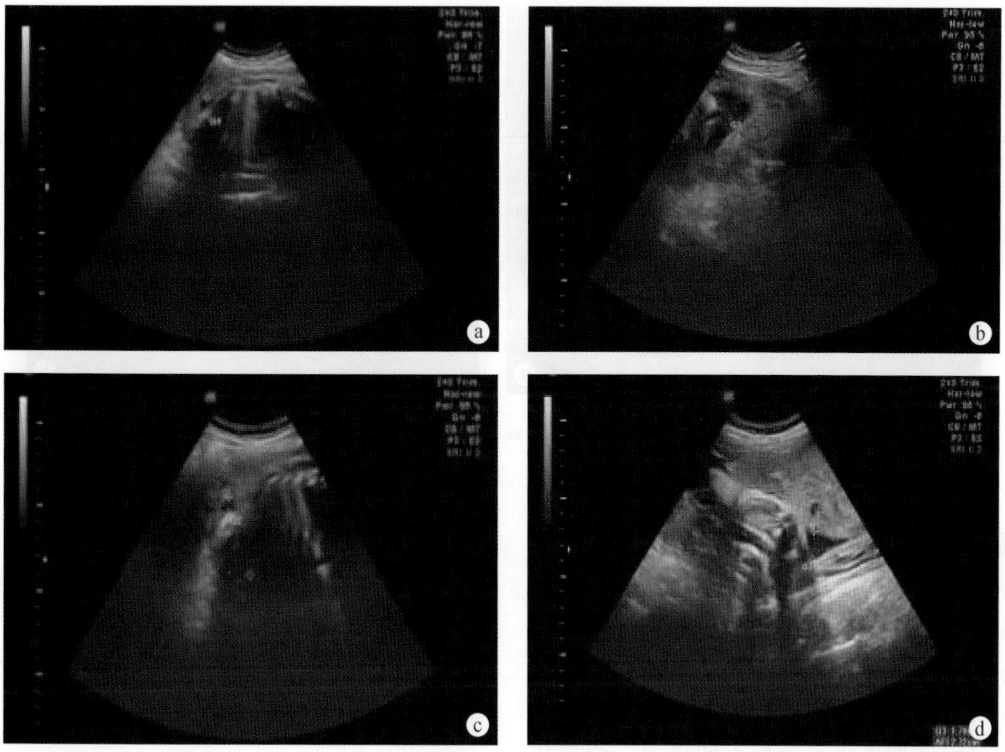

图 7-38 羊水过少测量

图 7-38 为同一例患者四个象限羊水测量，AFI 为 4.5cm，羊水过少，合并脐带绕颈两周，行剖宫产手术，术中计羊水量为 150ml

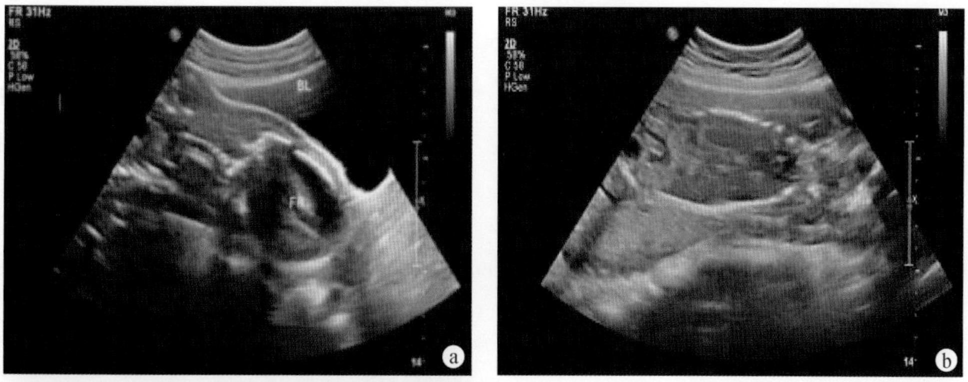

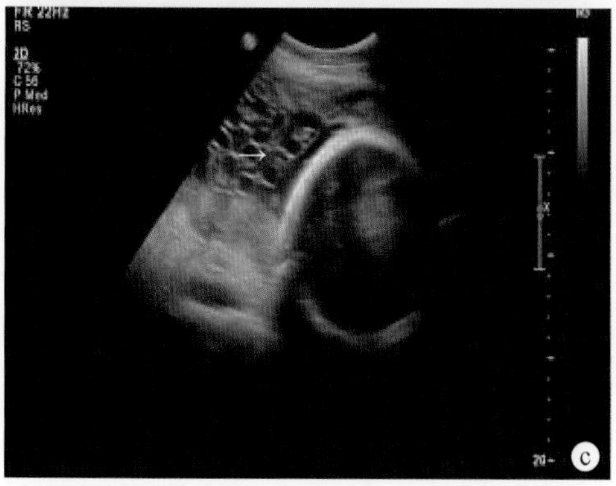

图 7-39 羊水过少的胎体特征

a 和 b 为同一例患者，妊娠 21 周，羊水过少，AFV 1.5cm，胎体紧贴胎膜、胎体聚集，结构难以辨认；c. 妊娠足月，羊水过少，羊膜腔内充满脐带（箭头所示）

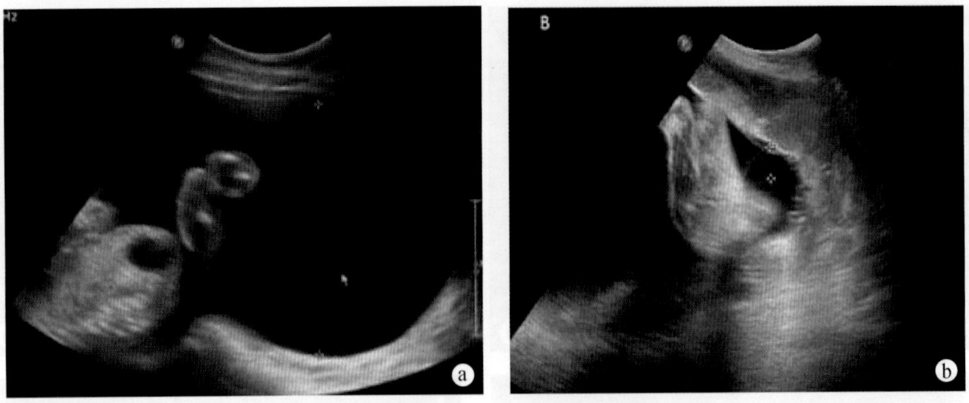

图 7-40 单绒毛膜双羊膜囊双胎羊水异常

一胎儿羊水过多（a，AFV 9.2cm）另一胎儿羊水过少（b，AFV 1.5cm）

【处理原则和预后】

- 妊娠中期若出现羊水过少，应及早进行产前诊断，必要时及时终止妊娠；对于未发现明确胎儿畸形的患者，应严密监测随访，观察胎儿有无泌尿系统畸形。
- 对于妊娠晚期出现羊水过少的患者，应进行严密监测，对于已经接近足月或足月妊娠的患者，应在短期内重复羊水量的测定，同时监测胎动及胎儿电子监护、胎盘功能的测定。
- 若患者为过期妊娠，或出现胎儿宫内生长迟缓及其他妊娠并发症，应积极终止妊娠。
- 对于胎膜早破的患者，应结合患者的孕周、病情等具体情况进行治疗方式的选择，若出现感染、胎儿宫内窘迫应积极终止妊娠。

（卢 珊）

参考文献

[1] Chow JS，Benson CB，Doubilet PM，et al. Frequency and nature of structural anomalies in fetuses with single umbilical arteries. J Ultrasound Med. 1998，17：765-768.

[2] Ghezzi F，Raio L，Di Naro E，et al. Single and multiple umbilical cord cysts in early gestation：two different entities. Ultrasound Obstet Gynecol. 2003，21：215.

[3] 李胜利. 胎儿畸形产前超声诊断学. 北京：人民军医出版社，2011：521-557.

[4] Maulik D. Basic principles of Doppler ultrasound as applied in obstetrics. Clin Obstet Gynecol，1989，32：628-44.

[5] Sepulveda W，Bower S，Nicolaidis P，et al. Discordant blood flow velocity waveforms in left and right brachial arteries in growth-retarded fetuses. Obstet Gynecol，1995，86：734-8.

[6] Peter W. Callen. Ultrasonography in obstetrics and gynecology. 5th ed. Singapore：Elsevier，2009.

[7] 曹泽毅. 中华妇产科学. 2 版. 北京：人民卫生出版社，2005.

[8] 严英榴，杨秀雄. 产前超声诊断学. 2 版. 北京：人民卫生出版社，2012.

第八章 其　他

第一节 外生殖器异常

一、睾丸未降

【定义】

睾丸未降又称为隐睾，是指睾丸未能按照正常发育过程从腹膜后下降至阴囊内，单侧发病多于双侧，右侧多于左侧。约30％的早产儿和3％的足月儿有隐睾，一岁以上的发生率不到1％。

【胚胎组织学特点】

睾丸在未下降前位于腹膜后方，其尾端的生殖系膜逐渐形成生殖韧带（又称“引带”），引带头端起于睾丸尾端，尾端止于阴囊，由于胚胎迅速增长，而引带并不相对延长，故睾丸逐渐下降。睾丸下降还受促性腺激素和雄激素的调节，但睾丸下降机制尚不明确。

【临床特点及病理学特点】

隐睾可位于腹腔，也可位于腹股沟管内，未下降的睾丸由于腹内及腹股沟管内温度较阴囊高，不能形成成熟的精子可导致不育，睾丸在温度较高的腹腔内容易发生恶变，因此隐睾应及时行手术治疗。

【超声特点】

孕25周后30％的胎儿一侧或双侧睾丸下降，孕32周后97％的胎儿睾丸下降，妊娠晚期睾丸下降后在阴囊内可显示双侧睾丸回声，矢状切面上呈“茶壶”样声像（图8-1）。

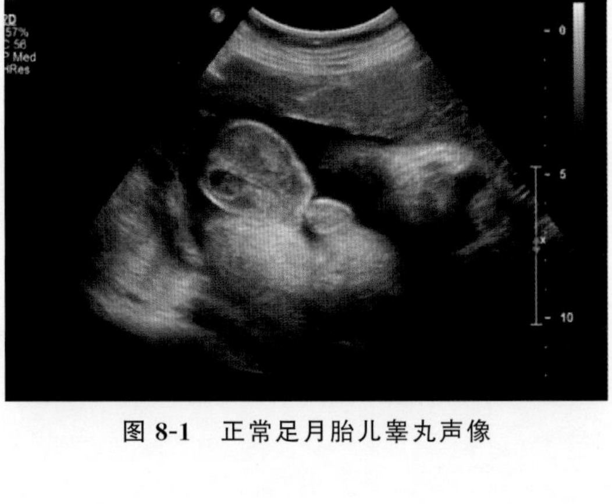

图8-1　正常足月胎儿睾丸声像

【处理原则和预后】

部分睾丸未降可以在出生后继续下降，但出生后6个月自行下降的机会明显减少，早期诊断有利于对高风险胎儿出生后给予生育指导和随访观察。

二、尿道下裂

【定义】

尿道下裂（hypospadias）即尿道开口异常，常伴阴茎下弯畸形，发病率约0.2/1000～4.1/1000活产。

【胚胎组织学特点】

尿道下裂是由于胚胎时期雄激素不足导致尿道褶闭合不全所致。

【遗传学特点】

常染色体显性遗传，有家族史。

【临床特点及病理学特点】

根据尿道口位置的不同，分为四型：阴茎头型、阴茎体型、阴茎阴囊型和会阴型，前两型占80％。

【超声特点】

- 阴茎头型和阴茎体型因胎儿期无明显外生殖器结构异常，故超声不能作出诊断；会阴型因伴有阴囊分裂和隐睾，阴茎短小且扁而宽，似阴蒂，与女性会阴非常相似，所以在胎儿期不易诊断[1]。
- 阴茎阴囊型的超声特点为[2]：
- 阴茎末端变钝，向腹侧弯曲；
- 阴茎短小，尽管仅凭阴茎短小尚不能诊断尿道下裂，但是发现阴茎短小时应注意排除尿道下裂（图8-2～图8-4）；
- 中孕期发现阴茎背侧包皮增厚呈“头巾”样，与眼镜蛇的眼睛相似；
- 动态观察，可见异常尿道开口处排尿，尿流不呈直线而呈扇形；

- 严重的尿道下裂合并阴囊分裂时，声像图呈“郁金香”征，表现为弯曲的阴茎位于两个阴囊褶皱之间[3]。
- 由于声像图不能提示尿道开口的具体位置，故认为仅凭超声尚难以诊断尿道下裂的具体类型（图 8-5）。

【超声鉴别诊断要点】

尿道下裂还需要与小阴茎、先天性肾上腺增生、两性畸形、阴唇肥大、泄殖腔异常等进行鉴别诊断。

【处理原则和预后】

尿道下裂可单独发生或合并其他泌尿系统异常，也可作为综合征的表现之一，如不合并其他畸形可于出生后确诊并进行手术治疗。

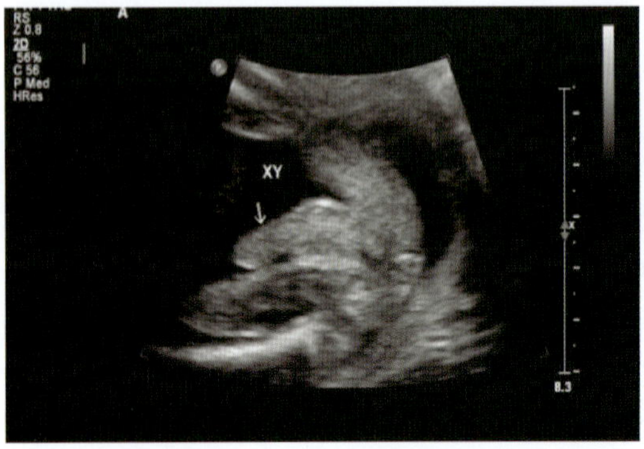

图 8-2　正常胎儿阴茎声像

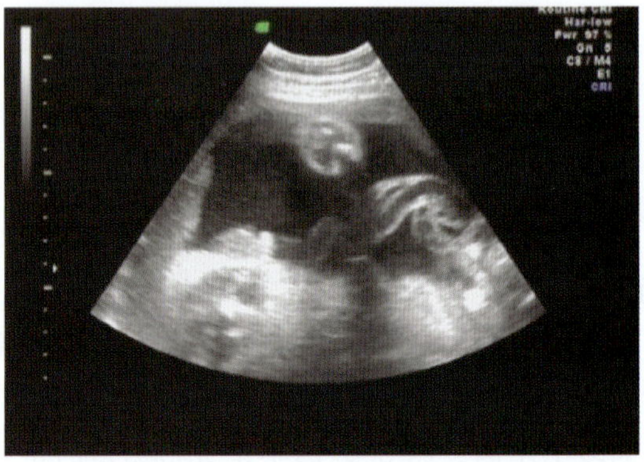

图 8-3　超声显示胎儿阴茎短小

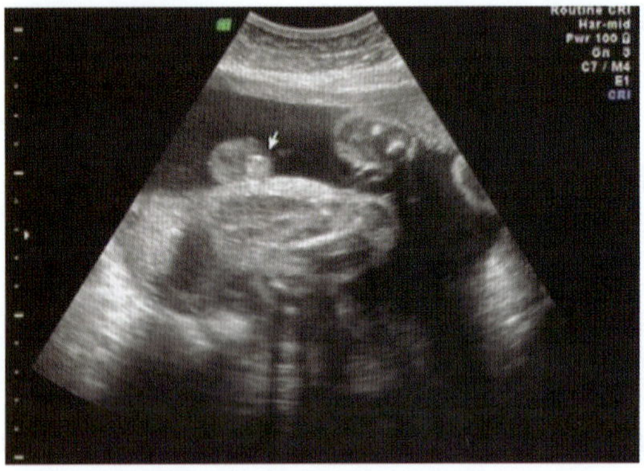

图 8-4　超声显示胎儿阴茎短小

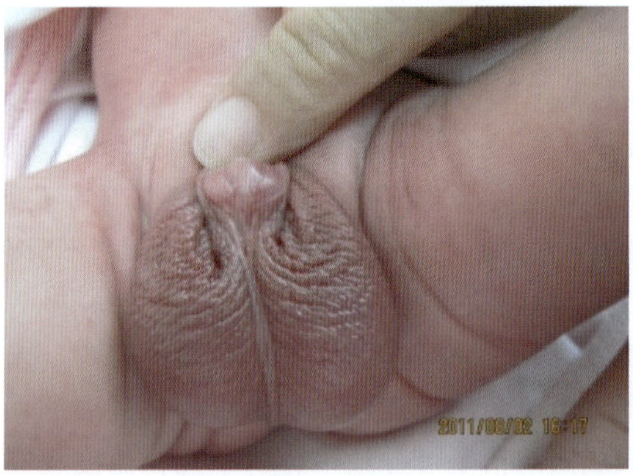

图 8-5　新生儿出生后显示阴茎阴囊型尿道下裂，尿道开口阴茎阴囊交界处

（刘朝晖）

第二节　胎儿发育异常

胎儿的宫内生长发育临床诊断主要依据超声测量，常见的有：胎儿宫内生长受限、小头畸形和巨大儿；大头畸形主要是指胎儿头围大于 3 个标准差，常见于胎儿脑积水，不在本节讨论。

一、胎儿宫内生长受限 （**Fetal Growth Retardation， FGR**）

胎儿宫内生长受限（也称为胎儿宫内发育迟缓，IUGR），分为匀称性和非匀称性生长受限。FGR 占妊娠发生的 10%左右，在我国平均发病率在 6%～8%。

（一）匀称性胎儿宫内生长受限（Symmetric FGR）

【定义】

是指胎儿体重低于相应孕龄的第 10 百分位数或低于同孕龄平均体重的 2 个标准差。

【胚胎组织学特点】

- 常见于染色体异常，尤其是与 18 号、13 号和 10 号染色体出现非整倍体异常有密切关联；
- 巨细胞病毒、微小病毒以及风疹病毒宫内感染也会出现匀称性 FGR。

具体病理机制不清，估计与胎儿细胞的水肿、溶解和纤维化有关。

【临床特点】

- 发生较早；
- 三倍体经常合并早发型子痫前期的表现；
- 外周血、脐血病原体的检出或抗体的上升。

【超声特点】

- 根据核对后准确的孕周，胎儿的生物测量均低于第 10 百分位数，见图 8-6；
- 常合并有其他的结构异常：如 21 三体的患儿可能会出现胎儿腹腔内的肠管回声增强；
- 宫内感染时，胎儿肝内、颅内的异常钙化点；
- 与非匀称性 FGR 相比，脐动脉血流多普勒无明显异常（见图 8-7），少见“脑保护效应”的发生。

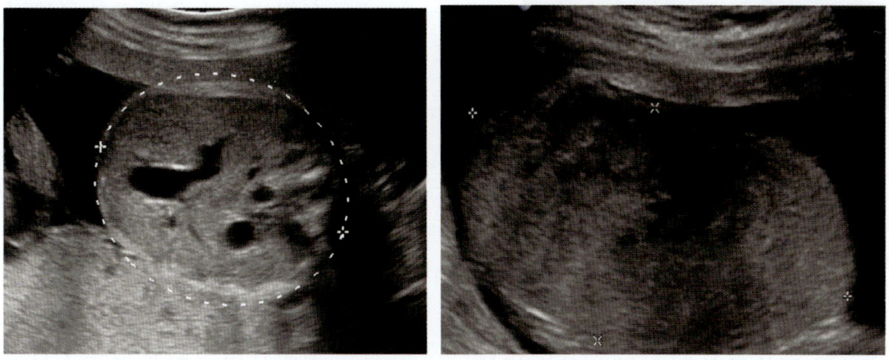

图 8-6　匀称性 FGR

a. 妊娠 27 周孕妇胎儿腹围测量低于第 10 百分位数线，脐静脉肝内段增宽约 0.8cm；b. 妊娠 27 周同一例患者，胎盘明显增厚

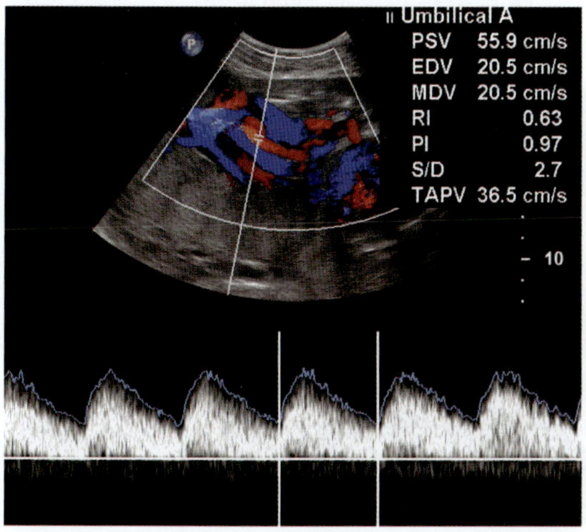

图 8-7　匀称性 FGR

不伴有胎盘血流功能的异常，脐动脉血流频谱正常

【超声鉴别诊断要点】

- 根据早、中孕的超声，结合病史估计孕龄，超声估计胎儿体重低于相应孕周的第 10 百分位数线，可作出诊断；
- 单纯股骨小于 2 个标准差，需结合孕妇自身的遗传因素，可以间隔两周动态观察；
- 匀称性 FGR 合并有羊水过多时，首先怀疑 18 三体；
- 足月小样儿须警惕代谢性疾病的可能。

【处理原则和预后】

- 羊水穿刺除外染色体异常与宫内感染；
- 警惕母体因素所致的胎盘功能减退，适当的卧床休息与扩血管治疗，动态观察胎儿的宫内生长发育。

（二）非匀称性胎儿宫内生长受限（Asymmetric FGR）

【定义】是指胎儿体重，尤其是腹围明显低于相应孕周平均值的 2 个标准差。

【胚胎组织学特点】

- 常见于母体血管源性的疾病：高血压、自身免疫性疾病所导致的血管病变、糖尿病等；
- 帆状胎盘：胎盘内多处梗死灶、轮廓胎盘等所造成的胎盘血流功能单位的下降；
- 与胃肠道吸收有关的营养因素以及吸烟和酒精慢性中毒等；
- 也有三倍体异常（主要为母源性）所造成的

早期非匀称性FGR，我们发现最早的一例在13周，主要表现为顶臀长小于孕龄；头与躯干的比例不匀称，见图8-8。

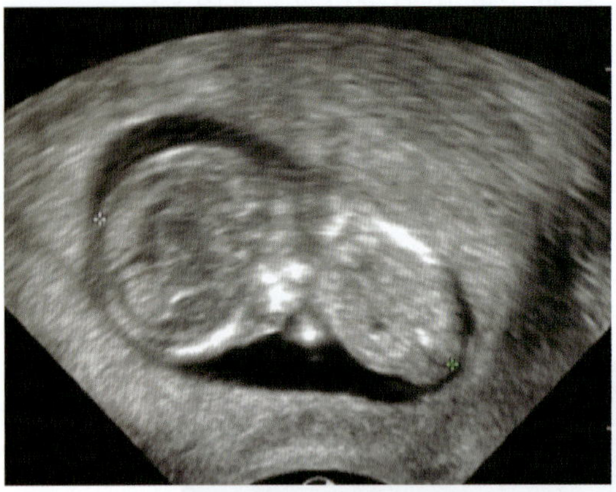

图8-8 早期非匀称性FGR

核对孕周为13周，实际测得孕周为11周2天，且头与躯干的比例异常，胎盘未见明显异常；胎死宫内后引产，死胎染色体核型分析结果：69，XXX

【临床特点】

- 胎儿除表现在腹围体重的测定低于平均值的2个标准差外，还常表现出羊水过少，又有“胎儿源性”假说推测由于胎儿原因所导致的高血压、糖尿病等；
- 当胎盘功能出现减退时，常合并有胎儿心力衰竭的表现。

【超声特点】

- 胎儿大小的测定要依靠准确的孕龄；
- 羊水过少较为常见；
- 血流多普勒表现为脐带血流的高阻力（30孕周后S/D通常<3.0）及脑保护效应，当胎盘血流单位减少超过70%时，会出现脐血流舒张期的消失或反向（见图8-9a）；当脐带血流阻力进一步增加时，继发胎儿右心充血性心力衰竭，静脉导管“a”反向、脐静脉搏动（见图8-9b）；
- 有报道：中孕期母体子宫动脉的动脉搏动指数（PI）对预测FGR有一定价值，尤其针对有高血压、不良孕产史的高危孕妇，子宫动脉PI高或双侧的子宫动脉切迹，提示有FGR的风险[4]，如图8-9c可见子宫动脉的搏动指数明显增高并伴有舒张早期切迹。

【超声鉴别诊断要点】

- 主要与匀称性FGR相鉴别，非匀称性FGR主要是由于胎盘灌注不足所致，所以要注重胎儿血流多普勒的动态监测。

【处理原则和预后】

- 需除外胎儿染色体异常与宫内感染，积极预防与治疗母亲自身的疾患；
- 妊娠早期发生者预后不良；

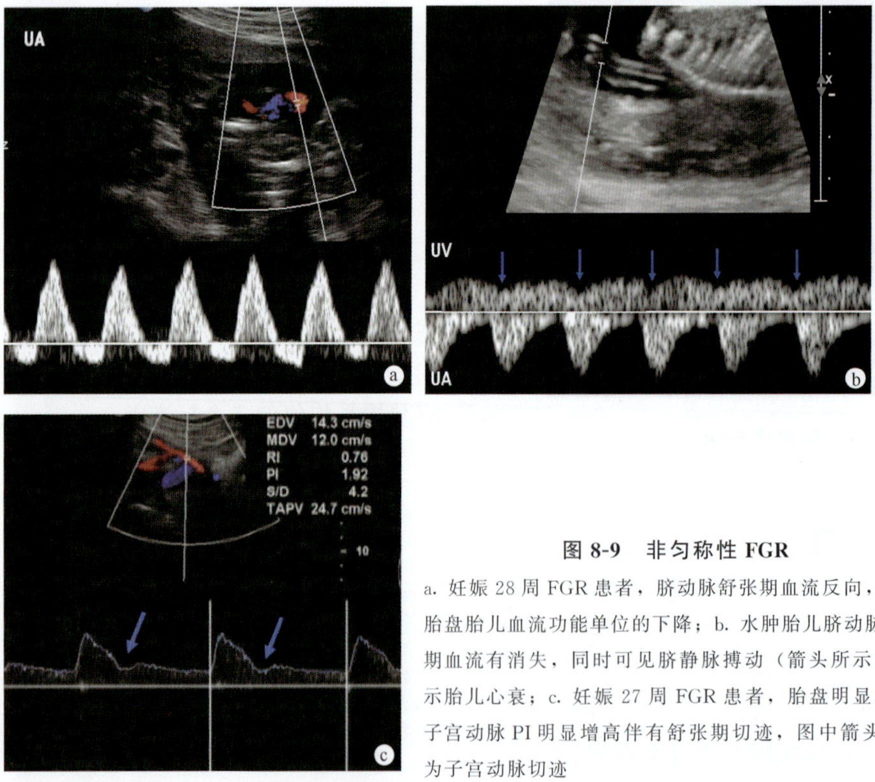

图8-9 非匀称性FGR

a. 妊娠28周FGR患者，脐动脉舒张期血流反向，提示胎盘胎儿血流功能单位的下降；b. 水肿胎儿脐动脉舒张期血流有消失，同时可见脐静脉搏动（箭头所示），提示胎儿心衰；c. 妊娠27周FGR患者，胎盘明显增厚、子宫动脉PI明显增高伴有舒张期切迹，图中箭头所示为子宫动脉切迹

- 妊娠晚期须警惕新生儿的神经发育异常。

二、巨大儿

【定义】

估计胎儿体重，明显大于第 90 百分位数或足月妊娠胎儿体重超过 4000 克。有报道，妊娠期糖尿病的患者，胎儿巨大儿的发生率 9%～18%。

【胚胎组织学特点】

- 糖尿病孕妇或母体血糖控制不满意时，过高的血糖顺利地通过胎盘，造成胎儿的高血糖、高胰岛素血症，在妊娠晚期高血糖往往转化为肝糖原、皮下脂肪，容易出现巨大儿；
- 胎儿由于基因突变、遗传印记，自身代谢异常，储存和利用糖原增加，造成器官肥大与体重过大。

【临床特点】

- 巨大儿容易发生难产，尤其是肩难产的可能；
- 有产道裂伤、产后出血的风险；
- 新生儿窒息；
- 低血糖、低血钙等并发症。

【超声特点】

- 胎儿的大小测定主要表现在胎儿腹围，有报道[5]，腹围大于 37cm，预测巨大儿发生的敏感度在 90%，特异性高达 97%；
- 尤其是在妊娠期糖尿病患者、不明原因的羊水过多者，见图 8-10。

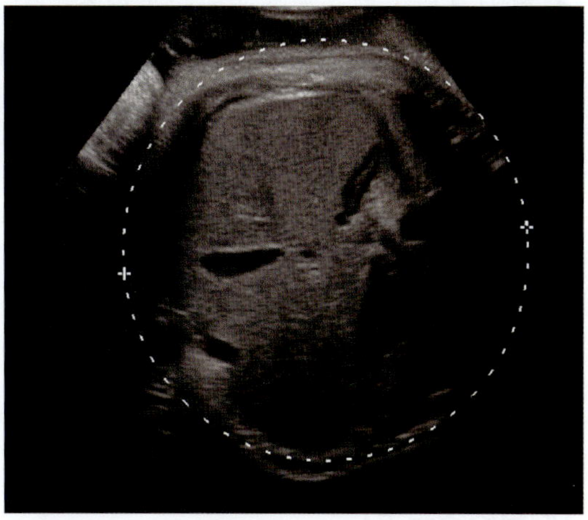

图 8-10　巨大儿

腹围测量大于 40cm，剖宫产，新生儿体重 4350g

【超声鉴别诊断要点】

- 韦-伯氏综合征（Beckwith-Wiedemann syndrome）[6]：属于多基因遗传，表现为早期的胎儿生长大于孕龄，除了腹围大于相应孕周以外，还常合并有肝大、巨脾、巨舌等，见图 4-11；

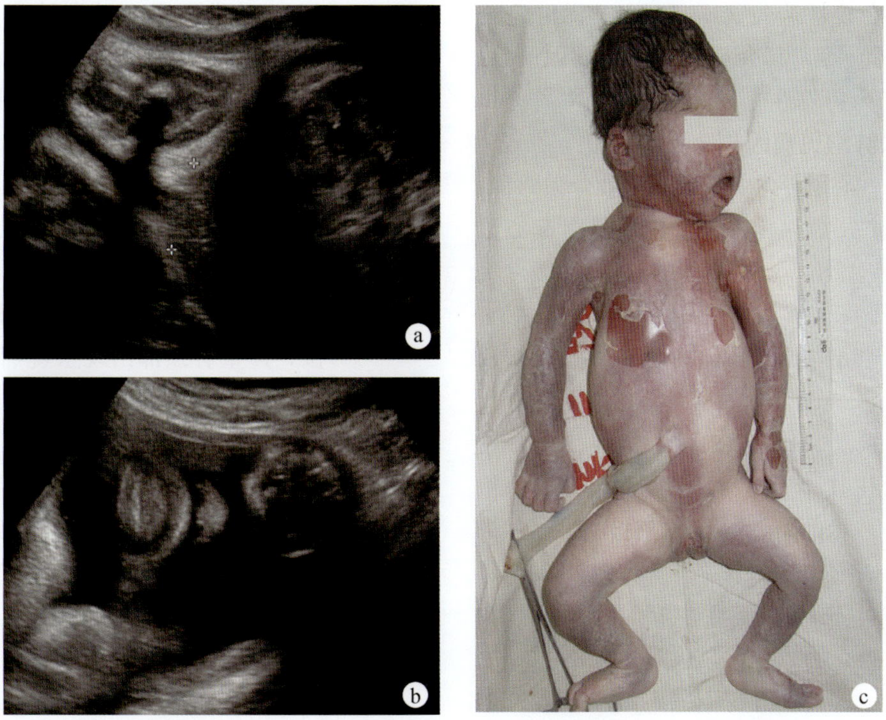

图 8-11　Beckwith-Wiedemann 综合征

a. Beckwith-Wiedemann 患儿由于内脏过度发育，相对腹压增大，脐部略膨出；b. Beckwith-Wiedemann 综合征常见的因巨舌而发生的舌外伸；c. 妊娠 32 周引产的胎儿，体重 2800g，吐舌，由于内脏发育过大，腹部膨隆

- 需注意与胎儿水肿相鉴别，后者往往出现两个以上的脏器水肿。

【处理原则和预后】

- 针对高危人群，加强产前超声检查：尤其是在妊娠期糖尿病患者体重控制不满意的情况下，若胎儿腹围过大、估计胎儿体重 4000 克以上者，巨大儿的可能性大；
- 产后注意监测新生儿血糖、心脏；
- 警惕由于糖尿病致胎儿肥厚型心肌病。

（赵文秋）

第三节 胎儿水肿

【定义】

- 胎儿体内至少两个体腔出现细胞外液体积聚，可表现为头皮和体表皮下水肿、心包积液、胸腔积液（单侧或双侧）、腹腔积液。

【病因及发生率】

- 胎儿水肿依病因不同分为免疫性水肿和非免疫性水肿两大类，约 95%是非免疫性的，在此仅讨论胎儿非免疫性胎儿水肿。
- 非免疫性水肿发生率约为 1∶3000[7]。
- 心血管疾病是非免疫性水肿的首要病因，约占 1/4，包括心脏结构异常、心律失常等；第二为染色体异常（占 10%），第三为胸部疾病（占 9%），另外还有双胎输血综合征（8%）非免疫性胎儿贫血（6%）、胎儿宫内感染（4%）等，其余 24%为其他病因所致，其中 22%为特发性[7]。

【非免疫性水肿常见病因】

- 心脏异常　心脏异常引起胎儿水肿分为两种：

（1）胎儿心律失常：心律失常中最易引起心衰的是心动过速（室上性心动过速）和心动过缓（完全性房室传导阻滞）；

（2）心脏解剖结构异常：包括心脏肿瘤、瓣膜异常等。

- 染色体异常　Turner 综合征（45，X）最常见，胎儿往往严重水肿，颈部水囊瘤、胸水、腹水。其他染色体异常有 13 三体、18 三体、21 三体。
- 胸部异常　先天性肺囊性腺瘤样病变、膈疝、隔离肺、肿瘤等。
- 胎儿贫血　血红蛋白病、溶血、胎儿失血都可造成胎儿贫血，其中最常见的是 α-珠蛋白生成障碍性贫血，由于 α-珠蛋白基因缺失或缺陷，使 α-珠蛋白链的合成受抑制而引起的溶血性贫血。
- 宫内感染　微小病毒 B19 最常见，另外可见于弓形体、巨细胞病毒、柯萨奇病毒、风疹病毒和梅毒等。
- 骨骼肌肉系统畸形　多种致死性骨骼畸形可发生胎儿水肿，如软骨发育不良、成骨发育不全、致死性侏儒等。
- 泌尿系统疾病　尿路狭窄或梗阻等。
- 消化系统疾病　小肠闭锁、小肠旋转不良、中肠扭转，肝钙化、肝纤维化、多囊肝、胆道闭锁。
- 双胎异常输血综合征、双胎之一无心畸胎等。
- 胎盘-脐带因素　胎盘绒毛膜血管瘤直径大于 5cm、绒毛膜静脉血栓。
- 其他：羊膜带综合征、胎儿骶尾部畸胎瘤、多脾综合征、先天性神经母细胞瘤等。

【超声特点】

- 皮肤及皮下组织水肿　表现为胎儿颅骨周围及躯干、肢体周围明显增厚低回声带、宽度至少大于 0.5cm；头皮水肿是最明显的部位，严重者颈部出现水囊瘤，表现为多房性囊性包块内见分隔，有时包块大于胎头。在水肿早期有时先有颈项透明层增厚，然后才出现典型胎儿水肿声像[8]，见图 8-12。
- 浆膜腔积液　包括胸腔积液、腹腔积液、心包积液，表现为胸腔、腹腔、心包腔内出现游离无回声暗区，大量胸腹腔积液时可见胸腔、腹腔内脏器官肺或胃肠等漂浮在无回声暗区内，胸水多为双侧，腹水早期声像图可仅表现为肠管强回声，以后才出现腹水[8-9]，见图 8-13 和图 8-14。

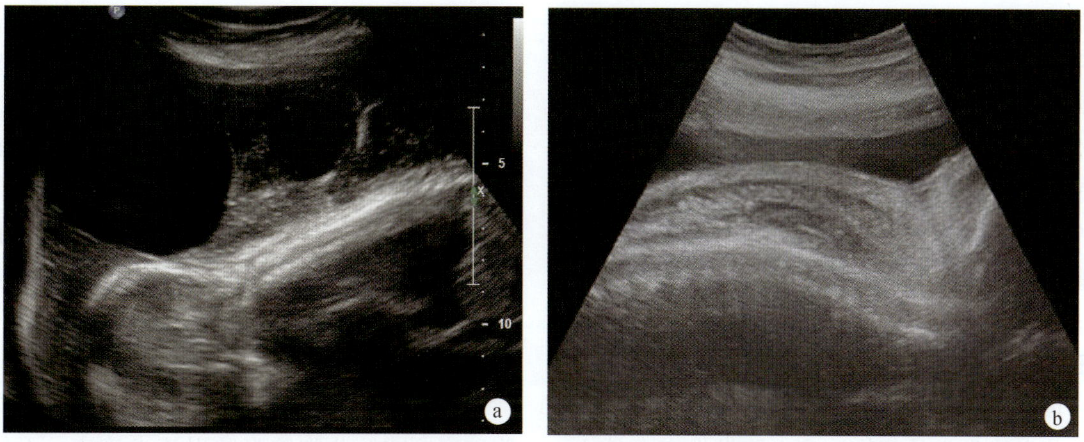

图 8-12　胎儿水肿时颈项透明层声像

a. 胎儿颈后部多房性囊性包块；b. 胎儿颈后部及躯干周围低回声带

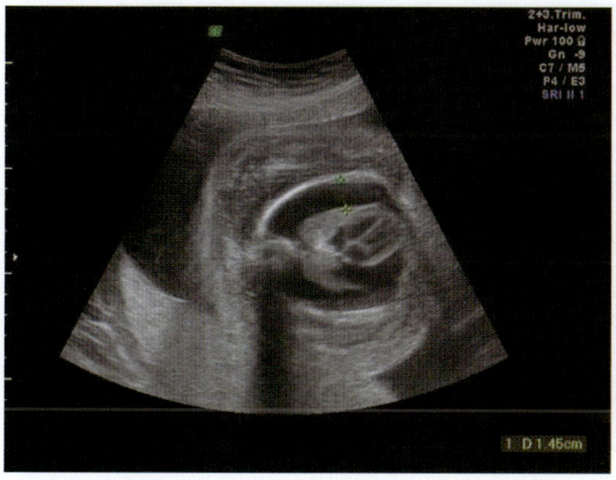

图 8-13　胎儿双侧胸腔积液

可见肺及心脏漂浮于液性暗区内

- 引起水肿的原发病灶　如胎儿畸形、胎儿心律失常、占位性病变、胎盘异常等，见图 8-15、图 8-16。
- 胎盘增厚　厚度常＞5.0cm，胎盘厚可能是胎儿水肿的早期表现。
- 羊水过多　可以是早期单一的征象。
- 胎儿肝脾可能增大。
- 胎儿血流异常　脐动脉阻力指数增高，舒张期血流消失或反向，静脉导管 a 波反向，胎儿大脑中动脉（middle cerebral artery，MCA）的收缩期峰值流速（peak systolic velocity，PSV），大于相应孕周中位数值的 1.5MOM，提示有胎儿贫血的可能，见图 8-17、图 8-18。

【超声鉴别要点】

- 颈部淋巴水囊瘤　胎儿皮下水肿只局限于颈部，内可探及纤维条索样的分隔，常见于早中孕期。
- 单发腹水　来自泌尿系统的梗阻使尿液渗漏至腹膜后并延至腹膜腔，引发胎儿腹腔积液或胃肠道穿孔所致腹腔积液。

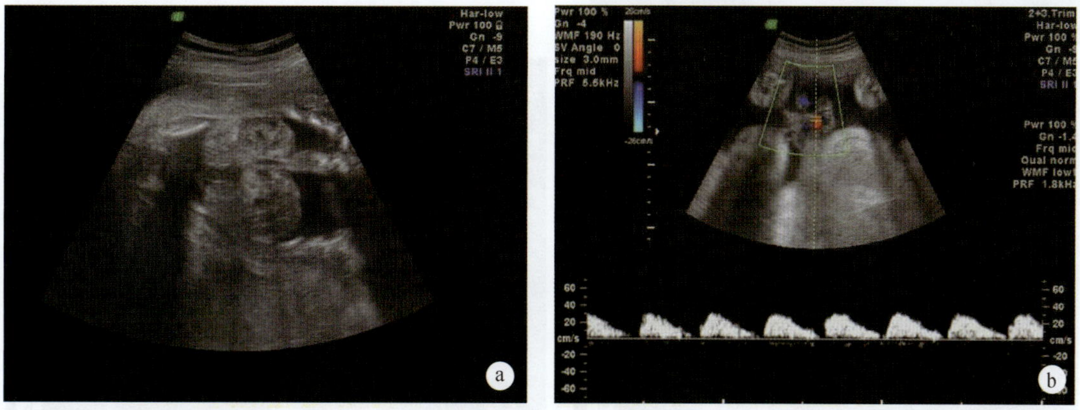

图 8-14

a. 胎儿双侧肾漂浮于液性暗区内；b. 同一病例，胎儿脐动脉舒张期血流消失

- **单发的心包积液** 若不伴心脏结构或节律异常，无可疑贫血、无病毒感染、无可疑染色体异常等，＜2mm 的心包积液被认为是正常的。
- **单发的单侧胸水** 多数认为是胸腔淋巴管发育不良致原发性乳糜胸。
- **骨骼发育不良合并皮肤冗长** 多余的皮肤应该与皮肤水肿鉴别。

【处理原则和预后】

- 宫内治疗：

1. 胎儿心律失常的药物治疗 阵发性室上性心动过速的水肿胎儿，用抗心律失常药物治疗后可恢复正常心律，水肿在 4～6 周后消退。

2. 胎儿宫内手术治疗

（1）肺部实性占位或骶尾部畸胎瘤所致胎儿水肿 可以进行开放性手术治疗[10]；

（2）超声引导下胸腔-羊膜腔引流术 单侧胸腔积液或大的肺囊性腺瘤样病变使纵隔向对侧移位，从而导致静脉回流受阻，输出量下降引引水肿，超声引导下胸腔-羊膜腔引流术可以明显减少胸腔积液及囊肿体积，使纵隔恢复至中位，减少因心脏受压所导致的进行性水肿[11]；

（3）胎儿胸水腹水的治疗 采用重复胸腔穿刺、腹腔穿刺或胎儿胸腔腹腔引流术治疗，不仅使胎儿水肿减轻，同时也可以促进肺叶的扩张，减少出生后气管插管的比例[11]；

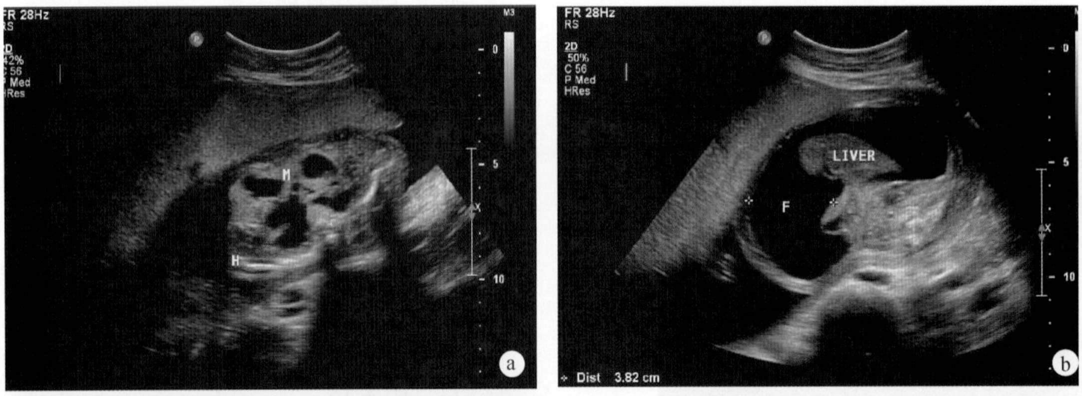

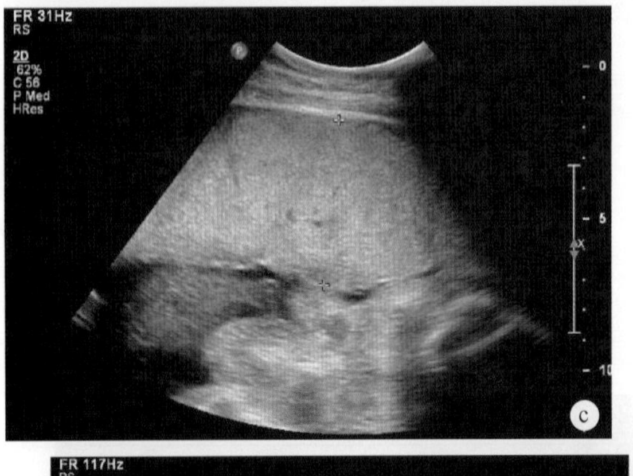

图 8-15 胎儿先天性肺囊性腺瘤样病变 CCAM-Ⅰ型

a. 妊娠 23 周，胎儿右侧胸腔内多个大小不等的囊性包块，心脏被推挤移位；b. 同一病例，胎儿腹水，肝漂浮于液体中；c. 同一病例，胎盘厚为 5.4cm

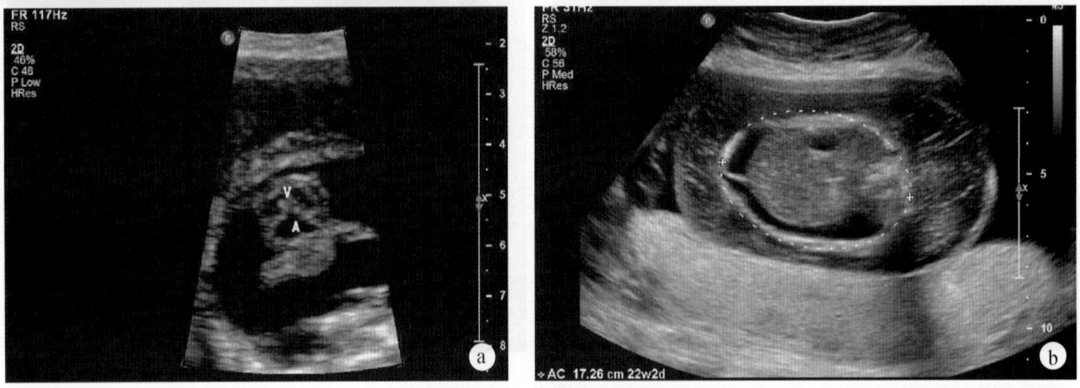

图 8-16 胎儿单心房单心室

a. 胎儿四腔心切面显示单个心房（A）单个心室（V）及胸水；b. 胎儿腹围平面显示腹水及躯干周围较厚低回声带

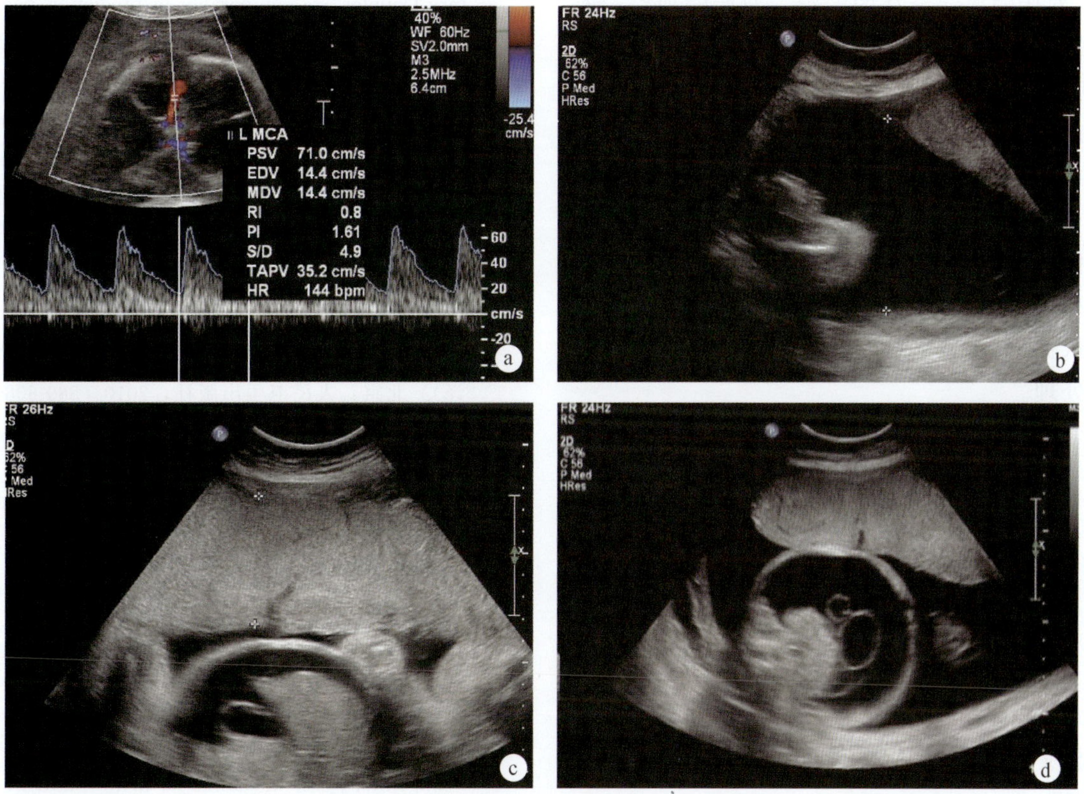

图 8-17 胎儿贫血

a. 妊娠 31 周，胎儿大脑中动脉收缩期峰值流速 PSV 大于中位数值的 1.5MOM；b. 同一病例，声像图示羊水过多；c. 同一病例，声像图示胎盘厚；d. 同一病例，声像图示腹水

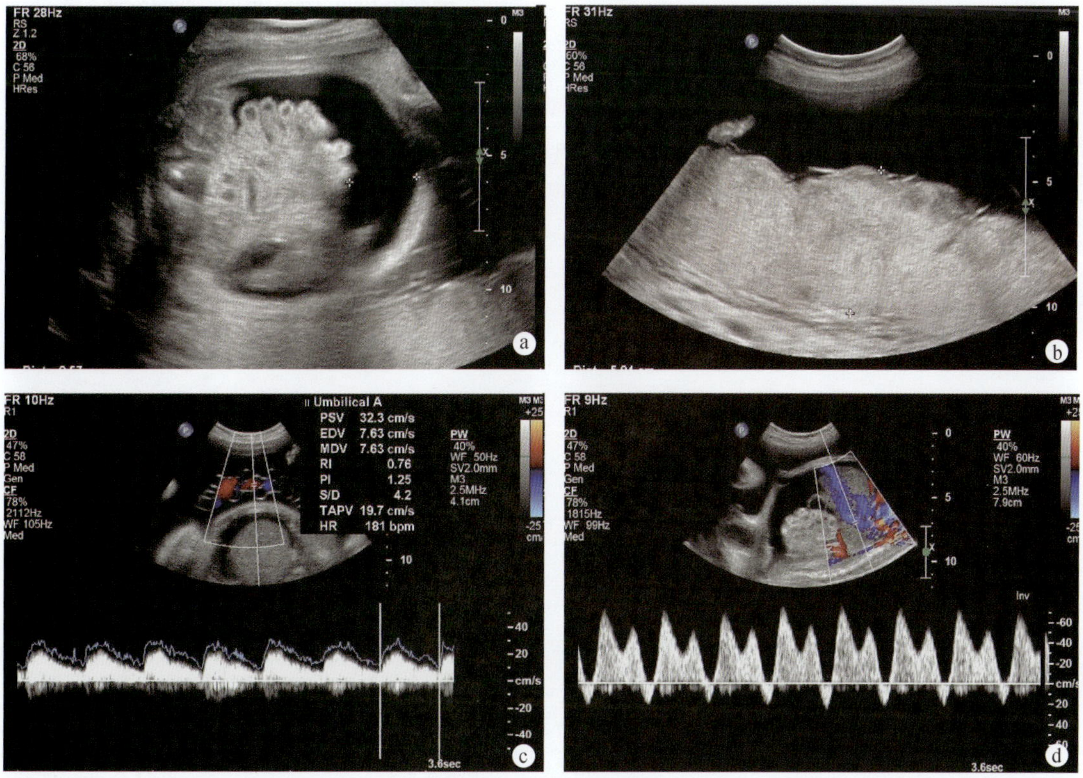

图 8-18 胎儿水肿

a. 胎儿腹水；b. 同一病例，胎盘厚；c. 同一病例，胎儿脐动脉阻力指数（RI）升高；d. 同一病例，胎儿静脉导管 a 波反向

(4) 双胎输血综合征的治疗 双胎输血综合征Ⅳ期出现胎儿水肿，可采用连续羊水减量，但此种方法仅可轻度提高围生期生存率；胎儿镜下直接激光消融双胎胎盘间的吻合支可使围生期生存率大大提高，目前已被认为是标准治疗方案[12]。

- 非免疫性水肿是严重胎儿疾病的征象，目前仍无有效的治疗措施，25 周之前发现围生期死亡率比较高，预后不良，可选择终止妊娠。
- 依据患者要求和知情同意原则行病因诊断和处理。

（龚丽君）

参考文献

[1] 刘翠罗，张为霞，王淑霞. 产前超声诊断胎儿先天性尿道下裂 1 例. 中华超声影像学杂志，2010，19（4）：361.

[2] 赵胜，陈欣林，杨小红. 胎儿尿道下裂的超声诊断四例报告及文献复习. 中华围产医学杂志，2010，13（3）：256-257.

[3] Meizner I，Mashiach R，Shalev J，et al. The ‘tulip sign’：a sonographic clue for in-utero diagnosis of severe hypospadias. Ultrasound Obstet Gynecol，2002，19：250-253.

[4] Ghosh GS；Gudmundsson S. Uterine and umbilical artery Doppler are comparable in predicting perinatal outcome of growth-restricted fetuses. BJOG. 2009；116（3）：424-30.

[5] Loetworawanit R，Chittacharoen A，Sututvoravut S. intrapartum fetal abdominal circumference by ultrasonography for predicting fetal macrosomia. J Med Assoc Thai. 2006；89（Suppl. 4）：S60-4.

[6] Weksberg R，Shuman C，Beckwith JB. Bechwith-Wiedemann syndrome. Eur J Hum Gent. 2010；183.

[7] Callen PW. 妇产科超声学. 常才，戴晴，谢晓燕（主译）. 北京：人民卫生出版社，2010. 589-608.

[8] 李胜利. 胎儿畸形产前超声诊断学. 北京：人民军医出版社，2006. 404-416.

[9] 严英榴，杨秀雄，沈理. 产前超声诊断学. 北京：人民卫生出版社，2003. 469-473.

[10] Adzick NS，Kitano Y. Fetal surgery for lung lesions，congenital diaphragmatic hernia，and sacrococcygeal teratoma. Semin Pediatrsurg，2003，12：154.

[11] Wison RD，Baxter JK，Johnson MP，et al. Thoraco-amniotic shunts：fetal treatment of pleural effusions and congenital cystic adenomatoid malformations. Fetal Diagn Ther，2004，19：413.

[12] Senat MV，Deprest J，Boulvain M，et al. Endoscopic laser surgery versus serial amnioreduction for severe twin-to-twin transfusion syndrome. N Engl J Med，2004，351：136.

第九章　双胎异常

第一节　双胎生长不一致

【定义】

- 双胎体重差异超过 25%，称为双胎生长不一致；
- 如果同时伴有一个胎儿的体重过低（低于第 10 百分位数）称为双胎之一宫内生长受限，可以发生在双绒毛膜双胎，更多地发生在单绒毛双胎，后者称为选择性宫内生长受限[1]（selective IUGR，sIUGR）。

【胚胎组织学特点】

- 目前的研究发现 sIUGR 主要的病理改变[2]是胎盘份额差异明显、部分胎盘缺血、绒毛破坏以及两胎盘间动脉与动脉的吻合，尤其是在脐带帆状附着或边缘插入的情况下；单绒毛膜双胎妊娠中，脐带插入点与胎盘份额有关，脐带边缘插入、脐带帆状附着都容易合并 sIUGR 的发生（图 9-1）。

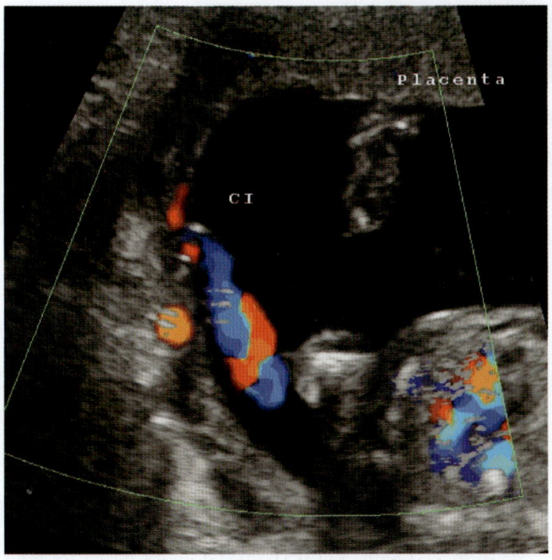

图 9-1　单绒毛膜双胎

妊娠 18 孕周，声像图示小胎儿脐带帆状附着

- sIUGR 的特点：由于存在胎盘间的某种吻合，可能发生难以预测的一胎胎死宫内后，并造成另一胎的反向输血，导致低血容量性的脑损伤、胎死宫内，因此，胎死宫内、早产所致的围产儿病死率较高。

【临床特点】

- sIUGR 除了两胎儿之间体重相差 25% 以上外，小胎儿体重低于双胎相应孕周的第 10 百分位数，羊水量相应有所减少。
- sIUGR 的小胎儿往往由于胎盘血供的不足，出现脐动脉的异常改变、脑保护效应的发生，甚至出现脑部的缺血坏死。
- 由于单绒毛膜双胎间胎盘的血管吻合，一胎胎死宫内后，另外一个胎儿也容易相继有不良的预后。

【超声特点】

- 超声诊断 sIUGR 主要依据是胎儿的大小差异和脐带血流多普勒的改变，而没有明显羊水量的差异：

Ⅰ型是指胎儿脐带血流多普勒血流频谱正常；

Ⅱ型脐带血流缺失或反向；

Ⅲ型脐带血流（如图 9-2 所示）多普勒出现间

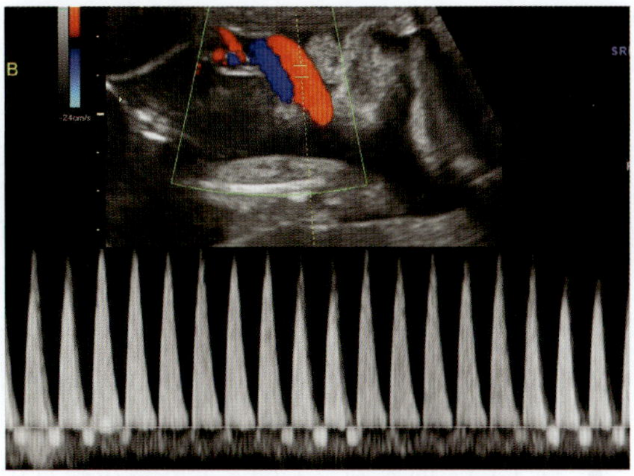

图 9-2　单绒毛膜双羊膜囊双胎小胎儿

示脐带血流呈间断消失与反向，提示 sIUGR Ⅲ型

断的舒张期血流缺失或反向。

- sIUGR的脐动脉分型从早期即出现，直至分娩，很少发生更改。图9-3所示为一例sIUGRⅠ型患者，妊娠35^{+3}周终止妊娠，两新生儿体重相差900g，Apgar及早产儿评分无明显差异，生后胎盘标本检查：小胎儿胎盘份额仅占1/4，且为脐带边缘附着。
- 小胎儿没有明显因血容量不同所造成的少尿，膀胱可见。

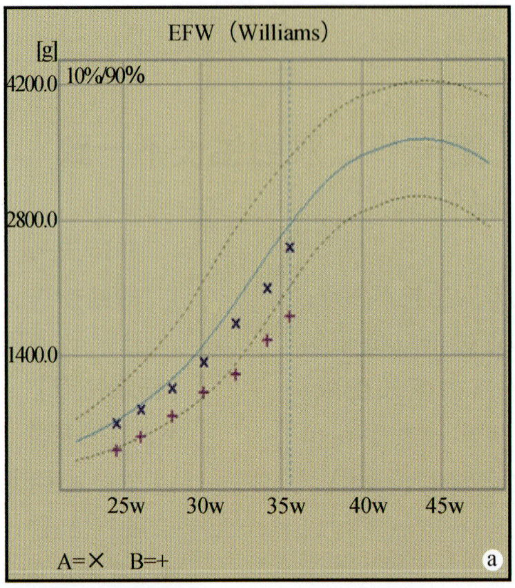

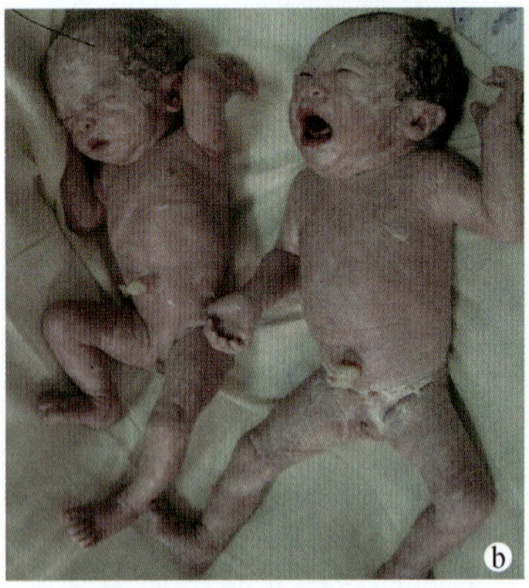

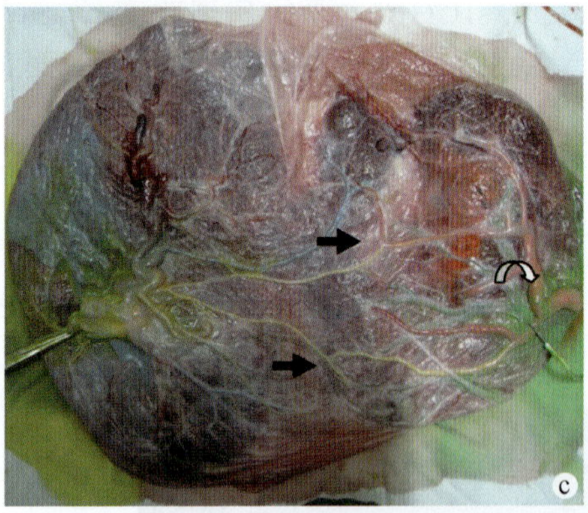

图9-3　sIUGRⅠ型病例临床表现与胎盘形态

a. 单绒毛膜双羊膜囊孕妇，自妊娠24周外院可疑双胎输血综合征（TTTs）转诊，诊断sIUGRⅠ型，经密切观察，在妊娠35^{+3}周因脐带血流异常终止妊娠，图示两胎儿体重的差异在妊娠晚期越发明显，新生儿体重相差900g；b. sIUGRⅠ型患者的出生新生儿无窒息，早产儿血色素没有差异；c. 示sIUGR患者胎盘大小份额的差异，小胎儿的胎盘边缘附着（弯箭头所示）以及动脉-动脉间的血管吻合（黑色箭头所示）

【超声鉴别诊断要点】

- 胎儿发育异常：注意鉴别胎儿染色体或基因异常所致的发育异常。尽管单绒毛膜双胎其中之一发生染色体异常的可能性非常低，但近年来有个案的报道，存在胎儿的染色体遗传异质性，因此不论双绒毛膜还是单绒毛膜，均需要除外胎儿的染色体异常。
- 与TTTs的鉴别：TTTs主要是在胎盘中存在血管吻合所造成以血容量差异为主的一组并发症，胎儿由于供血造成低血容量、羊水过少，类似sIUGR；但不会因为动静脉血管的吻合，造成另一胎的造血容量、羊水过多。图9-4所示病例自妊娠19周起出现两胎儿发育不一致，妊娠26周，因两胎儿体重相差45%、羊水量差异不大而脐动脉血流异常，诊断sIUGRⅡ型，两周后因胎死宫内、另一胎儿继发水肿而引产。
- 贫血与红细胞增多序列（twin anemia-polycythemia sequence，TAPS）：胎儿的大小差异出现相对较晚，同时伴有胎儿宫内的贫血

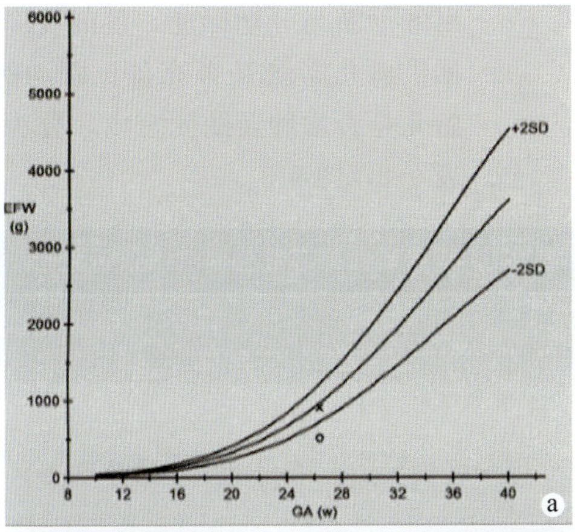

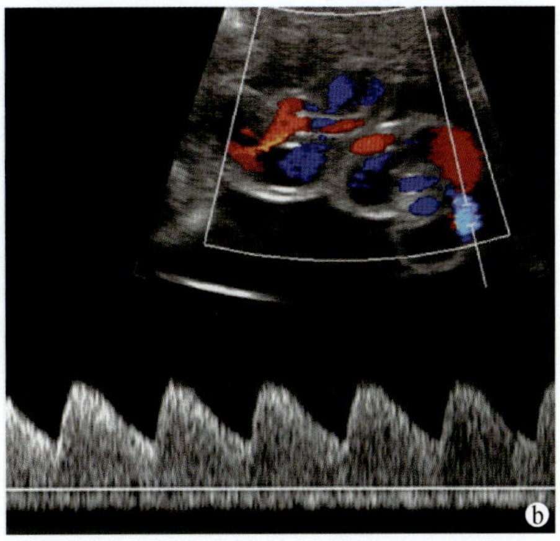

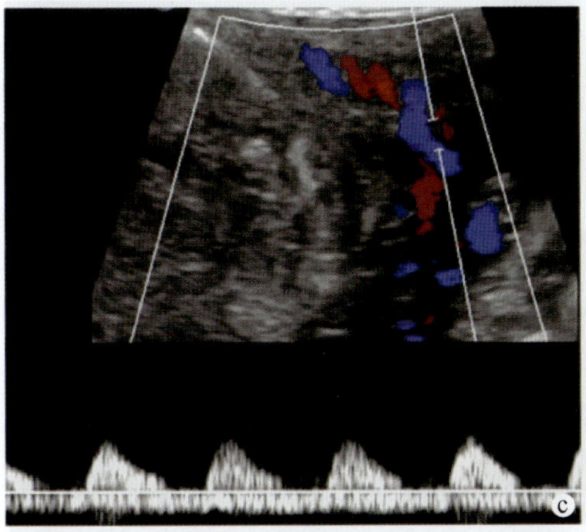

图 9-4　sIUGR 病例临床结局

a. 单绒毛膜双羊膜囊双胎妊娠，孕 26 周由于胎儿体重差异超过 45%，且小胎儿的体重低于第 10 百分位数，诊断 sIUGR；b. 同一例患者，大胎儿脐动脉血流未见明显异常；c. 同一例患者由于小胎儿脐动脉舒张期血流信号消失，诊断 sIUGR Ⅱ 型，两周后小胎儿发生胎死宫内，另一胎由于继发水肿，引产

一红细胞增多，主要的鉴别点在于胎儿贫血所导致的一胎儿 PSV 大于 1.5MOM，同时另一胎儿由于红细胞增多 PSV 小于 0.8MOM。因此妊娠晚期需要排除 TAPS 诊断。

【处理原则和预后】

- 目前对于 sIUGR 的治疗尚缺乏统一的标准。但由于脐血流异常者[3]早产率、早期新生儿死亡率高，26 周之前发病者选择性减胎有利于延长另一胎儿的孕龄，避免因吻合支所导致的低血容量性的脑损伤、胎死宫内；
- 激光阻断胎盘间的血管吻合，有可能是仅供胎儿存活的动脉吻合支被截断，不利于小胎儿的存活，但带来的有利结果是：不会因为一胎儿胎死宫内，而危及到大的胎儿的无病生存；
- 近几年超声引导下[4]的胎儿脐静脉射频消融术，由于其损伤刺激小，存活胎儿的孕周明显延长、新生儿脑损伤明显降低。

（赵扬玉）

第二节　双胎妊娠特有异常

一、单绒双胎妊娠并发症

（一）双胎输血综合征

【定义】

- 双胎输血综合征（twin-twin transfusion syndrome，TTTs）[1]是发生在单绒毛膜双羊膜双胎妊娠中的一种严重并发症，其发生率在单绒毛膜双胎中为 15%，近年来有增高的趋势。其临床表现为一胎儿羊水过多、心力衰竭，而另一胎儿羊水过少、贫血，如果未经治疗其围产儿死亡率高达 70%～100%。

【胚胎组织学特点】

- 85%～100% 的单绒毛膜双胎胎盘之间存在吻合血管，包括动脉-动脉吻合、静脉-静脉吻合及动脉-静脉吻合；
- 胎盘深层的动脉-静脉吻合在某种机制的触

发下压力失衡，血液从一个胎儿流向另一个胎儿，导致 TTTs 的发生。

【临床特点】

- 供血儿有低血容量表现，贫血、低体重及羊水过少。
- 受血儿高血容量表现，心脏扩大、心力衰竭、高血色素、高胆红素血症、羊水过多及胎儿水肿。

【超声特点】

- 首先对双胎妊娠作出准确的膜性诊断，即单绒毛膜双胎妊娠；
- 以双胎羊水过多-过少序列为基础，即一胎儿（受血儿）羊水最大深度大于 8cm，同时另一胎儿（供血儿）羊水最大深度小于 2cm；
- Quintero 于 1999 年依据孕期超声表现，提出的诊断与分期标准，目前被广泛应用。根据供血儿膀胱是否充盈、脐动脉血流情况、胎儿是否水肿及胎死宫内，分为五期，详见表 9-1，图 9-5。

表 9-1 双胎输血综合征分期（Quintero 分期）

期别	羊水过多/过少	膀胱无充盈	CADs*	胎儿水肿	一胎胎死宫内
Ⅰ	+	−	−	−	−
Ⅱ	+	+	−	−	−
Ⅲ	+	+	+	−	−
Ⅳ	+	+	+	+	−
Ⅴ	+	+	+	+	+

*注：CADs（critically abnormal dopples）：多普勒血流极度异常，包括：①脐动脉舒张末期血流速率缺如；②静脉导管反向或消失；③脐静脉血流搏动。

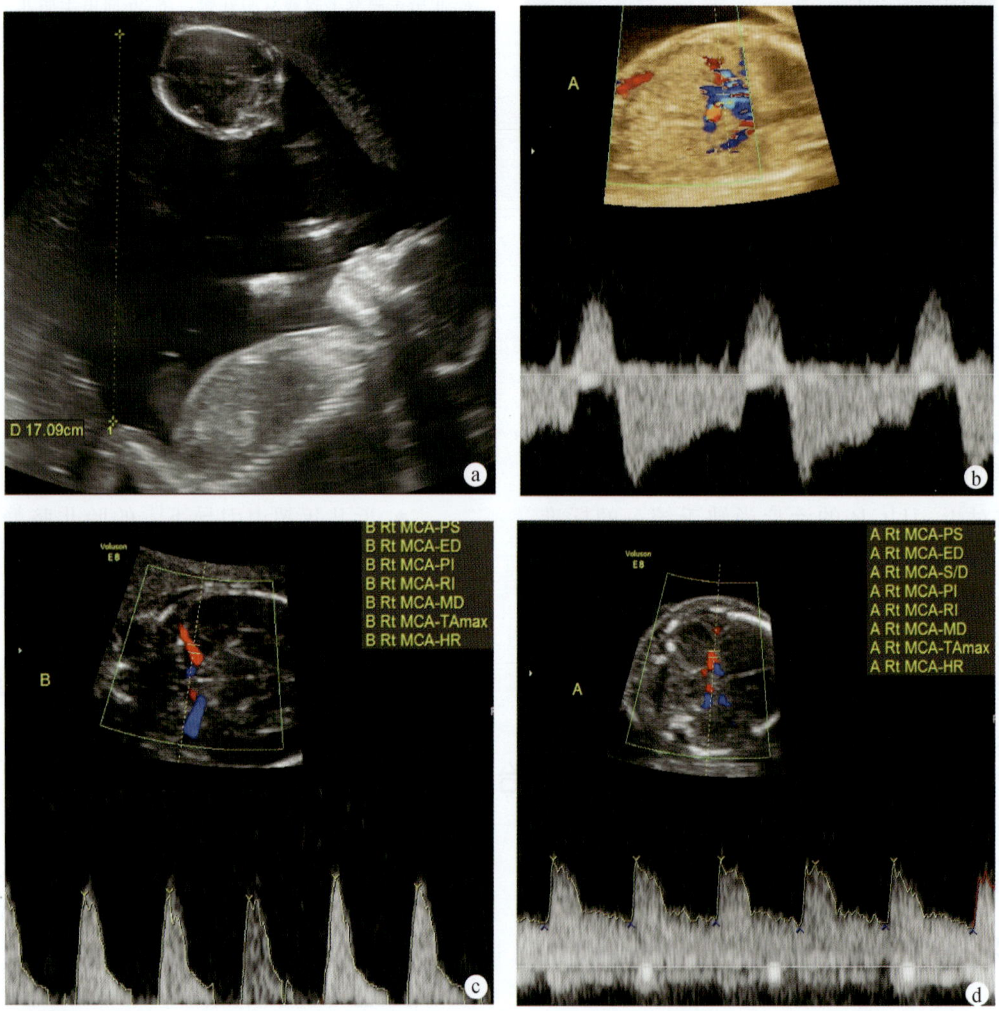

图 9-5 TTTs Ⅳ期

a. TTTs Ⅳ期患者，一胎儿因羊水过多，位于宫腔下方，另一胎儿贴附于子宫前壁；b. 同一例患者，受血儿可见明显的静脉导管“a”波反向（基线上方）；c. 同一例患者，供血儿的大脑中动脉；d. 同一例患者，受血儿相比，大脑中动脉的波动指数 PI 明显降低，提示脑保护效应

【超声鉴别诊断要点】

- 双胎选择性生长受限，与羊水量无关，但部分病例可以合并存在羊水量的异常。此外，对于胎儿心脏功能评估也有助于进行鉴别，TTTs 多为受血儿先出现心功能异常，sIUGR 则为发育小的胎儿出现心脏功能异常，另一胎儿可以不出现异常。详见胎儿心脏功能评估。
- 仅有羊水量的不一致，约 26%的单绒毛膜双羊膜双胎存在羊水量不一致。
- 独立的羊水过多：仅有一个羊膜腔的羊水深度(AFD) >8cm，而另一羊膜腔羊水量正常。
- 孤立的羊水过少：仅有一个羊膜腔的 AFD <2cm，需要警惕受累胎儿的双侧肾萎缩以及其他泌尿系统畸形，以及不易发现的胎膜早破和宫内发育受限。
- 绒毛膜性的诊断确定方法：

（1）妊娠早期，一个绒毛膜囊内可见两个卵黄囊，则为单绒毛膜囊双羊膜囊双胎。

（2）停经 9 至 14 周，羊膜与绒毛膜逐渐融合，邻近的绒毛膜形成“T 峰”（见图 9-6），生后检查胎膜证实绒毛膜性（见图 9-7）。

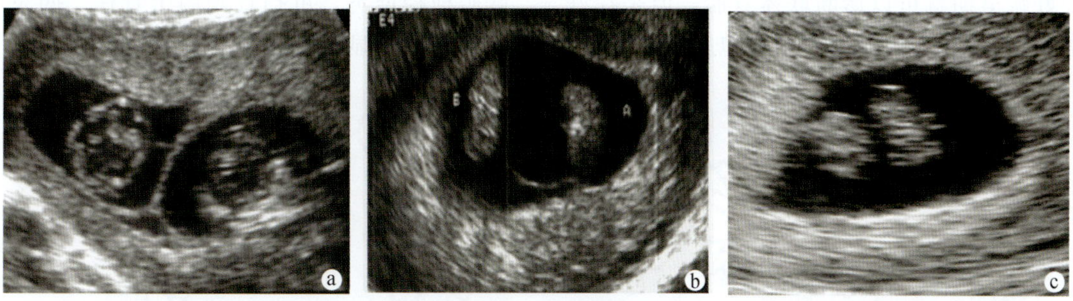

图 9-6 早孕超声绒毛膜性诊断

a. 为双绒毛膜双胎妊娠；b. 为单绒毛膜双胎妊娠；c. 为单羊膜囊双胎妊娠

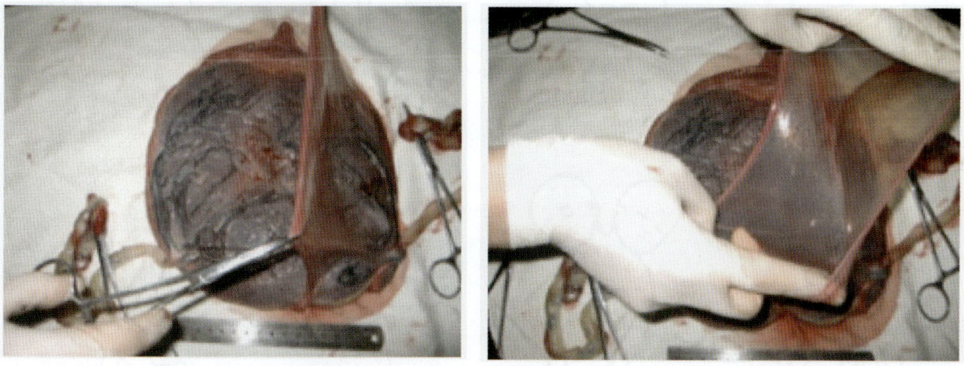

图 9-7 胎儿娩出后胎盘检查进一步明确诊断

【处理原则和预后】

- 单绒双胎妊娠建议 2 周复查超声；
- Ⅰ期患者酌情期待治疗并密切监护也可以根据不同孕周选择进行激光治疗；
- Ⅱ期（小于 26 孕周）以上的患者选用以下的治疗方法：
  （1）胎儿镜激光治疗：是最佳手段，至少一个胎儿的存活率 66%；
  （2）羊水减量术：适合妊娠大于 26 周，或无胎儿镜操作条件者；
  （3）隔膜造孔术：潜在风险为造成医源性的单羊膜腔，导致脐带缠绕等并发症；
  （4）选择性减胎术：当双胎之一出现心力衰竭、严重水肿或严重生长受限时，为挽救另一胎儿，可行胎儿镜下选择性减胎术或射频消融减胎术，保留胎儿总存活率为 83%。

（二）联体双胎

【定义】

- 一个胚盘上两个较近原条发育为两个胚胎时出现联接，发育为联体双胎。
- 常见的有胸腹联胎、颜面胸腹联胎及臀部联胎等[2]。发生率为 0.1～0.2/万，其中女性胎儿高达 70%以上。

【胚胎组织学特点】

- 由于受精卵在 13 天后分裂，分裂不彻底，导致这一现象的发生。
- 若联体中两个个体一大一小，小者称为寄生胎；一个胎儿在另一个胎儿体内时，称为胎内胎。

【临床特点】

- 临床多伴有羊水过多的表现，腹部增大与双胎类似，孕期未发现者在分娩时往往出现难产。

【超声特点】

- 在妊娠早期就可以诊断联体双胎，但是在妊娠中期才可以分辨联体的脏器以及严重程度。
- 根据联体的种类不同，表现多样化，见图 9-8。

(1) 双头联体双胎可见两个胎头，但只有一个躯体（两条脊柱）和一副肢体（见图 9-9）；

(2) 联胸联腹双胎可见两个胎头，胸腹部横切扫查时横径增宽，胸腔内只有一个异常的大的心脏，两侧有两条脊柱，两胎共一个肝或两个肝联成一体，盆腔脏器分成两部，各有两个肾，脐带在出脐处可分开或融合，有两套脐血管；

(3) 联胯联体双胎的特征为四条上肢，两条下肢，胯部横宽；

(4) 联头联胸联腹双胎表现为头部明显增大，胸腹横径增宽，可扫查到两个脊柱、四条肢体，三维超声能够显示联体双胎的立体关系。

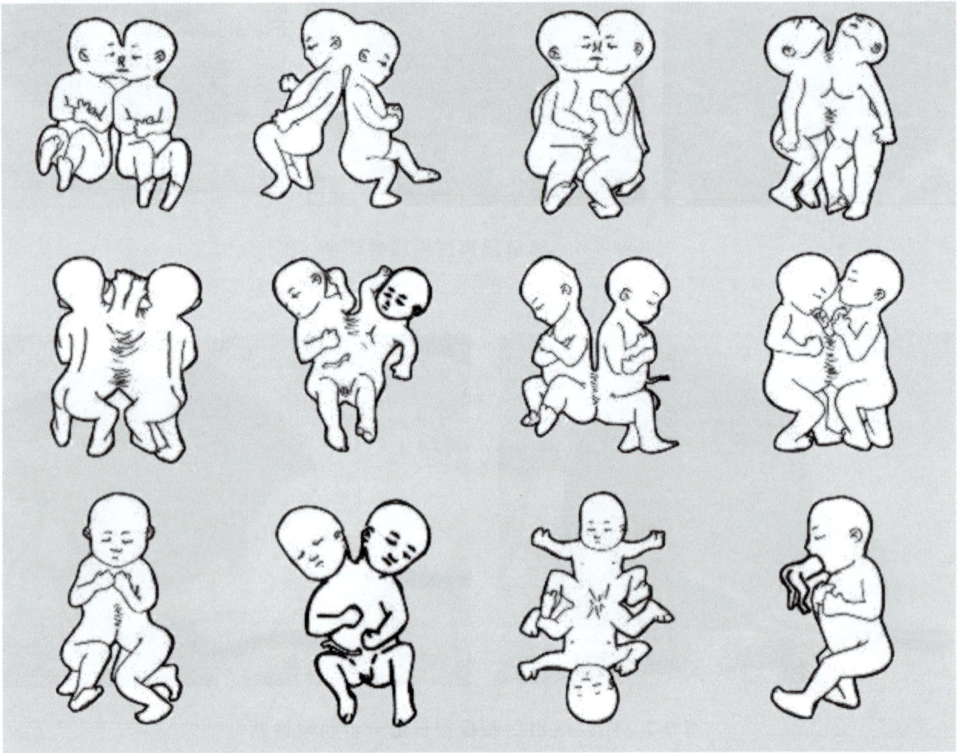

图 9-8　联体双胎的分型

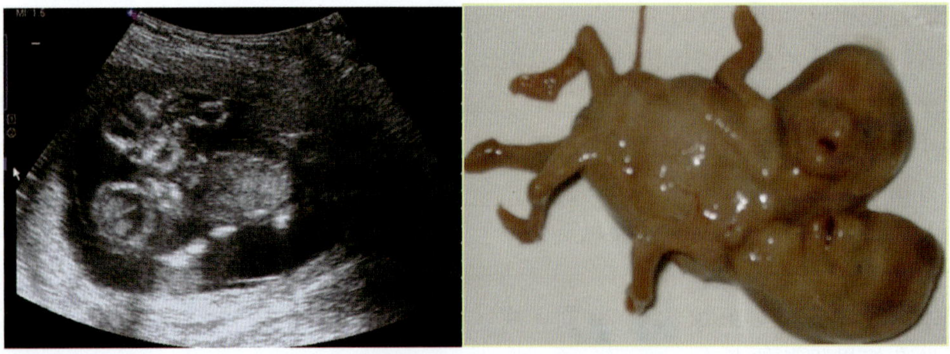

图 9-9　联体双胎的分型

15 周双头联体双胎超声：可见两个胎头与共同躯干

【超声鉴别诊断要点】

根据以下几点与双胎妊娠相鉴别：

- 双胎间缺少隔膜；
- 胎儿的肢体不能分开；
- 存在胎儿畸形；
- 脐带内血管多于 3 条；
- 两胎儿头部总在同一水平；
- 颈椎及上胸椎后凸；
- 虽经徒手推动，两胎儿相对位置也不改变。

【处理原则和预后】

- 如 24 周前诊断，建议终止妊娠；如 24 周后诊断，则需要评估胎儿情况及考虑可能的远期预后。
- 剖宫产可以避免阴道分娩造成的难产。只有在死胎及联体双胎无存活希望的情况下选择阴道分娩。
- 绝大多数联体双胎发生早产，而 40％死产，35％在生后 24 小时内死亡。

（三）双胎动脉反转畸形

【定义】

- 称为双胎反向动脉灌注[3]（twin reversed arterial perfusion sequence，TRAPs），发生率占单绒毛膜囊双胎的 1％，亦可见于单羊膜囊双胎。
- 无心畸胎无心脏结构，少数有残留的半心结构，其血液供应完全依赖于另一胎儿为其泵入，如同“寄生胎”。
- 其妊娠结局往往是供血胎儿负荷增加，最终致心衰发生、胎死宫内，也可由于无心畸胎所致的羊水过多或者无心畸胎的迅速增大导致其早产，其围生儿死亡率高达 50％～75％。

【胚胎组织学特点】

- 两胎间以动脉—动脉及静脉—静脉血管吻合形式形成循环通路，而不同于 TTTs 中供血儿通过动脉-静脉吻合血管向受血儿输血。无心畸胎所获得的血液氧合较低，胎体上半部发育大多异常缺失，如头部缺失，或头部、胸部、上肢均缺失，也可为不规则的胎块。

【临床特点】

- 部分患者出现羊水过多，导致早产。分娩时巨大的胎块可能阻塞产道。

【超声特点】

- 对于无心畸胎的诊断，在妊娠早期，B 超可见单绒毛膜囊双胎之一胎心消失，但易与双胎之一停育相混淆。
- 随孕周的增加，无心畸胎可表现为不规则的胎块，而停育的胚胎则不会生长。多普勒可见单一入胎体的反向脐动脉血流。因无心畸胎并无心脏及大血管的搏动，B 超在妊娠早期不能真正判断无心畸胎的“死亡”，需要动态观察畸胎的生长情况。

【超声鉴别诊断要点】

- 与双胎之一胎死宫内相鉴别。图 9-10 示为 B 超下所见一例逐渐“死亡”的无心畸胎，图 9-11 另一例为无心畸胎持续生长，并出现脐带缠绕，行减胎术。

【处理原则和预后】

- 供血儿胎儿畸形的发生率为 10％，因此需要进行严格的超声筛查。
- 需要对供血胎儿的心脏功能进行连续的超声监测。

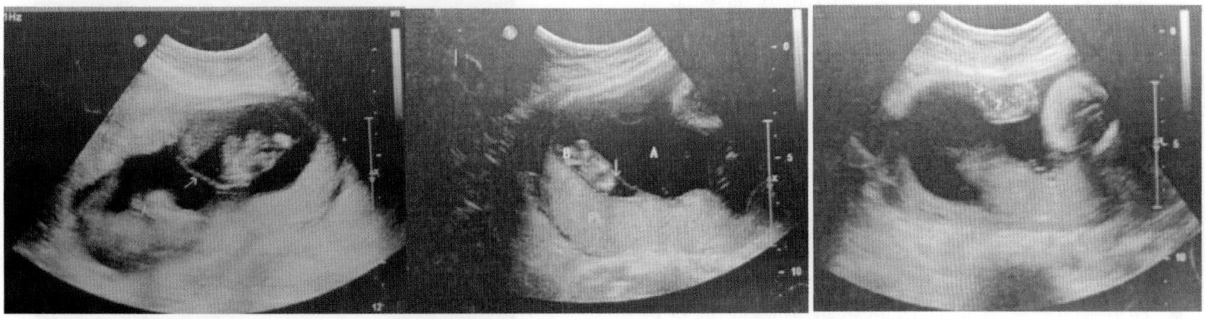

图 9-10

无心畸胎停止生长并逐渐萎缩、同时伴有羊水的进行性减少

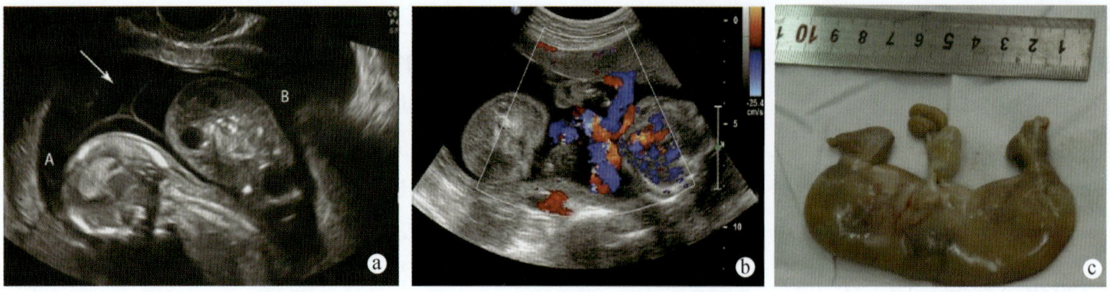

图 9-11

a. 无心畸胎逐渐增大；b. 并出现脐带缠绕；c. 减胎后分娩的无心畸胎标本

- 以下情况需要进行无心畸胎的减胎治疗：

  (1) 无心畸胎的腹围与供血儿相等甚至大于供血儿；

  (2) 伴有羊水过多：AFD>8cm；

  (3) 供血儿出现严重的超声血流异常，包括脐动脉舒张期血液反流或者消失，脐静脉血流搏动或者静脉导管血流反向；

  (4) 供血胎儿水肿；

  (5) 单羊膜囊。

（四）单绒毛膜单羊膜双胎

【定义】

- 单羊膜囊双胎共存于同一羊膜囊内，共用一个胎盘，脐带附着点往往较邻近，约占单绒毛膜囊双胎的 1%，由于先天畸形、脐带缠绕、早产等因素，其围产儿的死亡率高达 70%。

【胚胎组织学特点】

- 在受精后 8～9 天，羊膜已分化完成，此时内细胞团分裂而形成单羊膜双胎。其中女性胎儿明显多于男性胎儿，目前推测与基因调控 X 染色体的不对称失活有关。

【临床特点】

- 由于出现胎儿畸形以及脐带缠绕的风险较正常的双胎妊娠明显增高，因此孕期羊水过多，突发胎死宫内的发生率较高。

【超声特点】

- 妊娠 9～13 周超声检查，两胎儿间没有任何间隔。此外，如果在妊娠早期仅有一个卵黄囊，而后期发现为双胎则需高度怀疑为单羊膜囊双胎妊娠。
- 在妊娠 16～20 周，诊断单绒毛膜应具备以下特点：双胎间没有任何可见的膜性分隔；两胎儿共用一个胎盘；两胎儿性别相同；胎儿间有足够羊水环绕、胎儿运动无限制。
- 脐带缠绕的诊断：最早可在孕 10 周，超声多普勒血流可诊断脐带缠绕，表现为相互缠绕或呈结节的脐血管团，多普勒分析不同血管搏动的频率，对比双胎的胎心率不同，可进一步明确脐带缠绕，见图 9-12。孕 30 周时，脐带缠绕的风险高达 30%～40%。
- 畸形的发生率也明显增高，包括神经管畸形、先天性心脏畸形等。畸形可造成羊水过多，流产，早产等。

【超声鉴别诊断要点】

- 需要与单绒毛膜双羊膜双胎进行鉴别：

如为单卵单绒毛膜双羊膜囊双胎，则两胎儿间只间隔羊膜，孕 8 周之前羊膜囊分隔不易探测，但可以通过卵黄囊数进行鉴别；如为单羊膜囊双胎则两胎儿间没有任何间隔，可见单一卵黄囊。

【处理原则和预后】

- 脐带缠绕是最常见的并发症，因此分娩时需要警惕一胎娩出后牵拉脐带造成另一胎急性窒息死亡。一般建议单绒毛膜囊双胎需要入院待产，行选择性剖宫产。但也有经阴道分娩的个案报道。

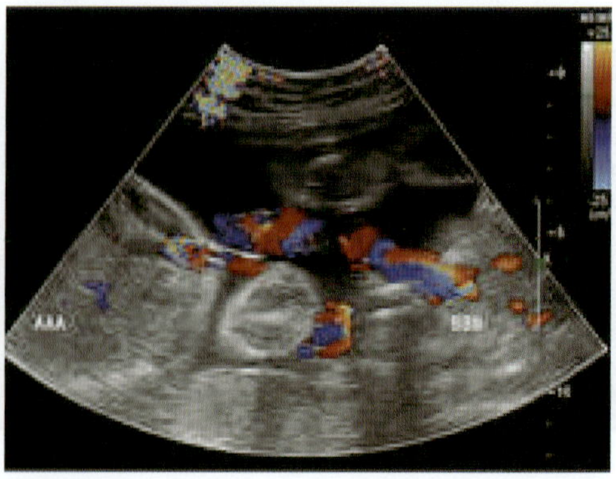

图 9-12 脐带缠绕

（五）双胎之一胎死亡

【定义】

- 指胎儿在妊娠 8 周后至 28 周之前发生死亡[4]。双胎胎死宫内的发生率约为 0.5%，单卵双胎中的发生率为 3.7%。临床最显著的特点是体重的巨大差异。死亡原因往往与单绒毛膜以及胎儿宫内发育不一致有关，部分死胎的脐带帆状附着。

【胚胎组织学特点】

- 往往在分娩的时候可以发现早孕期死亡的胎儿残留在存活胎儿胎盘上的遗迹，也称为纸样胎儿。
- 死亡的胎体被正常长大的胎儿挤压，逐渐变成扁平状，形成纸样胎儿，在足月分娩时随同正常胎儿一同娩出。

【临床特点】

- 死亡胎儿的胎动消失，继之伴随有腹痛、出血等，休息之后好转。

【超声特点】

- 早孕期超声诊断为双胎妊娠而之后超声证实其中一胎死亡。
- 在宫腔内正常胎儿的旁边、紧贴宫壁的一个角落处，有一扁平状的胎体轮廓，可显示梭形的高回声颅骨环、脊柱和长骨声像，但内脏模糊，见图 9-13。
- 单绒毛膜双胎一胎死亡需要严密监测存活胎儿的缺血性损伤的超声表现，即双胎栓塞综合征。双胎栓塞综合征是由于胎死宫内后形成血栓、血栓随着血流进入存活胎儿体内，以及一胎儿死亡后骤然出现的血压下降所致存活胎儿的低血压，从而导致组织的低灌注；从超声上表现为脑部、胃肠道、肝以及其他组织的缺血性改变，包括大脑皮质变薄，脑室扩张，肝回声改变以及出现钙化（图 9-14）。

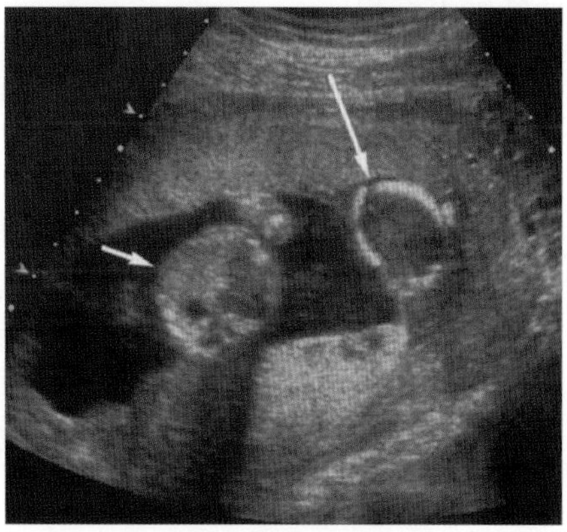

图 9-13　纸样胎儿声像

【超声鉴别诊断要点】

- 纸样胎儿超声诊断并不困难，但由于胎体小容易漏诊；对变形的胎儿误诊为胎儿体表肿物或羊膜腔、胎盘肿物。

【处理原则和预后】

- 存活胎儿的预后在于胎儿死亡的时间及绒毛膜性。
- 单绒毛膜一胎胎死宫内后存活胎儿 18%存在神经系统损伤，一胎死亡后会导致另一胎儿瞬间的低血压，导致各脏器的缺血和损伤。而双绒毛膜双胎则仅有 1%出现损伤，双绒毛膜双胎一胎发生胎死宫内往往是由于双胎发育不一致或者先天畸形，存活胎儿受累的风险很小。

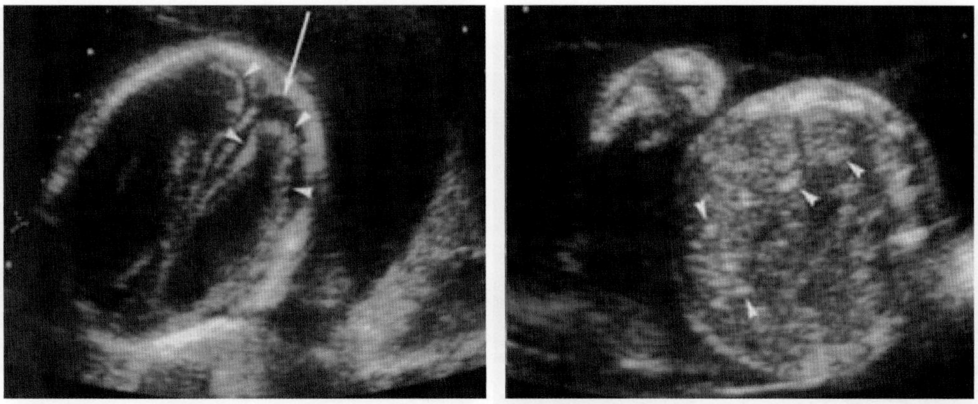

图 9-14　双胎栓塞综合征

长箭头（左图）示颅内正常脑组织消失，并可见侧脑室的扩张；短箭头（右图）示胎儿腹部横切面示肝内钙化

- 在妊娠晚期死亡，死胎可能会导致凝血功能改变。但是少有出现严重后果的报道。监测发现血浆纤维蛋白原出现一过性的消耗性下降，然后又逐渐恢复，而分娩时其胎盘检查无明显异常发现，而死亡胎儿的胎盘有大量的纤维素沉积。

二、双绒双胎的并发症

（一）双胎之一消失

【定义】

- 孕早期超声检查诊断为双胎妊娠，但其中一胎在妊娠早期死亡，则形成毁损卵而致胎囊塌陷逐渐缩小而被吸收消失，妊娠最终以单胎分娩结束。
- 双胎之一流失率较高，约占双胎妊娠总数的21%。

【胚胎组织学特点】

- 原因不清，尚无法判断消失的胚胎出现染色体异常以及结构异常的比例。

【临床特点】

- “双胎之一消失”后，一般孕妇无明显症状，少数病人感觉腹痛或少量阴道出血，休息后好转。

【超声特点】

- “双胎之一消失”的超声图像，子宫内见一正常胎囊光环，其旁附有一个变形的胎囊，见图9-15。
- 分为三类：
  1. 在正常胎囊旁有一个较小的不规则的胎囊。
  2. 正常胎囊旁有一月芽状塌陷胎囊。
  3. 正常胎囊旁见一小光团（皱缩胎囊）。

【超声鉴别诊断要点】

- 在诊断一胎消失之前的必要条件是既往的超声检查证实胎芽及胎心搏动存在，而之后的超声发现胎心搏动消失，胎囊萎陷，才可以诊断。
- 需要和胎膜后血肿、绒毛膜羊膜分离以及孕早期卵黄囊进行区分。

【处理原则和预后】

- 证实诊断后需要进行保守治疗，一般经过良好，出血等症状维持短暂的时间后即消失。
- 存活胎儿预后良好。

（二）双胎之一葡萄胎

【定义】

- 双胎之一葡萄胎主要指完全性葡萄胎或部分性葡萄胎合并一个正常胎儿，其发病少见。双胎之一完全性葡萄胎的发生率为1/20000～1/100000。
- 双胎之一部分性葡萄胎的发生十分罕见[6]，但是能通过超声探查到两个胎儿从而较易鉴别，其相关文献报道较少。

【胚胎组织学特点】

- 双胎之一完全性葡萄胎，其染色体核型为二倍体，均来自父系，其中90%为46，XX，由1个细胞核基因物质缺失或失活的空卵与1个单倍体精子（23，X）受精；另有10%核型为46，XY，认为是由1个空卵分别和2个单倍体精子（23，X和23，Y）同时受精而成。显微镜下表现为弥漫性滋养细胞增

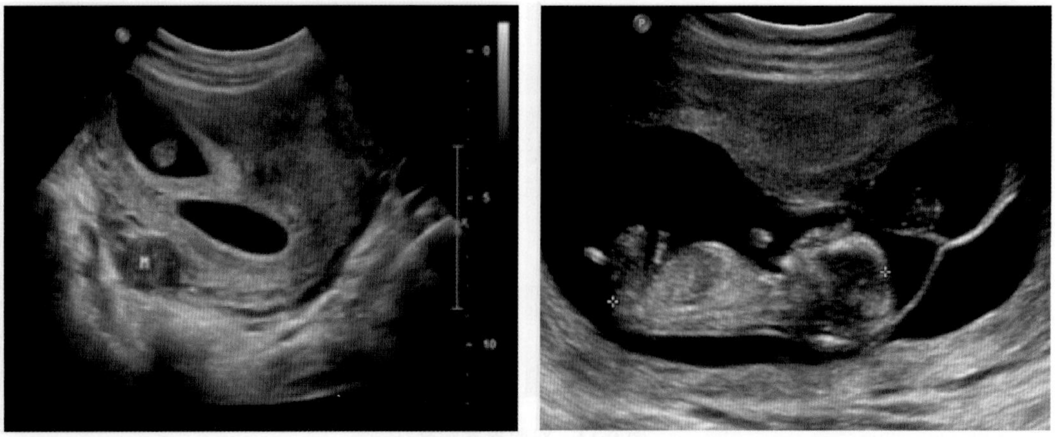

图9-15　双胎之一“消失”

生、间质水肿、无胚胎及胎儿组织。

- 双胎之一部分性葡萄胎核型90%以上为三倍体，如果胎儿同时存在，其核型一般也为三倍体，最常见的核型是69，XXY，其余为69，XXX或69，XYY，为1个卵子和2个精子受精所致，或者单个卵子与二倍体精子受精。镜下可见部分绒毛水肿，滋养细胞增生程度较轻，且常局限于合体滋养细胞，间质内可见胎源性血管。此外，还可见胚胎和胎膜的组织结构。

【临床特点】

- 与单纯的葡萄胎相比，妊娠合并部分性或者完全性葡萄胎的诊断可能会延迟，子宫增大更明显，HCG更高，并发症增多，发生恶变的概率高。

【超声特点】

- 合并完全性葡萄胎时，超声显示为一个和孕周相符、无结构异常的活胎及正常的胎盘与葡萄胎胎块相邻，见图9-16。

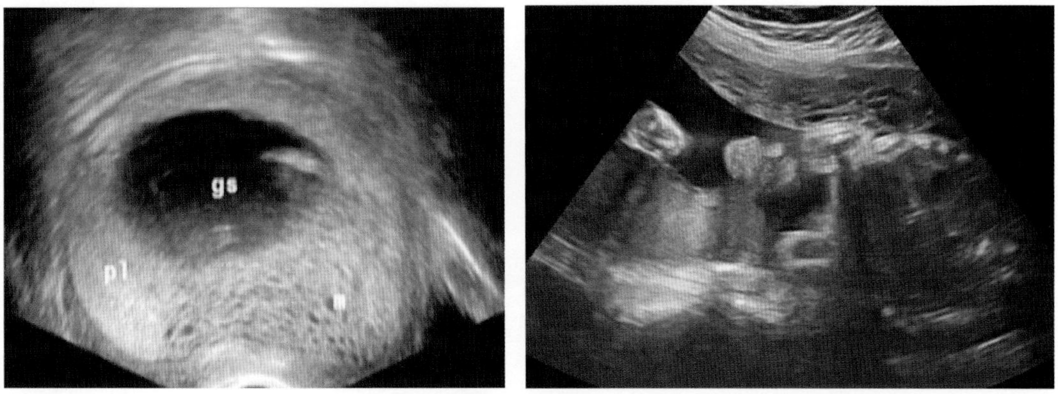

图 9-16 妊娠合并完全性葡萄胎

a. 葡萄胎（m）的蜂窝样结构与正常胎盘（pl）相比邻；b. 妊娠22周可见前壁的蜂窝样结构与后壁胎盘完全分离

- 合并部分性葡萄胎时，超声显示一些三倍体胎儿的特征，如早期非匀称性的胎儿生长受限，结构缺陷（如巨脑室，心脏畸形，面部和四肢的异常）。

【超声鉴别诊断要点】

- 因处理原则不同，因此需要对合并完全性或是部分性葡萄胎进行鉴别。

【处理原则和预后】

- 如超声及其他影像学检查提示为部分性葡萄胎，细胞遗传学分析是三倍体，虽有胎儿、胎盘发育，但胎儿几乎不可能存活到妊娠中晚期，一经诊断应积极终止妊娠。
- 如为二倍体染色体核型，则提示为合并完全性葡萄胎，在严密监测下妊娠可以继续。但是需要警惕并发症的发生。并发症包括子痫前期、卵巢黄素化囊肿、滋养细胞栓塞、甲状腺功能亢进、胎膜早破等，因此，处理时必须充分考虑到患者的意愿、自身条件及胎儿存活的可能性。
- 活胎的分娩方式推荐剖宫产术，葡萄胎状胎盘经常位于子宫下段，产时产后出血风险大。如妊娠中期终止妊娠仍建议清宫术。
- 由于双胎之一完全性葡萄胎在终止妊娠后仍有部分患者出现持续性胎盘部位病变，因此应高度重视产后随访，包括每月检查1次血常规和甲状腺功能，每3个月X线检查胸部1次以排除转移，严密随访血β-HCG至正常。

（赵扬玉）

参考文献

[1] O' Donoghue K，Rutherford MA，Engineer N，et al. Transfusional fetal complications after single intrauterine death in monochorionic multiple pregnancy are reduced but not prevented by vascularocclusion. BJOG. 2009，116：804-812.

[2] Russell Z，Quintero RA，Kontopoulos EV. Intrauterine growth restriction in monochorionic twins. Seminars in Fetal & Neonatal Medicine. 2007，12，439-449.

[3] Acosta-Rojas R，Becker J，Munoz-Abellana B，et al. Twin chorionicity and the risk ofadverse perinatal outcome. Int J Gynaecol Obstet. 2007，96：98-102.

[4] Nicolini U, Poblete A, Boschetto C, et al. Complicated monochorionic twin pregnancies: experience with-bipolar cord coagulation. Am J Obstet Gynecol. 2001, 185: 703-707.

[5] Quintero RA, Morales WJ, Allen MH, et al. Staging of twin-twin transfusion syndrome. J Perinatol, 1999, 19 (8 Pt 1): 550-555.

[6] Van den Brand SF, Nijhuis JG, van Dongen PW. Prenatal ultrasound diagnosis of conjoined twins. Obstet Gynecol Surv. 1994, Sep; 49 (9): 656-662.

[7] Quintero RA, Chmait RH, Murakoshi T, et al. Surgical management of twin reversed arterial perfusion sequence. Am J Obstet Gynecol, 2006, 194 (4): 982-991.

[8] Santema JG, Swaak AM, Wallenburg HC. Expectant management of twin pregnancy with single fetal death. Br J Obstet Gynaecol. 1995 Jan; 102 (1): 26-30.

[9] Doubilet PM. Atlas of ultrasound in obstetrics and gynecology: a multimedia reference. Philadelphia: Lippincott Williams & Wilkins, 2003.

第二篇

妇　　科

第十章 妇科超声测量

妇科超声测量标准平面说明

一、妇科超声测量常用的仪器与扫查方法

（一）B超超声诊断仪

为实时灰阶超声，二维、三维探头均可。按扫查途径不同分为经腹部扫查、经阴道/肛门腔内扫查、经会阴和经宫腔内扫查四种方法。

1. 经腹部扫查

- 为凸阵或线阵探头，探头频率2.5～5.0MHz；
- 膀胱适度充盈形成一个透声窗；
- 患者平卧位，暴露出脐部与大腿根部，局部涂以耦合剂；
- 纵向与横向盆腹腔内扫查，实时观察子宫、内膜、子宫颈、卵巢、输卵管等器官形态、大小、有无病变（包括肿瘤），同时测量子宫（见图10-1）、卵巢等器官长、宽、厚各径线的厘米数。
- 优点：经腹部超声视野范围大，适用探查盆腹腔内的器官，尤其适宜较大的肿物；能了解所示器官与其他脏器关系；能穿透较深的软组织。
- 缺点：由于超声探头发出频率较低，但分辨能力较低，对于内膜病变、卵巢与输卵管细小病变探查欠清；受干扰因素多，如膀胱充盈不足与过度充盈者（见图10-2）、肥胖患者、有手术粘连患者显像均较差。

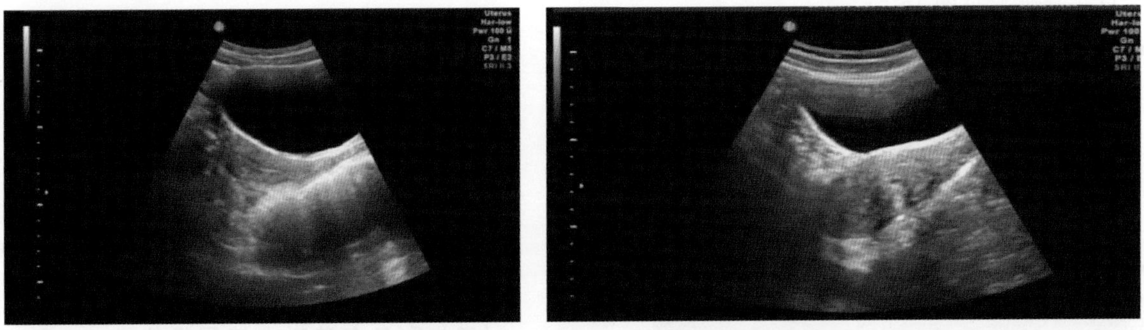

图 10-1 腹部正常子宫前位（左）、后位（右）声像图

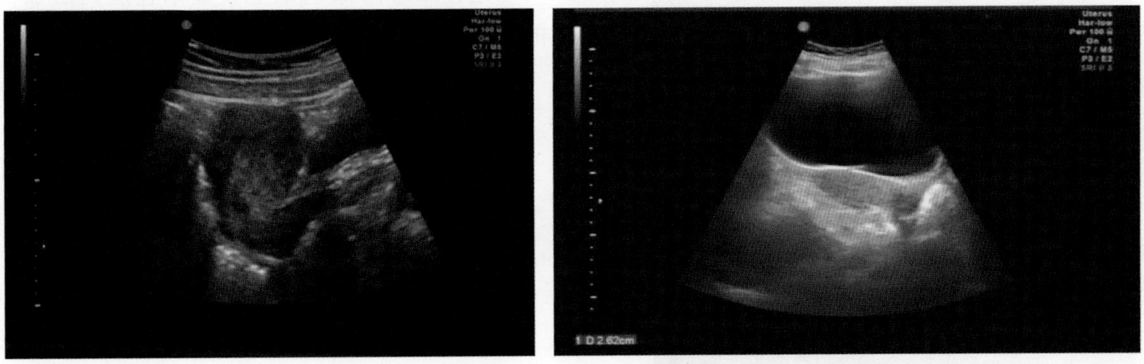

图 10-2 膀胱充盈不佳

a. 膀胱充盈不足卵巢显示欠清；b. 膀胱过度充盈子宫受压内膜薄

2. 经阴道/肛门腔内扫查

- 为腔内探头，探头频率 5.0～9.0MHz，探头角度 90°～360°；
- 探查前需排空膀胱；
- 患者取膀胱截石位，暴露会阴部，结婚或未婚有性生活者可经阴道探查，从未有性生活者或阴道出血者可经直肠探查；
- 探查时每个患者做到一人一套（避孕套）一纸垫；
- 探头须纵向与横向在盆腔内扫查，观察子宫、内膜、子宫颈、卵巢、输卵管（正常时探查不到）等器官形态、大小、有无病变同时测量器官与病变的各个径线（见图 10-3 和 10-4）；
- 三维超声[1]成像主要显示子宫的冠状平面用于诊断子宫畸形，内膜病变、盆底病变、盆腔肿瘤与宫内环的形态位置三维容积测量卵泡与肿瘤的体积。
- 优点：超声探头可直接定位在紧邻子宫与卵巢的穹窿处，没有皮下脂肪组织的阻碍；应用具有高密度的稍微弯曲的腔内探头可以提供最清晰的图像；器官微小病变与内膜病变显示清晰（见图 10-5）。
- 缺点：由于探头频率高对组织穿透力较差，探查深度不够，从而对大于 8cm 肿物辨别能力有限；较大肿瘤或盆腔较远肿瘤探查不到，易漏诊。

3. 经会阴扫查（探查部位表浅，探头频率高）

- 腹部探头与阴道探头均可，如探头频率低需借助水囊显示；
- 探头放在会阴部或大小阴唇处；
- 探查盆底生殖膈、阴道、尿道、会阴部病变。

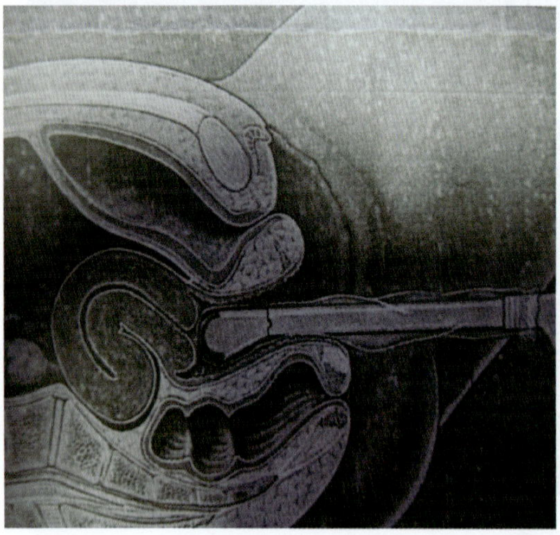

图 10-3 后倾后曲位子宫阴道超声示意图

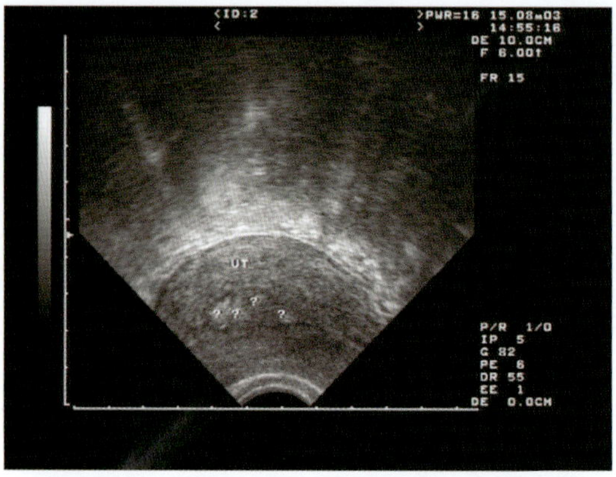

图 10-4 阴道超声宫腔内多个回声团

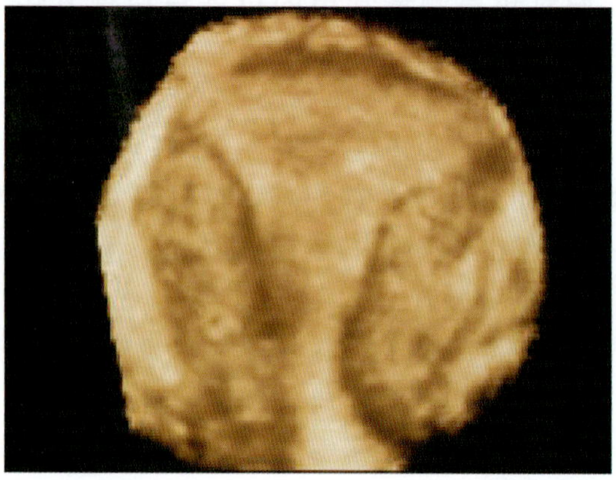

图 10-5 三维超声显示整个子宫与内膜

4. 宫腔内扫查探头

- 为腔内特殊探头，探头直径 2～7mm，探头频率 7.5～20MHz，探查宫腔内病变。因宫腔内扫查要求特殊探头与无菌操作，无法普及开展。

（二）彩色多普勒血流显像仪

是在二维图像基础上，显示盆腔内脏器与肿瘤的血流分布、血流速度、血流方向和性质[2]。

- 纵坐标（Y 轴）代表血流速度（频移）；
- 横坐标（X 轴）代表时间；
- 频带宽度反映血流速度的分散度（层流：流速一致，频带窄；湍流：流速不一致，血流分散性大，频带宽）；
- 多普勒信号的振幅（Z 轴上的信号）以频谱灰阶度表示：振幅高，灰阶度高、亮度大（反映红细胞数量多）；振幅低，灰阶度低、亮度小（反映红细胞数量少）。

- 彩色多普勒的类型和血流动力学指标：

1. 速度型彩色多普勒
- 频率增加（正性频移），编码为红色，表示血流方向朝向探头；
- 频率减低（负性频移），编码为蓝色，表示血流方向远离探头；
- 以彩色亮度反映血流速度，绿色代表血流分散性大。

2. 能量型彩色多普勒
- 与红细胞散射超声波的强度、血流量有关；
- 与血流方向和速度无关；
- 可显示低速血流，不受夹角影响。

3. 血流动力学指标
- 阻力指数（resistant index，RI）＝［收缩期峰值速度（V_s）－舒张期最低流速（V_d）］/V_s，反映血流阻力；
- 搏动指数（pulse index PI）＝（V_s-V_d）/平均速度（V_m），反映血管的弹性和顺应性；
- S/D 比值：V_s/V_d（见图 10-6 和图 10-7）。

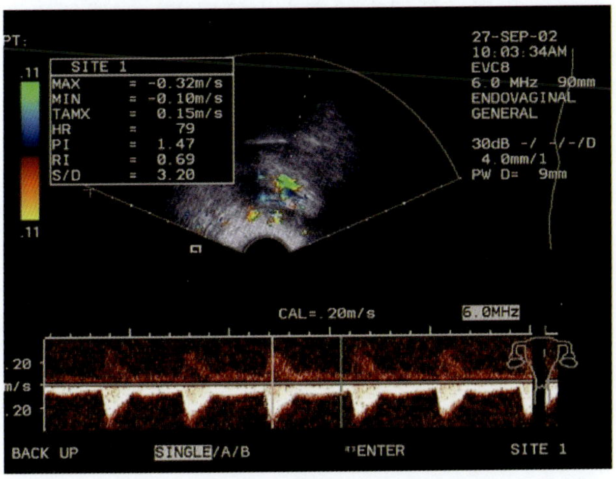

图 10-6　子宫动脉频谱

4. 血管的三维成像：充分显示血管的立体走形及分支；使用 Vocal 软件计算出子宫颈的体积（图 10-7 和图 10-8）。

- 血管化指数（VI）：代表感兴趣区内单位容积内血管的数目，表示该组织内血管的丰富或稀疏程度；
- 血流指数（FI）：代表目标容积内血流信号的平均强度，表示三维扫查的瞬间有多少红细胞通过；
- 血管化血流指数（VFI）值：表示存在的血

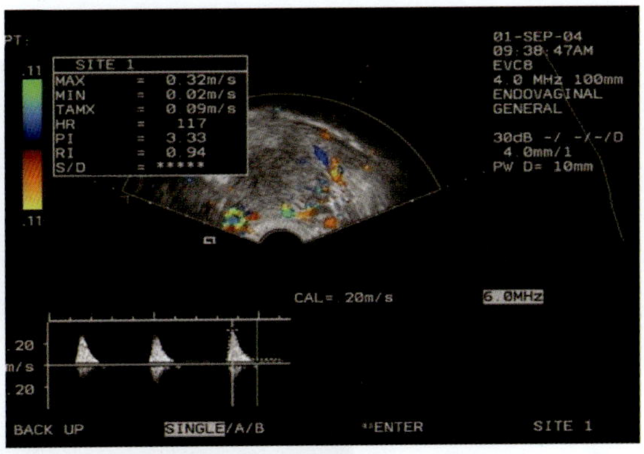

图 10-7　子宫动脉舒张期缺失

管信息和血流信息的结合。

- 对子宫颈与肿瘤血管进行分级[2]：

0 级：子宫颈与肿瘤内部及周边未见血流信号；

Ⅰ级：子宫颈与肿瘤周边可见点状、短条状血管，子宫颈内部无血管分布；

Ⅱ级：除周边血管外，子宫颈与肿瘤内部可见稀疏的血管，分支简单，走行较平直；

Ⅲ级：子宫颈与肿瘤内部可加丰富的血管树或血管网，分支复杂，走形扭曲、不规则。

二、盆腔器官的解剖生理与测量

1. 子宫

（1）子宫的解剖生理
- 子宫大小受年龄与内分泌影响，新生儿至无月经来潮前为始基或幼稚型子宫，青春期至育龄期妇女子宫的大小[3]：长 4～6cm，宽 4～5.5cm，厚 2.5～4.5cm；
- 形状呈倒置梨形，体部较宽，宫底稍隆起，两侧为宫角，下段较窄；
- 子宫峡部（子宫下段）在解剖学内口与组织学内口之间长约 1cm，妊娠晚期可达 10cm；
- 子宫体壁从外向内分为浆膜层、肌层、黏膜层；
- 宫体与子宫颈长度比例随年龄不同，比例不同，婴儿期为 1∶2，青春期为 1∶1，成人期为 2∶1，老年期为 1∶1；
- 维持子宫位置的维持靠子宫周围四条韧带包括阔韧带、主韧带、圆韧带、骶骨韧带；
- 子宫位置分为前位、前倾前屈位、中位、后位、后倾后屈位。

（2）子宫的测量[4-5]
- 纵切面：

子宫的长径：子宫颈内口（膀胱反折腹膜）

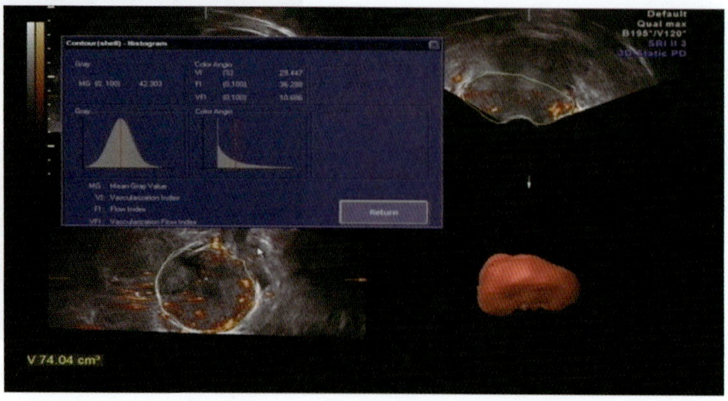

图 10-8 子宫颈癌的血管三维成像用 Vocal 软件测量相关数据

到宫底浆膜面的距离；

子宫的前后径：在宫体中央与子宫纵切面垂直的最大厚度。

- 横切面：

子宫横径：子宫内膜环绕、宫腔底部横切面测得的子宫左右径距离。

- 肌层病变如肌瘤结节

要测量与描述大小、数目、位置；腺肌症测量肌壁厚度，宫壁囊区；滋养细胞肿瘤时测量血窦大小等。

2. 子宫内膜

（1）子宫内膜的解剖生理

- 子宫内膜受年龄与内分泌影响，新生儿至无月经来潮前内膜呈细线状。
- 月经来潮至绝经前，子宫内膜分为基底层与功能层；功能层内膜随内分泌变化分为增生期、分泌期、月经期。
- 内膜容积 5ml。
- 增生期内膜受雌激素影响，在月经周期 5～14 天，两层内膜呈三线征即线条为强回声，线之间为低回声，中间的线条为两层内膜合并线，周边线条为内膜与肌层交汇处（见图 10-9a）。
- 分泌期内膜主要受孕激素影响，在月经周期 15～28 天，功能层内膜腺体内黏液和糖原积聚，低回声转变为中等回声，三线征逐渐消失，呈均匀一致中等回声，厚度 0.6～1.4cm（见图 10-9b）。
- 月经期内膜，月经周期 1～4 天，雌、孕激素水平下降，内膜脱落，呈中低不均匀回声，有液性暗区。

（2）子宫内膜的测量：为两层内膜的厚度，测量界限在内膜与肌层交界处

- 常规主要测量内膜厚度（两层内膜）。
- 根据月经周期变化描述内膜是否呈三线征、中等回声等。

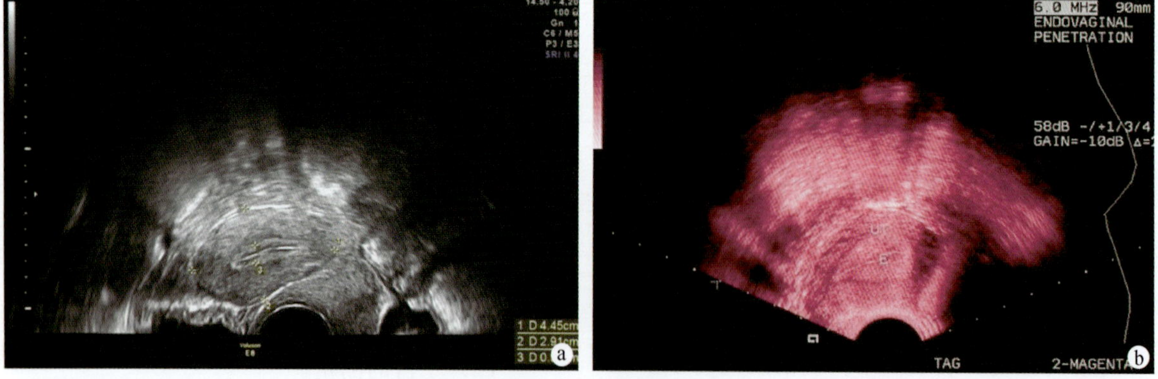

图 10-9 子宫内膜

a. 前位子宫三线征内膜（增生期内膜）；b. 后位子宫内膜中等回声（分泌期内膜）

- 当内膜病变时，要测量病变范围长×宽×厚（cm），内膜边缘是否毛糙及与肌层关系。
- 内膜病变或子宫畸形时，注意内膜均质度，有无团块、积液、囊区等，有无血流，纵隔与横膈形态，隔间厚度与有无血流（见图10-10）。
- 三维超声可立体、直观、清晰地看到内膜全像，结合宫底形态，辨别为子宫畸形类型。

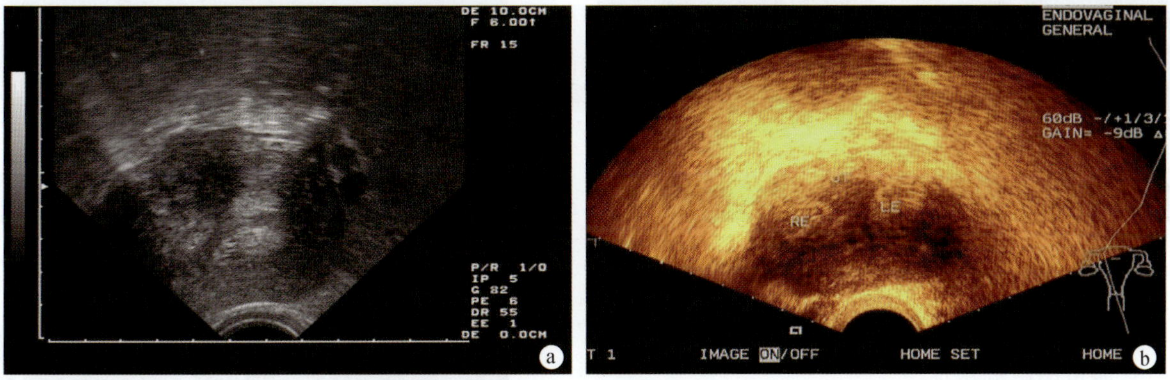

图 10-10 子宫畸形超声

a. 二维超声显示子宫横膈；b. 二维超声显示子宫不全纵隔

（3）内膜容受性：内膜在月经周期的大多数时段没有黏附性，仅在“种植窗”期，内膜在极短的时间内有黏附性，允许胚泡植入、发生妊娠。

（4）妊娠与内膜受影响因素：

- 内膜厚度>8mm妊娠率高；
- 内膜类型A型和B型妊娠率高[6]；
- C型几乎无妊娠者；
- 内膜与内膜下血流灌注好者，妊娠率高，反之则妊娠率低。

3. 子宫颈

（1）子宫颈的解剖生理

- 呈圆柱状；
- 子宫颈内口至外口长约3cm，内口关闭；
- 子宫颈前后唇对称；
- 子宫颈管内膜。

（2）子宫颈测量

- 正常情况下不做子宫颈测量与描述；
- 在子宫颈病变时测量子宫颈长×宽×厚（cm）；
- 描述子宫颈形态、结节大小位置、囊区大小、赘生物大小与蒂部位置、内口是否开大等（见图10-11～图10-14）。

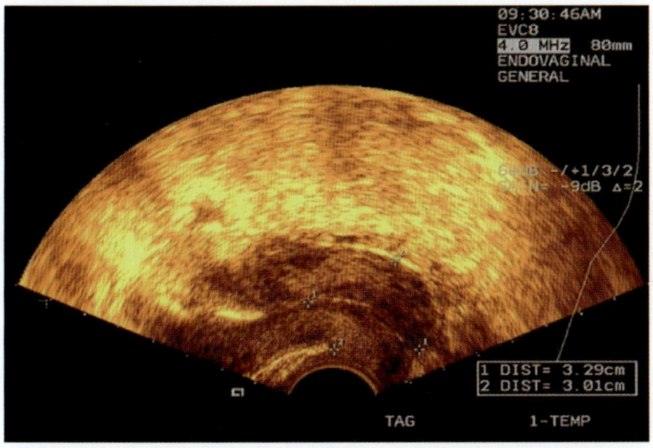

图 10-11 正常子宫颈测量

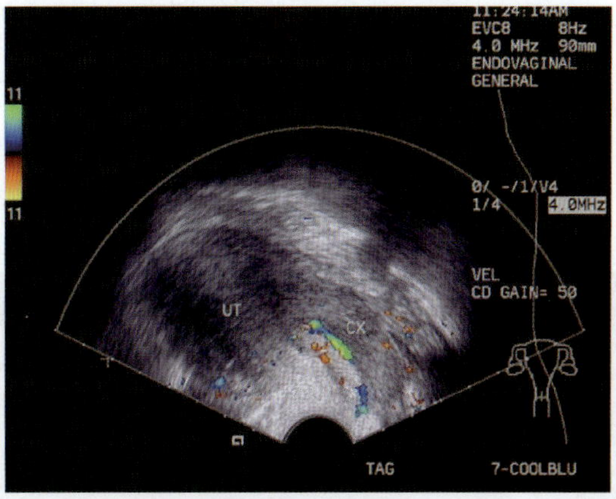

图 10-12 子宫颈赘生物血流信号

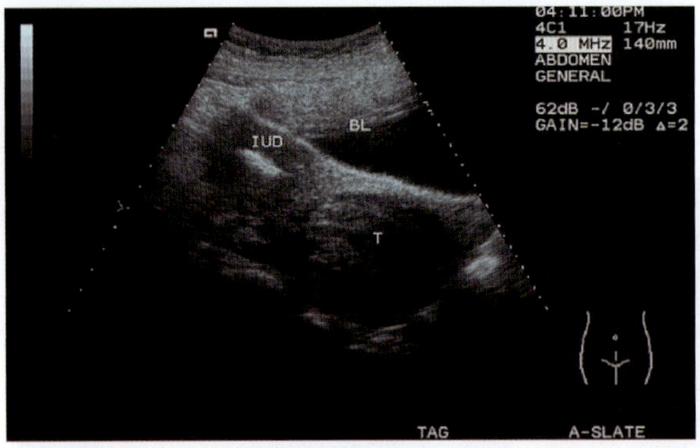

图 10-13 腹部超声显示子宫颈肌瘤

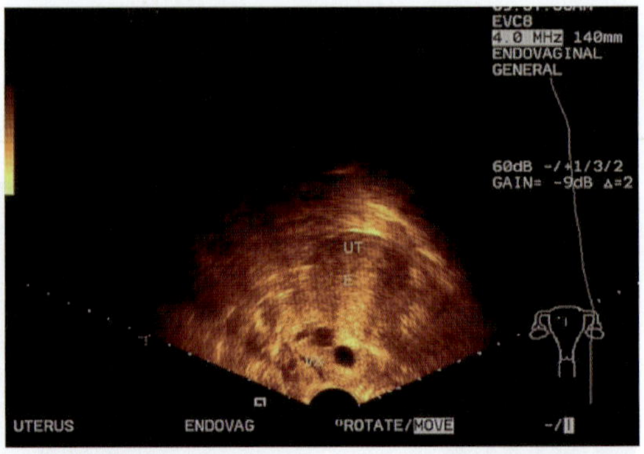

图 10-14 子宫颈那囊

4. 卵巢

（1）卵巢的解剖生理：

- 卵巢是产卵与排卵器官，也是分泌女性甾体激素器官。
- 卵巢位于盆腔内，髂血管的前内侧，子宫两侧左右各一，呈扁椭圆形（见图 10-15）。
- 内侧由卵巢固有韧带与子宫相连。
- 卵巢门是卵巢系膜连接于阔韧带后叶，内有卵巢血管与神经伸入。
- 卵巢表面无腹膜覆盖，表层为单层立方上皮与一层纤维组织称白膜，白膜下卵巢组织外层为皮质，内含有数以万计的始基卵泡和发育不同时期的卵泡；内层为髓质，与卵巢门相连，含有疏松结缔组织与血管神经。
- 生育年龄妇女卵巢大小约为 4×3×2（cm），内有卵泡（图 10-16）。
- 绝经后妇女卵巢萎缩无卵泡呈实性，大小约 2×1×1（cm）。
- 卵巢中所有卵细胞均在胚胎期形成。受内分泌影响，在青春期至育龄期，每月功能侧的卵巢内可有卵泡发育、成熟、排卵、黄体等周期性变化。

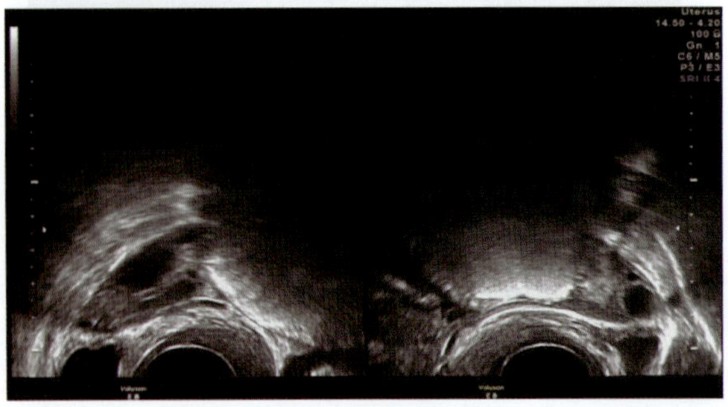

图 10-15 双侧正常卵巢

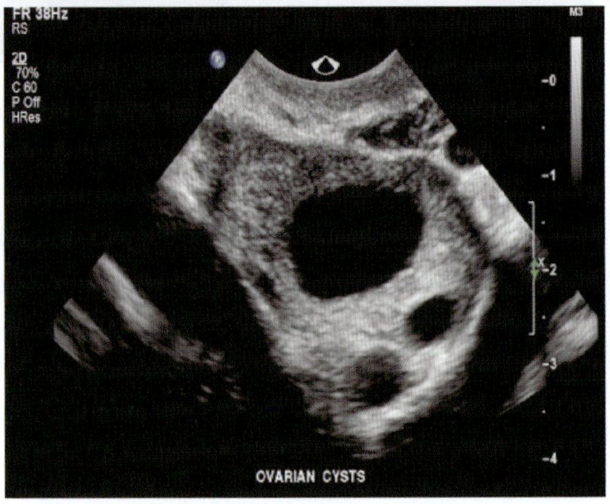

图 10-16 卵巢内优势卵泡

（2）卵巢测量：

- 在正常卵巢范围大小回声正常情况下，可描述此卵巢（一）。
- 发现病变部位要测卵巢的长×宽×厚（cm）。
- 并形容病变部位的卵巢形态、囊实性、膈、包膜的完整性、有无乳头等（见图 10-17 和图 10-18）。
- 测排卵时间：月经周期规律，一般在月经的第 10～11 天开始；月经周期短时，测量时间提前；月经周期长，测量时间往后顺延；每天测量卵泡生长情况，优势卵泡大小即长×宽×厚（cm），张力、透亮程度、有无卵丘，一直测到排完卵；可同时报告窦卵泡数目。
- 当卵巢多囊样改变时，除测量卵巢大小外，要描述卵泡个数、最大卵泡的直径需＜9mm 与间质回声增强。
- 同时测量血流信号。

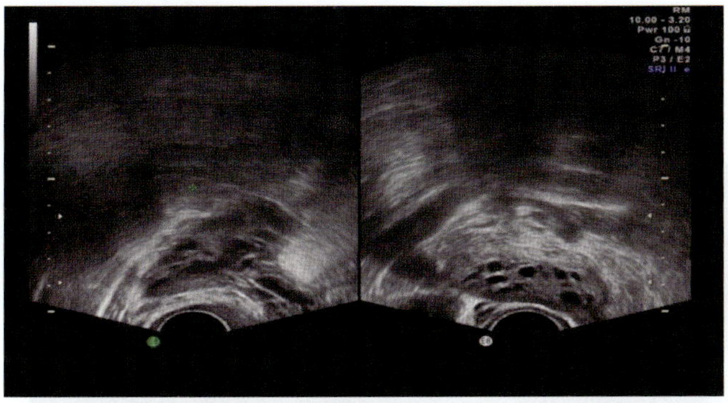

图 10-17 双侧卵巢多囊状改变

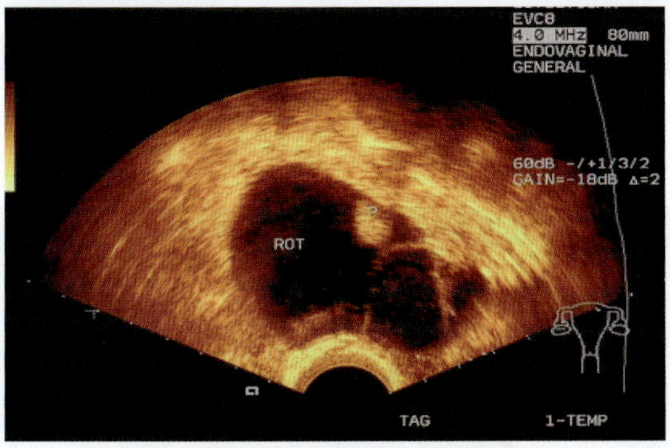

图 10-18 卵巢肿瘤有膈与乳头

5. 输卵管：

(1) 输卵管的解剖生理

输卵管同样受内分泌影响，有周期性变化：

- 是卵子与精子结合场所和受精卵运输的管道；
- 位于子宫两侧角部向外延伸的管道，长 8～14cm，外侧伞端游离；
- 输卵管分为四个部分：间质部、峡部、壶腹部、伞部；
- 输卵管由浆膜层、肌层、黏膜层组成。

(2) 输卵管的测量

- 正常输卵管无法探及到，有腹水时可探及到（见图 10-19 和图 10-20）；
- 当输卵管病变如积水、宫外孕、炎性包块及肿瘤病变时，要测量所见包块大小，包括长、宽、厚与管径（见图 10-21 和图 10-22）；
- 描述输卵管包块内部不均质回声与积水程度；
- 描述包块血流信号情况。

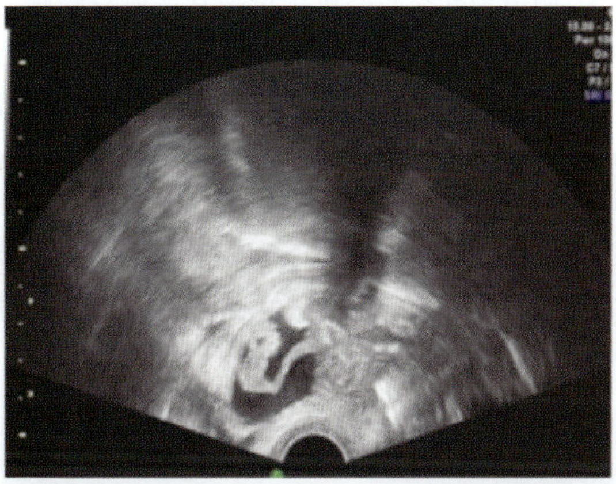

图 10-19 正常输卵管及伞端（腹水时探及）

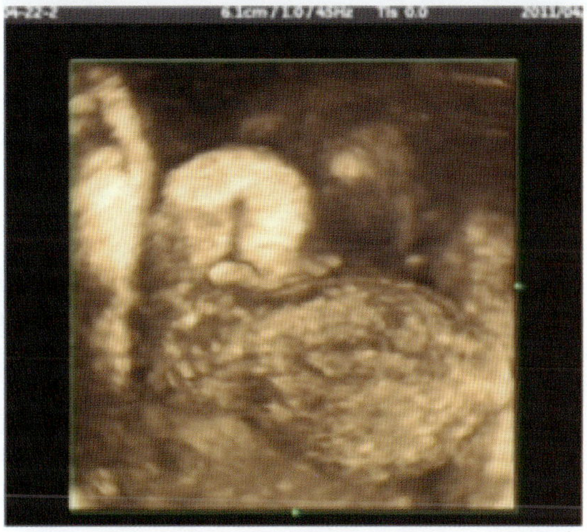

图 10-20 三维输卵管成像

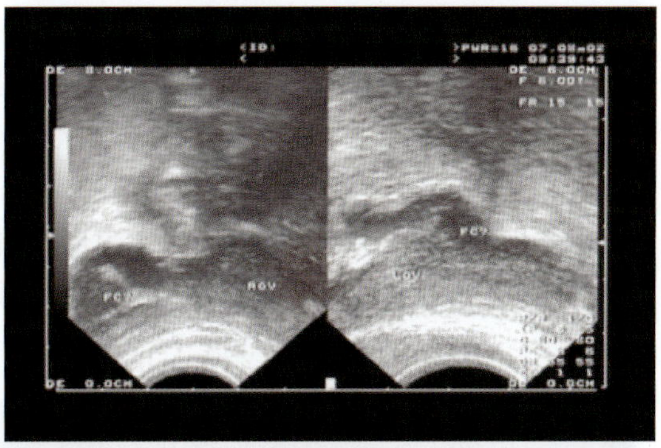

图 10-21 双侧输卵管积水

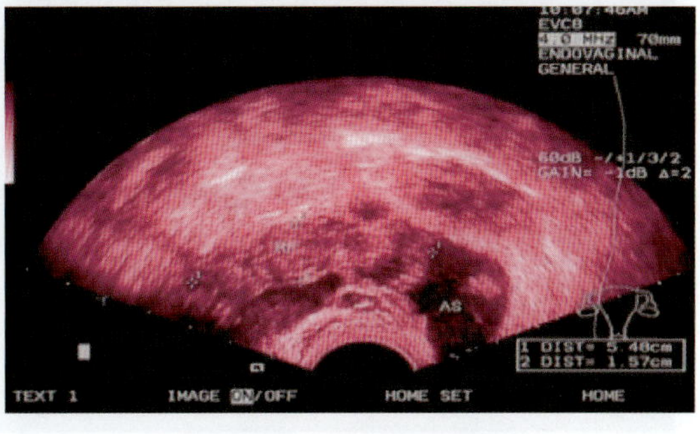

图 10-22 右宫外孕破裂

6. 阴道为性交与经血排出器官，前与膀胱尿道相邻，后与直肠贴近，环绕宫颈周围有前、后穹窿之分。临床后穹窿最深易积液（见图 10-24），可经此处穿刺操作。正常时阴道前后壁呈双线征，中间有气体为线状强回声。

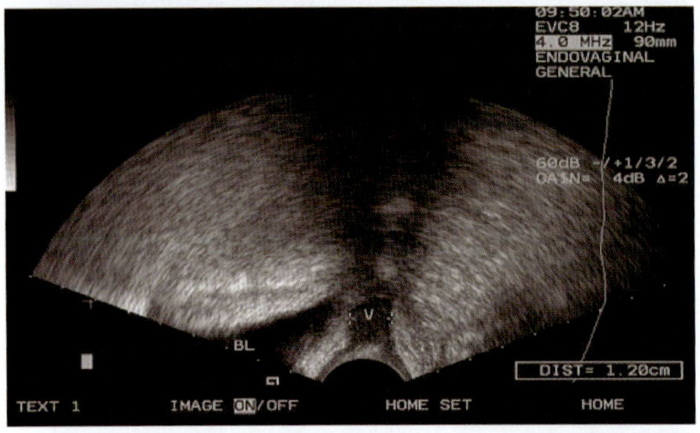

图 10-23 正常阴道

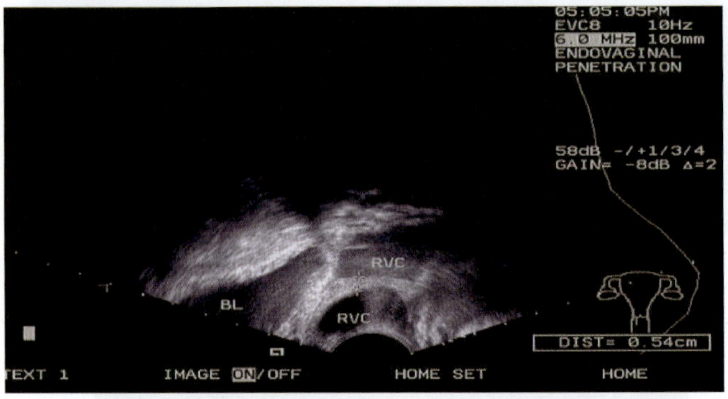

图 10-24 阴道横膈伴积液

7. 骨盆底[5]

- 是封闭骨盆出口的软组织，由多层肌肉和筋膜组成；
- 骨盆底前方为耻骨联合下缘，后方为尾骨尖，两侧为耻骨降支、坐骨升支及坐骨结节（见图 10-25）；
- 尿生殖三角：两侧坐骨结节前缘连线前方，内有尿道和阴道通过；
- 肛门三角：两侧坐骨结节前缘连线后方，内有肛管通过；
- 三维超声可诊断正常女性盆膈裂孔形态，盆腔前、中、后盆腔异常；用于盆腔器官脱垂与植入性材料术后评估（见图 10-26）。

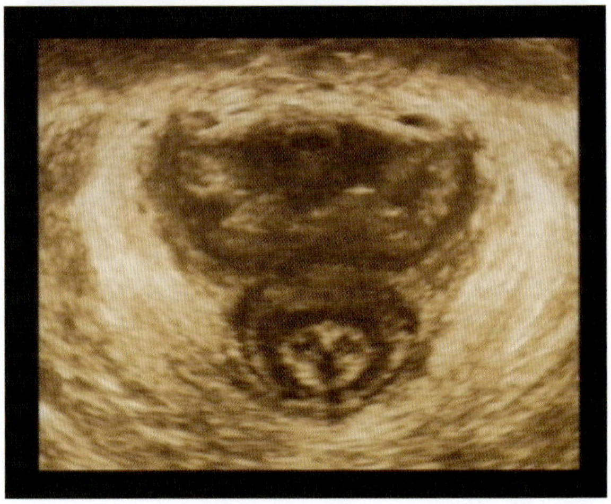

图 10-25 正常女性盆膈裂孔形态呈菱形

8. 盆腔血管

- 卵巢动脉：自腹主动脉分出（左侧可来自肾动脉），在进入卵巢门前分支若干供应卵巢与输卵管，其末梢与子宫动脉上行支相连。
- 卵巢动脉主支呈高阻力频谱，黄体期血流信号丰富呈低阻血流频谱。

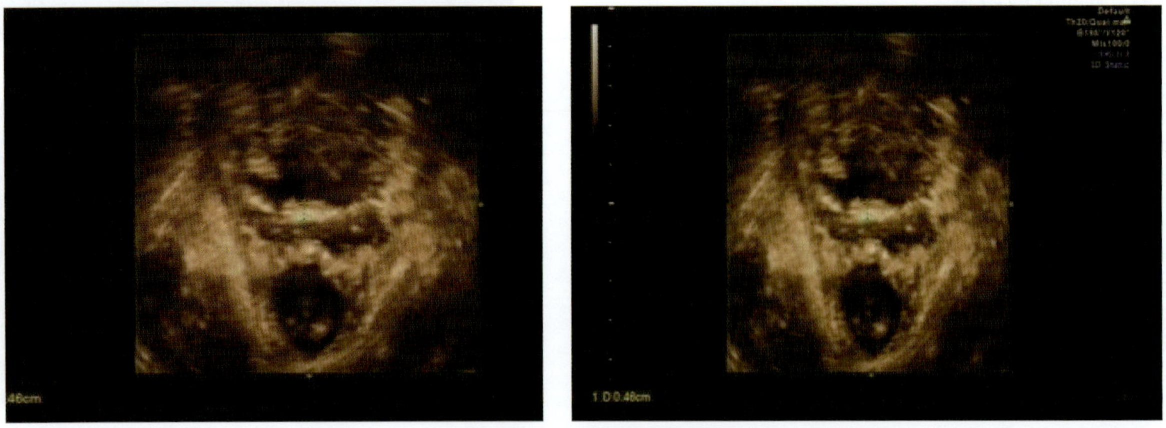

图 10-26 产后损伤盆膈裂孔变形，失去蝴蝶形结构

- 子宫动脉：为髂内动脉前干分支，在子宫外侧子宫峡部水平 2cm 处横跨输尿管到达子宫侧缘；又分为上支宫体支、宫底支、卵巢支、输卵管支，下支子宫颈-阴道支。
- 子宫动脉多普勒频谱显示收缩期为尖锐峰，舒张期速度减低，并出现舒张早期“切迹”（见图 10-27）。

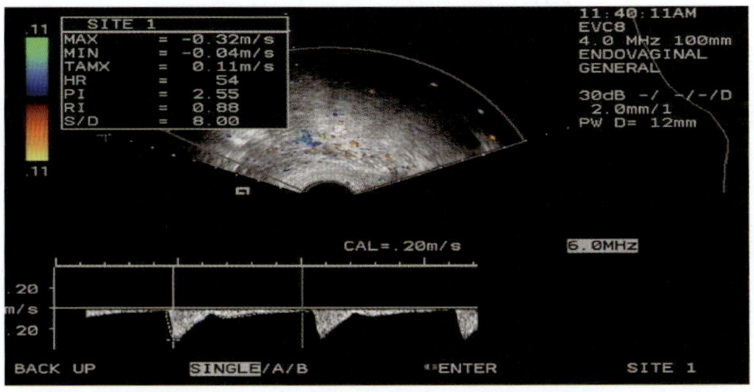

图 10-27 子宫动脉舒张早期有切迹

三、超声回声描述

- 无反射型（无回声）：液体一纯囊性肿物（宫腔积液、卵巢单纯囊肿、输卵管积水、盆腔包裹性积液等）；
- 弱反射型（弱回声）：液体一非纯囊性肿物（宫腔积脓、积血、卵巢巧克力囊肿、输卵管积脓、盆腔积脓、积血等），囊肿后方回声增强；
- 少反射型（低回声）：为均匀实性组织与肿物的描述（子宫、卵巢、子宫肌瘤、卵巢泡膜细胞瘤、纤维瘤等）；
- 多反射型（中等回声）：为对结构复杂实性组织与肿物的描述（内膜息肉、宫腔残留、肌瘤脂肪变、血块等）；
- 全反射型（强回声）：金属环、骨骼、肌瘤钙化、内膜钙化、畸胎瘤、带有气体的反射使界面后方回声消失，组织无法显示。
- 声衰减：超声波在介质中传播时，随着距离增加，声能将随之减弱。物体衰减主要表现在后方的回声。组织中含胶原蛋白和钙质越多，衰减越重。如较大的子宫肌瘤后方声衰减越重。纤维组织的衰减程度较明显，如卵巢纤维瘤（见图 10-28）。
- 声影：超声波在有些介质（气体、骨骼等）中传播时，声能无法穿透传播，全部折射回来，使反射物体后方呈空虚状态，如畸胎瘤中有骨骼，强回声后方呈声影（见图 10-29）。

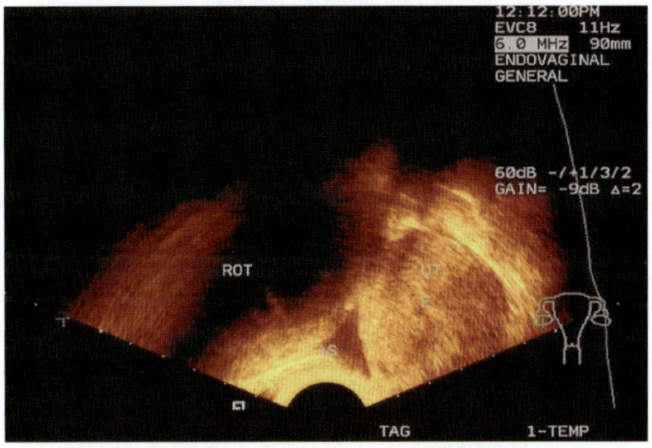

图 10-28 卵巢纤维瘤后回方声衰减

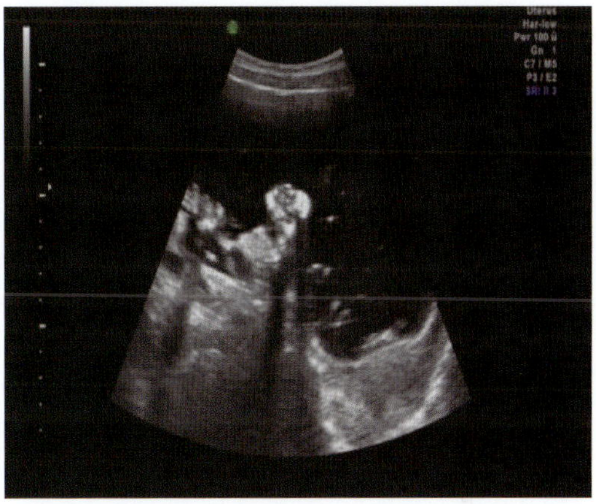

图 10-29 畸胎瘤强回声后伴声影

四、超声报告书写

超声报告单是一次检查的结论，临床上作为诊断的客观依据，也是将超声检查情况用文字（或图像）告诉受检者的凭据。妇科超声报告单的内容主要包括有一般项目、检查所见（描述）、诊断意见（超声提示）三个主要部分。

1. 一般项目

- 按照报告单上的一般项目内容填写完整（姓名、年龄）；
- 扫查方法（经腹部、阴道、直肠、会阴）。

2. 检查所见：通过各种扫查方法获得的若干幅超声图像后，进行综合分析，应用文字细致、客观地全面描述：

- 所查的脏器和病变的形态、结构、大小、位置、回声等特点；
- 病变部位与周围脏器的关系；
- 必要时，对有关脏器的重要阴性图像特征也应描述，以便进行鉴别诊断；
- 器官与肿瘤血流情况。

3. 诊断意见：超声诊断意见或提示的原则是定位和物理定性，不是病理诊断。

- 从图形上能够确定的疾病，直接提示病名诊断或可能诊断；
- 不能从图形上确定的疾病，不宜直接提示病名诊断，可根据图像性质提出囊性、囊实性或实性占位待查；
- 多种疾病改变者，肯定诊断放于首位，余依次排列。

4. 规范填写超声报告单

- 有资格医师签字后方能发出报告；
- 经进修医师或技术员检查后所书写的超声报告单，必须由有指定的上级医师审核后加以签字方能发出；
- 超声报告单应注意字迹清楚、不能涂改，避免错别字；
- 任何情况下不得出具虚假超声报告。

（唐　军）

参考文献

[1] 焦明德，蔡爱露，吴长君，等. 实用三维超声诊断学. 北京：军事医学科学出版社，2004：1-13、243-257.

[2] 李平，王学梅，张雨芹，等. 三维能量多普勒超声检测宫颈癌血流的价值. 中国超声医学杂志，2009，25(11)：1066-1068.

[3] 陈常佩，陆兆龄. 妇产科彩色多普勒诊断学. 北京：人民卫生出版社，1998：1-24.

[4] 射红宁. 妇产科超声诊断学. 北京：人民卫生出版社，2005：8-23.

[5] 唐军. 妇科疾病的超声诊断与鉴别诊断. 北京：中国医药科技出版社，2006：1-10.

第十一章　阴道异常

第一节　外阴/阴道先天性发育异常

一、处女膜闭锁

处女膜闭锁（imperforate hymen），又称为无孔处女膜。

【胚胎组织学特点】

- 外生殖器由泌尿生殖窦分化发育而成，发育过程中，阴道末端的泌尿生殖窦组织未腔化而引起处女膜闭锁。由于无孔处女膜使阴道与外界分隔，月经经血及阴道分泌物不能及时排出，积聚在阴道内[1-2]。

【临床特点】

- 绝大多数患者于青春期发生周期性下腹痛，进行性加剧，部分患者可出现肛门或阴道的坠胀痛。
- 检查时可见处女膜膨出，表面呈紫蓝色，肛诊可及阴道膨隆，凸向直肠。

【超声特点】

- 经腹壁扫查，盆腔内子宫颈下方可探及囊状液性暗区，内为无回声或细小密集的点状低回声（见图 11-1），此为扩张的阴道；
- 若子宫积血，宫腔内可见液性暗区，并与阴道内的暗区相通[3]；
- 若积血扩散至盆腔内，可于宫旁探及囊肿样声像，内可及密集点状低回声（见图 11-1c、图 11-2）。

【超声鉴别诊断要点】

- 患者的病史采集很重要，结合患者的病史诊断该疾病；

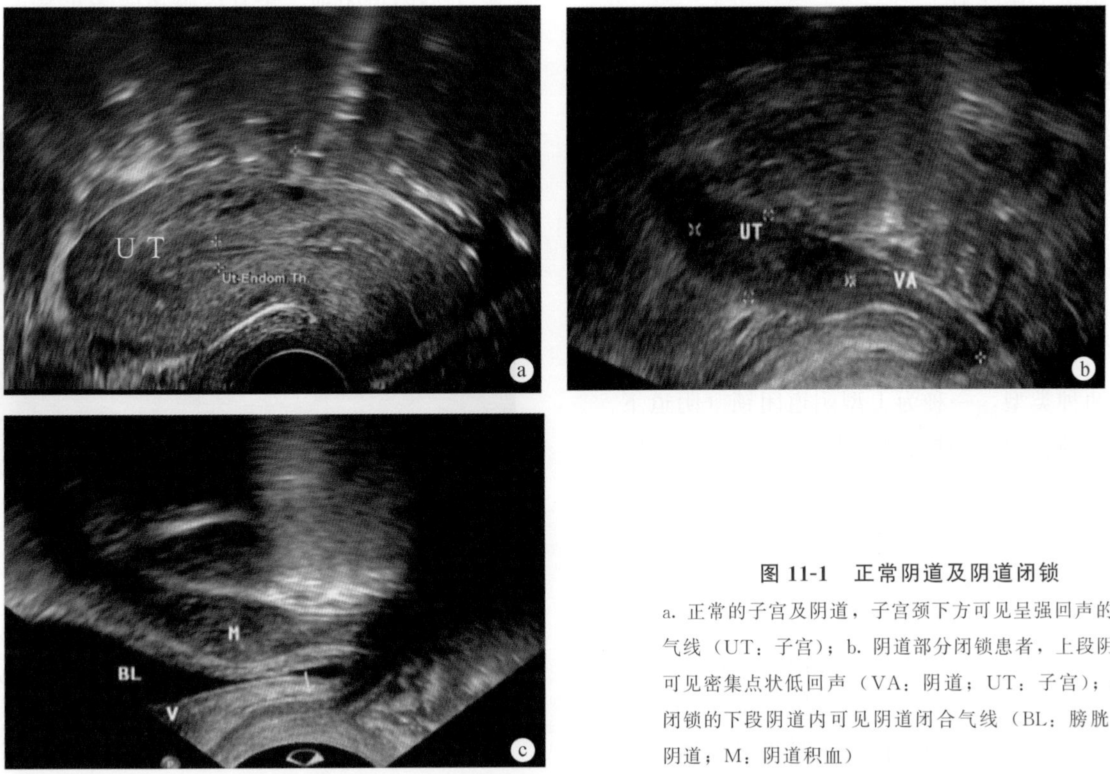

图 11-1　正常阴道及阴道闭锁

a. 正常的子宫及阴道，子宫颈下方可见呈强回声的阴道气线（UT：子宫）；b. 阴道部分闭锁患者，上段阴道内可见密集点状低回声（VA：阴道；UT：子宫）；c. 未闭锁的下段阴道内可见阴道闭合气线（BL：膀胱；V：阴道；M：阴道积血）

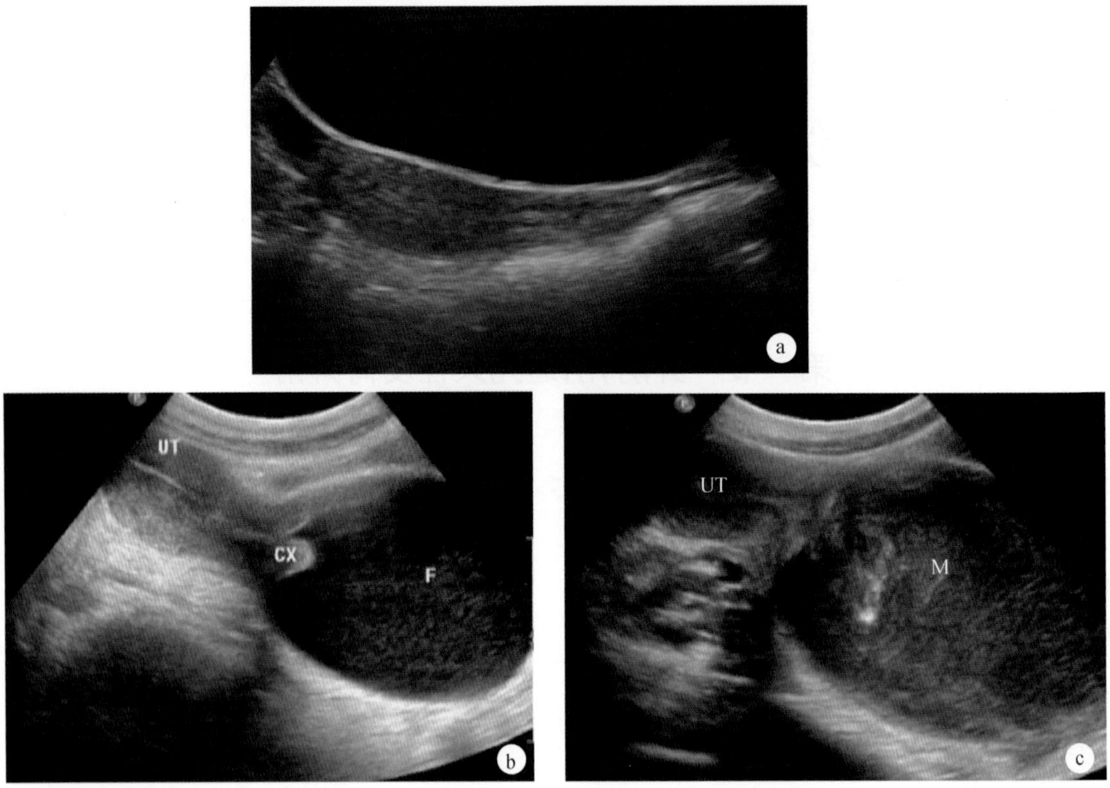

图 11-2 正常阴道与处女膜闭锁（经腹部超声）

a. 经腹部超声扫查正常的子宫及阴道；b. 处女膜闭锁，F：阴道积血；c. 处女膜闭锁，经腹部超声扫查阴道积血（UT：子宫，M：阴道积血块）

- 处女膜闭锁与阴道下段闭锁往往难以鉴别；
- 对于阴道上段闭锁的患者，应用探针可以了解阴道下段情况。

二、阴道发育异常

【分类】

- 副中肾管发育不良：包括子宫、阴道未发育综合征，即先天性无阴道（congenital absence of vagina），发生率约为 1/5000～1/4000。
- 泌尿生殖窦发育不良：包括阴道闭锁，又分为两种类型，一种为Ⅰ型阴道闭锁（阴道下段闭锁），另一种为Ⅱ型阴道闭锁（阴道完全闭锁）。
- 副中肾管融合异常：包括阴道横隔、阴道纵隔、阴道斜隔。

【临床特点】

- 先天性无阴道表现为原发性闭经及性生活困难，一般子宫仅为始基状态（见图 11-3），患者无周期性腹痛，检查可见患者体格、第二性征及外阴发育正常，无阴道口或仅见阴道盲端，伴子宫发育不良。
- Ⅰ型阴道闭锁，子宫内膜功能多正常，主要表现为阴道因积血而扩张，严重时可累及子宫颈及宫腔

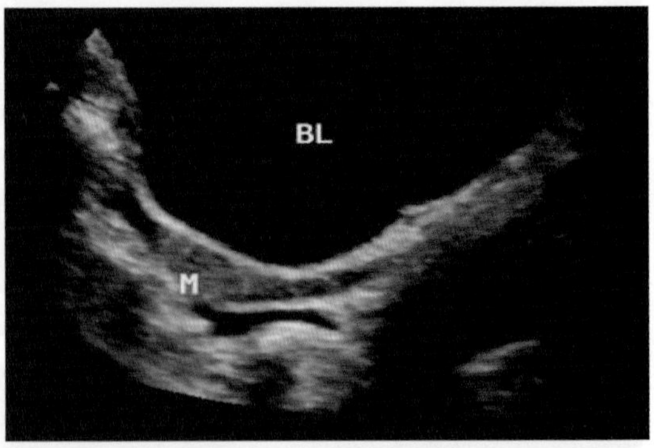

图 11-3 先天性无阴道、始基子宫，其内不能探及明显内膜声像

（M：始基子宫，BL：膀胱）

- Ⅱ型阴道闭锁常合并子宫发育不良，子宫内膜功能不良，症状出现较晚，常引起子宫内膜异位症。

- 不全性阴道横隔位于阴道上部，多无明显临床症状，部分患者性生活及分娩受影响；
- 完全性横隔患者有原发性闭经伴周期性腹痛，并呈进行性加剧，妇科检查可见较短的阴道或阴道盲端；
- 完全性阴道纵隔患者多无症状，性生活及分娩也不会受到影响；
- 不全性阴道纵隔患者的性生活及分娩都可能会受到影响，检查时阴道内可见一纵形黏膜壁将阴道分隔；
- 阴道斜隔综合征：患者的月经周期正常，多伴有痛经，查体一侧穹隆或阴道壁可触及囊性肿物，压迫时有陈旧血流出。

【超声特点】

- 对于经血流出受阻的阴道发育异常，超声下可有生殖道内积血声像；
- 合并有子宫发育异常的患者可有异常子宫超声表现（见图 11-4）。

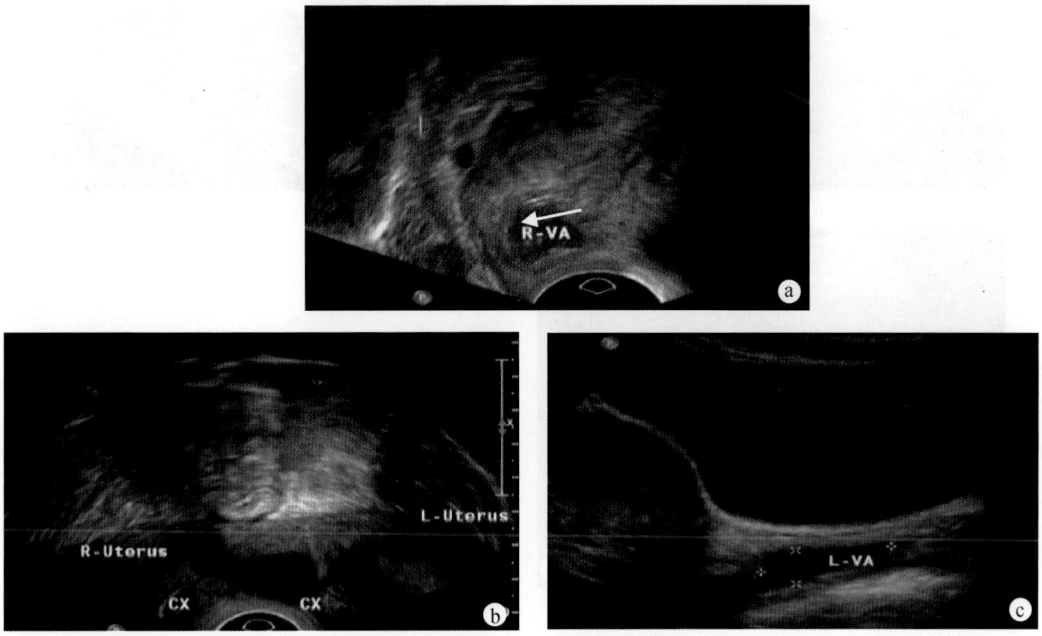

图 11-4 双子宫合并阴道斜隔积血

a. 双子宫合并右侧阴道斜隔积血，该患者合并右侧阴道斜隔继发阴道积血（箭头所示）（R：右侧，VA：阴道）；b. 双子宫患者伴左侧阴道斜隔积血，双子宫声像（Uterus：子宫，CX：子宫颈，R：右侧，L：左侧）；c. 双子宫患者伴左侧阴道斜隔积血（L：左侧，VA：阴道）

（卢　珊）

第二节　阴道壁囊肿

【分类】

阴道壁囊肿（vaginal wall cyst）可归类于阴道类肿瘤疾病，包括上皮包涵性囊肿、中肾管旁囊肿、子宫内膜异位囊肿，临床上以前两者多见。中肾管旁囊肿为胚胎发育时期的中肾管残留遗迹形成。

【临床特点】

- 其发病与年龄无明显相关性；
- 患者大多数无明显临床症状，可自行触及或与查体时发现。

【病理特点】

- 肉眼：囊肿多呈单房，壁薄，内含清亮液体；子宫内膜异位囊肿内液体可呈暗褐色或巧克力样。
- 镜下：囊壁多为纤维结缔组织，内衬扁平上皮；子宫内膜异位囊肿内可见异位的腺体。

【超声特点】

- 经阴道扫查，可以更好地判断囊肿与阴道壁、子宫颈及尿道壁的关系，明确囊肿来源

（见图 11-5a、图 11-5b 和图 11-6a）；但如果经阴道扫查过程中若探头进入太深，阴道下段的囊肿往往会被漏诊。

- 经腹壁扫查，于子宫颈下方阴道内可见界限清晰、壁薄光滑的椭圆形无回声或极低回声的囊性结构，突入阴道，使阴道闭合气线弯曲（见图 11-5c、图 11-6b）。

【临床处理】

- 囊肿小可不处理，观察；
- 囊肿大，影响性生活，可穿刺或手术。

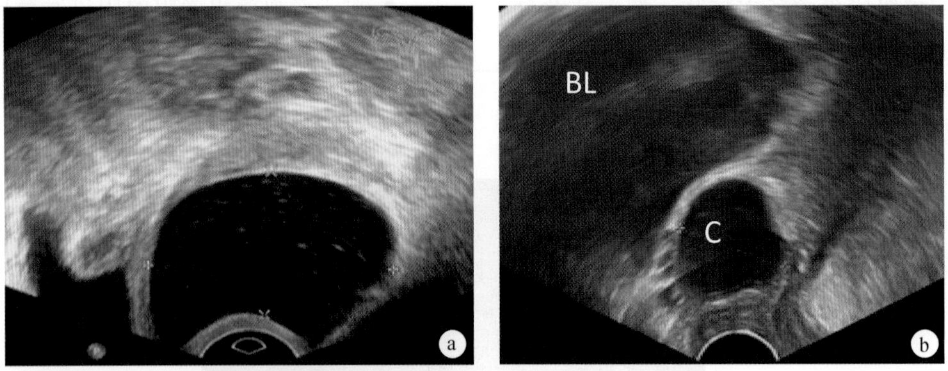

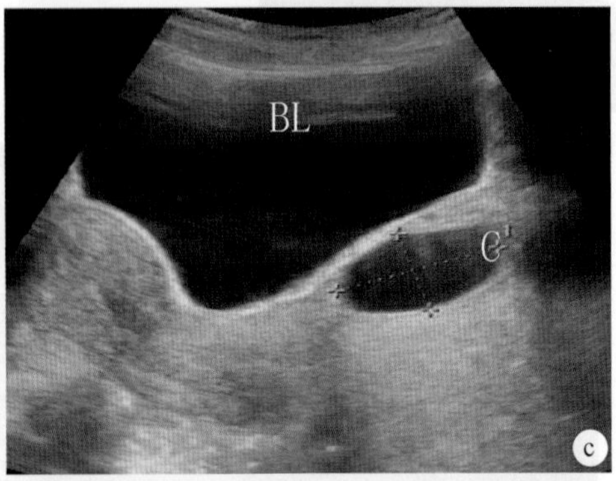

图 11-5　阴道壁囊肿（前壁和侧壁）

a. 阴道侧壁囊肿；b. 阴道前壁上段囊肿（BL：膀胱）；c. 腹部超声阴道前壁囊肿（BL：膀胱，C：阴道壁囊肿）

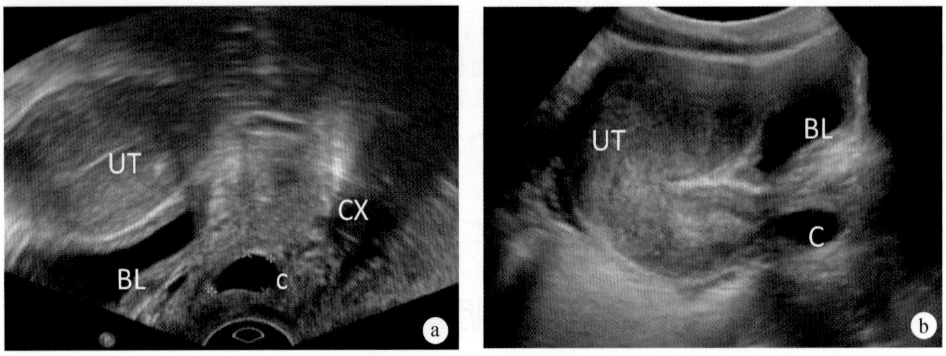

图 11-6　阴道后壁囊肿

a. 经阴道扫查，BL：膀胱，C：阴道壁囊肿；b. 经腹扫查，BL：膀胱，C：阴道壁囊肿

（卢　珊）

第三节　阴道肿瘤

【分类】

阴道肿瘤（vaginal tumor）较少见，良性肿瘤多为实性，包括平滑肌瘤、纤维瘤、乳头状瘤、血管瘤等，恶性肿瘤包括阴道上皮内肿瘤、阴道鳞状

上皮癌、阴道肉瘤等[1-2]。

【临床特点】

- 可发生于任何年龄；
- 阴道良性肿瘤患者多无明显临床症状，妇科检查时可发现于阴道壁上触及肿物，多为实性，边界清楚；
- 肿瘤增大，患者可出现白带增多，下坠感，发现阴道肿块；
- 肿瘤所引起的压迫症状，如尿频、尿急、大小便困难、性交困难；
- 阴道血管瘤的患者可有阴道下坠感，阴道出血；
- 若血管瘤破裂可突然大出血，甚至休克；阴道血管瘤的患者在检查时可见阴道壁上暗紫色结节，或呈弥漫性改变，质软，按压后可变小；
- 阴道恶性肿瘤的患者可有无痛性阴道流血，血性白带，性交后出血等症状；
- 阴道恶性肿瘤的患者在妇科检查时可见阴道壁有边界欠清的结节、菜花样肿物，糟脆，局部质硬，可有触血。

【超声特点】

- 阴道良性肿瘤：于阴道内、子宫颈下方可探及实性肿块，多呈低回声，边界清晰，其血流频谱与肌瘤类似（见图 11-7、图 11-8）。
- 阴道恶性肿瘤：于阴道内可探及边界欠清的不均质低回声包块，形态不规则，其血流频谱显示其内血流信号丰富，呈低阻力（见图 11-9）。

【鉴别诊断】

- 阴道肿瘤与不全流产致阴道内血块鉴别：阴道肿瘤实性，有边界，内有血流信号；不全流产致阴道内血块回声不均，时低时强，无边界，内无血流信号（见图 11-10）。
- 阴道肿瘤与黏膜下肌瘤突入阴道内肿瘤相鉴别：尽管两种肿瘤均为实性，有边界，内有血流信号，阴道肿瘤位于阴道，子宫颈口闭合；但黏膜下肌瘤突入阴道内其肿瘤有蒂部上延至子宫颈管内，子宫颈口开大。

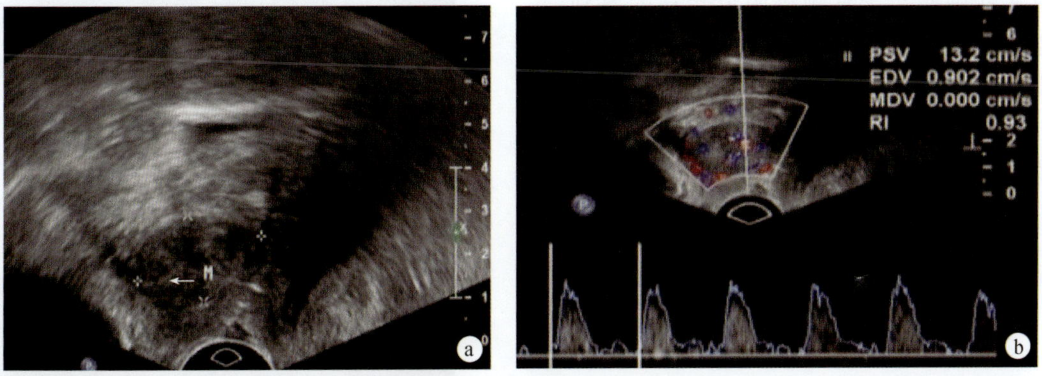

图 11-7 阴道前壁平滑肌瘤

a. 经阴道扫查阴道前壁可探及一低回声平滑肌瘤（BL：膀胱，M：阴道壁平滑肌瘤）；b. 阴道前壁平滑肌瘤，其血流频谱显示呈高阻型

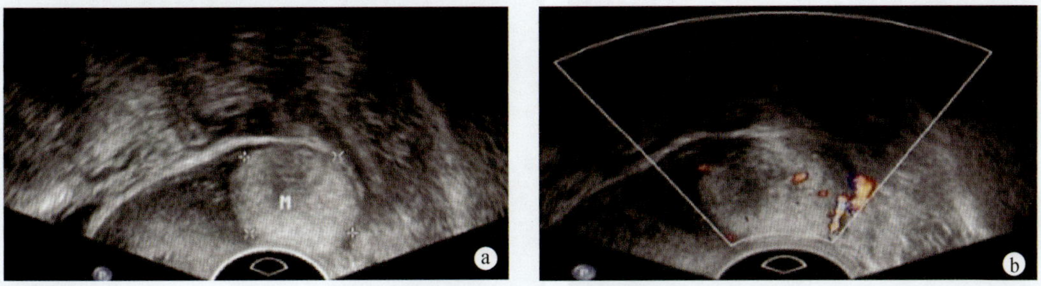

图 11-8 阴道壁纤维瘤

a. CX：子宫颈，M：阴道壁纤维瘤；b. 阴道壁纤维瘤，彩超下显示阴道壁纤维瘤内的血流信号

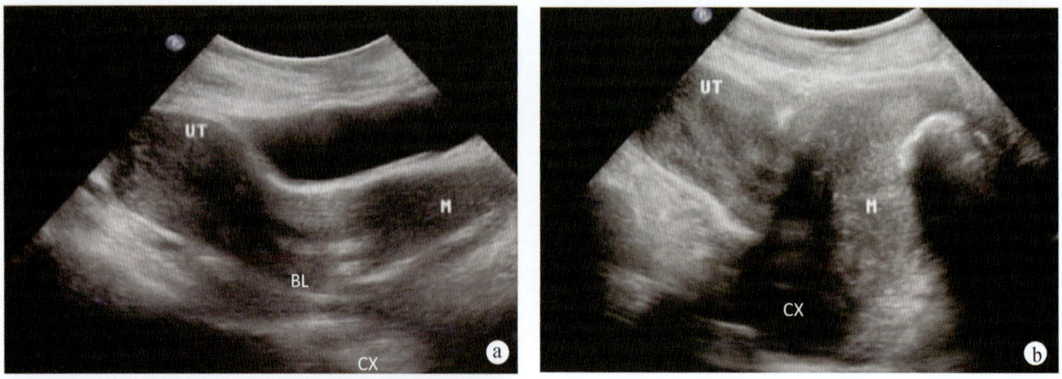

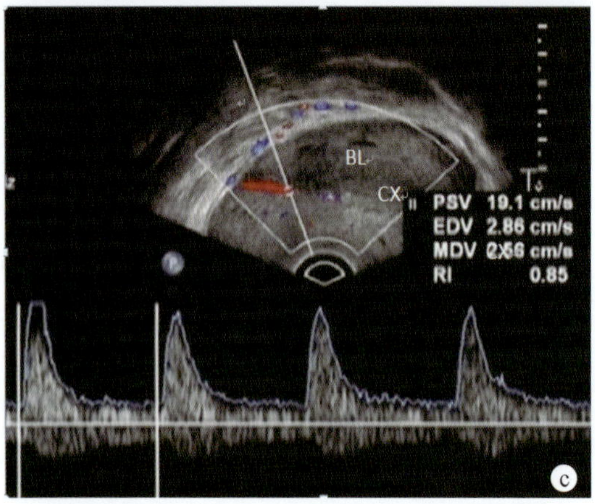

图 11-9 阴道血管瘤

a. 阴道壁血管瘤（经腹扫查）；b. 阴道深部侵袭性血管瘤（经腹扫查）；c. 阴道深部侵袭性血管瘤，彩超频谱显示阴道壁血管瘤内血流信号（BL：膀胱，UT：子宫，CX：子宫颈，M：阴道血管瘤）

- 阴道恶性肿瘤与子宫颈癌阴道转移的鉴别：阴道恶性肿瘤位于阴道内，子宫颈形态回声正常。子宫颈癌阴道转移，子宫颈膨大变形，子宫颈癌低回声多结节状，伴感染时，回声不均有强回声（见图 11-12）。

【临床处理】

- 手术

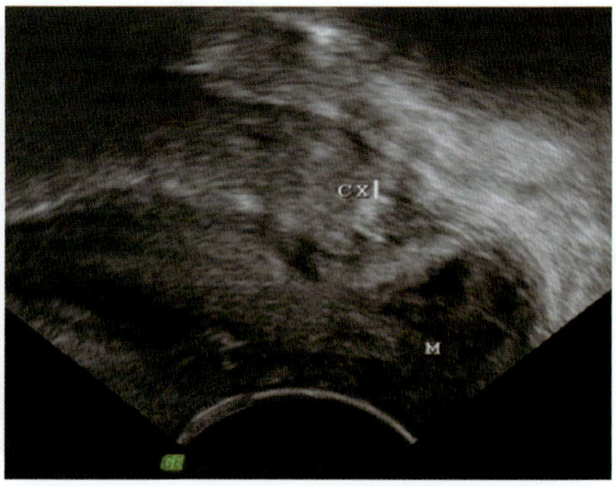

图 11-10 不全流产

（UT：子宫，CX：子宫颈，M：不全流产组织）

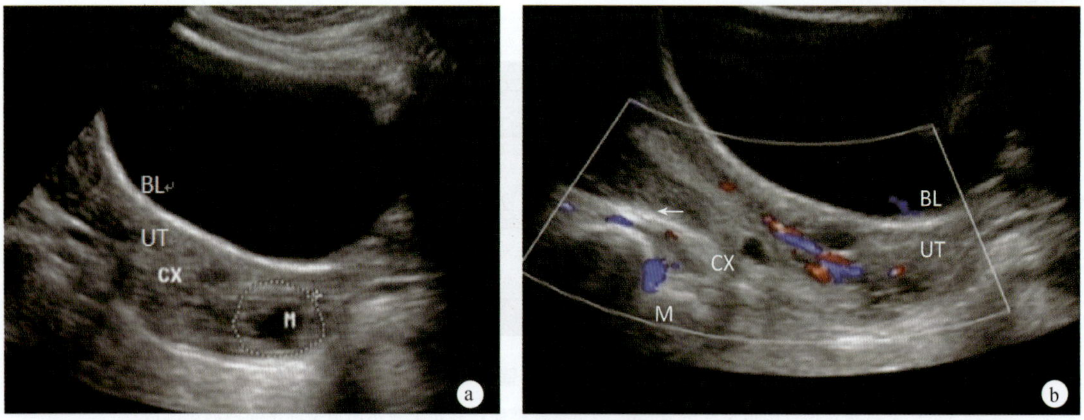

图 11-11 子宫黏膜下肌瘤

a. 子宫黏膜下肌瘤脱出于阴道内；b. 彩超显示子宫黏膜下肌瘤，其蒂部来源于宫腔（BL：膀胱，UT：子宫，CX：子宫颈，M：黏膜下肌瘤）

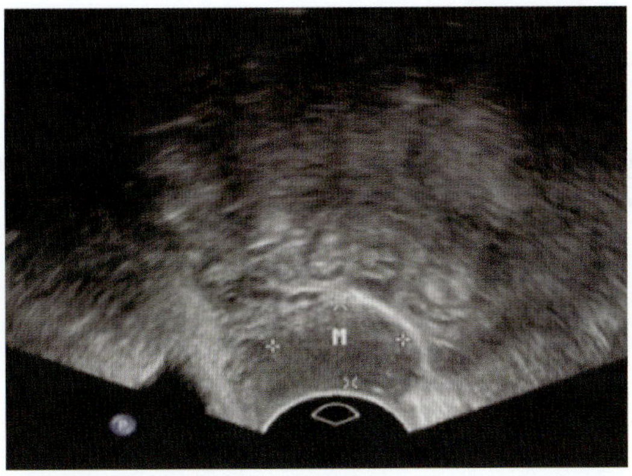

图 11-12 阴道恶性肿瘤

术后证实为子宫颈癌阴道转移（M：阴道壁结节）

（卢 珊）

第四节 阴道前后穹窿结节

【临床特点】

- 属于深部内膜异位病变，常见于较严重内膜异位患者；
- 痛经明显、性交痛；
- 妇科检查后穹窿触痛结节。

【超声特点】

- 子宫颈后方可见片状增厚结节；
- 子宫颈前方片状增厚结节；
- 子宫骶骨韧带、主韧带旁低回声结节；
- 如膀胱受侵犯，前穹窿结节则与膀胱内异位结节融合在一起。

【临床处理】

- 结节小无影响，服药定期观察；
- 结节较大成堆者，须放射治疗或手术。

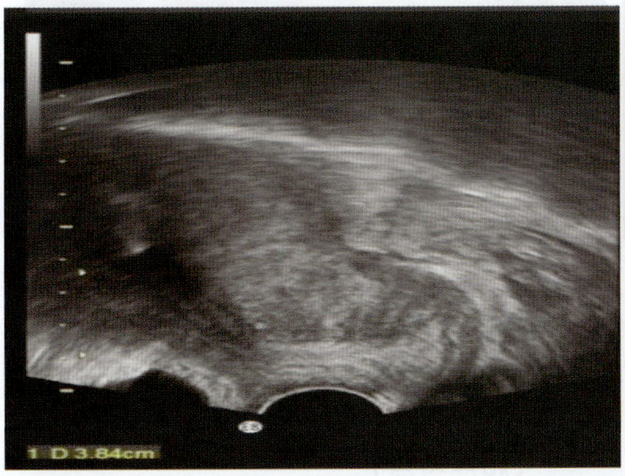

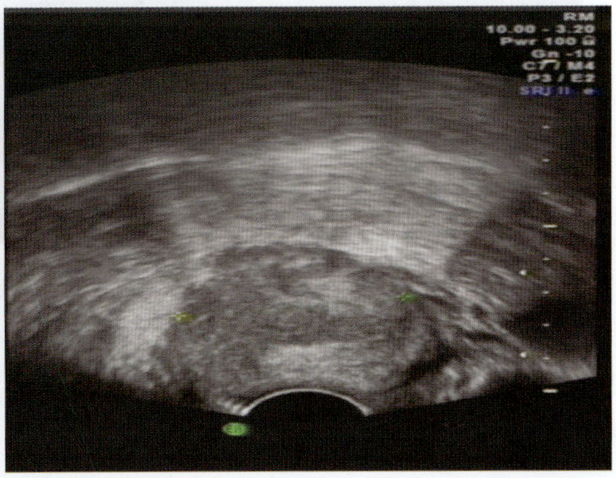

图 11-13 子宫颈后方后穹窿片状增厚

（卢 珊）

参考文献

[1] Jonathan S. Berek. Berek and Novak's Gynecology. 14th ed. Philadelphia：Williams & Wilkins，2006.

[2] 曹泽毅．中华妇产科学．2 版．北京：人民卫生出版社，2005.

[3] 射红宁．妇产科超声诊断学．北京：人民卫生出版社，2005.

第十二章　子宫颈异常

第一节　子宫颈良性病变

一、子宫颈腺囊肿

【病理特点】

- 肉眼：子宫颈腺囊肿（Naboth cyst）在肉眼下的病理表现为子宫颈表面突出多个小囊泡，内含无色黏液；
- 镜下：囊壁被覆单层扁平子宫颈黏膜上皮。

【临床特点】

- 无特殊症状

【超声特点】

- 子宫颈前后唇肌层及黏膜层均可发生子宫颈腺囊肿；
- 呈圆形或椭圆形无回声区，后方回声增强，大小数毫米至数厘米不等，可单发或多发；
- 彩色多普勒（CDFI）显示：无血流信号。

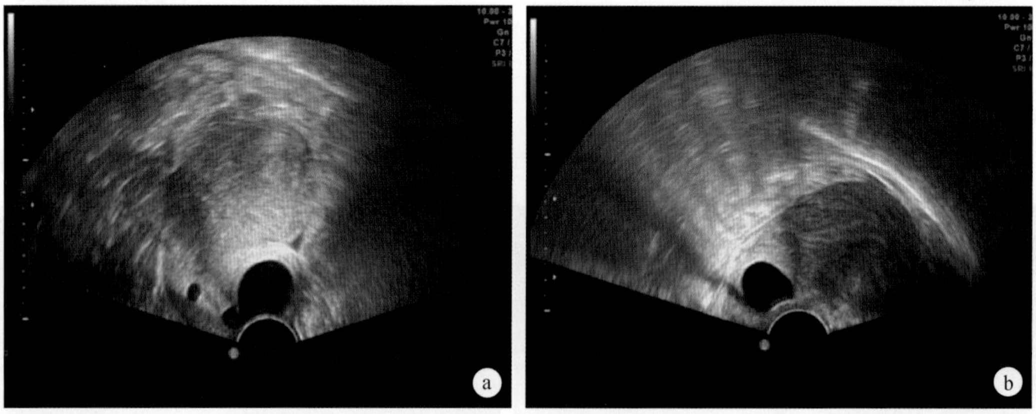

图 12-1　多发子宫颈腺囊肿

a. 多发子宫颈腺囊肿；b. 单发子宫颈腺囊肿，后方回声增强

二、子宫颈非纯囊性肿物

【病理特点】

- 子宫颈非纯囊性肿物（cervical endometriotic cyst）在镜下的病理表现为：病变部位可见子宫内膜的腺上皮细胞和间质细胞、内膜腺体或腺样结构、内膜间质及其出血灶，其周围常有纤维组织。

【临床特点】

- 其大小可随月经周期而改变；
- 可伴有痛经，或无明显临床症状。

【超声特点】

- 子宫颈前后唇内可见非纯囊性肿物；
- 边界清晰；
- CDFI 显示，非纯囊性肿物周边可探测到血流信号。

三、子宫颈肥大

【病理特点】

- 子宫颈肥大（cervical hypertrophy）镜下表

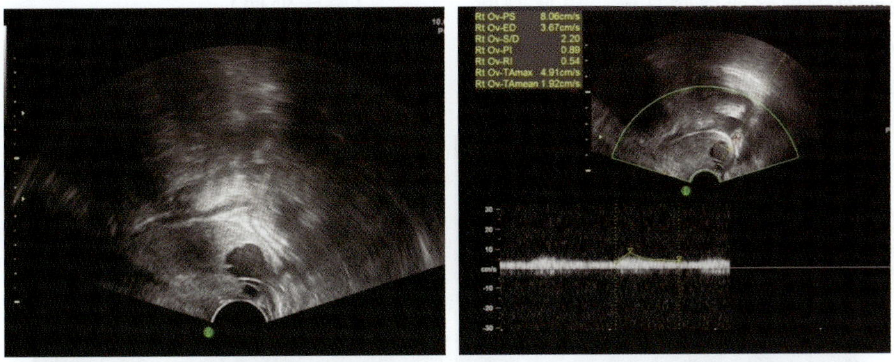

图 12-2 子宫颈后唇非纯囊性肿物（左），子宫颈非纯囊性肿物周边有血流信号（右）

现为子宫颈组织充血、水肿、炎症细胞浸润，子宫颈腺体及间质增生。

【临床特点】

- 无明显临床症状；
- 妇科检查：子宫颈肥大，直径＞4cm。

【超声特点】

- 子宫大小回声正常；
- 子宫颈形态正常，子宫颈长度、前后径及横径有不同程度的增大，一般子宫颈前后径＞4cm，考虑子宫颈肥大，但没有确切标准；
- 子宫颈肌壁回声尚均匀，回声中等或略偏强；
- 子宫颈前后唇对称，子宫颈管内膜线清晰；
- CDFI 显示：子宫颈血流信号少，呈点状；
- 当急性炎症期时子宫颈血流信号增多，阻力指数正常。

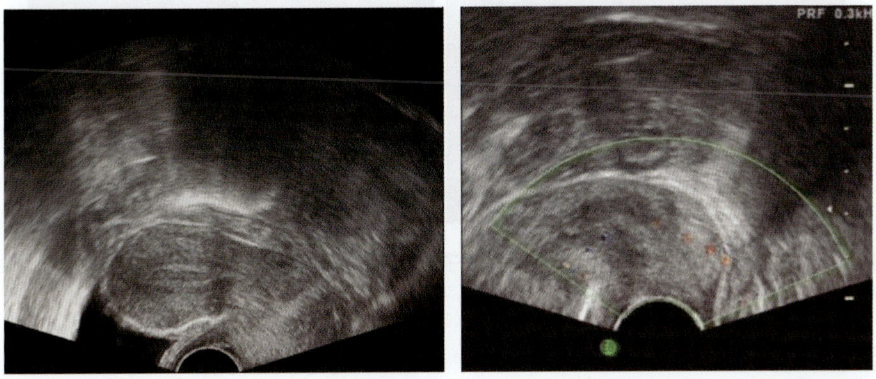

图 12-3 子宫颈肥大（左），子宫颈前后径 4.2cm，子宫颈后唇少量点状血流信号（右）

四、子宫颈息肉

【病理特点】

- 子宫颈息肉（cervical polyp）在肉眼下病理表现呈舌形，红色或淡红色，表面光滑或分叶状，质软而脆；一般为单发多见；有蒂与子宫颈管黏膜相连，蒂部多附着于子宫颈外口，也可在子宫颈管内；一般息肉较小，多在数毫米，也可大至数厘米[1]。
- 镜下表现为子宫颈管黏膜上皮、腺体及间质增生，形成局部突起，突出于子宫颈管或子宫颈管外，形成子宫颈息肉；镜下见有些息肉中心的结缔组织充血、水肿及炎症细胞浸润，表面覆盖单层高柱状上皮，考虑与炎症有关。

【临床特点】

- 不规则阴道出血，接触性出血或绝经后出血；
- 阴道分泌物增多；
- 或无明显临床表现，而在查体时发现。

【超声特点】

- 子宫颈管内或子宫颈外口可见椭圆形或条状中等略偏低或略偏强回声区，边界清晰，内部回声尚均匀；
- CDFI 显示：有条状血流自子宫颈赘生物向

上延伸至子宫颈前唇或后唇宫壁，以此判断其蒂部位置，血流信号一般为高阻力频谱，也可为静脉血流。

【临床处理】

- 取息肉送病理

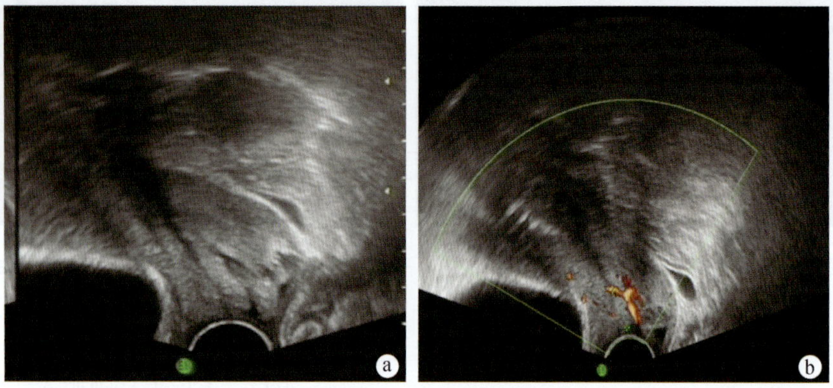

图 12-4 子宫颈息肉

a. 子宫颈管至外口可见条状中等回声实性赘生物；b. 能量多普勒显示，子宫颈赘生物蒂部条状血流伸向子宫颈外口上方前壁

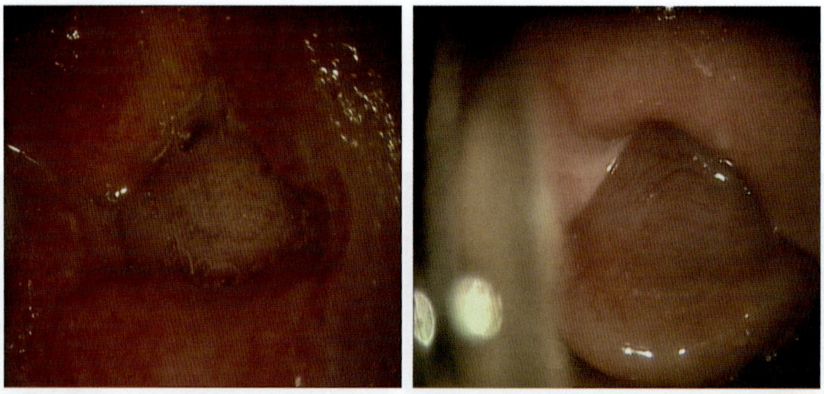

图 12-5 子宫颈口可见粉色赘生物（左），子宫颈管伸出舌形粉色赘生物，表面光滑（右）

五、黏膜下肌瘤带蒂脱出型

【临床特点】

详见黏膜下肌瘤章节。

【超声特点】

- 子宫颈管内或阴道内可见低回声结节状肿物，与周围界限清楚，其上方可见条状低回声带伸向宫腔；
- CDFI 显示：肿物周边有环状血流，上方可见条状血流伸向宫腔，以此判断蒂部位置及粗细。

【临床处理】

- 宫腔镜手术；
- 子宫颈肌瘤钳夹。

六、子宫颈肌瘤

【病理特点】

- 子宫颈肌瘤（cervical myoma）肉眼下表现为子宫颈增大，前唇或后唇突起，内有实性结节，单个或多个，大小不一，大者可达数厘米；
- 在镜下，肌瘤组织由平滑肌瘤细胞及纤维结缔组织构成。

【临床特点】

- 一般无临床表现；
- 肌瘤较大时可出现下腹部包块或压迫周围脏器而出现相应症状，如尿频、排尿困难、尿潴留、肾积水、排便困难等。

【超声特点】

- 子宫大小、形态正常；
- 子宫颈增大；
- 子宫颈前后唇内或子宫颈管内可见类圆形偏低回声实性结节，周边有低回声假包膜，边界清晰；
- 当子宫颈肌瘤较大时，可将正常子宫推至盆腔较高位置；
- 当出现肌瘤变性时可呈偏强回声或内部回声多样化；
- CDFI 显示：子宫颈肌瘤包膜有弧形彩条状血流信号，内部有点状血流信号，血管分布均匀，阻力指数正常。

【鉴别诊断】

1. 子宫颈肌瘤与子宫肌瘤鉴别：

- 子宫颈肌瘤位于子宫颈，上方可见子宫体及内膜，其下方无正常子宫颈形态；
- 子宫颈肌瘤位于子宫颈上段，其下方可见部分正常子宫颈；
- 子宫体部肌瘤位于膀胱反折上方；
- 子宫体部肌瘤下方可见正常子宫颈形态。

2. 子宫颈肌瘤与子宫颈癌鉴别：

- 子宫颈肌瘤结节均质、有假包膜；
- 子宫颈肌瘤周边有环状血流；
- 子宫颈癌时子宫颈膨大、形态失常；
- 子宫颈癌子宫颈回声不均匀，病灶区为不均低回声，病灶边界不清晰；
- 子宫颈癌血流信号丰富，血管粗细不等，走形杂乱，有低阻血流信号。

3. 子宫颈肌瘤与卵巢肿瘤鉴别：

- 当子宫颈浆膜下肌瘤变性内形成囊区时，不易与卵巢肿物区分；
- 通过彩色多普勒，子宫颈浆膜下肌瘤可找到自子宫颈伸向肿物的血流信号；
- 仔细辨认双侧有正常卵巢回声；
- 卵巢肿瘤与子宫颈完全分开，有正常子宫颈形态；
- 卵巢肿瘤位置在附件区，且没有血管与子宫颈相连。

【临床处理】

- 子宫颈肌瘤小，超声定期复查；
- 子宫颈肌瘤大，手术切除。

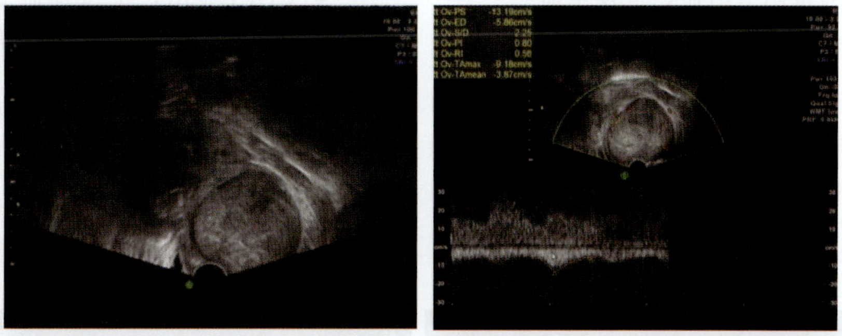

图 12-6 子宫颈后唇肌瘤（左），子宫颈结节周边有环形血流信号（右）

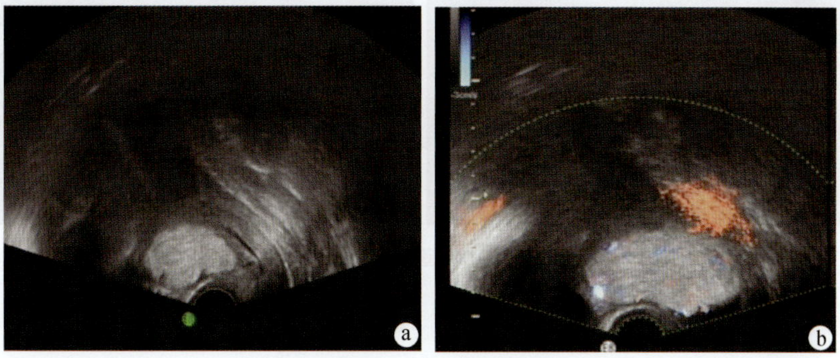

图 12-7 子宫颈前唇肌瘤

a. 中强回声结节，子宫颈肌瘤伴脂肪变性；b. CDFI 显示，结节内部血流信号较多，但分布尚均匀

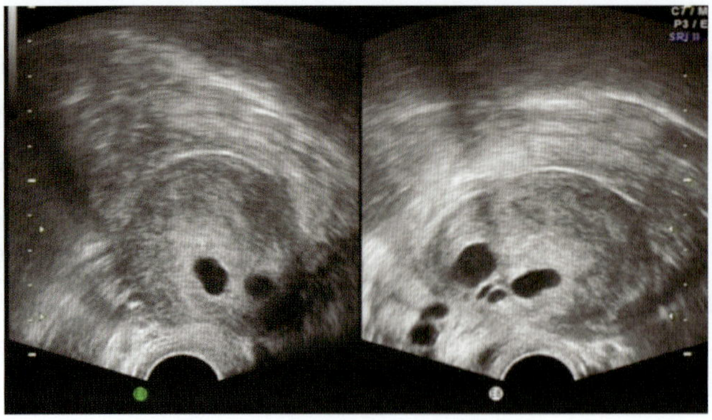

图 12-8 子宫颈肌瘤伴囊性变

子宫颈左后唇囊实性结节，内部多个囊区

（耿 京）

第二节 子宫颈妊娠

【临床特点】

- 子宫颈妊娠（cervical pregnancy）在异位妊娠中发病率很低，约占异位妊娠的 1%，与足月活产数之比为 1/5000～1/1000[2]；
- 停经、早孕反应、阴道流血或有血性分泌物，可突然大量阴道出血，危及生命；
- 可不伴有腹痛；
- 妇科检查：子宫颈呈紫蓝色，质软、膨大，出血多时子宫颈外口扩张，可见胚胎组织，但宫体大小及硬度正常。

【超声特点】

- 子宫大小正常，内膜增厚，无妊娠囊；
- 子宫颈增大，子宫颈管内可见周边偏强的双环征的妊娠囊，内可见卵黄囊及胎芽；
- 子宫颈内口关闭；
- 有时合并宫腔下段积血内口开大（需与流产鉴别）；
- CDFI 显示，子宫颈血流信号增多，子宫颈管内胎囊周边可探测到较丰富血流信号，阻力指数正常。

【临床处理】

- 子宫动脉栓塞后；
- 刮宫。

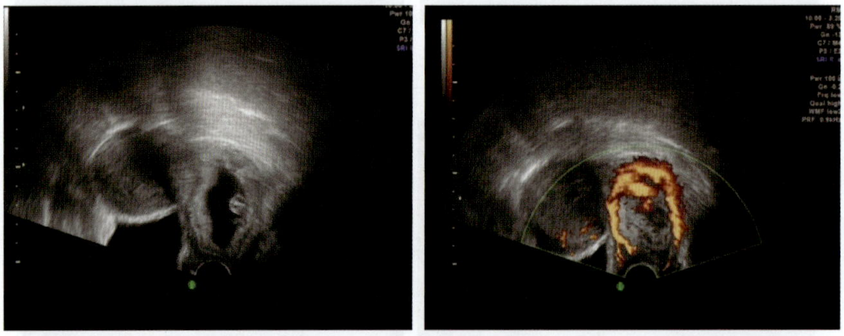

图 12-9 子宫颈妊娠（左），能量多普勒超声显示，子宫颈及胎囊周边血流信号（右）

（耿 京）

第三节　子宫颈恶性病变

1. 子宫颈癌（cervical cancer）

【临床特点】

- 发病率：子宫颈癌是最常见的女性生殖道恶性肿瘤，其发病率在女性恶性肿瘤中居第二位，仅次于乳腺癌[1]；
- 我国每年新发病例约 13.5 万，占全球发病数量的 1/3；
- 高危因素：与人乳头瘤病毒（HPV）高危型别的持续感染有关；
- 其他相关因素：早年分娩、多产、高危男性伴侣以及人体免疫功能抑制；
- 阴道出血，早期多为接触性阴道出血，后期为不规则阴道出血；
- 阴道排液增多，为白色或血性，稀薄如水样或米泔状，有腥臭味，晚期因癌组织坏死伴感染，可有大量泔水样或脓性恶臭白带；
- 晚期症状：邻近组织器官及神经受累时，可出现尿频尿急、便秘、下肢肿胀、疼痛等症状；癌肿压迫或累及输尿管时可引起输尿管梗阻，输尿管积水，肾积水及尿毒症；晚期可有贫血，恶病质等全身衰竭症状。
- 临床分期（表 12-1）[3]。

表 12-1　子宫颈癌的临床分期（FIGO，2014）

期别	肿瘤范围
Ⅰ期	癌灶局限在子宫颈（包括累及宫体）
ⅠA	仅在显微镜下可见浸润灶（所有肉眼病灶即使合并表面受侵，均为ⅠB 期），浸润仅限于测量间质浸润，深度≤5mm，宽度≤7mm
ⅠA1	间质浸润深度≤3mm，宽度≤7mm
ⅠA2	间质浸润深度>3mm 至 5mm，宽度≤7mm
ⅠB	临床可见病灶局限于子宫颈，或临床前病灶>ⅠA 期
ⅠB1	临床可见病灶最大直径≤4cm
ⅠB2	临床可见病灶最大直径>4cm
Ⅱ期	癌灶已超出子宫颈，但未达盆壁。癌累及阴道，但未达阴道下 1/3
ⅡA	阴道上 2/3 受侵，无宫旁侵犯
ⅡA1	临床可见病灶≤4cm
ⅡA2	临床可见病灶>4cm
ⅡB	有宫旁浸润，但未达骨盆壁
Ⅲ期	癌肿扩展至骨盆壁，直肠检查：肿瘤与骨盆壁之间无界限，累及阴道下 1/3，所有肾盂积水或无功能肾的病例均应包含其中，除非是由其他原因引起的肾盂积水或无功能肾
ⅢA	癌累及阴道下 1/3，但未达骨盆壁
ⅢB	癌已达骨盆壁和（或）引起肾盂积水或肾无功能
Ⅳ期	癌灶扩散超出真骨盆或癌浸润膀胱黏膜和（或）直肠黏膜
ⅣA	肿瘤蔓延到邻近的盆腔内脏器
ⅣB	肿瘤蔓延到远处脏器

【病理特点】

- 肉眼下可见子宫颈膨大变形，有外生乳头、糜烂、溃疡；
- 子宫颈的移行带为子宫颈癌的好发部位；
- 鳞状细胞癌，占 80%～85%，以镜下具有鳞状上皮分化（即角化）、细胞间桥，而无腺体分化或黏液分泌为病理诊断要点；
- 腺癌占 15%～20%，镜下可见腺上皮细胞增生呈多层，异型性明显，可见核分裂象，腺癌细胞可呈乳突状突入腺腔；
- 在原位癌基础上镜检发现小滴状，锯齿状癌细胞团突破基底膜，浸润间质，则形成子宫颈浸润癌。
- 病理类型[1]（根据生长方式及形态划分）：

（1）外生型：最常见，癌灶向外生长呈菜花状或乳头状，组织糟脆，易出血；病灶体积较大，常累及阴道，较少浸润子宫颈深层组织及宫旁组织（见图 12-10）。

（2）内生型：癌灶向子宫颈深部组织浸润，子宫颈表面光滑或仅有轻度糜烂，子宫颈扩张，肥大变硬，呈桶状；常累及宫旁组织。

（3）溃疡型：上述两型继续发展合并感染坏死，脱落后形成溃疡或空洞，似火山口状。

（4）颈管型：指癌灶发生于子宫颈管内常侵入子宫颈及子宫下段供血层或转移至盆腔淋巴结。

【超声特点】

可采用经直肠方法替代经阴道超声检查，防止子宫颈癌患者的接触性出血：

- 子宫颈原位癌或早期浸润癌超声声像图无明显结构变化，子宫颈大小形态基本正常，CDFI 显示，子宫颈血流信号较正常子宫颈增多；
- 子宫颈浸润癌，子宫颈失去正常形态，呈不同程度的膨大甚至呈桶状，前后唇不对称（见图 12-11）；
- 癌灶形态不规则，边界不清，无包膜，呈低回声结节状；
- 当合并感染时内部回声强弱不等；
- CDFI 显示：子宫颈癌灶区血管呈火山状，血管形态走形异常，分布不均，动静脉短路吻合，有丰富杂乱的血流信号，阻力指数呈低阻频谱（见图 12-12）；
- 能量多普勒超声显示：癌灶区血管扭曲，粗细不等，杂乱无章，呈火球状，根据血管分型，子宫颈癌血管多为Ⅲ、Ⅳ型（见表 12-2、图 12-13）[4]；

表 12-2　血管分型

血管类型	三维能量多普勒超声下表现
Ⅰ型	均匀分布细小而较直的血管
Ⅱ型	局部显示环状增粗的血管
Ⅲ型	局部见杂乱无章呈分枝状丰富的血管
Ⅳ型	粗细不均、扭曲成团，似火球状血管

- 侵犯子宫体：子宫颈癌灶向上延续侵犯子宫下段，子宫下段呈不均低回声区，与子宫颈病灶无界限，当癌灶堵塞子宫颈内口，可引起宫腔积液及宫腔积脓（见图 12-14）；
- 侵犯阴道：子宫颈癌灶向下侵犯阴道，子宫颈与阴道前后壁穹窿之间强回声界面消失，阴道壁上段增厚呈不均低回声，与子宫颈病灶相连（见图 12-15）；
- 宫旁侵犯：子宫颈边界不清，子宫颈癌灶向宫旁突起，宫旁出现不均低回声结节区，向外延续可达盆壁（见图 12-16）；

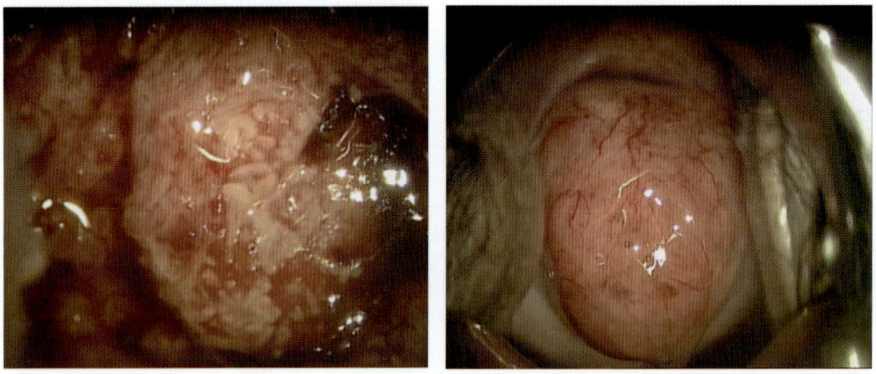

图 12-10　子宫颈鳞癌子宫颈外突型病灶呈菜花状（左），表面糟脆有粗细不等的血管（右）

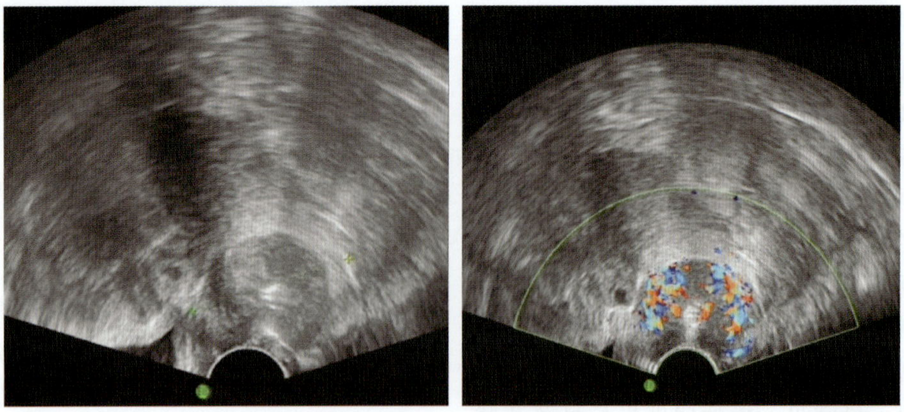

图 12-11　子宫颈癌

子宫颈失去正常形态（左），子宫颈病灶区血流信号极丰富（右）

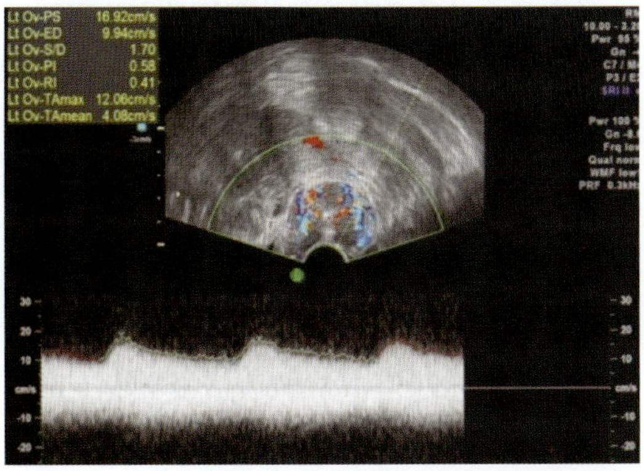

图 12-12 子宫颈癌 CDFI

子宫颈癌病灶呈低阻力频谱，阻力指数 RI 0.48

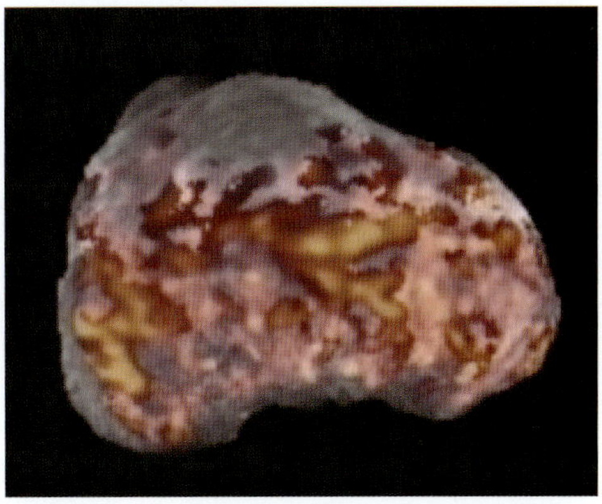

图 12-13 子宫颈癌三维能量多普勒超声

子宫颈体积增大，子宫颈病灶区血管形态及走形杂乱无章，粗细不等，呈火球状，血管分型为Ⅳ型

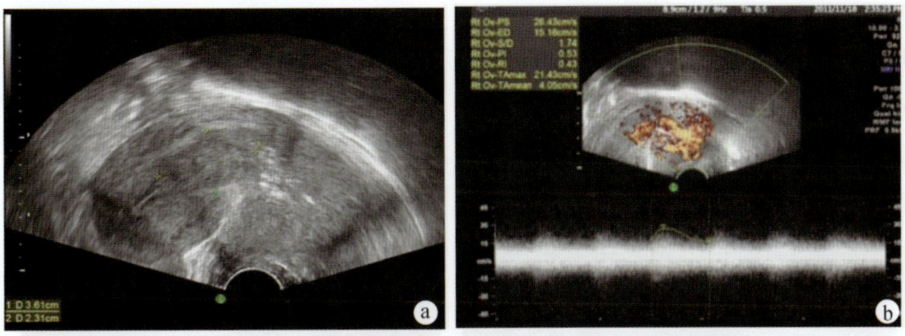

图 12-14 子宫颈癌侵犯宫体

a. 子宫颈癌侵犯宫腔下段 1/2；b. 能量多普勒血流宫腔下段及子宫颈病灶血流信号极丰富，阻力指数低

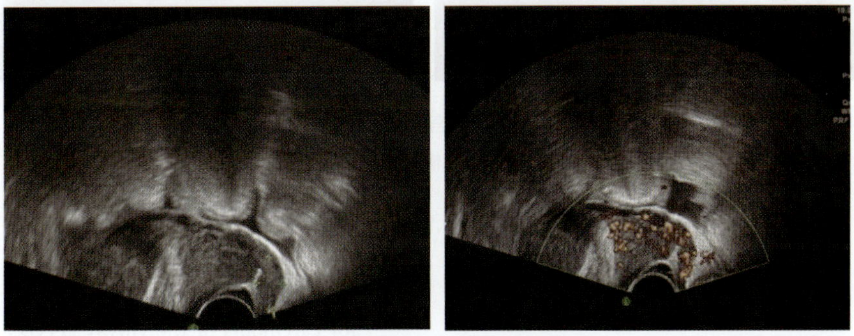

图 12-15 子宫颈癌侵犯阴道后穹窿

a. 子宫颈癌侵犯阴道后穹窿；b. 能量多普勒超声显示，阴道后壁上段低回声区血流信号丰富，与子宫颈后唇病灶相连，无界限

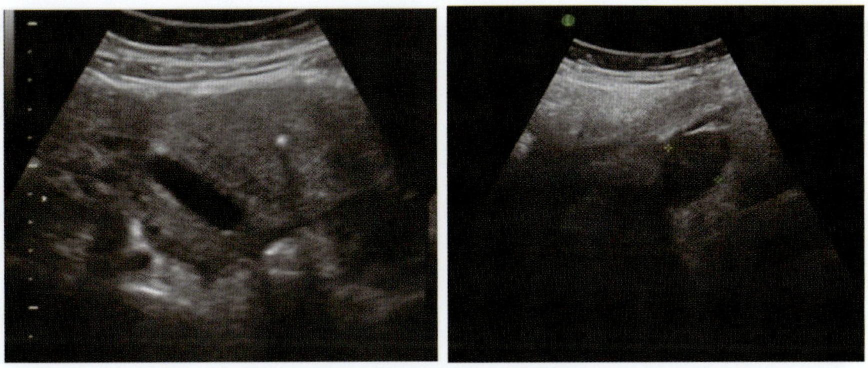

图 12-16 子宫颈癌宫旁转移

子宫颈癌右宫旁转移（左）子宫颈癌左宫旁转移（右）

- 膀胱侵犯：膀胱后壁连续性消失，子宫颈前唇与膀胱后壁无界限，呈低回声，膀胱内可见癌灶侵犯。当病灶压迫输尿管时，可出现输尿管扩张积水及肾积水（见图 12-17）。

【鉴别诊断】

1. 子宫颈癌与子宫颈肌瘤：见子宫颈肌瘤相关内容。

2. 子宫颈癌与子宫颈肥大：

- 单纯子宫颈肥大，子宫颈回声中等，前后唇对称，内部血流信号少。

3. 子宫颈内生性癌与子宫内膜癌鉴别：

- 子宫颈癌子宫颈膨大变形，子宫颈癌灶区位于内口水平；
- 子宫颈癌向上侵犯宫体时，病灶自子宫颈向子宫下段延伸，无界限，回声偏低，当癌灶堵塞子宫颈内口，可引起宫腔积液及宫腔积脓；
- 子宫颈癌血流信号丰富，而子宫上段内膜尚清晰，血流信号少；
- 子宫内膜癌病灶向下侵犯子宫颈时，主要为子宫颈管内膜回声不均偏强；
- 内膜癌时癌灶堵塞子宫颈内口，可引起宫腔积液及宫腔积脓，但子宫颈正常；
- 内膜癌时内膜基底层血流信号增多丰富；
- 内膜癌晚期子宫颈受侵的病例不易与子宫颈癌晚期鉴别，需依靠病理诊断。

【临床处理】

- 临床分期早者应手术；
- 临床分期晚者可先化学治疗（化疗）再手术；
- 放射治疗（放疗）。

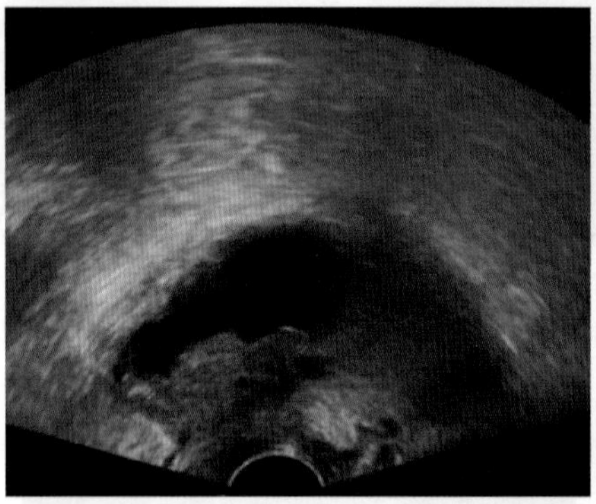
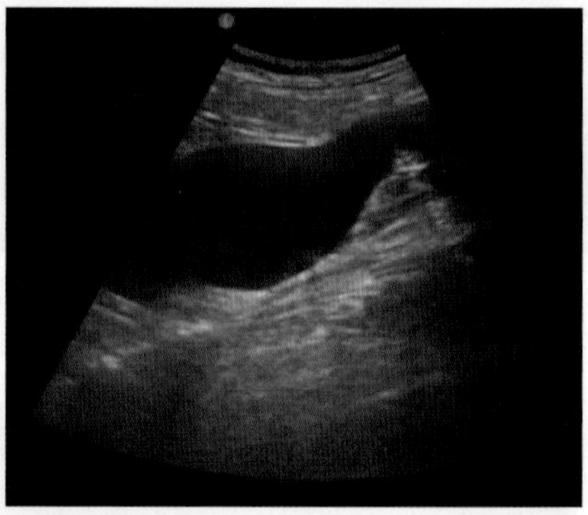

图 12-17　子宫颈癌膀胱转移

子宫颈癌压迫输尿管扩张积水

（耿　京）

参考文献

［1］丰有吉，沈铿．妇产科学，2 版．北京：人民卫生出版社，2010，278、325-329.

［2］顾美皎．临床妇产科学，2 版．北京：人民卫生出版社，2011，79，714.

［3］FIGO committee on Gynecologic Oncology. FIGO staging for carcinoma of the vulva，cervix，and corpus uteri. International Journal of Gynecology and Obstetrics，2014（125）：97-98.

［4］李平，王学梅，张雨芹，等．三维能量多普勒超声检测子宫颈癌的血流与 MVD、VEGF 表达的相关性研究．中国医科大学学报，2009，38（11）：846-848.

第十三章　子宫先天性发育异常

第一节　子宫未发育或发育不良

- 子宫发育异常多因在形成子宫段时副中肾管发育及融合异常所致。
- 发病率在 0.16%～10%。

一、先天性无子宫

【形成原因】

- 先天性无子宫（congenital atresia of cervix）通常是由双侧副中肾管下段及尾段未发育和未融合所致[1]。

【临床特点】

- 卵巢发育正常；
- 18 岁一直无月经来潮，原发闭经；
- 女性第二性征发育正常；
- 常合并先天性无阴道。

【超声特点】

- 超声各个切面扫查均未见子宫声像（见图 13-1）；
- 双侧卵巢小或可正常。

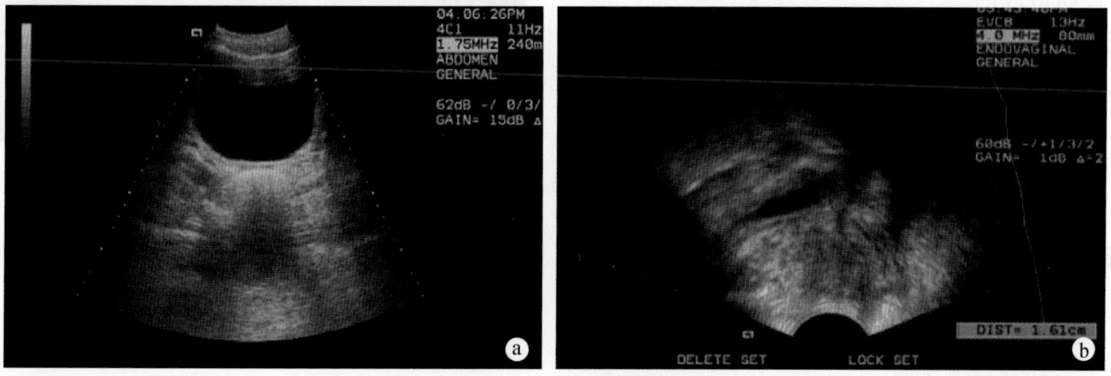

图 13-1　无子宫声像

a. 膀胱后方腹部超声；b. 腔内超声

二、始基子宫

【形成原因】

- 始基子宫（primordial uterus）通常是双侧副中肾管融合后短时间内即停止发育所导致的。

【临床特点】

- 18 岁一直无月经来潮，原发闭经；
- 女性第二性征发育正常；
- 常合并无阴道。

【超声特点】

- 盆腔内膀胱后方可见实性肌性似子宫样回声，其前后径＜1.0cm（见图 13-2）；

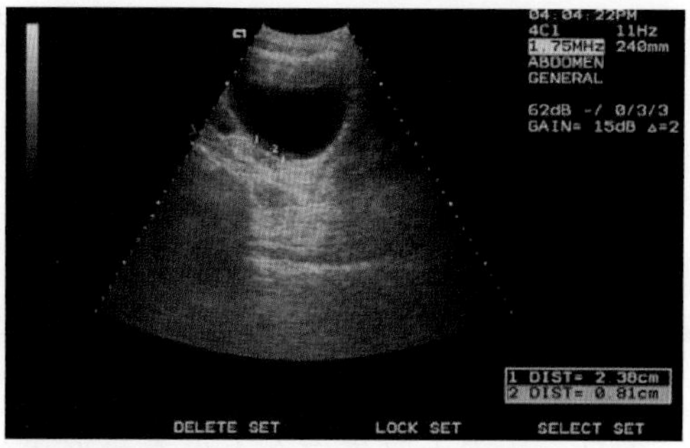

图 13-2　腹部超声始基子宫

- 一般无子宫内膜，偶见子宫内膜呈细线状（见图 13-3）；
- 双侧卵巢发育正常。

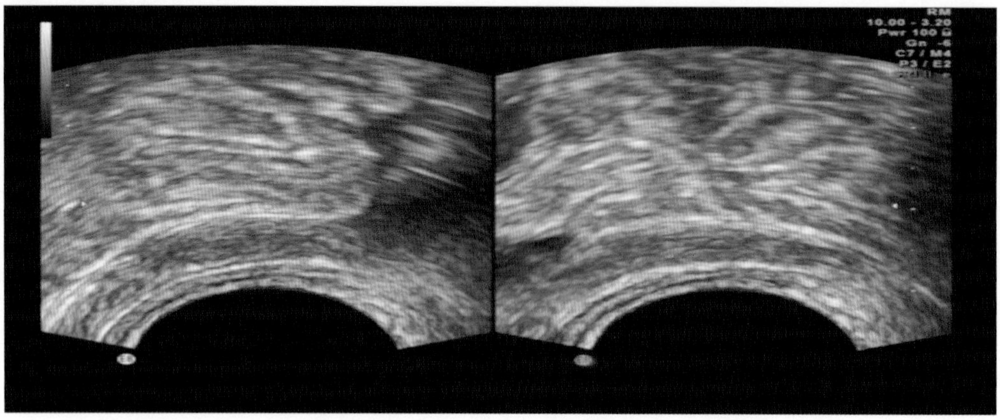

图 13-3 腔内超声显示始基子宫为实性索条状子宫无内膜回声

三、幼稚型子宫

【形成原因】

- 幼稚型子宫（infantile uterus）是由于双侧副中肾管融合形成子宫后短时间内即停止发育而造成的。

【临床特点】

- 青春期后月经来潮晚或偶有少量月经；
- 有正常卵巢，所以女性第二性征正常；
- 子宫较正常小；
- 原发不育。

【超声特点】

- 子宫各个径线均小，其前后径＜2.0cm（见图 13-4）；
- 有很薄的子宫内膜；
- 宫体与子宫颈比例为 1∶1 或 2∶3；
- 双侧卵巢发育正常。

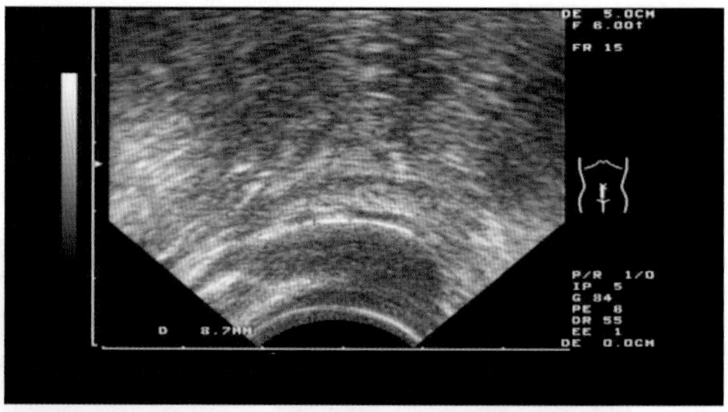

图 13-4 幼稚子宫

【临床处理】

- 发现较早口服雌激素使子宫长大；
- 发现较晚用激素效果不佳。

（唐 军）

第二节 子宫发育异常

一、单角子宫

【形成原因】

- 单角子宫（uterus unicornis）系因仅一侧副中肾管发育正常形成，同侧卵巢功能正常，而另一侧副中肾管完全未发育或形成管道，未发育侧卵巢、输卵管和肾往往同时缺如[2]。

【临床特点】

- 子宫偏向一侧；
- 子宫小；
- 不育率增高；
- 易发生早产，胎儿宫内发育迟缓。

【超声特点】

- 二维超声子宫外观缺少一角（见图 13-5）；

- 内膜在宫腔底部只探测到一个角；
- 一侧卵巢缺如；
- 有时合并残角子宫；
- 有时合并肾缺如；
- 三维超声冠状面显示为单角。

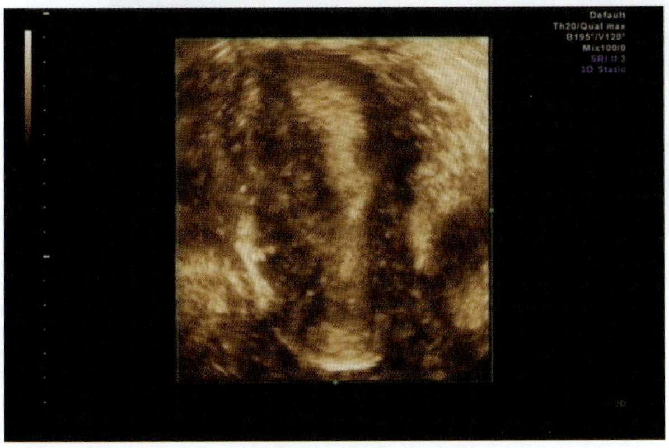

图 13-5　三维超声显示单角子宫

二、残角子宫

【形成原因】

- 残角子宫（rudimentary horn of uterus）的形成是因为一侧副中肾管发育，而另一侧副中肾管中下段发育缺陷。

【临床特点】

- 有正常卵巢和输卵管；
- 常伴有同侧泌尿器官发育畸形；
- Ⅰ型：残角子宫妊娠时，易发生 12～16 周破裂，造成大量内出血，危及患者生命；
- Ⅱ型：残角子宫易发生宫腔积血，周期性腹痛；
- Ⅲ型：为实体残角子宫体位改变时易发生扭转。

【超声特点】

分三型：

- Ⅰ型：残角子宫有宫腔，并与单角子宫宫腔相通。
  - Ⅰ型残角子宫妊娠时，正常宫腔未见妊娠囊，在子宫一侧可见妊娠囊，但较输卵管妊娠的囊壁厚，可见肌层包绕；
  - Ⅰ型残角子宫妊娠破裂时，宫腔内未见妊娠囊，盆腔内可见较大的妊娠包块，盆腔游离液。
- Ⅱ型：残角子宫有宫腔，并与单角子宫宫腔不相通。
  - Ⅱ型残角子宫宫腔积血后，可见宫腔内非纯囊液，有可能同侧输卵管积液，盆腔积液，单角子宫正常（见图 13-6）。
- Ⅲ型：为实体残角子宫，仅以蒂状带与单角子宫相连，实体残角子宫上连卵巢（见图 13-7）。
  - Ⅲ型实体残角子宫扭转时，内无血流信号。

【临床处理】

- 残角子宫宫腔积血可先扩宫，如能引流干净就不用手术；如引流不成功，切除残角子宫；
- Ⅲ型：实体残角子宫扭转时，切除残角子宫；若无扭转，可定期观察。

三、双子宫

【形成原因】

- 双子宫（uterus didelphys）为两侧中肾管未融合，各自发育形成两个子宫和两个子宫颈；
- 两个子宫颈可分开，也可相连，子宫颈之间可有交通管。也可为一侧子宫颈发育不良，缺如，常有一小通道与对侧阴道相通；
- 可伴有阴道纵隔与斜隔。

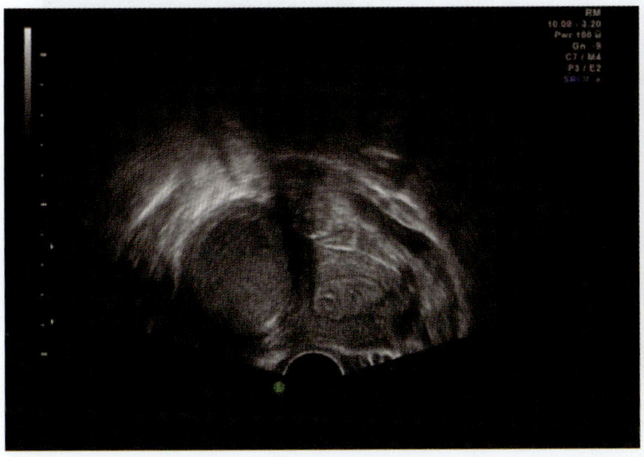

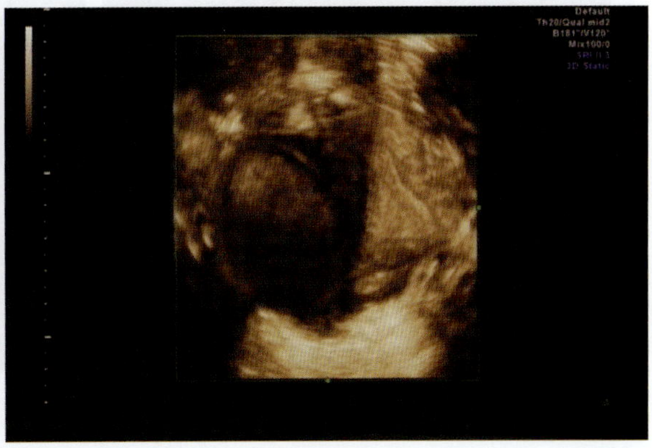

图 13-6　Ⅱ型残角子宫宫腔积血，二维成像（左），三维成像（右）

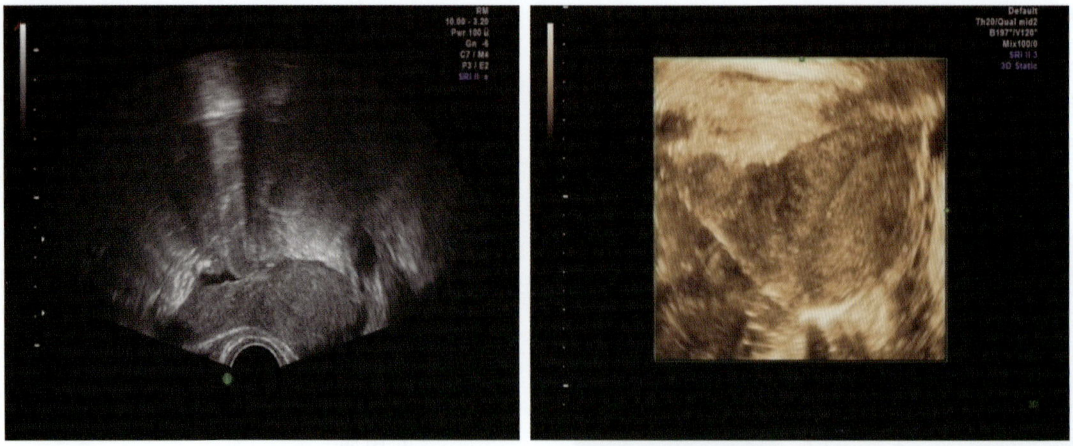

图 13-7 Ⅲ型残角子宫二维成像（左），三维成像（右）

【临床特点】

- 一般无临床症状；
- 有时月经量多，易月经期时间长；
- 有阴道纵隔与斜隔时，有性生活不适；
- 有阴道斜隔时，易出现阴道淋漓不断出血；
- 盆腔检查可见阴道纵隔，双子宫颈、双子宫。

【超声特点】

- 二维超声可见两个分开独立子宫，下连两个分开的子宫颈或合并在一起的子宫颈，也可有阴道纵隔（图 13-8、图 13-9）；
- 也可见两个分开独立子宫，可无内膜，子宫颈缺失，似有纤维带与阴道相连，或一侧与子宫颈阴道相连；
- 双卵巢正常。

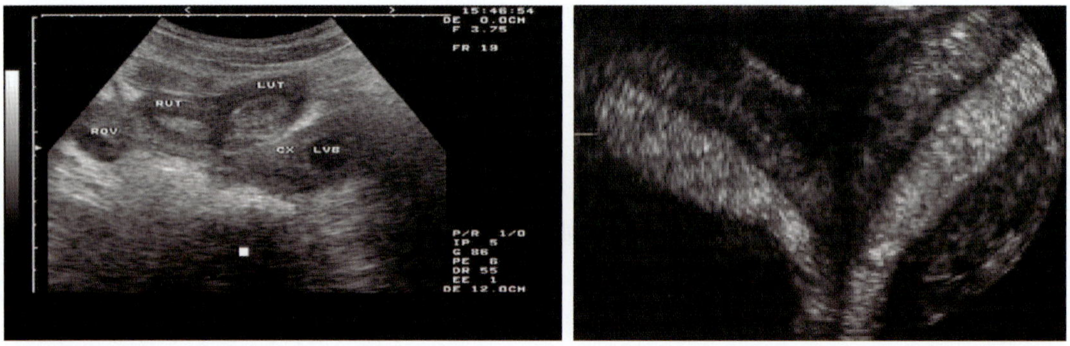

图 13-8 两个完全独立的子宫，二维超声（左），三维超声（右）

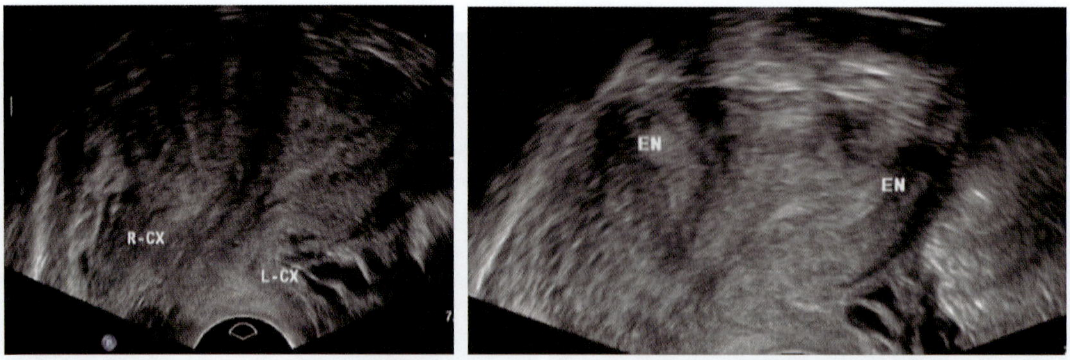

图 13-9 双子宫，超声显示可见两个子宫颈（左），两个宫体（右）

EN，内膜；R-CX，右侧宫颈；L-CX，左侧宫颈

四、双角子宫

【形成原因】

- 双角子宫（uterus bicornis）的形成原因是双侧副中肾管融合不良所致，并分为完全双角子宫从子宫颈内口处分开。从子宫颈内口以上分开为不全双角子宫。

【临床特点】

- 一般无症状；
- 妊娠早期，易误诊为间质部妊娠；
- 妊娠中期，未孕侧角部子宫易误诊为子宫肌瘤；
- 妊娠晚期，妊娠侧子宫易发生扭转，临床表现酷似胎盘早剥。

【超声特点】

- 子宫外形在宫底部横径增宽，宫底在中央凹陷>1cm；
- 内膜在宫腔底部分开，隔膜厚，呈肌性三角形（图 13-10、图 13-11）；
- 角部妊娠时，妊娠囊与内膜相连；
- 三维超声冠状面直观显示宫底中央凹陷，内膜呈蝶翅样。

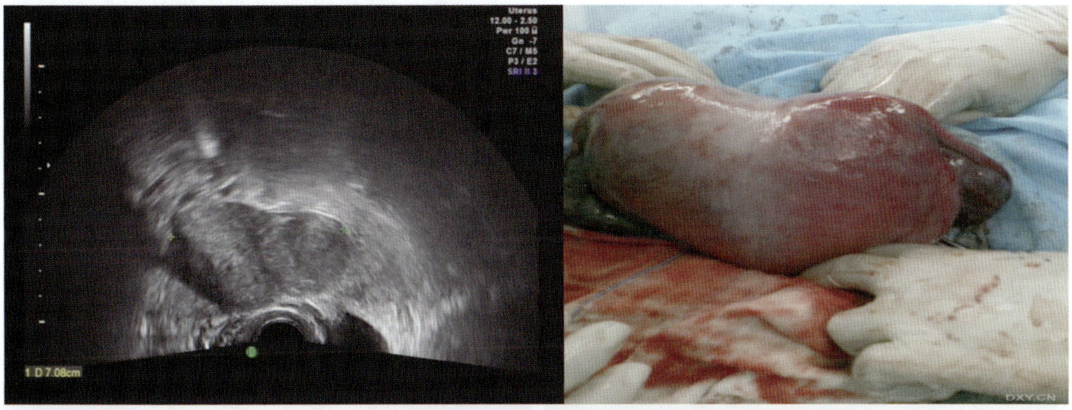

图 13-10　双角子宫图，二维成像（左）及大体标本（右）

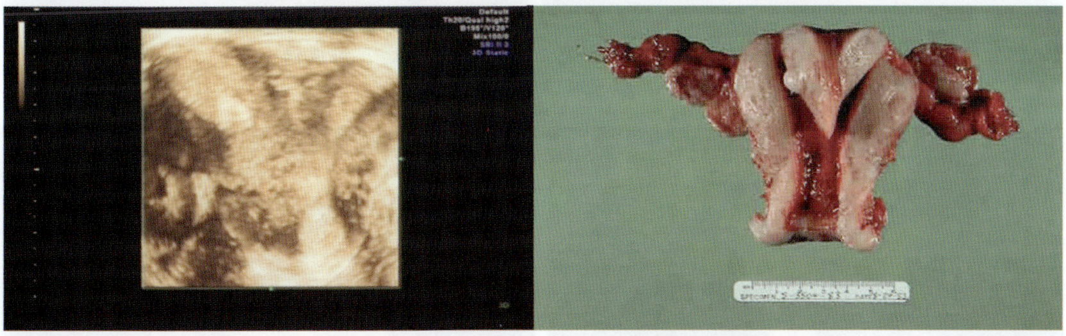

图 13-11　双角子宫图，三维成像（左）及大体标本（右）

五、弓状子宫

【形成原因】

- 弓状子宫（saddle form uterus）为宫底部未完全融合，中间区局部肌层增厚略向宫腔凸出。

【临床特点】

- 无临床症状

【超声特点】

- 子宫外形基本正常，在宫底略宽呈弧形（图 13-12）；

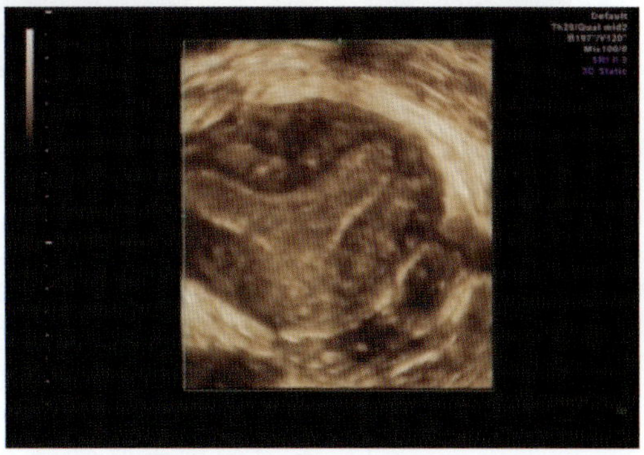

图 13-12　鞍状子宫内膜略上翘

- 子宫宫底中间区局部肌层增厚略向宫腔凸出；
- 内膜在宫腔底部略向两边上翘；

六、完全纵隔子宫

【形成原因】

- 完全纵隔子宫（uterus septus）是双侧副中肾管融合后，纵隔吸收受阻所致；
- 纵隔末端到达或超过子宫颈内口水平，也可达子宫颈外口。

【临床特点】

- 占纵隔子宫畸形 14%～17%；
- 一般无症状；
- 易造成反复流产、早产、胎位异常、胎膜早破，若胎盘粘连在隔上，可造成胎盘残留。

【超声特点】

- 二维超声子宫外形正常，在宫底部增宽无凹陷；
- 内膜被纵隔完全分开，达子宫颈内口或外口；
- 如妊娠，超声可提示哪侧宫腔妊娠（图 13-13）；
- 三维超声冠状面内膜从宫腔底部至子宫颈内口水平完整分离（图 13-14）。

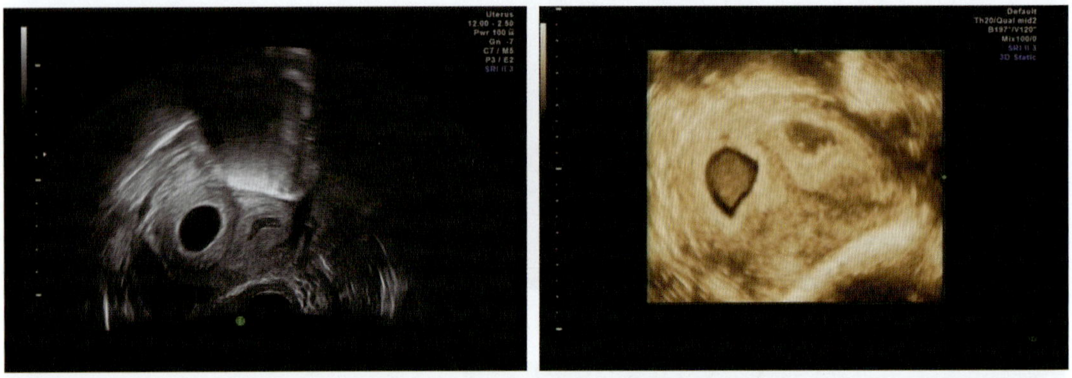

图 13-13 纵隔子宫右侧妊娠二维成像（左）、三维成像（右）

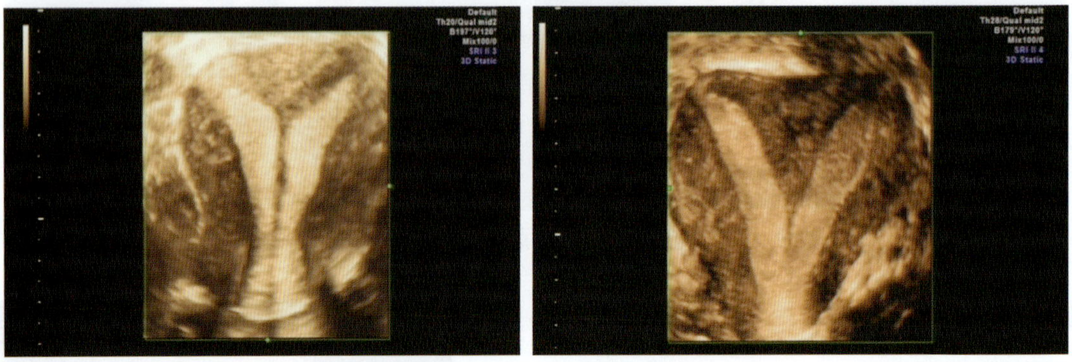

图 13-14 完全纵隔子宫三维图像

七、不全纵隔子宫

【形成原因】

- 不全纵隔子宫（uterus subsptus or imcomplete diaphragm womb）系双侧副中肾管融合后，纵隔吸收受阻所致；
- 纵隔终止端在子宫颈内口水平以上。

【临床特点】

- 一般无症状；
- 妊娠后易发生流产、早产、胎膜早破。

【超声特点】

- 子宫外形正常；

- 二维超声内膜在每个平面不同，在宫腔底部可见两侧内膜分开上翘，可在宫体中间水平可见内膜汇合（图 13-15，左图）；
- 三维超声冠状面内膜呈“Y”字形，在宫腔某水平以下汇合（图 13-15，右图）。

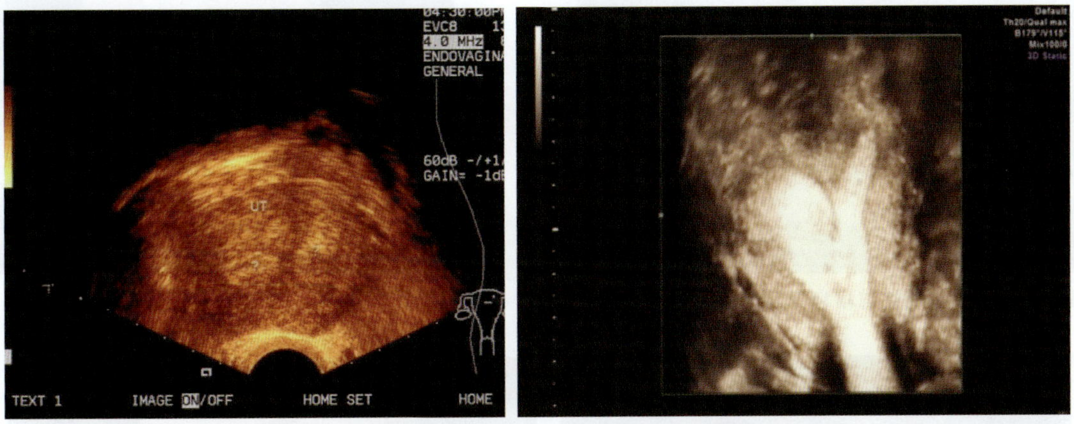

图 13-15　不全纵隔子宫二维超声图（左），三维超声图（右）

八、异形子宫

异形子宫（dysmorphism uterus）的发生罕见，与胎儿在母体内受己烯雌酚刺激有关。

【超声特点】

- 宫腔呈“T”形；
- 宫腔上段窄或宫腔下段宽。

【鉴别诊断】

1. 双角子宫与不全纵隔子宫的鉴别（图 13-16 和图 13-17）：

- 双角子宫子宫外形在宫腔底部中间分开凹陷；
- 双角子宫两个内膜之间分隔厚，是肌性呈三角形；
- 不全纵隔子宫外形正常，宫底无凹陷；
- 不全纵隔子宫内膜之间的隔膜相对直、薄。

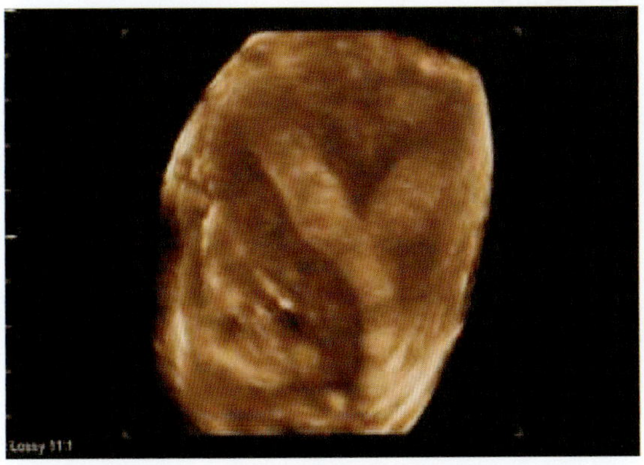

图 13-16　双角子宫三维图像

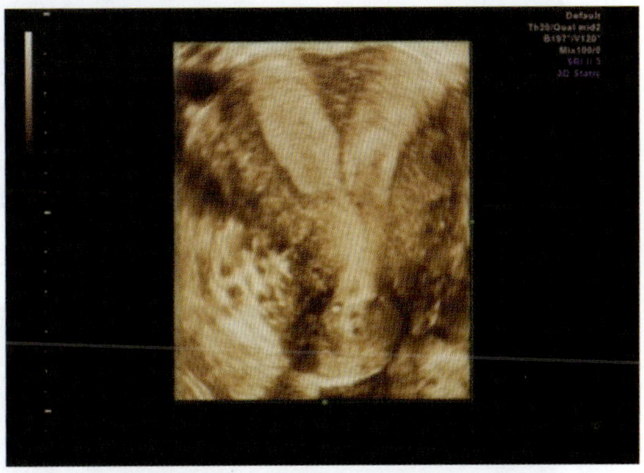

图 13-17　不全纵隔子宫三维图像

2. 角部子宫妊娠与间质部妊娠鉴别（图 13-18 和图 13-19）：

- 角部子宫妊娠，子宫角部略隆起，妊娠囊位于宫角部与内膜相通；
- 输卵管间质部妊娠子宫角部向外隆起；
- 妊娠囊位于宫角外，不与内膜相通（见图 13-20）；
- 输卵管间质部妊娠内膜形态正常。

3. Ⅲ型残角子宫与浆膜下肌瘤的鉴别：

- Ⅲ型残角子宫尽管呈实体，回声与子宫相同、较均匀，但上面连卵巢；
- Ⅲ型残角子宫另一侧子宫为单角状；
- 浆膜下子宫肌瘤，正常子宫部分在宫腔底部内膜处见两个角部，上连两个卵巢，浆膜下子宫肌瘤为外突结节，有蒂与子宫相连（图 13-21）；

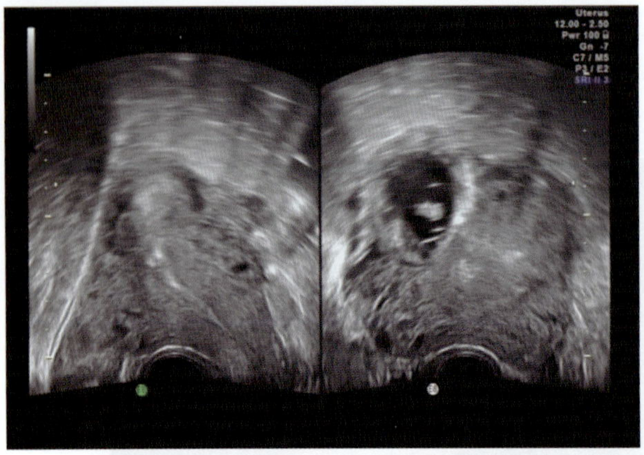

图 13-18　二维纵切与横切面间质部妊娠

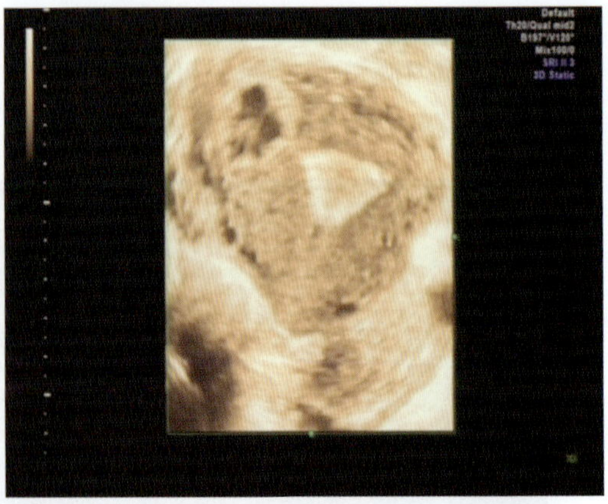

图 13-19　三维间质部妊娠不与内膜相连

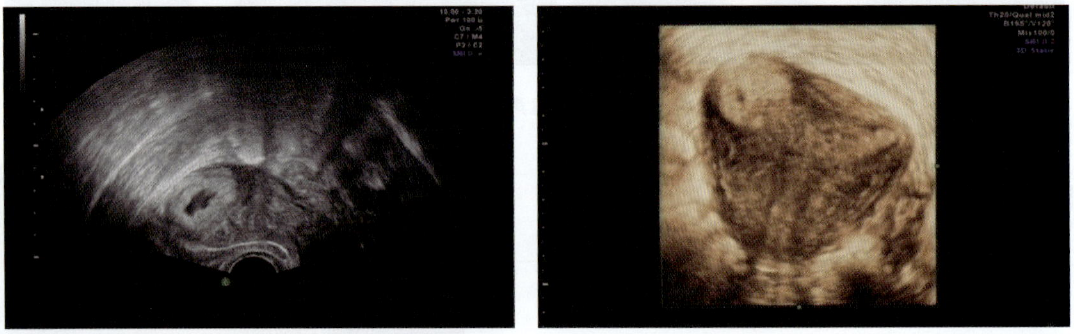

图 13-20　宫角部妊娠二维超声图（左），三维超声图（右）

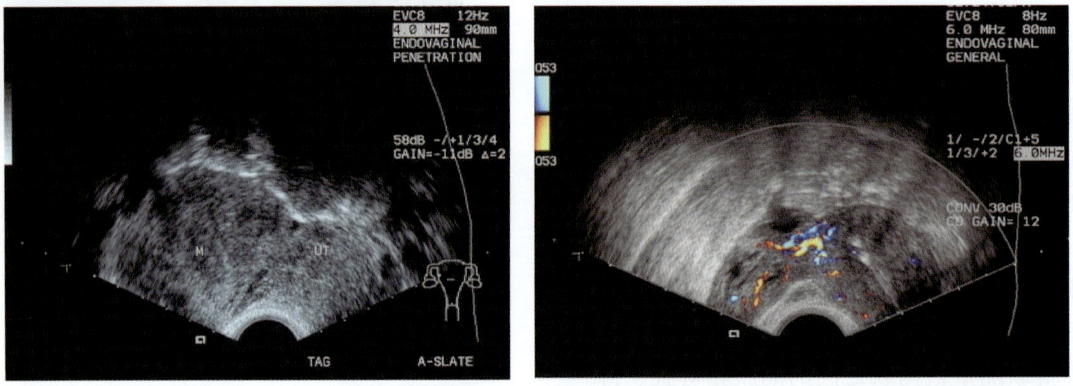

图 13-21　浆膜下肌瘤有蒂与子宫相连

- 浆膜下子宫肌瘤，回声不均匀，上不连卵巢。

4. 残角子宫妊娠与输卵管妊娠鉴别：

- 子宫为单角子宫，残角子宫妊娠包块孕囊周边肌层相对较厚，有蒂与单角子宫相连；
- 残角子宫妊娠外有正常卵巢回声；
- 输卵管妊娠子宫形态正常，子宫一侧可见有孕囊的包块，周围无肌层包绕（图 13-22）。

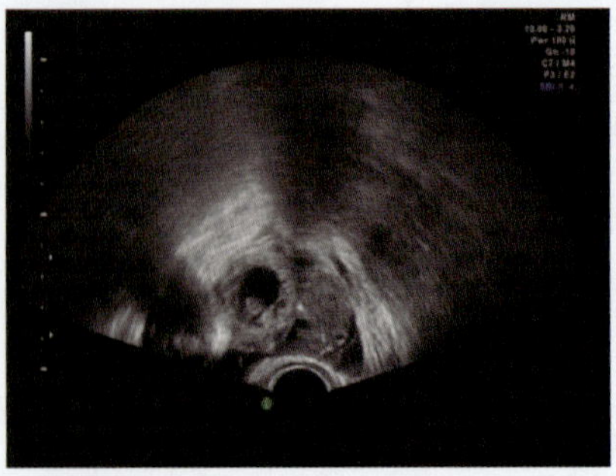

图 13-22　异位妊娠囊外无明显肌层包绕

（唐　军）

第三节　子宫肌壁回声异常

一、钙化

【定义】

● 正常机体内，在骨和牙齿之外的其他部位组织内有固态的钙盐沉积，称之为钙化。

【临床特点】

● 患者无不适症状；

● 常发现于绝经后的老年人。

【病理特点】

● 大体标本可见肌层间白色石灰样质块，质硬，周围有结缔组织增生、将其包绕；

● 显微镜下，HE 染色时呈蓝色颗粒状。

【超声特点】

● 子宫肌层血管所在部位多发散在的强回声斑点（见图 13-24）；

● 内无血流信号（见图 13-24d）。

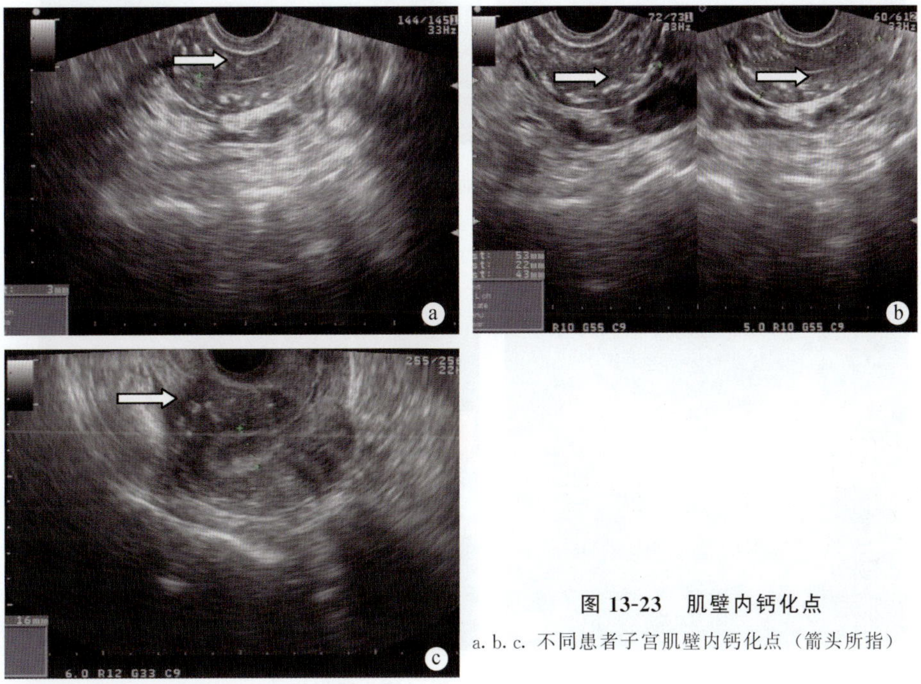

图 13-23　肌壁内钙化点

a. b. c. 不同患者子宫肌壁内钙化点（箭头所指）

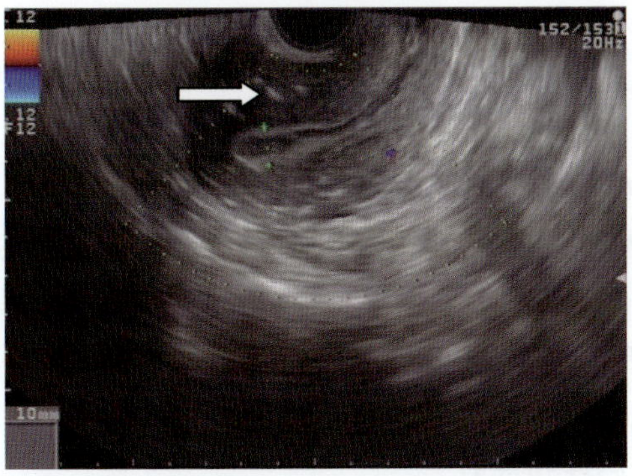

图 13-24　肌壁内钙化点内无血流信号

【鉴别诊断】

● 子宫瘢痕：可为强回声，但是形状不规则，内可有血流信号。有手术史，且位于手术部位；

● 肌瘤伴钙化：结节呈强回声，后方伴声影，周边有环状血流信号。

【处理原则】

● 随访观察；

● 无不良预后。

二、子宫肌壁充血

【临床特点】

● 常见于久坐回流不畅、月经周期后半期患者；

● 盆腔炎症者；

● 滋养细胞肿瘤患者。

【病理特点】

● 子宫肌层内血管呈网状分布。

● 子宫动脉为髂内动脉前干的分支，在子宫峡部左右两侧分别分出上行支（宫体支）及下行支，向上方及下方逐渐分支，两侧分支相交叉形成网状；子宫静脉与相应动脉伴行。

【超声特点】

- 子宫矢状切面，肌层内散在点状或条索状无回声区，彩色多普勒显示无回声区内可探及血流信号（见图 13-25）；
- 子宫横切面，肌层内散在点状无回声区，彩色多普勒显示无回声区内可探及血流信号（见图 13-26）；
- 无回声区四周均有肌层包绕；
- 肌层内散在、多发。

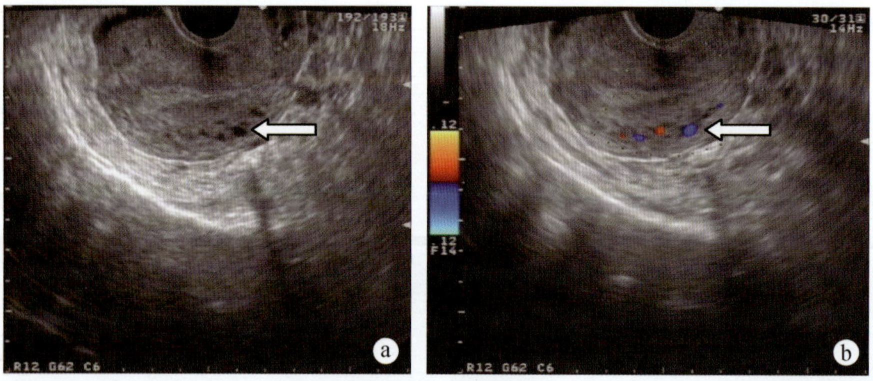

图 13-25 肌壁充血图（箭头所指）

a. 肌壁充血矢状面图；b. 多普勒显示可见血流信号

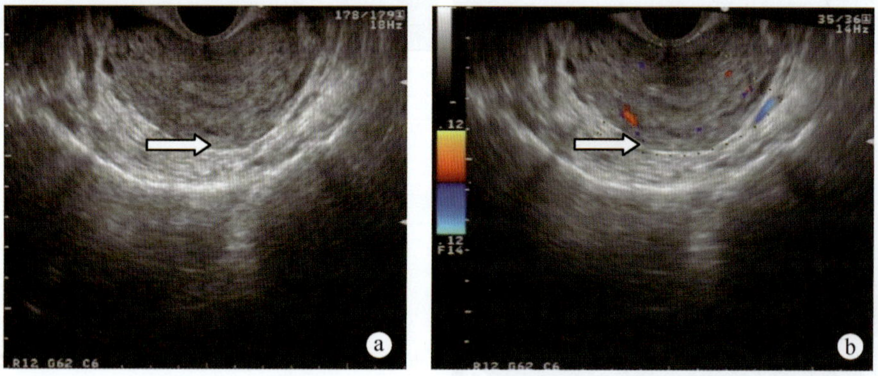

图 13-26 肌壁充血图（箭头所指）

a. 肌壁充血横切面图；b. 多普勒显示可见血流信号

【鉴别诊断】

- 子宫瘢痕：近期手术史，位于手术部位，内未探及血流信号或可探及散在血流信号。
- 子宫破裂：既往有子宫手术史，位于手术部位，肌层内出现无回声区或不均质低回声区，内无血流信号或可探及血流信号，肌层回声完全中断或大部分中断。按压身体相应部位，患者有明显压痛。

三、子宫瘢痕与憩室

【定义】

- 子宫肌层受损后，形成肉芽组织并逐渐纤维化，最后转变成主要由胶原纤维组成的血管稀少的瘢痕组织，以剖宫产手术后形成者为最多见。

【临床特点】

- 一般无典型临床表现；
- 少数患者在术后出现阴道不规则出血，出血量大小不均；
- 少数患者可在术后妊娠及分娩期出现自发性子宫破裂。

【病理特点】

- 大体标本呈灰白色，质地坚韧，无弹性；
- 显微镜下见，胶原纤维束交错或平行分布，呈玻璃样变，血管稀少，有少许纤维细胞。

【超声特点】

- 病灶区域与肌层边界不清。

- 手术后近期的瘢痕呈无回声区，似肌层中断。
- 手术后远期的瘢痕呈中等偏强回声，无血流信号。
- 若回声呈不均质，内有无回声或低回声区，内可探及血流信号，或宫腔到达瘢痕处呈凸向浆膜下的三角形无回声区，远期显示为憩室（见图 13-27）。
- 剖宫产切口位于子宫前壁下段（见图 13-27c、图 13-27d）。

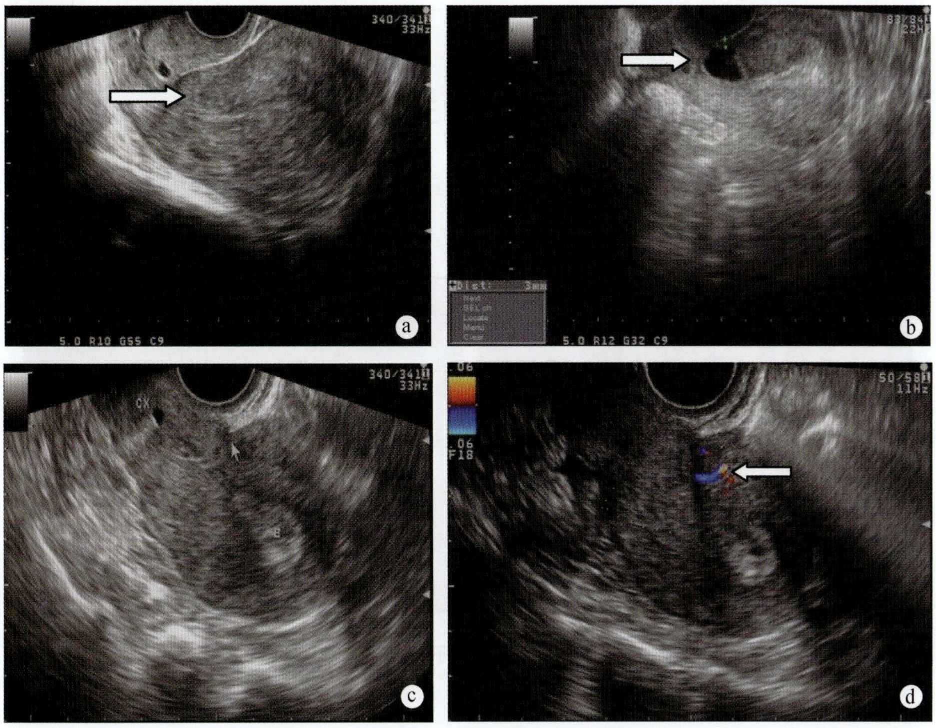

图 13-27　子宫下段剖宫产瘢痕（陈旧性）

a. 箭头指示为子宫下段剖宫产瘢痕（陈旧性）；b. 箭头所指为剖宫产切口憩室，肌壁最薄处 3mm；c. 箭头指示为子宫下段剖宫产瘢痕（陈旧性）（X，子宫颈；E，子宫内膜）；d. 子宫下段剖宫产瘢痕周围血流（箭头所示）

- 大量文献提示瘢痕处子宫肌层厚度与子宫破裂相关，但是瘢痕处肌层厚度的临界值还没有一个统一的标准[3]。

【鉴别诊断】

- 肌层内血管：患者无子宫手术史或非手术部位；肌层内散在多发无回声区，周围均有肌层包绕，病灶内充满血流信号。
- 肌层内钙化：肌层内形状较规则，多发，强回声伴声影，内无血流信号，无手术史或位于非手术部位。

【处理原则】

- 无症状者，无生育要求者，随访观察。
- 以阴道不规则出血为主诉的就诊者，若可疑子宫切口愈合欠佳，可行手术重新缝合切口。
- 准备怀孕患者应于孕前、妊娠期间定期检测子宫瘢痕情况，及早发现破裂征象，适时终止妊娠。

四、子宫腺肌症

【定义】

- 子宫内膜腺体和间质异位到子宫肌层，伴有邻近平滑肌组织的增生。

【临床特点】

- 患者最常见有继发性痛经，进行性加重症状。
- 少部分患者无症状。
- 可引起月经出血过多，部分患者可有贫血。
- 子宫增大，但一般小于孕 3 个月大小。
- 常伴有卵巢肿物（卵巢子宫内膜异位囊肿）。
- 可伴有不孕症。

【病理特点】

- 大体病理：子宫均匀增大呈球形，病灶呈弥漫性，病灶局部肌层增厚变硬，肌层内常见黄褐色或蓝色小囊腔，腔内为咖啡色稀薄液体。
- 显微镜下可见肌层内呈岛状分布的子宫内膜

腺体和间质，内膜腺体常处于增生期改变。

【超声特点】

- 子宫肌壁增厚呈球形或椭圆形态；
- 肌壁增厚肥大，肌层内弥漫性或局灶性不均质低回声、等回声或稍强回声；
- 可异位于子宫的前壁或后壁，以后壁更常见；
- 子宫内膜和肌层连接处界限不清；病灶边界不清，一般无明显的肿块形态；
- 肌壁内多发 2～6mm 囊性低回声（见图 13-28、图 13-29）；
- 子宫肌瘤：肌层内圆形、边界清晰的低回声或不均质回声肿物。

【处理原则和预后】

- 治疗：根据患者的年龄、有无生育要求和症状决定是采用手术治疗还是对症治疗。
- 预后：良好，多数患者绝经后症状消失。

五、子宫腺肌瘤

【定义】

- 子宫内膜腺体和间质异位到子宫肌层呈瘤样，伴有邻近平滑肌组织的增生。

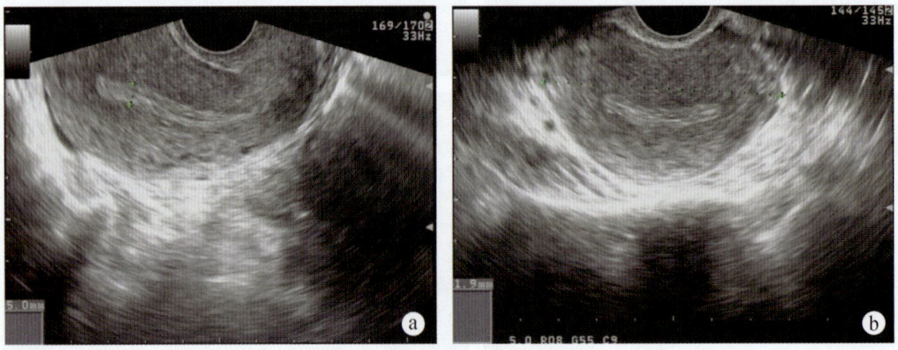

图 13-28　正常子宫切面图

a. 矢状切面；b. 横切面

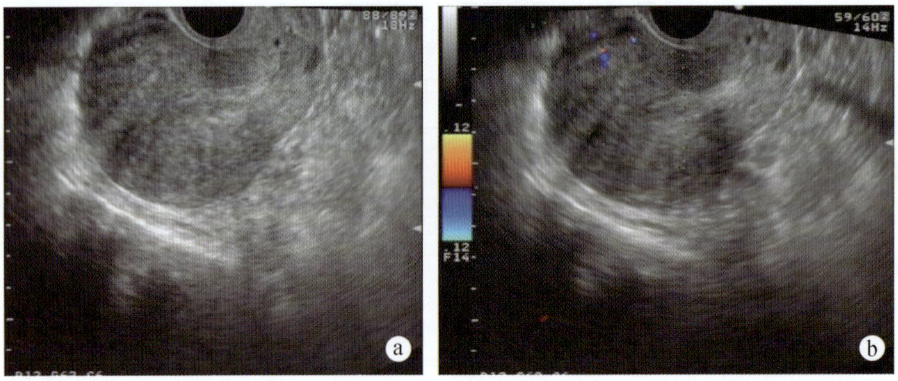

图 13-29　子宫腺肌症

a. 矢状切面；b. 多普勒显示肌壁间血流

- 内膜假性增宽；
- 病灶内多个线样衰减区；
- 在彩色多普勒超声下，病灶内部显示斑点状散在血流信号。

【鉴别诊断】

- 子宫内膜癌：内膜增厚，病灶边界不清，可为弥漫性或局灶性不均质增强回声，内可见低回声区，周边可有较丰富血流，但病灶主要位于宫腔内膜层[4]。

【临床特点】

- 患者最常见有继发性痛经，进行性加重症状。
- 少部分患者无症状。
- 若肿瘤巨大突向宫腔会引起月经出血过多，大血块以及痛经症状，白带增多；若凸向浆膜下，向前方可引起尿频症状，向后可引起便秘症状。
- 常伴有卵巢肿物（卵巢子宫内膜异位囊肿）

或子宫肌层弥漫性增厚。

- 可伴有不孕症。

【病理特点】

- 大体病理：子宫均匀增大呈球形，病灶呈弥漫性，病灶局部肌层增厚变硬，肌层内常见黄褐色或蓝色小囊腔，腔内为咖啡色稀薄液体。
- 显微镜下可见肌层内呈岛状分布的子宫内膜腺体和间质，内膜腺体常处于增生期改变。

【超声特点】

- 椭圆形的子宫肌层内的局灶性不均质低回声。
- 可位于子宫的前壁（见图 13-30）或后壁内。
- 病灶边界不清。
- 病灶毗连子宫内膜时，无法分清内膜与肌层的界限。
- 没有钙化。
- 在彩色多普勒超声下，病灶内部显示斑点状散在血流信号。

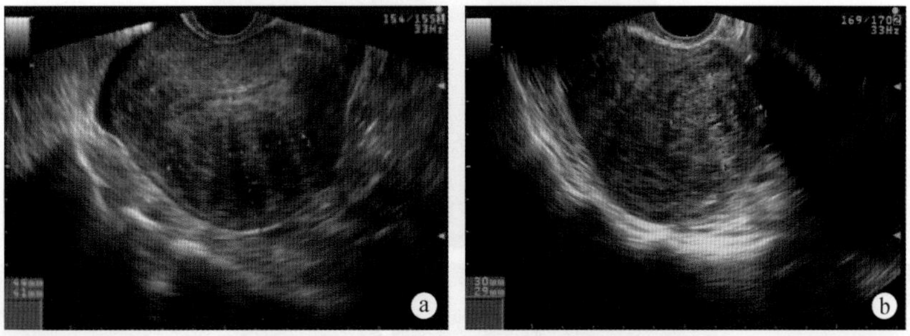

图 13-30　子宫腺肌瘤（前壁）

a. 横切面；b. 矢状切面

【鉴别诊断】

- 子宫肌瘤：肌层内圆形、边界清晰的低回声或不均质回声肿物，周边可探及环状血流信号。有时图像相似无法辨别。

【处理原则和预后】

- 治疗：根据患者的年龄、有无生育要求和症状决定是采用手术治疗还是对症治疗。
- 预后：良好，多数患者绝经后症状消失。

六、子宫平滑肌瘤

【定义】

- 由子宫平滑肌组织或血管平滑肌组织增生形成的子宫肌层中的新生物。

【临床特点】

- 最常见的子宫新生物。
- 大部分无症状。
- 若肿瘤巨大突向宫腔会引起月经出血过多、大血块以及痛经症状，白带增多；若凸向浆膜下，向前方可引起尿频症状，向后可引起便秘症状。
- 如果肿瘤直径较大，可能引起变性如：红色变、透明变、囊性变、肉瘤变。
- 激素依赖性：孕期或服用雌激素类药物时体积可增大，绝经期可能缩小。

【病理特点】

- 大体病理：肿物肌层内多发或散在的、与周围组织有明显界限；有假包膜、球形、实性、白色、表面光滑的结节样肿物；若平滑肌组织丰富则较软、色略红；若纤维结缔组织丰富则较硬、呈白色；切面漩涡状。
- 显微镜下可见纤维结缔组织间均质的、相互融合的或漩涡状的平滑肌细胞，血管细小。

【超声特点】

- 肌层内圆形、边界清晰，单个或数个低回声结节；
- 有假包膜；
- 结节内有旋涡状结构；
- 如黏膜下肌瘤位于宫腔内可见低回声结节；带蒂脱出型可见子宫颈管内或阴道内条状低回声肿物，蒂位于宫腔内；
- 如浆膜下或阔韧带肌瘤，盆腔内可见低回声肿物似有蒂与子宫相连；
- 如血管内平滑肌瘤，在子宫两侧可见蚯蚓状实性肿物与血管关系密切；
- 如肌瘤脂肪变，结节回声中等偏强，后方无声影；
- 如肌瘤钙化，结节回声强，后方有声影（见图 13-31）；

- 如肌瘤囊性变，结节内出现大小不等囊区；
- 在彩色多普勒超声下，肿瘤内部显示点状或无血流信号，一般 RI 值大于 0.5，肿瘤周边可探及环状血流信号。

【鉴别诊断】

- 腺肌症：边界不清，可为弥漫性或局灶性不均质回声，回声增强或减弱，部分可伴有小囊区。
- 子宫肉瘤：形状不规则、边界欠清晰的不均质回声，一般体积巨大，其内血流信号丰富，RI 值常小于 0.5。
- 卵巢实性肿物：位于附件区卵巢恶性实性肿物回声不均、形态不规则，无明显包膜，有腹水，CA125 高。

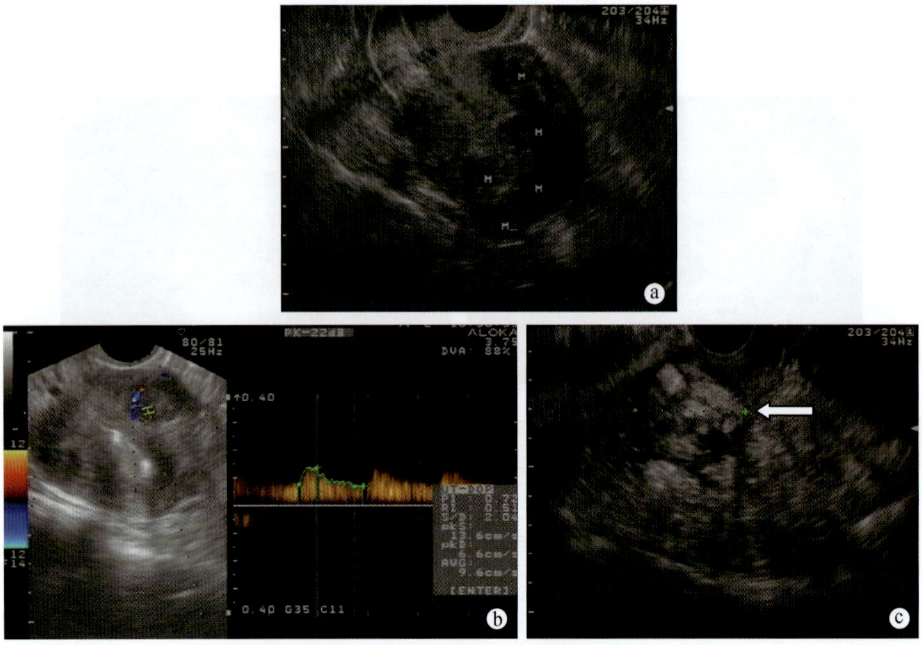

图 13-31 单发子宫肌瘤

a. M：子宫肌瘤；b. 肌瘤周边环状血流；c. 肌瘤钙化（箭头的指）

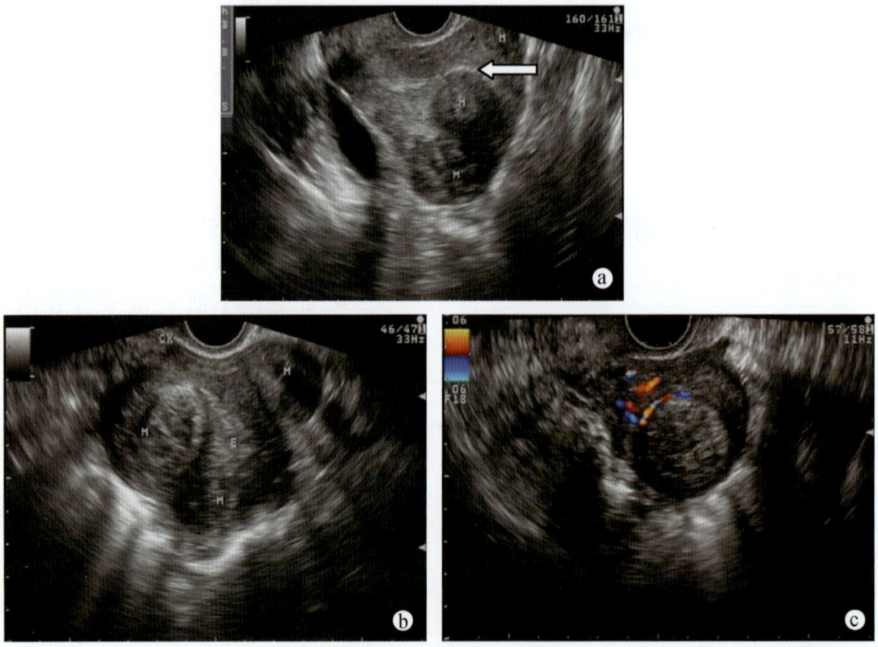

图 13-32 子宫多发肌瘤

a. 矢状面图，M：子宫肌瘤；箭头所指为子宫内膜；b. 横切面图，M：子宫肌瘤，E：子宫内膜；c. 多发肌瘤周边环状血流

【处理原则和预后】

- 治疗方面，若出现如下情况宜行手术治疗：直径大于5cm、短期内增长迅速、出现压迫症状；月经量过多导致贫血、不孕；子宫大于妊娠10周大小，具体手术方式及手术范围视具体情况而定；仅在如下情况应用药物治疗：患者年龄近绝经期、全身情况不佳不适宜手术、因月经量多致贫血或肌瘤过大，应用药物为手术做准备，但用药前应排除子宫恶性疾病可能性。
- 预后：良好，多数患者治疗效果好，少数多发肌瘤患者可在术后一段时间后再次发现肌瘤。

七、子宫平滑肌肉瘤

【定义】

- 来源于子宫平滑肌组织或血管平滑肌组织的子宫肌层中的恶性新生物。

【临床特点】

- 缺乏特征性临床表现。
- 既往有子宫肌瘤史，近期迅速增大，尤其是绝经后肌瘤未缩小反而增大。
- 可伴有不规则阴道出血。
- 可有腹痛、下坠症状。
- 临床分期（见表13-1）。

表13-1 FIGO子宫平滑肌肉瘤分期（2009）

Ⅰ	肿瘤局限于宫体
ⅠA	＜5cm
ⅠB	＞5cm
Ⅱ	肿瘤侵犯盆腔
ⅡA	附件受累
ⅡB	盆腔其他组织受累
Ⅲ	肿瘤侵犯腹腔内器官（不仅仅是肿瘤突出达腹腔）
ⅢA	一个部位
ⅢB	一个部位以上
ⅢC	盆腔和（或）腹主动脉旁淋巴结转移
Ⅳ	
ⅣA	累及膀胱和（或）肠黏膜
ⅣB	远处转移

【病理特点】

- 大体标本示：肿瘤多为单发，体积较大，可有假包膜，也可与周围组织界限不清；质软，切面呈鱼肉样，糟脆，无典型的旋涡样结构，中心可见片状出血或坏死。
- 显微镜下示：平滑肌细胞增生、排列紊乱、细胞形态大小不一致，核异型性明显，核分裂像≥5/10HPFs（高倍镜视野），可见肌层或血管浸润。

【超声特点】

- 肌层内可见边界欠清晰；
- 瘤内不均质回声或无明显旋涡样结构的肿物；
- 瘤内可探及形状不规则的无回声区；
- 如内膜间质肉瘤，通常肿瘤位于近宫腔部位或似黏膜下肌瘤，但基底部与子宫肌壁界限不清；
- 在彩色多普勒超声下，肿瘤内部显示较丰富血流信号，RI值可小于0.5，肿瘤周边可探及环状血流信号。

【鉴别诊断】

- 子宫平滑肌瘤：两者可同时存在，肌瘤内部无囊区，有旋涡样结构，形态较规则，边界清晰，其内血流不丰富，RI值大于0.5。肌瘤较大时需靠病理最终诊断。

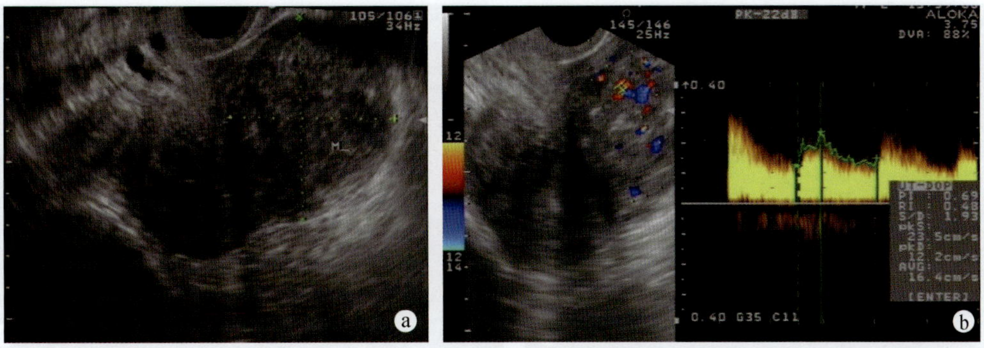

图13-33 子宫前壁巨大肿物

a. 子宫前壁巨大肿物；b. 肉瘤内丰富的血流信号（RI：0.48）

- 子宫腺肌瘤：边界不清，回声不均质，无回声囊区形状较规则，散在分布，内可见散在点状血流，血流不丰富，增长缓慢，可伴有痛经症状。
- 子宫肌瘤囊性变：肌瘤内部多个不规则囊区，声像图两者不好鉴别，需靠病理最终诊断。

【处理原则和预后】

- 首选手术治疗，术后可加用化疗，对放疗不敏感。
- 预后较差，与临床期别、脉管浸润、核分裂象、肌层受侵情况、绝经状态等相关。

八、宫壁囊区

【临床特点】

- 可为先天或后天手术史患者；
- 无明显临床表现；
- 囊肿较大使子宫增大时，有压迫症状。

【超声特点】

- 宫壁可见单个囊区，1～5cm不等；
- 囊区周边包绕正常肌层（见图13-34）；
- 囊区内无血流信号。

【鉴别诊断】

- 肌瘤囊性变肌瘤：结节内有囊区

【处理原则和预后】

- 囊区小无临床症状可观察，暂不处理；
- 囊区较大，有压迫症状时，可考虑手术治疗。

九、宫壁妊娠

【临床特点】

- 有停经史，尿妊娠反应阳性；
- 宫壁损伤病史（吉妮环下环后，刮宫术后，剖宫产术后）。

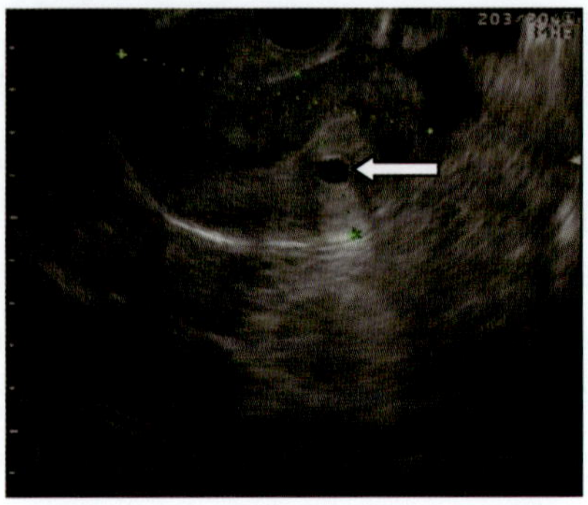

图13-34　宫壁囊区

箭头所指为子宫后壁肌壁间囊区

【超声特点】

- 妊娠囊位于宫壁内而不是宫腔内；
- 囊内有卵黄囊与胎芽（图13-35，图13-36）。

【鉴别诊断】

- 宫内妊娠：宫腔内妊娠囊；
- 宫角妊娠：宫角部突起内有妊娠囊。

【处理原则和预后】

- 超声引导下刮宫；
- 必要时切开子宫壁取胎囊。

十、子宫破裂

【临床特点】

- 有手术史、滋养细胞肿瘤史；
- 腹痛突发剧烈或进行性加重的腹痛；
- 如裂口小，内出血少，无休克症状；
- 如裂口大，内出血多，出现休克症状；
- 血压低、血红蛋白低。

【超声特点】

- 在原子宫切口处浆膜层出现不连续缺损；
- 如宫内妊娠，胎儿可从破口处排到腹腔内，宫内无胎儿，腹腔有游离液；

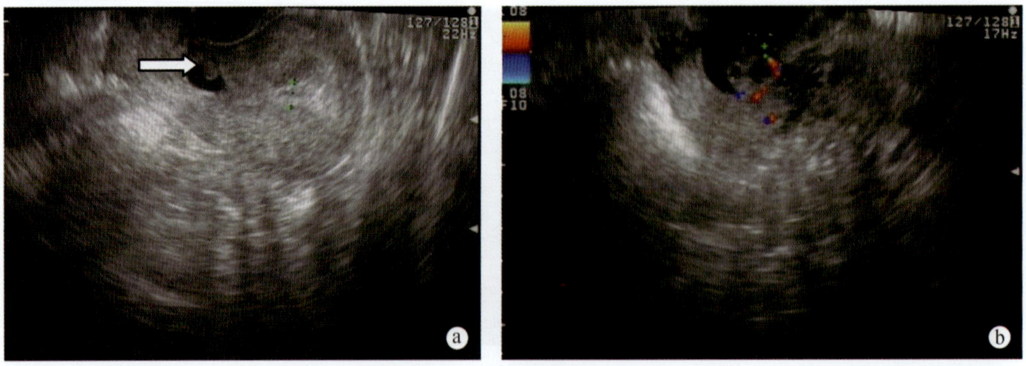

图13-35　宫壁妊娠（1）

a. 妊娠囊位于子宫剖宫产瘢痕处宫壁内，箭头所指为胎芽；b. 孕囊与瘢痕肌壁间可探及血流信号

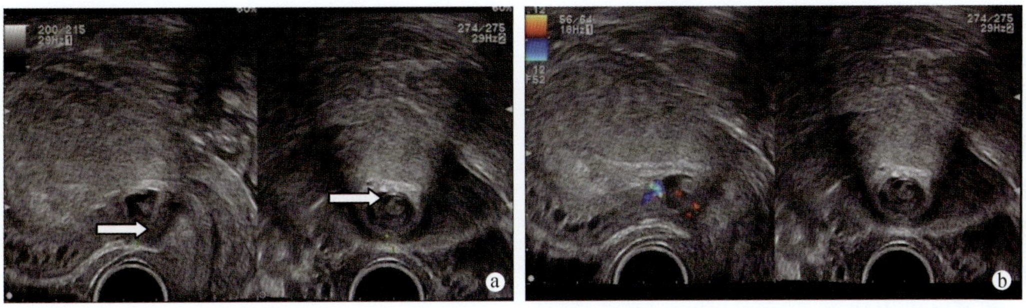

图 13-36　宫壁妊娠（2）

a. 妊娠囊位于子宫剖宫产瘢痕处宫壁内，箭头所指为胎芽；b. 孕囊与瘢痕肌壁间可探及血流信号，孕囊内可见卵黄囊

- 如未妊娠，为经血，可见在膀胱后壁与子宫前壁内血性包块；
- 如手术操作时器械穿孔，可见子宫浆膜层某处不连续，有线性强回声；
- 如滋养细胞肿瘤造成穿孔，所在部位膨大侵及浆膜层并凸向腹腔，腹腔有游离液。

【处理原则和预后】

- 一旦确诊立即手术

（李　奎）

第四节　子宫腔回声异常

一、内膜与宫腔良性病变

（一）宫腔积液（intrauterine hydrops）

【临床特点】

- 好发于绝经后妇女，随着绝经年限的延长，发生宫腔积液的妇女数量增加，在绝经后妇女宫腔积液的发病率约为 11.83％[5]；
- 患者一般无临床症状，多在常规超声检查时发现；
- 如宫腔积液量增多患者可出现下腹痛、阴道分泌物增多等症状。

【超声特点】

- 子宫增大，宫壁回声正常；
- 单层内膜呈细线状，宫腔内可见均匀的无回声液性暗区，透声好（见图 13-37）；
- 如宫腔积液过多时，宫壁变薄如纸，需与卵巢囊肿鉴别。

【临床处理】

- 宫腔积液少，超声定期复查；
- 宫腔积液多，可扩宫治疗；
- 如反复发作，扩宫效果不好，必要时切子宫。

（二）宫腔积血（intrauterine hematocele）

【病因】

- 生殖道畸形：处女膜闭锁、阴道横隔或阴道闭锁；
- 人工流产、诊断性刮宫或宫腔镜术后宫腔粘

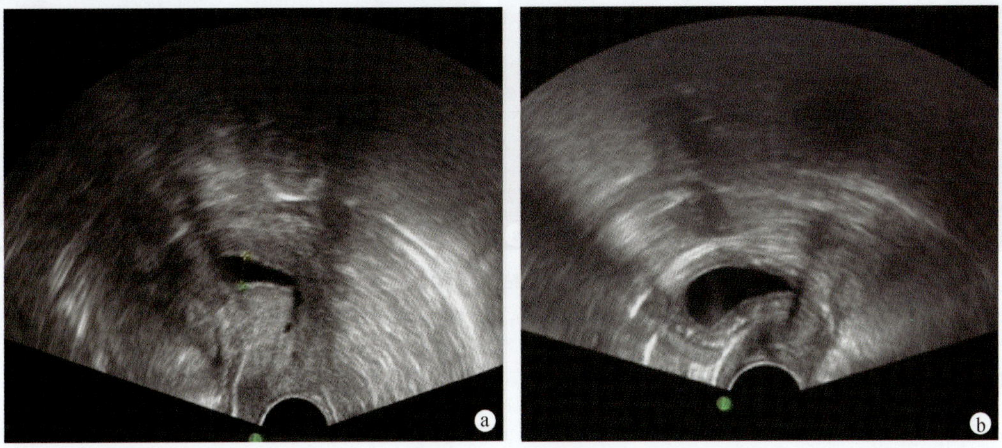

图 13-37　宫腔积液

a. 宫腔积液 0.8cm；b. 宫腔积液 1.6cm

连或子宫颈粘连；

- 先兆流产、难免流产；
- 宫内节育器位置改变；
- 功能失调性子宫出血或内膜病变可同时合并宫腔积血。

【临床特点】

- 青春期原发闭经伴周期性下腹痛；
- 宫腔手术后出现停经、月经不规律或月经量明显减少；
- 周期性下腹痛或持续性下腹隐痛；
- 阴道淋漓出血。

【超声特点】

- 子宫大小正常或增大；
- 宫腔内见非纯囊液性暗区，内有点状回声伴流动（见图 13-38）；
- 当处女膜闭锁时，阴道、子宫颈与宫腔内积聚非纯囊液呈葫芦状，严重时可导致输卵管积液及盆腔积液；
- 宫腔、子宫颈粘连时，宫腔内可见非纯囊液性分离，其下方在宫腔下段或子宫颈管内可见线状断续强回声带（见图 13-39）；
- 宫腔积血较多时宫壁变薄，子宫偏向一侧，易误诊为卵巢非纯囊肿物；
- 积血时间较长时，有血块机化，在非纯囊液性暗区中出现不规则片状中强回声团块。

【临床处理】

- 止血药物，宫缩药物；
- 宫口开大，刮宫止血。

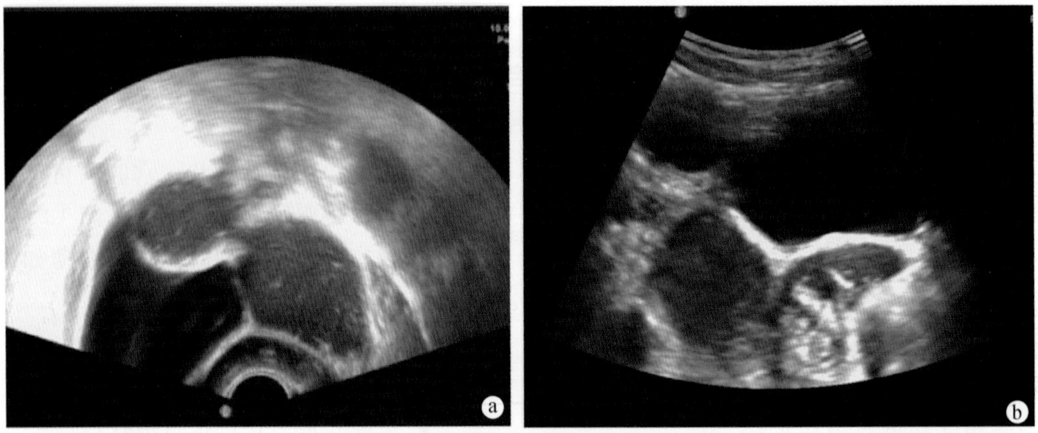

图 13-38　阴道横隔致宫腔积血

a. 阴道超声；b. 腹部超声

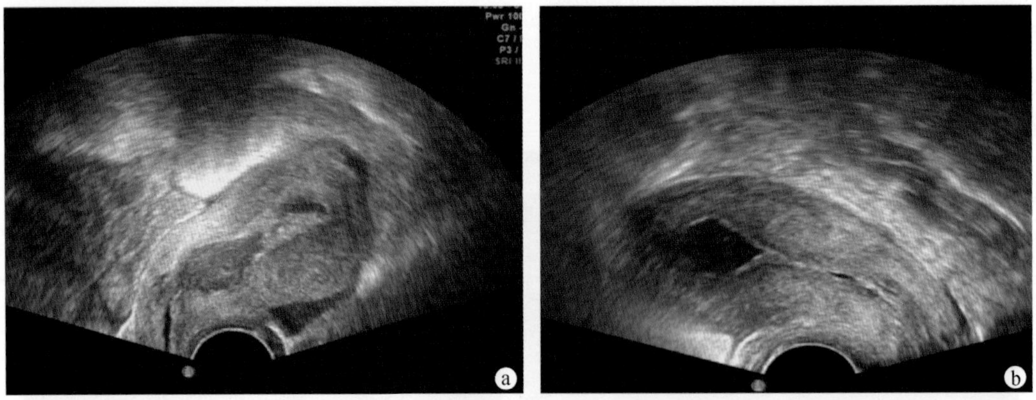

图 13-39　子宫颈粘连导致非纯囊积液

a. 宫腔下段；b. 宫腔上段

（三）宫腔积脓（pyometra）

【病因】

- 常见于严重的子宫内膜炎、盆腔脓肿、子宫内膜癌与子宫颈癌合并感染的患者。

【临床特点】

- 好发于性活跃期性交不卫生或绝经后妇女；
- 阴道脓性分泌物量多，有异味；
- 可伴下腹痛、发热、尿频、尿急、尿痛。

【超声特点】

- 子宫增大；
- 宫腔内可见非纯囊液性暗区，内掺杂强回声短线漂浮（见图 13-40）；
- 单层内膜不均匀增厚；
- 积脓较多时宫壁变薄，需与卵巢非纯囊肿物鉴别。

【临床处理】

- 扩宫；
- 抗生素与生理盐水灌洗；
- 必要时切除子宫。

（四）子宫内膜钙化（endometrial calcification）

【临床特点】

- 常见于绝经后妇女，体检发现；
- 内膜结核；
- 反复刮宫及不孕症患者；
- 临床表现主要为月经量减少或停经。

【超声特点】

- 宫腔内可见点状或线状强回声一般不伴有后方声影（见图 13-41a）；
- 彩色多普勒（CDFI）显示无血流信号（见图 13-41b）。

（五）宫腔粘连（intrauterine adhesion）

【病因】

- 多见于有反复刮宫病史患者；
- 内膜结核患者。

【临床特点】

- 月经量逐渐减少，至闭经；
- 不孕；
- 下腹隐痛。

【超声特点】

- 子宫内膜回声中等不均，有断续条状低回声带阻断；
- 单层内膜回声不均，中间有断续线状强回声，其上方有积液或宫腔断续积液（见图 13-42）。

【临床处理】

- 扩宫上环或扩宫球；
- 服用雌激素。

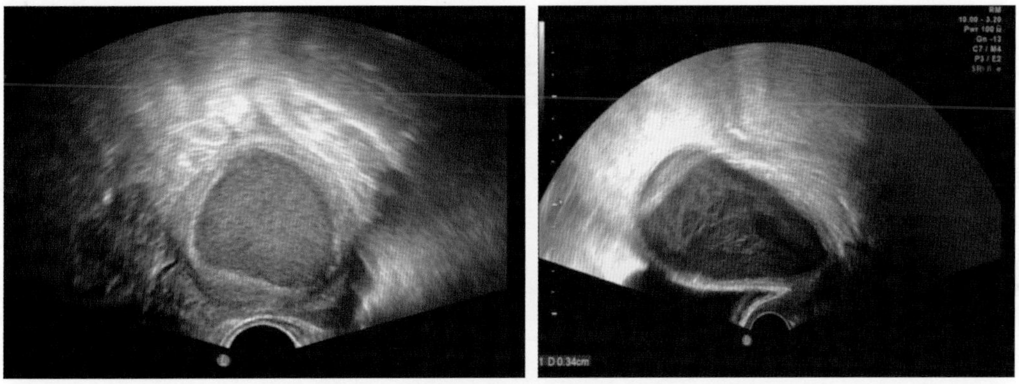

图 13-40 宫腔积脓

宫腔非纯囊液性分离，内有絮状物，宫壁变薄

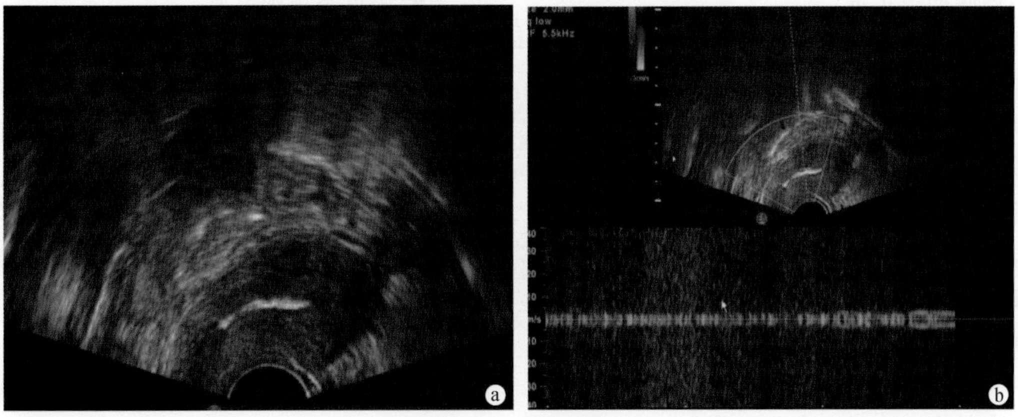

图 13-41 内膜钙化

a. 宫腔内线状强回声；b. 宫腔内强回声无血流信号

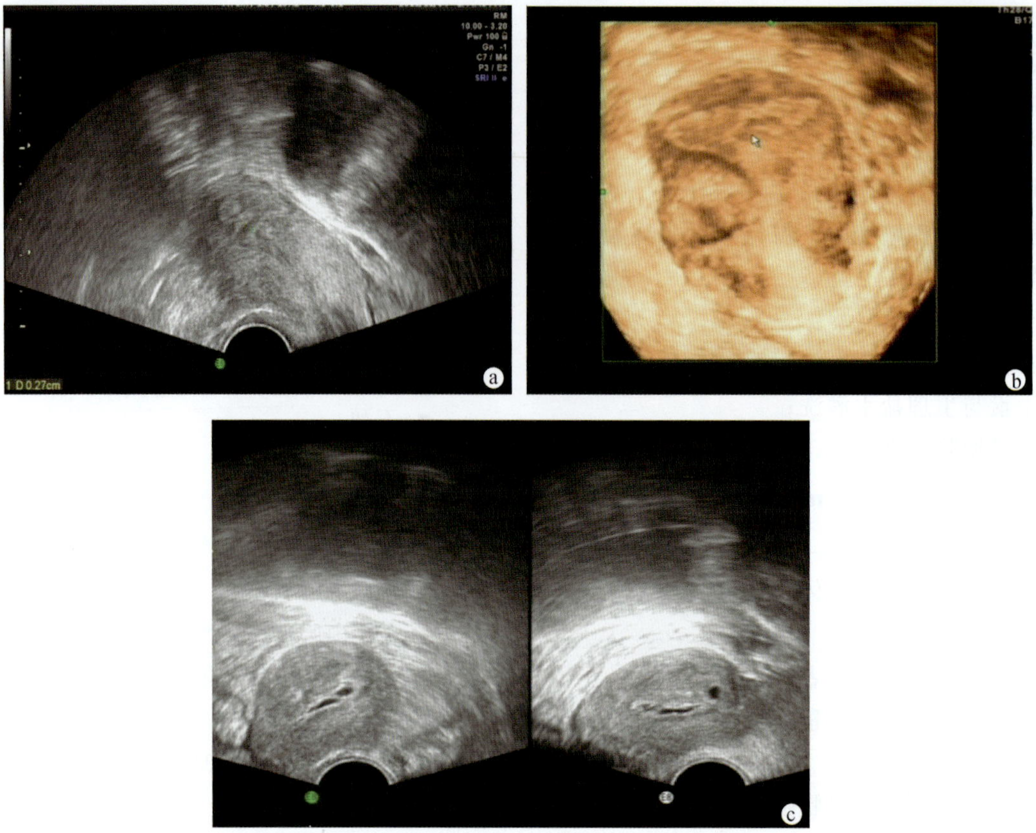

图 13-42 宫腔粘连

a. 宫腔中上段可见两条断续条状低回声带阻断；b. 三维图像显示：宫腔上段条状低回声，未贯穿整个宫腔；c. 宫腔内有断续液性分离，中间有线状强回声粘连带

（六）剖宫产切口憩室及血肿（cesarean scar diverticulum and hematoma）

【临床特点】

- 有剖宫产史；
- 月经淋漓出血或不规则阴道出血；
- 可出现下腹痛。

【超声特点】

- 子宫内膜回声正常；
- 子宫前壁下段剖宫产切口处可见无回声液性或非纯囊液性分离，与宫腔相通，可同时伴有宫腔积液，距前壁下段浆膜层很薄甚至达浆膜层；
- 前壁下段剖宫产切口处向宫腔外突中低不均回声包块，包块外侧有宫壁包绕（见图 13-43）。

【临床处理】

- 如无症状，定期复查；
- 有生育要求可手术修补；
- 如憩室较大，有子宫穿孔可手术。

（七）宫内环下移、残留或嵌顿（ectopia of intrauterine device）

【临床特点】

- 宫腔内可见各种形态宫内环：包括圆形、V、T、宫形等；
- 环残留常见取环困难患者，取环过程中，环断裂；
- 环嵌顿时患者出现嵌顿侧下腹痛；
- 阴道不规则出血。

【超声特点】

- 宫腔内可见各种形态宫内环，呈强回声；
- 宫内环下移时，宫内环上界距宫腔底部超过双层内膜厚度，子宫横切面宫腔底部未见环声影（见图 13-44）；
- 宫内环残留时，宫腔内一段或数段线状或双螺旋线状强回声，后伴声影；
- 环嵌顿可见宫腔内有部分环回声，环的另一部分强回声段深入到宫壁内（见图 13-45）。

【临床处理】

- 宫内环下移需取环；

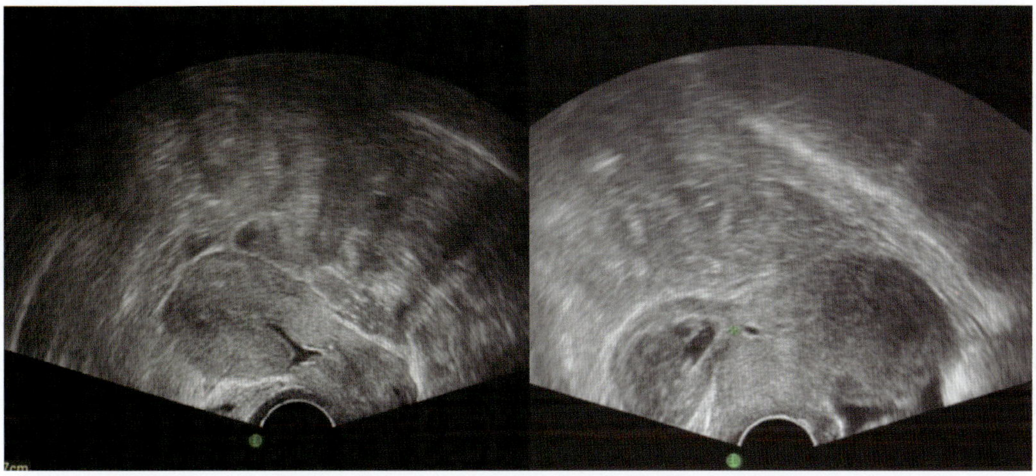

图 13-43 剖宫产切口憩室（左），剖宫产切口向外突出周边有肌层包绕血肿（右）

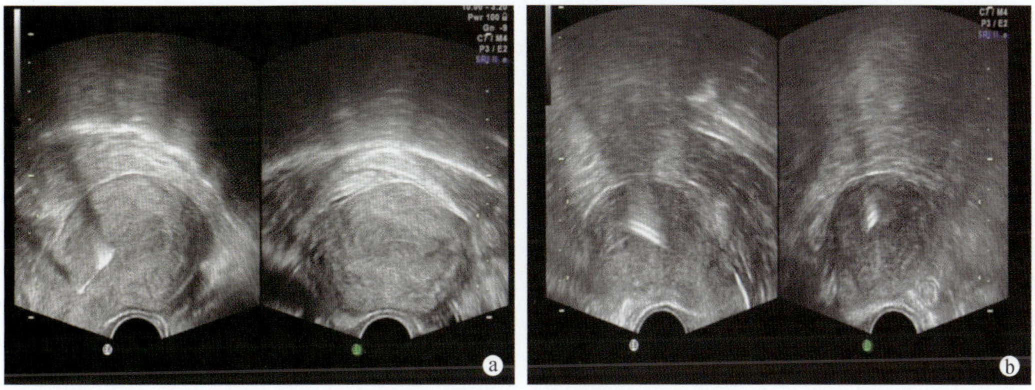

图 13-44 宫内环下移

a. 宫内环下移；b. 宫腔底后壁可见环

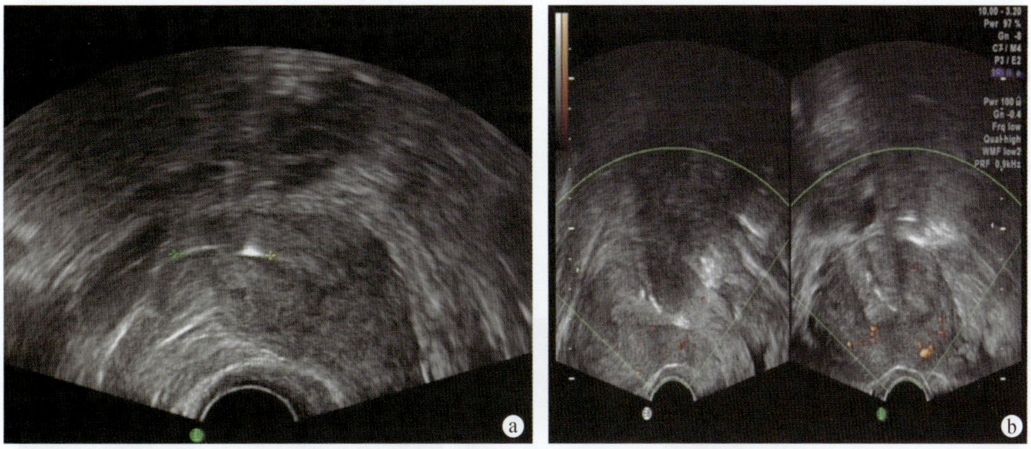

图 13-45 宫内环嵌顿

a. 宫内环的一侧壁嵌入右宫角；b. 子宫右后壁内可见部分环

- 宫内环残留或嵌顿需做宫腔镜取环。

（八）子宫内膜增生（endometrial hyperplasia）

【临床特点】

- 月经周期延长或无正常月经周期；
- 阴道不规则出血，伴有大血块，出血时间长不能自止；
- 可导致贫血甚至出血性休克。

【病理特点】

可分为内膜单纯增生、复杂增生及非典型增生[6]。

第二篇 妇科

（1）内膜单纯性增生：以前称为腺囊型增生过长

镜下：

- 内膜腺体和间质细胞增生程度超过正常周期的增殖晚期；
- 常呈局部腺体密集、大小轮廓不规则、腺腔囊性扩大。

（2）内膜复杂性增生：以前称腺瘤型增生过长

镜下：

- 腺体增生拥挤，结构复杂；
- 子宫内膜腺体高度增生，呈出芽状生长，形成子腺体或突向宫腔；
- 腺体数目明显增多，腺体呈“背靠背”，致使间质明显减少。

（3）子宫内膜非典型增生

镜下：

- 腺上皮出现异型性改变；
- 表现为腺上皮细胞增生，层次增多，排列紊乱；
- 细胞核大、深染，有异型性。

【超声特点】

- 子宫增大；
- 内膜周边有低回声晕，周边尚清晰；
- 内膜明显增厚，＞15mm；
- 内膜呈中等不均匀回声；
- 内可掺杂大小不等囊区，直径0.1～0.5cm（见图13-46）；
- 当伴有非典型增生时，内膜呈中等略偏强不均回声；
- 当内膜增生伴出血时可呈中低回声或出现散在强回声点（见图13-47）；
- CDFI显示，内膜可探测到点状血流信号，当非典型增生时内膜血流信号增多，血流阻力指数偏低。

【鉴别诊断】

1. 内膜增生与内膜息肉鉴别[6]：

- 内膜增生有时可表现为息肉样增生，内膜多个局灶性增生，表现为宫腔内充满大小不等回声团，似为多发息肉；药物剥脱后可消失或必要时行诊断性刮宫病理检查加以鉴别。
- 内膜息肉，单个或几个，一般呈类圆形或雨滴状，为中等不均回声团，与内膜界限清晰。
- 内膜息肉CDFI显示，自宫壁伸向回声团血流信号，为点状或条状。

2. 内膜增生与葡萄胎鉴别：

- 内膜增生有月经周期不规律延长史，但尿、血HCG正常；
- 内膜呈中等略偏强不均增厚，内可兼有多个小囊区；
- 葡萄胎患者有停经史，血HCG升高明显；
- 子宫增大，宫腔内充满大小不等囊区，呈落雪状，与宫壁界限尚清，常伴有宫腔积血；
- CDFI显示：内部与周边可探测到少许血流信号。

3. 内膜增生与不全流产鉴别：

- 内膜增生伴有不规则阴道出血时，内膜呈中低不均回声并有流动；
- 内膜增生，血、尿HCG均正常；
- 不全流产患者有停经史，不规则阴道出血，尿HCG阳性；
- 不全流产时，内膜呈中低不均回声并有流动，可未见明显胎囊，或子宫颈内口开大伴有变形的胎囊；
- 不全流产时，内膜CDFI显示无血流信号。

4. 内膜增生与子宫内膜癌鉴别：

- 内膜增生，内膜中等回声增厚＞15mm，内膜周边有低回声晕，周边尚清晰；

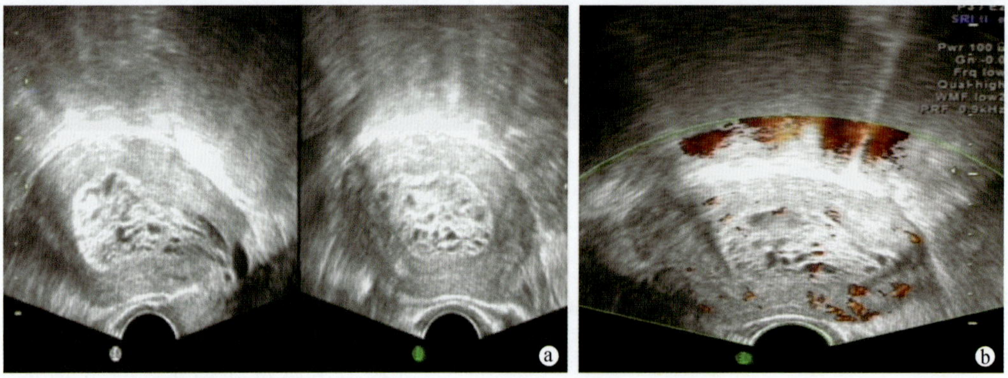

图13-46 内膜单纯增生

a. 内膜增厚并兼有多个囊区，与宫壁界限清晰；b. 能量多普勒显示，内膜周边及内部有少许点状血流信号

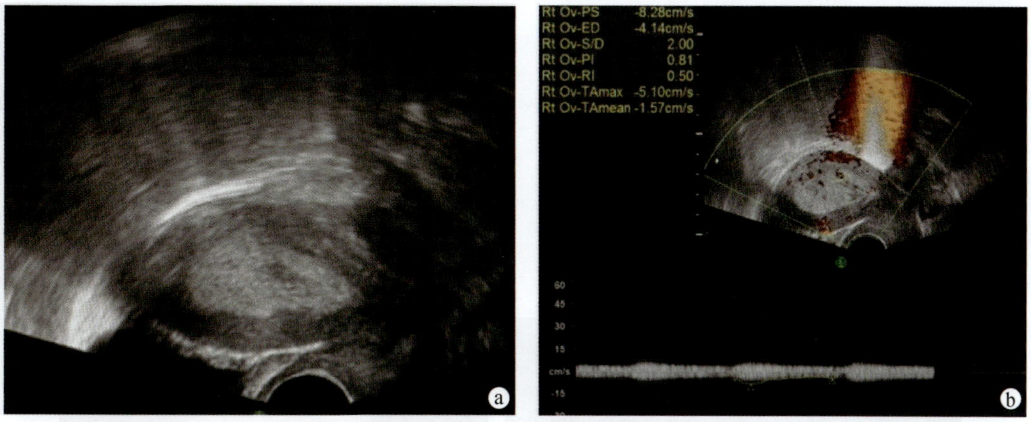

图 13-47 内膜复杂增生

a. 内膜增厚呈中等不均回声，中间有积血呈偏低回声，与宫壁界限尚清；b. 能量多普勒显示：内膜探测到血流信号，阻力指数略偏低（RI 0.50）

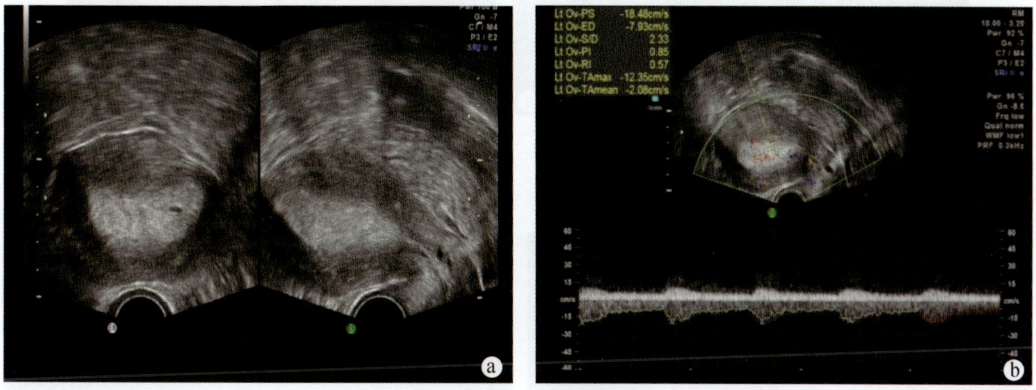

图 13-48 内膜非典型增生

a. 内膜增厚呈中等偏强不均回声，内兼有小囊区，与宫壁尚有界限；b. CDFI 显示：内膜可见点状及条状血流信号，阻力指数 RI 0.57

- CDFI 显示内膜有少许血流信号；
- 子宫内膜癌，内膜弥漫性或局灶性增厚，回声中等略偏强不均，与肌层界限欠清；
- 子宫内膜癌 CDFI 显示，内膜血流信号丰富，血管走形杂乱，阻力指数偏低；
- 与内膜非典型增生较难鉴别，需要诊断性刮宫病理协助诊断。

【临床处理】

- 内膜增生、内膜非典年轻患者需用孕激素对症治疗；
- 无生育要求可上曼月乐环；
- 绝经后妇女内膜非典型增生建议切除子宫。

（九）子宫内膜息肉（endometrial polyp）

【临床特点】

- 可发生于任何年龄的妇女，总发病率为 25%；
- 子宫内膜息肉也可能发生恶性病变（2%）；
- 绝经后妇女发病率为 31%，高峰在 50 岁；
- 早期可无症状；
- 息肉较多或较大时，出现月经经期延长、月经中期出血、月经量过多、不规则阴道出血或绝经后阴道出血；
- 不孕。

【病理特点】

- 镜下可见子宫内膜息肉大多由静息的、萎缩性或呈囊状转化的腺管及纤维化的富于血管的间质构成[7-8]。

【超声特点】

超声检查子宫内膜息肉要求在月经干净 3 天左右进行，特点如下：

- 子宫正常大小，形态规则；
- 内膜呈三线不均回声；
- 宫腔内可见单个或多个边界毛糙的中等回声团；
- 宫腔线弯曲；
- 宫腔息肉单个较大时可充满宫腔，内掺杂多个小囊区，息肉本身的边界与内膜界限可分，呈双边征（见图 13-49）；

- 三维超声可清晰显示宫腔内回声团位置，对于较大回声团，双边征更加明显；
- CDFI 显示，自宫壁伸向宫腔内回声团的点状或条状血流信号，表示为息肉蒂部位置（见图 13-50）；
- 子宫内膜息肉的血流信号 RI 多低于子宫动脉。

【临床处理】

- 息肉小，无不规则阴道出血，可定期复查；
- 宫腔镜手术（见图 13-51）；
- 反复生长内膜息肉无生育要求可上曼月乐环、热球或内膜电切。

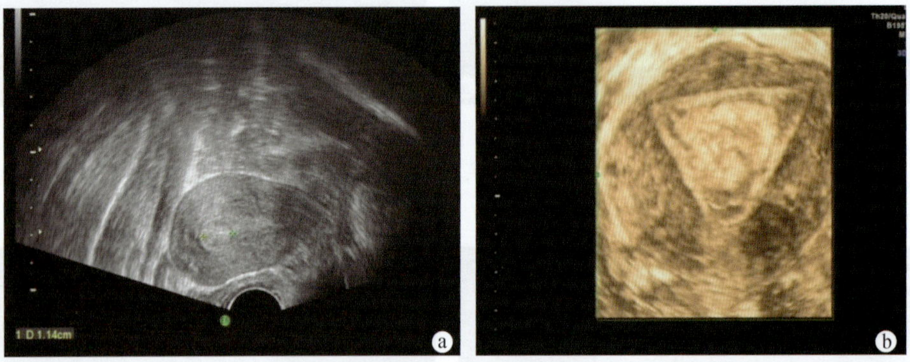

图 13-49　内膜息肉

a. 宫腔底部可见中等回声团，直径 1.1cm；b. 三维超声显示，宫腔内回声团充满宫腔，与宫壁界限清楚，双边征明显

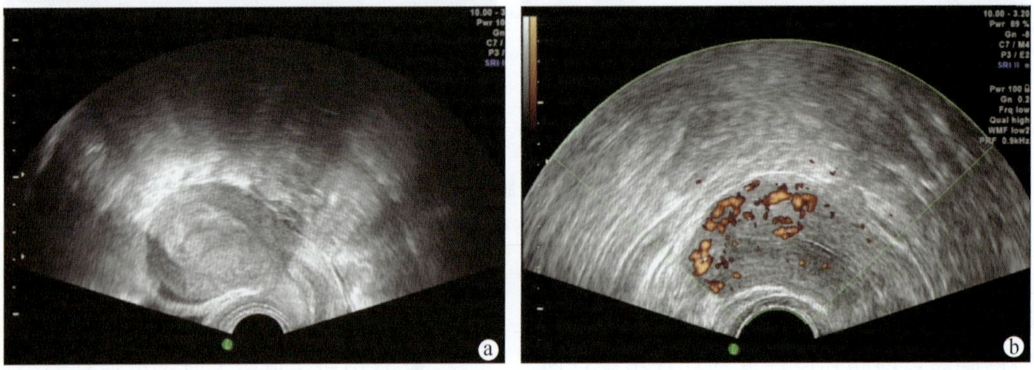

图 13-50　内膜多发息肉

a. 宫腔内多个中等回声团，分布在宫腔前壁及后壁；b. 能量多普勒显示：后壁伸向宫腔内回声团血流信号（蒂部）

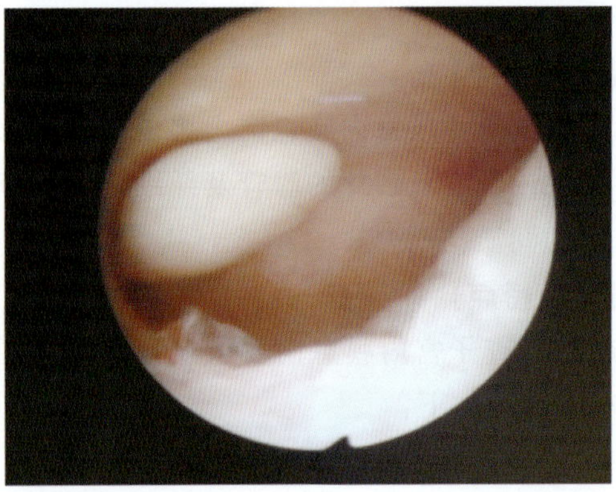

图 13-51　宫腔镜

宫腔右宫角处可见一息肉，表面光滑

（十）子宫内膜非典型腺肌瘤样息肉（atypical polypoid adenomyoma，APA）

【临床特点】

- 属于内膜息肉的特殊类型，较罕见；
- 可见于青春期后各年龄段妇女；
- 以不规则阴道出血为主要临床表现；
- 育龄妇女可表现为不孕；
- 也可见于乳癌术后服用三苯氧胺患者。

【病理特点】

镜下：

- 典型特征为纤维肌性间质中出现不同程度增生的子宫内膜腺体；

- 腺体通常具有明显结构复杂性和细胞非典型性[9]。

【超声特点】

- 病灶多位于宫腔下段至子宫颈管内，宫腔内及两宫角也可见；
- 病灶以偏低回声为主，也可呈中等偏强回声；
- 与宫壁界限欠清；
- CDFI 显示，病灶周边血管呈片状自宫壁伸向宫腔，病灶血流信号较丰富，阻力指数（RI）偏低（见图 13-52）。

【鉴别诊断】

（1）APA 与黏膜下肌瘤鉴别：

- APA 多位于宫腔下段至子宫颈管内，与宫壁界限欠清；
- CDFI 显示，病灶周边血管呈片状自宫壁伸向宫腔，病灶血流信号较丰富，RI 偏低；
- 黏膜下肌瘤超声表现为宫腔内实性低回声或中低回声结节，宫腔线偏移，子宫内膜基底层与肌瘤分界清楚；
- 黏膜下肌瘤 CDFI 显示，结节周边有环状或半环状血流，内部有星点状血流，可根据蒂部血流判断其位置；
- 当黏膜下肌瘤脱出至子宫颈管，超声下可见子宫下段至子宫颈管内低回声结节，蒂部有条状血流信号伸向宫腔发源地。

（2）APA 与子宫内膜息肉鉴别：

- APA 回声偏低位置偏下，与宫壁界限不清；
- 子宫内膜息肉超声检查宫腔内中等不均回声团，可单发或多发，息肉较大时可充满宫腔，内掺杂小囊区，息肉边缘与内膜界限清晰，有双边征表现；
- CDFI 显示息肉蒂部有点状或条状血流从宫壁深入其中并测到血流信号。

（3）APA 与子宫内膜癌鉴别：

- APA 好发于年轻妇女，而内膜癌好发于绝经前后；
- APA 病灶多位于宫腔下段至子宫颈管内，呈低回声；
- 子宫内膜癌为内膜局灶或弥漫性增厚，呈强弱不均杂乱回声或弱回声，侵入肌层时与宫壁界限不清，可伴有宫腔积液或积脓；
- 子宫内膜癌 CDFI 显示增厚的子宫内膜血流信号增多，较杂乱，可探测到肌层伸向内膜的血流，血管走形紊乱。

【临床处理】

- 宫腔镜手术；
- 必要时子宫全切。

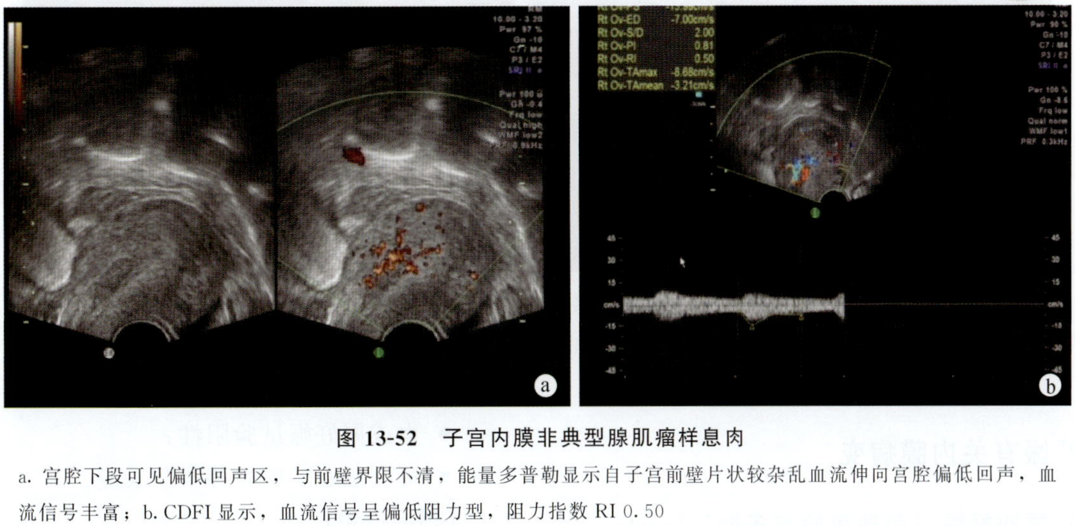

图 13-52　子宫内膜非典型腺肌瘤样息肉

a. 宫腔下段可见偏低回声区，与前壁界限不清，能量多普勒显示自子宫前壁片状较杂乱血流伸向宫腔偏低回声，血流信号丰富；b. CDFI 显示，血流信号呈偏低阻力型，阻力指数 RI 0.50

（十一）黏膜下肌瘤（submucous myoma）

【临床特点】

- 月经改变，经量增多、经期延长、可伴有贫血；
- 不规则阴道出血，接触性出血；
- 阴道分泌物增多；
- 黏膜下肌瘤一旦感染可伴有大量脓性分泌物，如有溃烂、坏死、出血时可有血性或脓血性有恶臭的阴道排液；
- 若肌瘤脱出至子宫颈外，可在妇科检查时发现阴道内自子宫颈脱出的实性肿物。

【超声特点】

- 子宫可增大，形态正常；
- 宫腔内可见自宫壁压向宫腔的低回声或中低回声结节；
- 宫腔内低回声结节，有蒂与宫壁相连，与宫壁界限清楚（见图 13-53）；
- 宫腔线偏移，内膜显示欠清；
- 如结节脱至子宫颈管内或阴道内，子宫颈管内可见低回声肿物，与周围界限清楚，其上方有蒂部呈条状低回声伸向宫腔（见图 13-54）；
- CDFI 显示：低回声结节周边有环状血流，带蒂的结节可见蒂部条状血流伸向宫腔以此判断蒂部位置及粗细。

【临床处理】

- 肌瘤脱出子宫颈口外可钳夹；
- 黏膜下肌瘤需做宫腔镜手术。

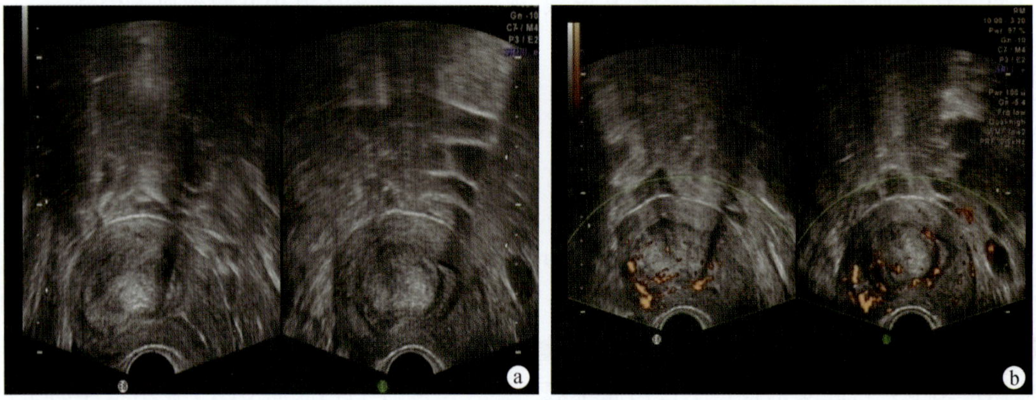

图 13-53　黏膜下肌瘤

a. 后壁底部压向宫腔中低回声结节，宫腔线偏移，与前壁界限清楚；b. 能量多普勒显示，宫腔内结节周边有环状血流信号，内部有点状血流信号

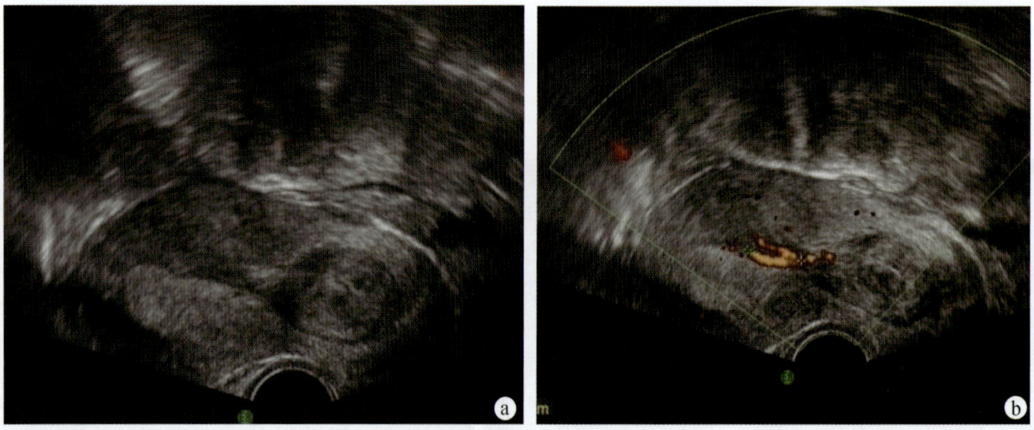

图 13-54　带蒂黏膜下子宫肌瘤

a. 宫腔下段至子宫颈管内可见低回声结节；b. 能量多普勒显示：子宫颈管内低回声结节上方有条状血管伸向宫腔后壁，宫颈管内口上 1.5cm 处为结节蒂部

二、与妊娠有关内膜病变

（一）早期妊娠（包括单胎与多胎）（early pregnancy）

【定义】

- 宫内妊娠 12 周末以前称为早期妊娠。

【临床特点】

- 停经；
- 血或尿妊娠试验阳性；
- 可有恶心、呕吐等早孕反应。

【超声特点】

- 内膜增厚；
- 阴道超声一般比腹部超声早一周，即在停经 35 天左右可探测到宫内胎囊（见图 13-55a、图 13-56）；
- 宫内胎囊周边绒毛层呈环状强回声，其外侧蜕膜层呈现低回声，而形成双环征；

- 当胎囊长到 5～6mm 时，囊内可见到卵黄囊，大小约 3～5mm，靠近孕囊一侧，孕 10～11 周后卵黄囊逐渐减小；
- 胎芽为紧贴卵黄囊的强回声结构，当胎芽＞2mm 时可见胎心搏动（见图 13-55b）；
- 如双胎、三胎妊娠可见宫腔内多个胎囊（见图 13-57 和图 13-58）。

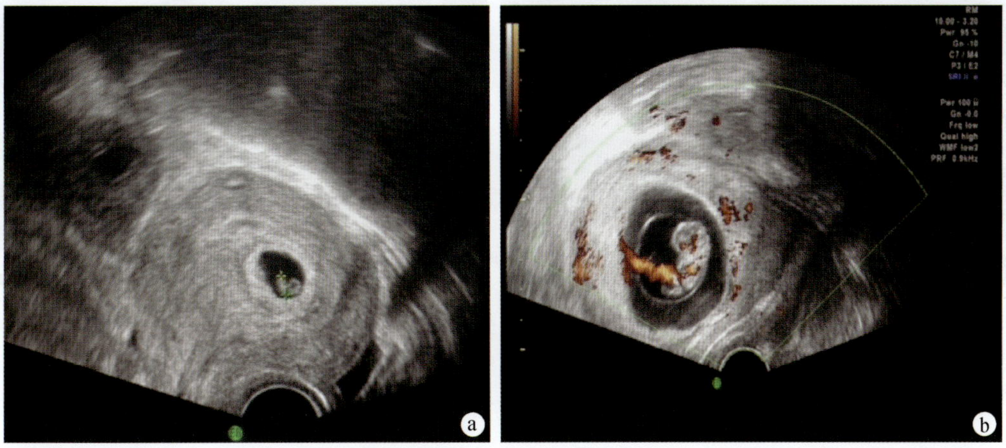

图 13-55 早期妊娠

a. 宫内可见妊娠囊，内可见卵黄囊及胎芽；b. 能量多普勒显示，宫内孕单活胎 9 周，可见胎心与脐血管

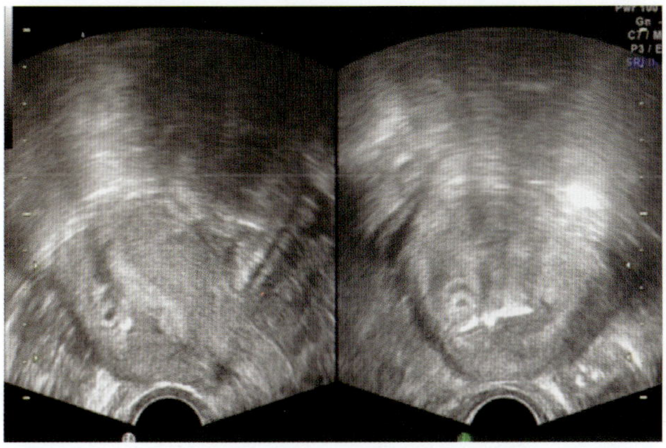

图 13-56 宫内环合并妊娠

宫内可见 T 环略下移，其上方偏右可见妊娠囊

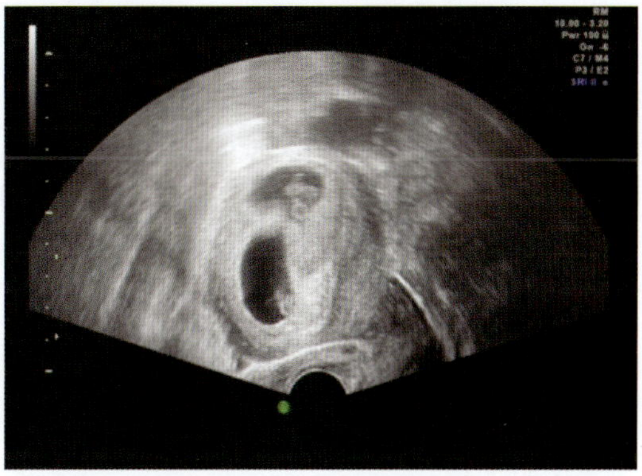

图 13-57 宫内双胎妊娠

宫腔内可见上下两个分开的胎囊，两个胎囊内均可见卵黄囊及胎芽

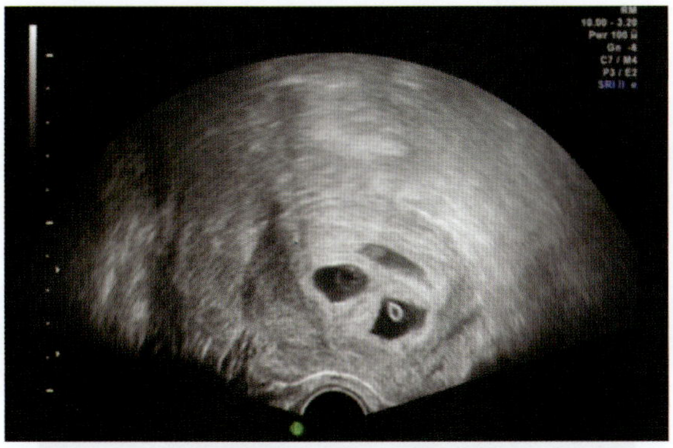

图 13-58 宫内三胎妊娠

宫腔内可见三个分开的胎囊，囊内均可见卵黄囊，未见胎芽

（二）先兆流产（threatened abortion）

【临床特点】

- 停经，尿妊娠试验阳性；
- 下腹痛；
- 阴道少量出血，但无妊娠物排出。

【超声特点】

- 子宫大小与妊娠周数相符；
- 宫内可见胎囊，囊内可见或未见卵黄囊及胎芽胎心；
- 胎囊位置可偏低，甚至达内口水平；
- 子宫颈内口无扩张；
- 宫腔内伴有积血（见图 13-59）。

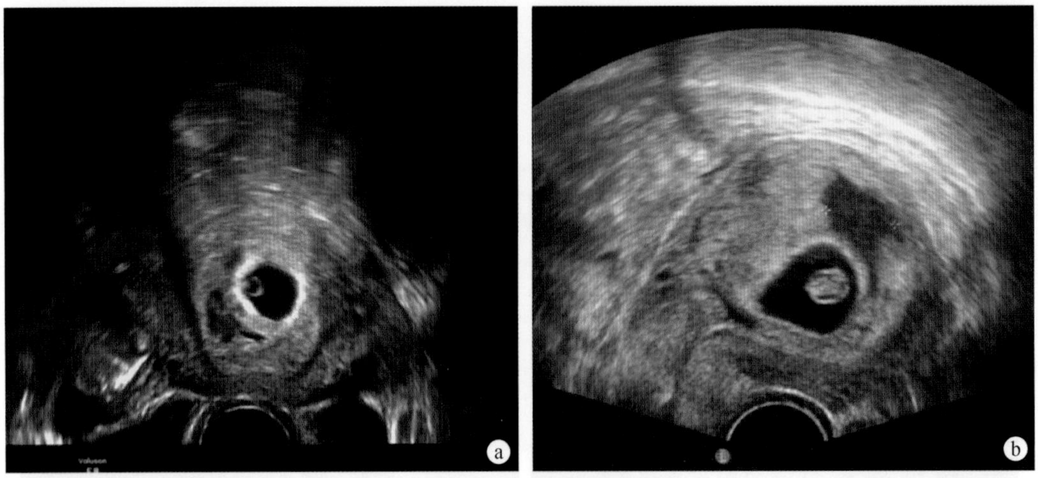

图 13-59 先兆流产

a. 宫内胎囊，其前方有非纯囊液性分离为宫腔积血；b. 宫内胎囊与胎芽，其后底部有非纯囊液性分离为宫腔积血，子宫颈内口关闭

【临床处理】

- 有生育要求，给予保胎处理；
- 无生育要求，可行药流或人工流产。

（三）难免流产（inevitable abortion）

【临床特点】

- 先兆流产基础上症状加重；
- 阵发性下腹痛及阴道出血量增多，无妊娠物排出；
- 妇科检查可见子宫颈内口开大。

【超声特点】

- 子宫大小与孕周可相符或略小于孕周；
- 变形的胎囊位于宫腔下段，囊内可见卵黄囊及胎芽；
- 子宫颈内口开大；
- 宫腔内可伴有积血。

【临床处理】

- 刮宫止血

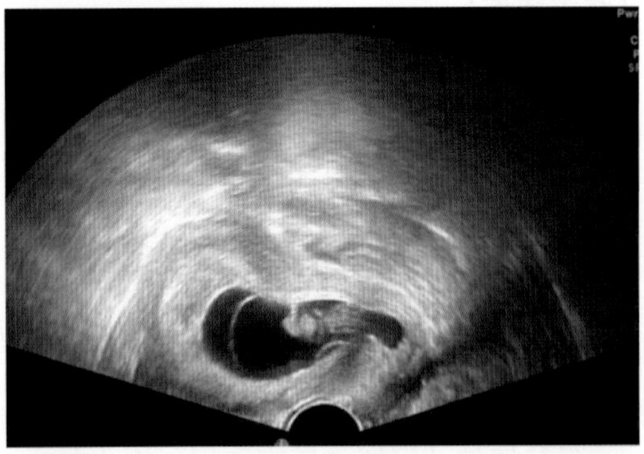

图 13-60 难免流产

宫内可见变形胎囊下移到宫腔下段至子宫颈管，内可见胎芽，子宫颈内口开大

（四）胎停育（early embryonic death）

【临床特点】

- 停经，尿妊娠试验阳性；
- 早孕反应由重到轻或无；
- 可伴有少量阴道出血。

【超声特点】

- 子宫小于孕周；
- 宫内可见周边呈强回声的囊区，形态可不规则；
- 囊内未见卵黄囊或见变形增大的卵黄囊（见图 13-61）；
- 未见胎芽或胎芽>7mm 仍无胎心搏动（见图 13-62）。

【临床处理】

- 需做术前化验与凝血功能测定；
- 根据妊娠周数相应做药物流产、人工流产、引产。

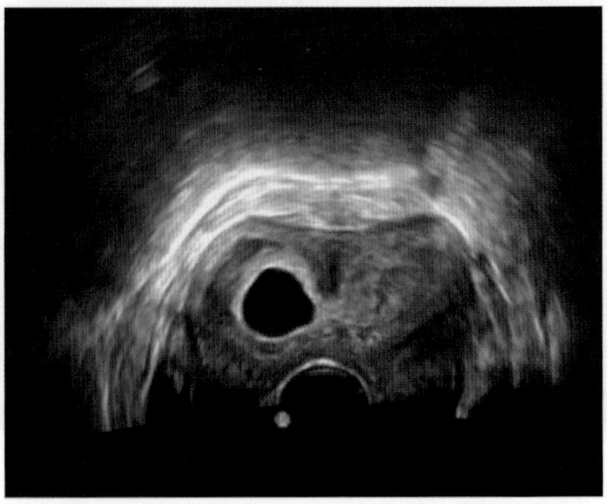

图 13-61 子宫不全纵隔合并胎停育

子宫冠状面，可见宫腔底部内膜呈“Y”形，右侧宫腔内可见妊娠囊，内无卵黄囊及胎芽

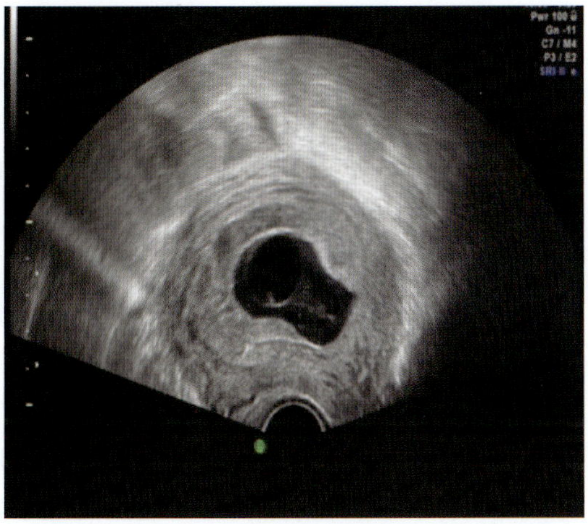

图 13-62　胎停育

宫腔内见变形妊娠囊，囊内可见增大变形卵黄囊，无胎芽

（五）宫角妊娠（cornual pregnancy）

【临床特点】

- 早孕期可无特殊表现；
- 随着孕周增加可出现下腹痛、阴道出血；
- 一旦破裂出现急腹症则危及生命。

【超声特点】

- 内膜增厚；
- 一侧子宫角部突起（见图 13-63）；
- 妊娠囊位于子宫角部狭窄处，其外有肌层包绕，其内可见卵黄囊及胎芽胎心，与子宫内膜相通。

【鉴别诊断】

输卵管间质部妊娠鉴别：

- 输卵管间质部妊娠超声下可见妊娠囊位于子宫角外侧，其外可有肌层包裹，但与子宫内膜不相通（见图 13-64）。

【临床处理】

- 超声引导下做刮宫或宫腔镜；
- 腹腔镜监测下刮宫或病灶清除。

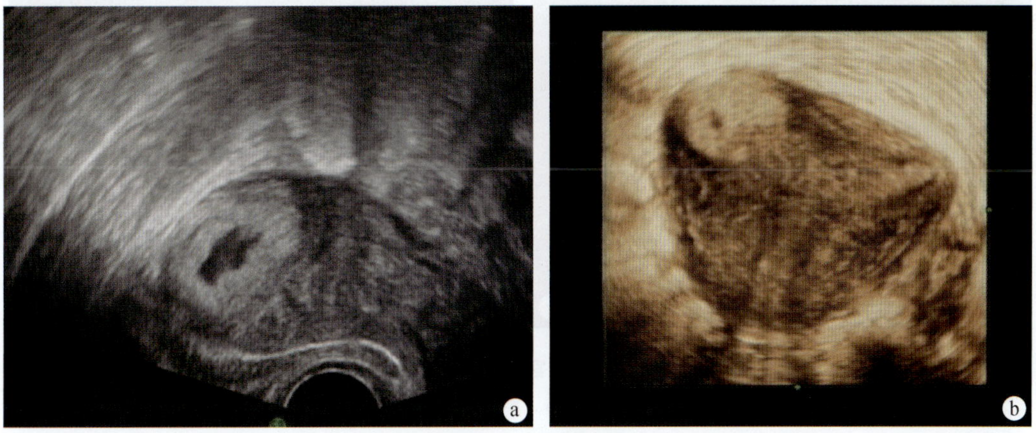

图 13-63　宫角妊娠

a. 子宫右角部略突起，妊娠囊位于宫腔右角部，囊内似可见卵黄囊，其外有肌层包绕；b. 宫角妊娠三维超声显示：妊娠囊位于宫腔右角部，右角部略突起，与宫腔内膜相连

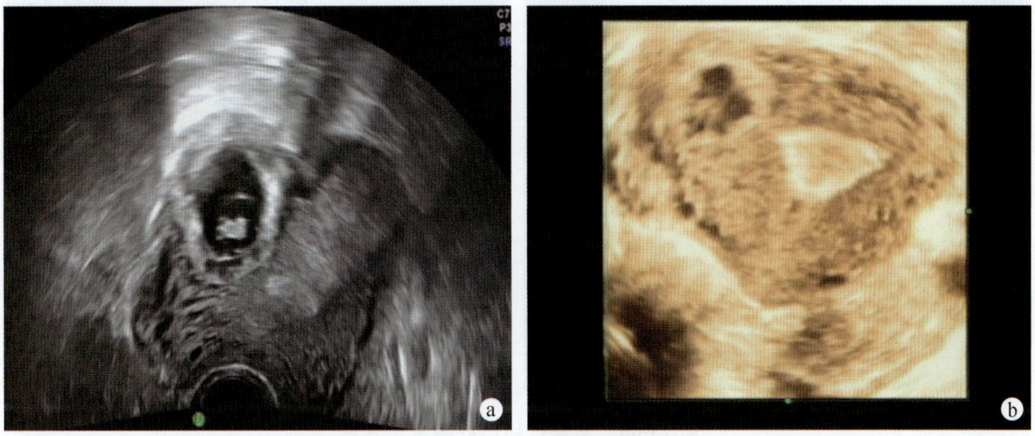

图 13-64　输卵管间质部妊娠

a. 子宫右宫角突起，妊娠囊位于宫腔右角外侧，内可见卵黄囊及胎芽，与内膜不相通；b. 三维超声显示：子宫右宫角突起，妊娠囊位于右宫角外侧，其外有薄肌层包绕，与内膜不相通

（六）剖宫产术后瘢痕部位妊娠（cesarean scar pregnancy）

【临床特点】

- 患者有剖宫产史；
- 停经，尿妊娠试验阳性；
- 停经后有不规则阴道出血伴或不伴下腹痛；
- 人工流产术中出现阴道大量出血。

【超声特点】

- 子宫增大，子宫下段峡部可膨大；
- 内膜增厚可伴有积血，宫腔上段及子宫颈管内无妊娠囊（见图 13-65）；
- 子宫前壁下段剖宫产切口处可见妊娠囊或混合性不均回声包块，可向内（宫腔）突出或向外（膀胱方向）突出，可与宫壁界限不清，距前壁浆膜层很薄＜5mm 或穿透浆膜层（见图 13-65～图 13-67）；
- CDFI 显示，包块内部及周边有较丰富血流信号，多为静脉频谱及低阻动脉频谱。

【临床处理】

- 内生型可先行子宫动脉栓塞、结扎后再刮宫；
- 清除病灶后，宫腔内无明显残留，但血 HCG 下降不满意可用米非司酮保守治疗；
- 外生型病灶达浆膜层或穿透浆膜层需开腹手术，将病灶局部清除，大出血经处理子宫仍不收缩者，必要时切除子宫。

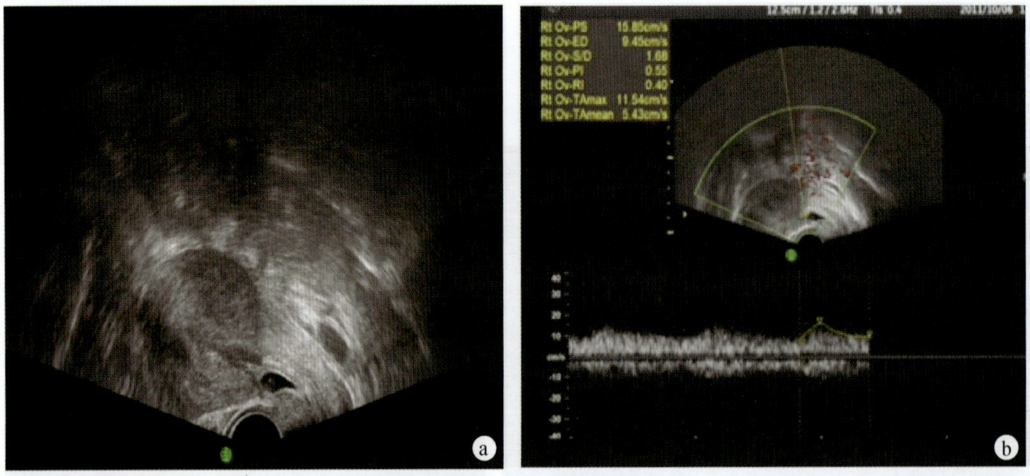

图 13-65　剖宫产术后瘢痕妊娠

a. 妊娠囊位于宫腔下段剖宫产切口处，内可见卵黄囊，距前壁浆膜层 0.4cm；b. 瘢痕妊娠能量多普勒显示：妊娠囊周边探测到血流信号

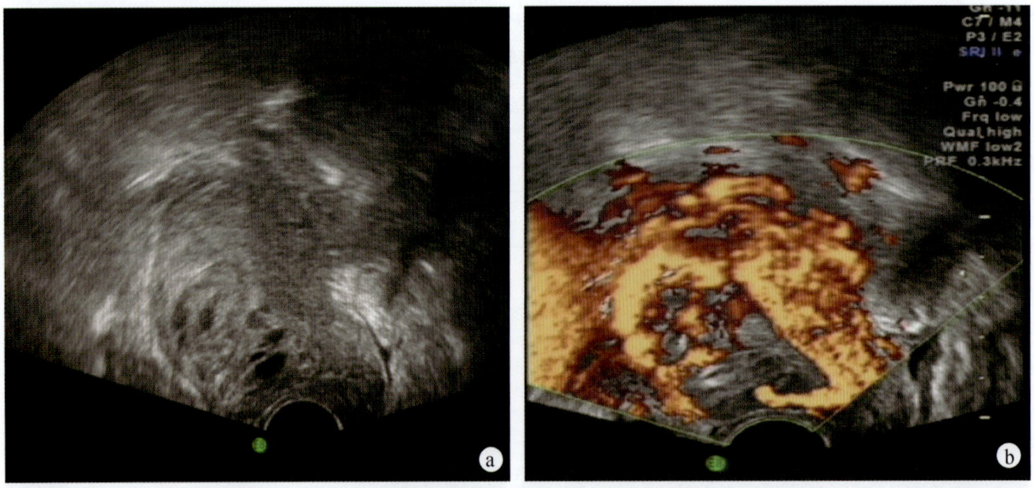

图 13-66　剖宫产切口妊娠流产术后

a. 剖宫产切口妊娠流产术后子宫前壁下段剖宫产切口处可见中低不均回声包块，达浆膜层；b. 能量多普勒显示：剖宫产切口处不均回声包块周边及内部均可见较丰富血流信号

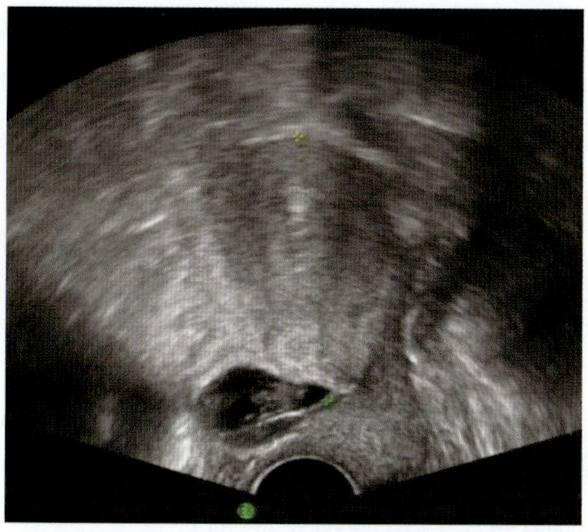

图 13-67 剖宫产切口瘢痕妊娠胎停育

妊娠囊位于子宫前壁下段剖宫产切口处，局部向外突起，距浆膜层 0.2cm，囊内可见变形胎芽无胎心

（七）产后或药物流产、人工流产术后宫腔残留（intrauterine vestigial）

【临床特点】

- 产后或药物流产、人工流产术后阴道持续或间断出血；
- 伴有下腹痛；
- 有时伴发热。

【超声特点】

- 宫腔内可见中低不均回声，内有散在强回声（见图 13-67a）；
- 产后可见宫腔内片状强回声，与宫壁界限欠清；
- CDFI 显示不均回声无血流信号或有高阻力血流信号（见图 13-67b、图 13-69）。

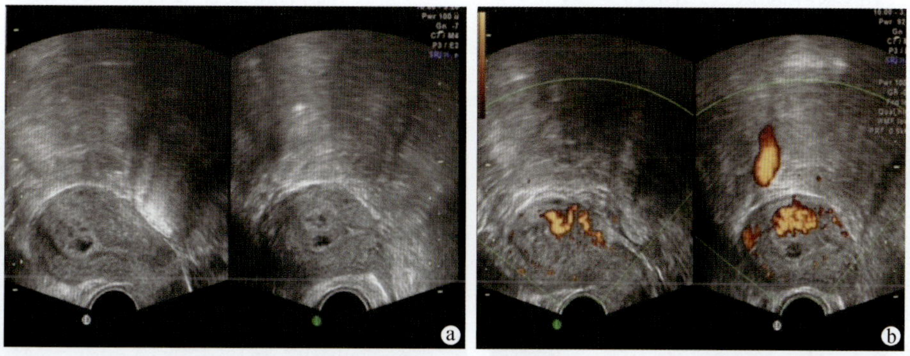

图 13-68 宫腔残留

a. 人工流产术后，宫腔底部中低不均回声；b. 能量多普勒显示：宫腔内不均回声无明显血流信号

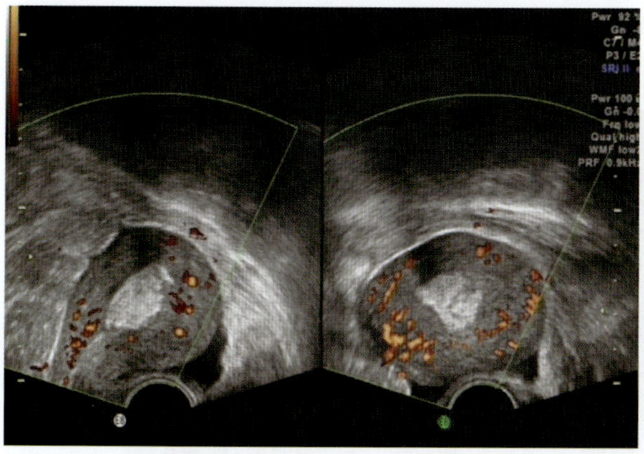

图 13-69 产后胎盘残留

顺产后患者，宫腔内呈强回声与后壁界限不清，能量多普勒显示血流信号少

【临床处理】

- 超声引导下刮宫；
- 宫腔镜手术。

（八）葡萄胎（不全、完全）（hydatidiform mole）

【临床特点】

- 常见于生育年龄妇女；
- 停经后出现阴道流血；
- 早孕反应重，可出现妊娠剧吐；
- 由于子宫增大及双侧卵巢增大，可出现下腹痛；
- 妇科检查：子宫大于停经月份，质软；
- 血 HCG 明显高于正常妊娠。

【病理特点】

肉眼[2]：

- 水泡状物形如成串葡萄，水泡大多在直径数毫米或 1～3cm 不等；
- 其间有纤细的细带（纤维素）相连，常混有血块蜕膜碎片。

镜下：

完全葡萄胎

- 可确认的胚胎或胎儿组织缺失；
- 绒毛水肿；
- 弥漫性滋养细胞增生；
- 种植部位滋养细胞呈弥漫和显著的异型性。

部分葡萄胎

- 有胚胎或胎儿组织存在；
- 局限性滋养细胞增生；
- 绒毛大小及其水肿程度明显不一；
- 绒毛呈显著的扇贝样轮廓、间质内可见明显的滋养细胞包涵体；
- 种植部位滋养细胞呈局限和轻度的异型性。

【超声特点】

- 子宫增大，多大于停经月份，肌层尚清晰；
- 宫腔内充满杂乱回声，内有大小不等的囊区，呈落雪状或蜂窝状（见图 13-70）；
- 常伴有宫腔积血，呈非纯囊液性分离或片状的中低不均回声；
- 卵巢黄素化囊肿，多表现为双侧，呈圆形或椭圆形无回声囊区，大小多在 5～10cm 不等，壁薄，囊内可见分隔，部分葡萄胎患者，卵巢黄素化囊肿较大（>10cm）；
- 部分性葡萄胎时，可在宫腔内看到妊娠囊、同时伴有落雪状大小不等的囊区（见图 13-71）；
- CDFI 显示：宫腔内“落雪状”或“蜂窝状”周边可探测到血流信号，内部无血流信号。

【鉴别诊断】

葡萄胎与子宫内膜增生鉴别：

- 内膜增生患者尿或血妊娠试验阴性；
- 超声检查内膜呈中等或略偏强增厚，可兼有多个无回声囊区（见图 13-72）；
- CDFI，内膜可探测到血流信号；
- 葡萄胎患者有停经史，尿或血妊娠试验阳性；超声显示宫腔内充满大小不等囊区呈落雪状，内部无血流信号。

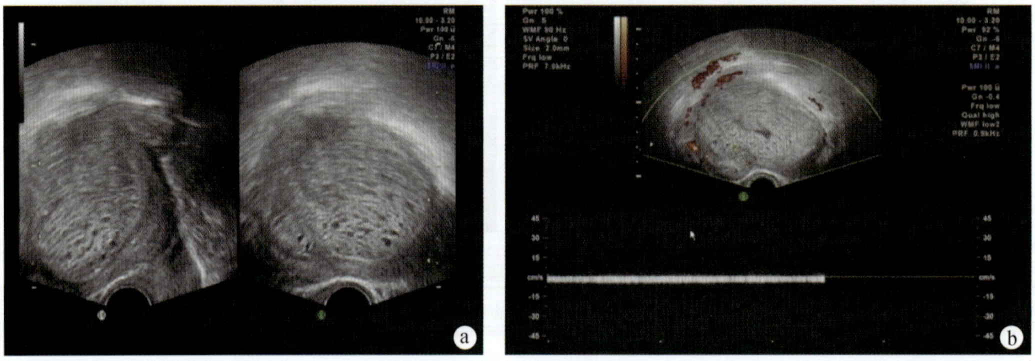

图 13-70　葡萄胎

a. 子宫增大，宫腔内充满大小不等的囊区呈落雪状；b. 能量多普勒显示，宫腔内部少量或无明显血流信号

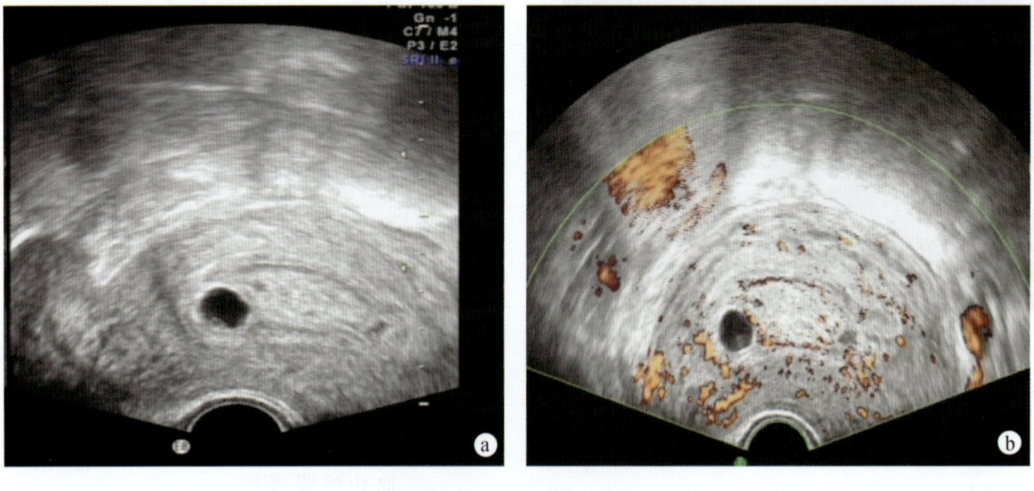

图 13-71　部分性葡萄胎

a. 宫腔上段可见妊娠囊，内有卵黄囊，其下方杂乱的中等回声，内有大小不等囊区呈落雪状；b. 能量多普勒显示，宫腔内不均回声周边有血流信号，内部血流信号少

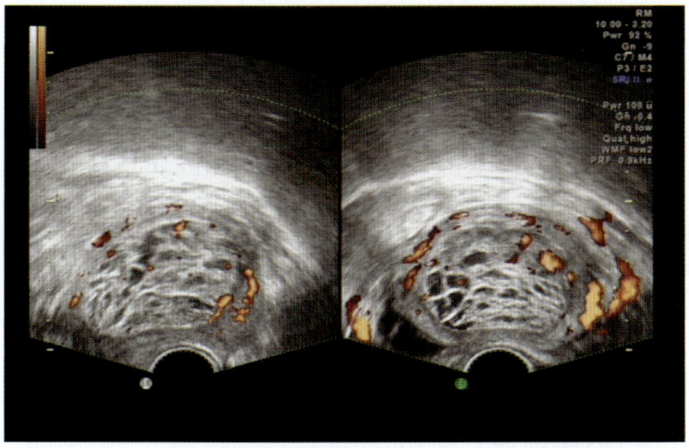

图 13-72　子宫内膜增生

绝经后患者，内膜呈多囊性增厚（左），内部有血流信号（右）

【临床处理】

- 住院刮宫送病理；
- 监测血 HCG。

三、子宫内膜恶性病变

（一）子宫内膜癌（endometrial carcinoma）

【定义】

- 子宫内膜癌是发生于子宫内膜的一组上皮性恶性肿瘤；
- 来源于子宫内膜腺体的腺癌为最常见类型，占 80%～90%；
- 占女性生殖道恶性肿瘤的 20%～30%。

【临床特点】

- 不规则阴道出血，为最常见症状，特别是绝经后阴道出血；
- 围绝经期月经紊乱，经量增多，经期延长，或月经中期出血；
- 阴道排液，晚期合并感染可伴有脓血性或臭味分泌物；
- 疼痛：因宫腔积液或积脓可引起下腹疼痛，晚期癌浸润周围组织时可引起相应部位疼痛；
- 高血压、糖尿病、肥胖、未婚、不育、绝经延迟是高危因素；
- 长期服用激素及三苯氧胺也是子宫内膜癌的高危人群；
- 临床分期[10]（表 13-2）。

表 13-2　子宫内膜癌 FIGO（2014）分期

期别	肿瘤范围
Ⅰ期	肿瘤局限于子宫体
Ⅰa	肿瘤浸润深度<1/2 肌层
Ⅰb	肿瘤浸润深度≥1/2 肌层
Ⅱ期	肿瘤侵犯子宫颈间质，但无宫体外蔓延
Ⅲ期	肿瘤局部和（或）区域扩散
Ⅲa	肿瘤累及浆膜层和（或）附件
Ⅲb	阴道和（或）宫旁受累
Ⅲc	盆腔淋巴结和（或）腹主动脉旁淋巴结转移
Ⅲc1	盆腔淋巴结阳性
Ⅲc2	腹主动脉旁淋巴结阳性和（或）盆腔淋巴结阳性
Ⅳ期	肿瘤侵及膀胱和（或）直肠黏膜，和（或）远处转移
Ⅳa	肿瘤侵及膀胱和（或）直肠黏膜
Ⅳb	远处转移，包括腹腔内和（或）腹股沟淋巴结转移

【病理特点】

肉眼[6]：

- 弥漫型：病灶累及整个宫腔内膜，可呈息肉状或菜花状，表面有坏死、溃疡，可有肌层浸润，组织呈灰白色、糟脆、豆渣样；
- 局限型：病灶局限于宫腔某部位，组织呈息肉状或表面粗糙呈颗粒状，也可有肌层浸润。

镜下[6]：

- 内膜样腺癌：内膜腺体高度异常增生，上皮复层，并形成筛孔状结构；
- 乳头状浆液性腺癌：癌细胞异型性明显，多为不规则复层排列，呈乳头状或簇状生长，1/3 可伴砂粒体。恶性程度高，易有深肌层浸润和远处转移，预后差；
- 腺癌伴鳞状上皮分化：腺癌组织中有时含鳞状上皮成分，伴化生鳞状上皮成分者称为棘腺癌，伴鳞癌者称为鳞腺癌。
- 透明细胞癌：多呈实性片状，腺管状或乳头状排列，癌细胞胞浆丰富、透亮，核呈异型性，或靴钉状，恶性程度高，易早期转移。

【超声特点】

- 内膜增厚不均，对于绝经后女性内膜＞5mm时，应予以重视，进行监测随访；
- 超声下可分为 3 型

（1）局限型：病变仅累及部分内膜，内膜局部增厚，病灶虽小，也可侵犯肌层（见图 13-73）；

（2）弥漫型：子宫内膜弥漫性不均匀或局灶性增厚，增厚处内膜呈中等偏强不均杂乱回声（见图 13-74）；

（3）息肉型：癌灶向宫腔突出呈息肉状。

- 可伴有宫腔积脓；
- 侵犯宫壁时，内膜周边低回声晕中断或消失，病灶与宫壁界限欠清，距浆膜层很薄或达浆膜层；
- 三维超声显示：内膜体积增大，可显示宫腔内病灶位置与宫壁之间关系；
- CDFI 显示：宫腔内病灶血流信号丰富、血管走形杂乱，多呈低阻力频谱，RI＜0.50；
- 三维能量多普勒超声显示：内膜体积增大，内膜血管走形杂乱无章，血管指数（VI）、血流指数（FI）及血管血流指数（VFI）均明显增高，提示宫腔内病灶血流异常丰富（见图 13-75）。

【临床处理】

- 行子宫内膜癌根治术；
- 有生育要求的早期患者可服用大剂量孕激素保守治疗。

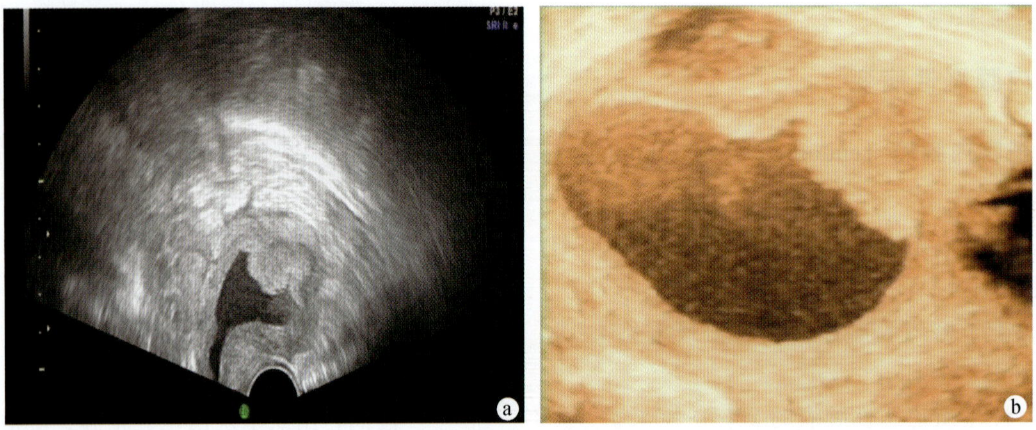

图 13-73　局限型内膜癌

a. 病灶位于宫腔底部及后壁，伴有宫腔积脓，与底部界限不清；b. 局限型内膜癌三维超声显示，宫腔内病灶位于宫底及后壁，与宫壁界限不清，伴有宫腔积脓

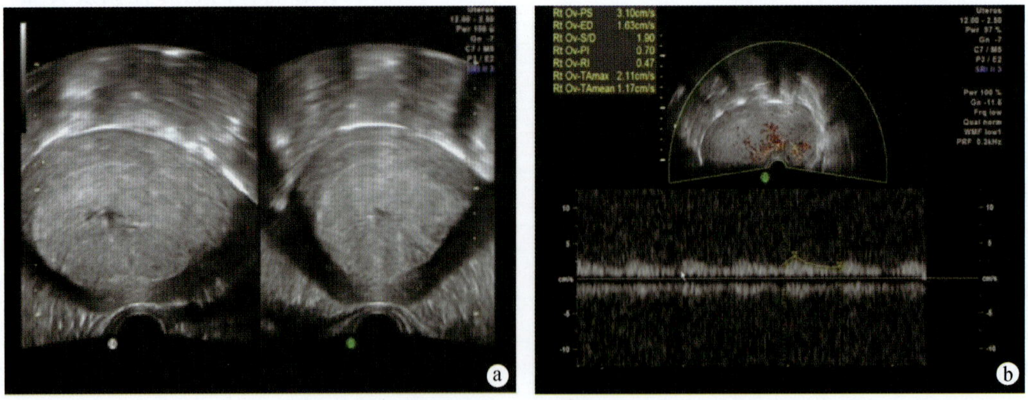

图 13-74　弥漫型内膜癌

a. 宫腔内充满中等略偏强不均回声，中间兼有囊区，与宫壁尚有界限；b. 能量多普勒超声显示，宫腔内病灶血流信号较丰富，阻力指数低（RI 0.47）

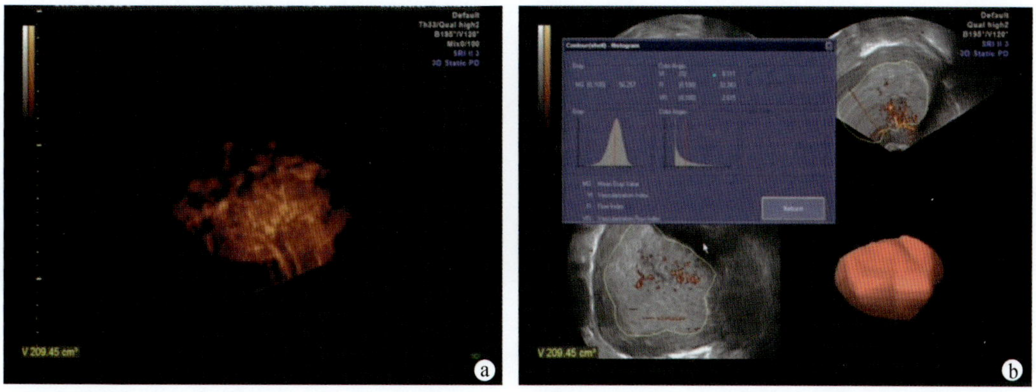

图 13-75 内膜癌

a. 三维能量多普勒超声显示，宫腔体积增大，宫内病灶血管粗细不等，走形杂乱无章，呈火球状；b. 三维能量多普勒超声，计算血管指数（VI）、血流指数（FI）及血管血流指数（VFI）均明显增高

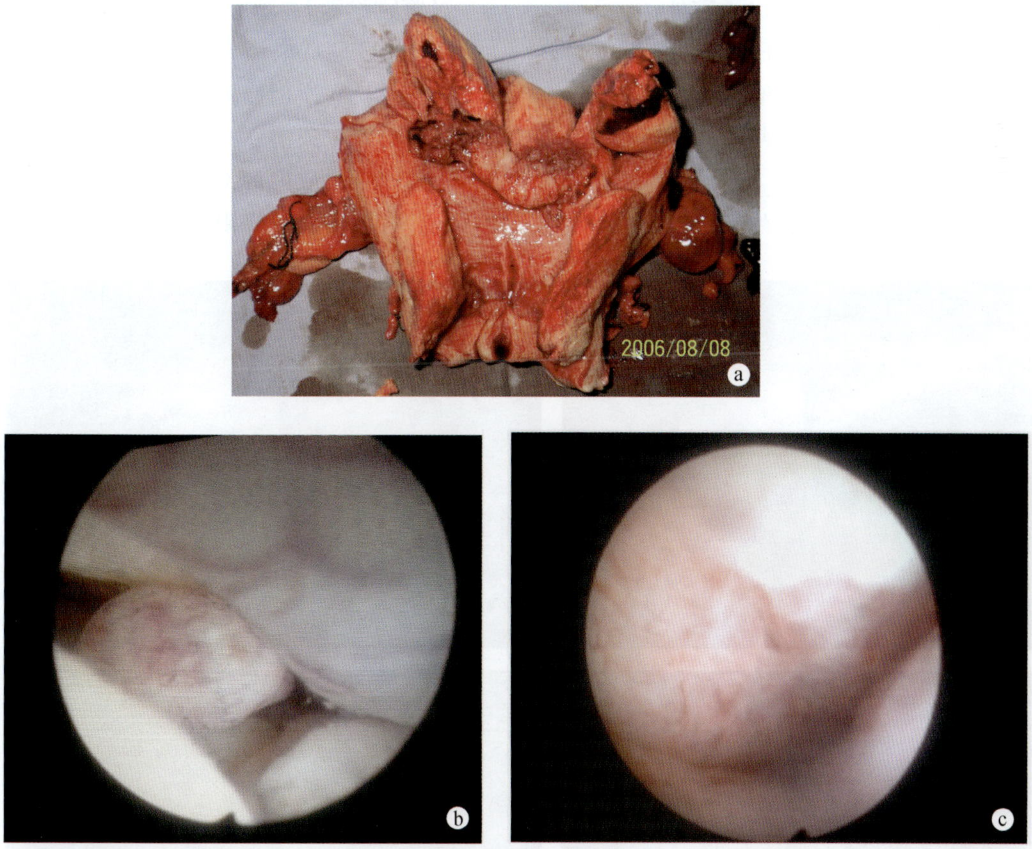

图 13-76 子宫内膜癌

a. 局限型内膜癌手术标本，可见宫腔底部病灶呈乳头状，部分糟脆；b. 宫腔镜下息肉型内膜癌病灶，表面呈灰白色，可见杂乱的血管；c. 宫腔镜下弥漫型内膜癌病灶，内膜增厚，表面可见粗细不等的血管

（二）子宫内膜间质肉瘤（endometrial stromal sarcoma）

【定义】来源于子宫内膜间质细胞的罕见肿瘤[6]，约占子宫肉瘤的15%。

【临床特点】

- 低度恶性子宫内膜间质肉瘤发病年龄较年轻，平均34.5岁；
- 高度恶性子宫内膜间质肉瘤发病年龄平均50.8岁；
- 不规则阴道大量出血；

- 下腹疼痛伴下坠感；
- 由于肿物增长迅速，可出现压迫症状，尿频、尿急、尿潴留、便秘等；
- 晚期可出现消瘦、全身乏力、贫血、低热等症状。

【病理特点】

肉眼：

- 肿瘤呈息肉状或分叶状向宫腔突起，常伴有出血坏死；
- 切面呈灰黄色、鱼肉状。

镜下[11]：

1. 低度恶性间质肉瘤：
- 浸润性肿瘤伴或不伴有血管侵入；
- 可从子宫内向外生长并长出子宫外；
- 来源于间质细胞，具有特征性的增殖表现（即每 10 个高倍视野，核分裂象不超过 10 个）；
- 肿瘤可在子宫切除术后多年复发或转移。

2. 高度恶性间质肉瘤：
- 一种生长迅速、早期即发生转移的肉瘤；
- 来源于多形、非典型的梭形细胞；
- 可部分地呈平滑肌、横纹肌和骨肉瘤样分化（每 10 个高倍视野核分裂象多于 10 个）。

【超声特点】

- 子宫不同程度的增大；
- 子宫内膜不规则增厚，回声不均；
- 宫腔内病灶向宫壁浸润，甚至达浆膜层，似壁间肌瘤凸向宫腔，但回声紊乱，无旋涡状结构；
- CDFI 显示：病灶与肌层边界不清，有杂乱血管延伸，肿物血流信号丰富，血管走形杂乱无章，血流阻力指数偏低，$RI<0.50$（见图 13-77）。

【鉴别诊断】

1. 内膜间质肉瘤与子宫黏膜下肌瘤鉴别：
- 内膜间质肉瘤内部无明显旋涡状结构，与宫壁界限欠清；
- 内膜间质肉瘤 CDFI 显示血流分布紊乱，血管伸向宫壁界限不清；

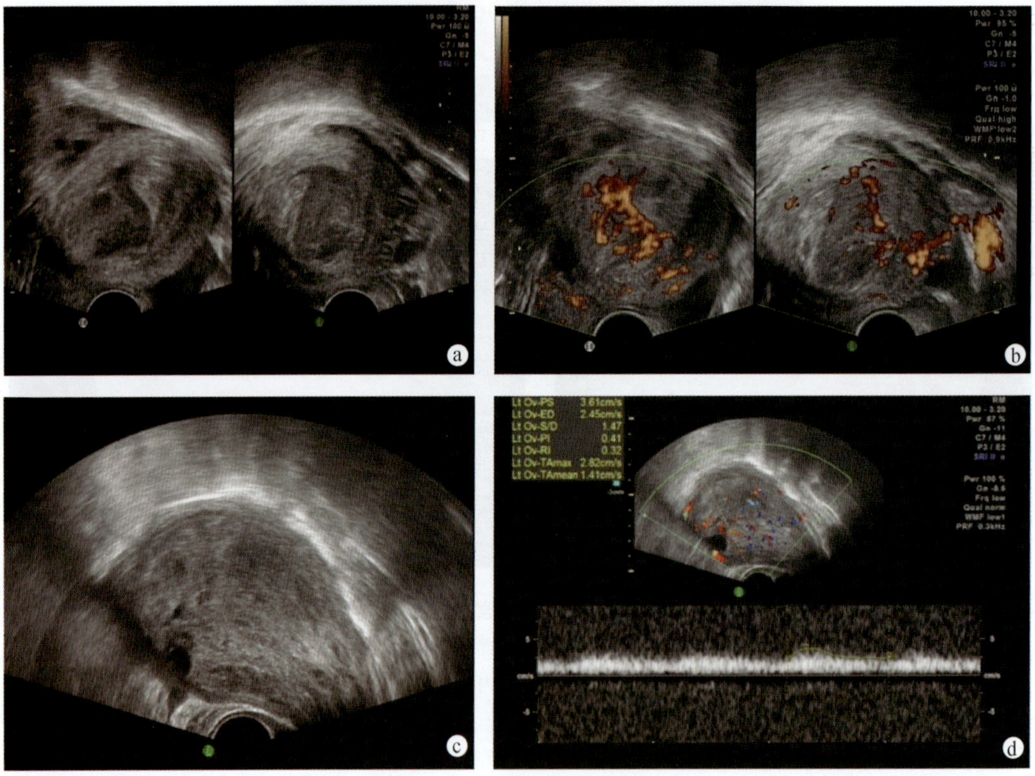

图 13-77 子宫内膜间质肉瘤

a. 宫腔内充满中低不均回声，间有不规则液性暗区，与宫壁界限不清；b. 能量多普勒显示：宫腔内病灶血流信号丰富，自宫壁伸向宫腔，血管走形杂乱；c. 子宫内膜间质肉瘤，宫腔内充满不均质回声，内兼有多个大小不等囊区，呈蜂窝状，与宫壁界限不清，前壁已接近浆膜层；d. CDFI 显示：宫腔内不均质回声血流信号丰富，阻力指数低（RI 0.32）

- 黏膜下肌瘤呈低回声结节状，内部可见旋涡状结构，与宫壁界限清；
- 黏膜下肌瘤 CDFI 显示结节周边有环状血流，血管分布均匀。

2. 内膜间质肉瘤与子宫腺肌病鉴别：

- 内膜间质肉瘤可表现为宫壁不均匀回声，压向宫腔；
- 内膜间质肉瘤回声强弱不等，杂乱；
- 内膜间质肉瘤 CDFI 显示血流信号丰富分布紊乱，血管伸向宫壁界限不清；
- 腺肌病宫壁回声不均呈短线状，可兼小囊区，腺肌瘤形成时呈片状不均回声；
- 腺肌病 CDFI 显示：宫壁血流信号散在分布，但血管走形尚规整，阻力指数不低。

3. 内膜间质肉瘤与子宫内膜癌鉴别：

- 内膜间质肉瘤回声偏低似有伪足伸向宫壁；
- 内膜间质肉瘤一般无宫腔积液；
- 子宫内膜癌内膜增厚不均呈偏强回声，可伴有宫腔积液。

【临床处理】

- 手术治疗

（耿　京）

参考文献

[1] 唐军. 妇科疾病的超声诊断与鉴别诊断，1 版. 北京：中国医药科技出版社 2006：51-60.

[2] 顾美皎，戴钟英，魏丽惠，等. 临床妇产科学，2 版. 北京：人民卫生出版社 2011：998-1014.

[3] Jastrow N，Chaillet N，Roberge S，et al. Sonographic lower uterine segment thickness and risk of uterine scar defect：asystematic review. J Obstet Gynaecol Can，2010，32：321-327.

[4] Hricak H，Reinhold C，Ascder SM. 妇科百例疾病影像诊断精粹. 时春燕，李奎（主译）. 北京：北京大学医学出版社，2006.

[5] 唐军，余丽. 358 例绝经后无子宫器质性病变妇女宫腔积液阴道超声分析. 中国妇产科临床，2005，6（3）：179 - 199.

[6] 丰有吉，沈铿. 妇产科学，2 版. 北京：人民卫生出版社. 2010，243-247、357-362、334-338、338-340。

[7] Fambrimi M，Buccolieroy AM，Bargelli G，et al. Clinical utility of liquid-based cytology for the characterization and management of endometrial polyp in postmenopausal age. Int J Gynecol Cancer，2008，18（2）：306 - 311.

[8] Goldstein SR，Monteagudo A，Popiolek D，et al. Evaluation of endometrial polyp. Am J Obstet Gynecol，2002，186（4）：669 -674.

[9] Chhieng DC，Elgert PA，Cangiarella JF，et al. Cytology of polypoid adenomyomas：a report of two cases. Diagn Cytopathol，2000. 22：176-180.

[10] FIGO committee on Gynecologic Oncology. FIGO staging for carcinoma of the vulva，cervix，and corpus uteri. International Journal of Gynecology and Obstetrics，2014（125）：97-98.

[11] U. N. 里德，M. 维尔纳，H. E. 舍费尔. 里德病理学，1 版. 武忠弼（主译）. 上海：上海科学技术出版社. 2007：808.

第十四章 附 件

第一节 盆腔囊性占位

一、卵巢瘤样囊性占位

（一）滤泡囊肿（follicular cyst）

【临床特点】

- 滤泡囊肿从胎儿至绝经后妇女任何年龄均可发生，以育龄期非妊娠妇女和月经初潮或绝经前后的女性常见。
- 滤泡囊肿是由于雌激素持续刺激，无促卵泡激素（FSH）、促黄体素（LH）峰值而造成卵泡持续长大却未发生排卵所形成的囊肿。
- 此囊肿为生理性、非赘生性的瘤样病变，可随着激素水平变化而改变。
- 患者一般无临床症状，有时可感到囊肿侧的下腹部隐痛。

【病理特点】

肉眼：囊肿 3～8cm，单房性，清亮液体。

镜下：衬覆粒层细胞、卵泡膜细胞或两者皆有的囊肿。

【超声特点】

- 子宫一侧可见单纯性、无回声囊肿，内壁光滑，一般＜5cm，最大可达 10cm。
- 包膜完整，壁薄，呈类圆形（见图 14-1）。
- 囊肿周边有时可见正常卵巢组织。
- 囊肿周边可测到血流信号。
- 一般经过 1～3 个月经周期后，最长者数月后囊肿自然消失（见图 14-2）。

【临床处理】

- 超声定期观察。

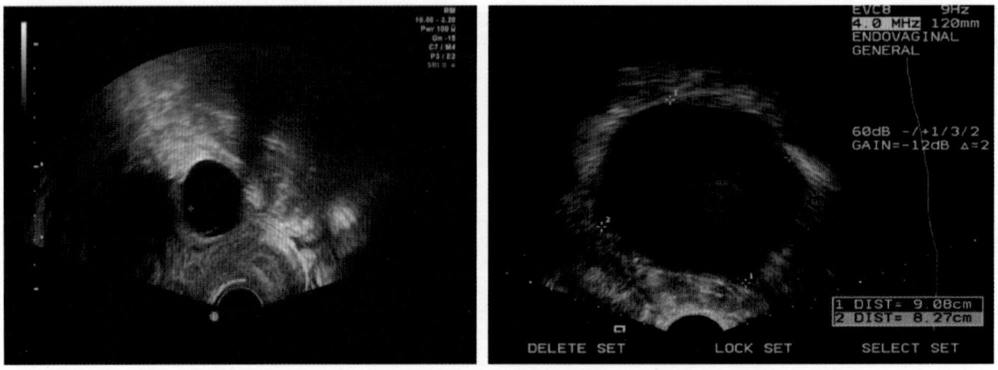

图 14-1 单纯性囊肿

内壁光、无房隔；包膜完整、壁薄

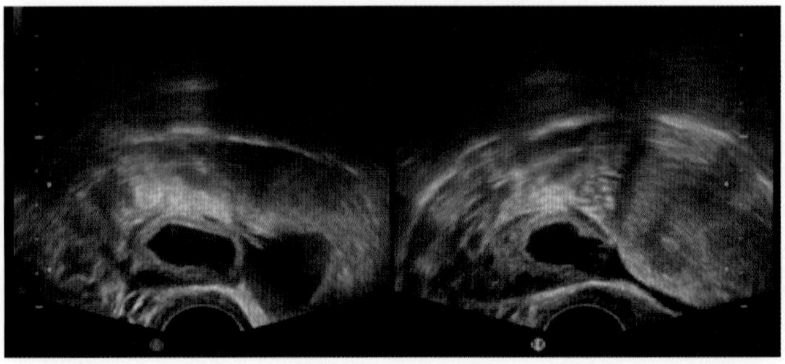

图 14-2 滤泡囊肿破裂（左）囊肿内壁皱缩后自然消退，囊肿外有液体（右）

（二）多囊卵巢综合征（polycystic ovarian syndrome）

【临床特点】

- 以高雄激素血症症状为主，无排卵性月经失调，可伴有闭经、不育、多毛、痤疮、肥胖、黑棘皮病；
- 可伴有高胰岛素血症的生殖内分泌和代谢失调的疾病。
- 育龄妇女患病率为5%～10%，闭经妇女占25%，月经稀发者占85%。
- 由于无孕激素抵抗，子宫内膜长期受雌激素刺激而增生，可发展成为内膜腺癌。

【病理特点】

肉眼：

- 双侧卵巢多增大为正常卵巢2～5倍，多为对称性，也可一侧增大更明显；
- 25%～40%的病例，卵巢正常大小或单侧卵巢增大。

切面：

- 白膜增厚；
- 皮质增厚，皮质浅层内多个囊状卵泡，略向卵巢表面突起，囊内为清亮液体；
- 皮质纤维组织增多，髓质水肿。

【超声特点】

一般只提示为卵巢多囊性改变。

- 一侧或双侧卵巢增大，卵巢体积>10ml[1]。
- 卵巢皮质内可见卵泡数量增多，卵泡分布呈串珠状或渔网状，一个视野>12个卵泡，每个卵泡2～9mm（见图14-3、图14-4）。
- 卵巢中央间质成分增多，回声增强。
- 卵巢内血管增多，在中央间质处可见条状血流信号。

【临床处理】

- 内分泌药物治疗；
- 腹腔镜部分楔形切除。

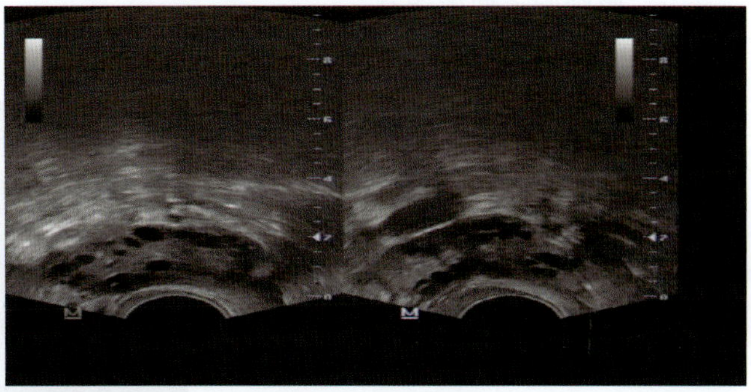

图14-3 多囊卵巢

双卵巢多囊样改变卵巢体积增大，一个视野>12个卵泡，卵泡<1cm

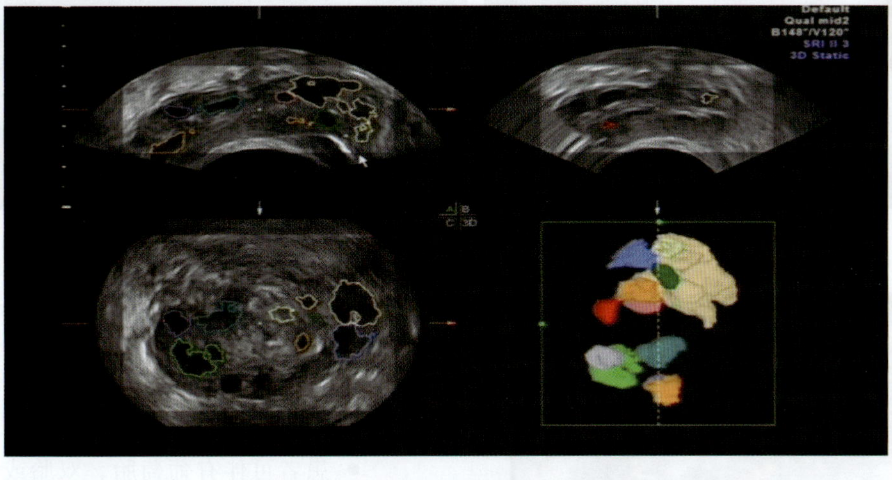

图14-4 多囊卵巢三维各囊区容积示意图

（三）卵巢过度刺激综合征（ovarian hyperstimulation syndrome）

【临床特点】

- 为未育妇女在体外受精（IVF）前使用激素后产生的一种生理性变化，在青春期未用药的年轻女性中偶见。
- 双侧卵巢多囊性增大。
- 可出现低蛋白血症、腹水。
- 一旦激素量恢复正常，卵泡消失，卵巢也随之变小直至恢复正常。
- 卵泡过度刺激的临床分度标准[2]：

（1）轻度：卵巢增大<5cm，伴轻度下腹部不适；

（2）中度：卵巢增大 5～10cm，体重增加，伴恶心、呕吐等消化道症状；

（3）重度：卵巢增大>10cm，大量腹水、胸水，少尿和血液浓缩；

（4）危象重度过度刺激综合征表现：血液高凝状态、转氨酶升高、肾衰竭等。

【病理特点】

肉眼：

- 双侧卵巢增大，一般 5～10cm，罕见到 20cm；
- 为多囊性。

镜下：

- 非黄素化卵泡囊肿的囊壁为粒层细胞、卵泡膜细胞或两者皆有；
- 囊肿大时衬覆细胞可因囊肿膨大而变薄；
- 表层细胞为扁平细胞。

【超声特点】

- 双侧卵巢多房囊性增大 5～10cm（见图 14-5），重度者可增大至 10cm 以上（见图 14-6）。
- 每个囊区约 1～5cm，大小不等。
- 囊区呈无回声，也可呈非纯囊网格状。
- 囊与囊之间形成菲薄的隔膜，无明显间质增厚表现。
- 可伴有腹水或少量胸水。

【临床处理】

- 轻度者休息观察。
- 重度者住院监测肝肾功能与电解质；输液适当补充白蛋白、血浆。
- 出现危象且有妊娠时，需终止妊娠、抢救生命。

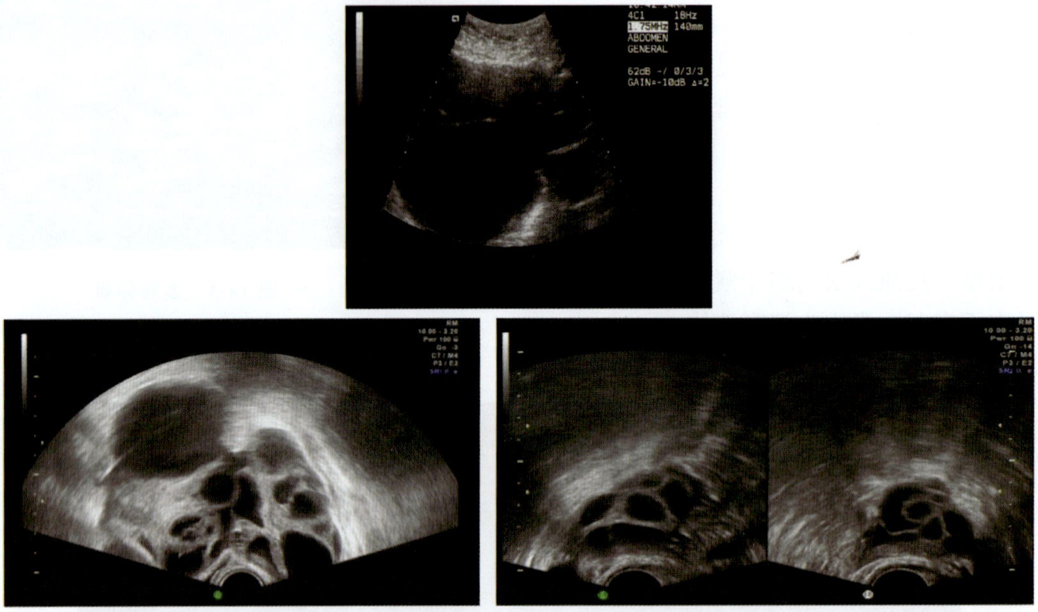

图 14-5　轻中度卵巢过度刺激，卵巢多囊性增大

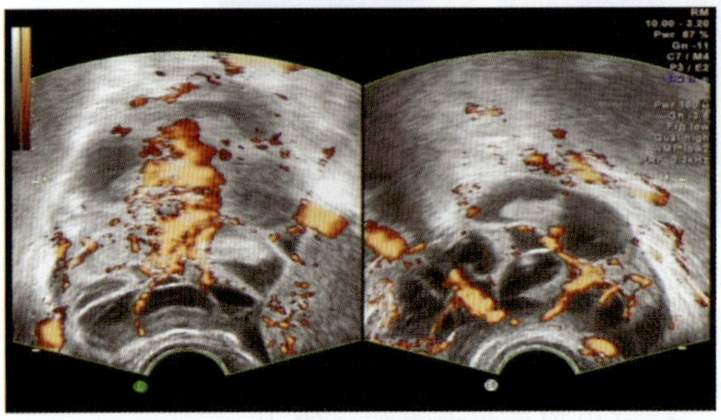

图 14-6　中重度卵巢过度刺激

双卵巢多囊性增大，囊区可为无回声或非张囊性，隔上周边血流信号丰富

（四）黄素化囊肿（luteinized cyst）

【临床特点】

- HCG 水平异常升高并长期大量刺激所致。
- 双侧卵巢多囊状增大。
- 患者可伴有葡萄胎、双胎或多胎妊娠、流产后组织残留等病史。
- 当黄素化囊肿蒂扭转时，患者出现扭转侧腹痛，肛门坠胀、出冷汗、血压下降等症状。

【病理特点】

肉眼：

- 双侧卵巢增大；
- 表面多个大小不等的囊性结节突起；

- （切面）多房性囊肿，囊泡内为清亮淡黄色液体。

镜下：

- 多个卵泡囊状囊壁有增生；
- 可见因黄素化而体积增大的内卵泡膜细胞；
- 内衬的粒层细胞，常萎缩或脱落。

【超声特点】

除子宫增大、宫腔内充满落雪状囊腔与不规则囊腔、双胎妊娠、流产后宫腔残留病变外，还有：

- 双侧卵巢多房囊性增大 5～15cm；
- 每个囊泡均增大 1～3cm 不等，隔膜薄，内壁光滑；
- 包膜完整；
- 多房囊肿周边与隔上均可见血流信号；
- 当多房囊肿蒂扭转时，囊肿隔上、包膜上血流信号消失，蒂部触痛明显。

注：当刮宫或胎儿娩出后，HCG 水平下降，卵巢可逐渐恢复常态。

【临床处理】

- 刮宫后黄素化囊肿逐渐缩小直至消失。
- 黄素化囊肿扭转需手术。

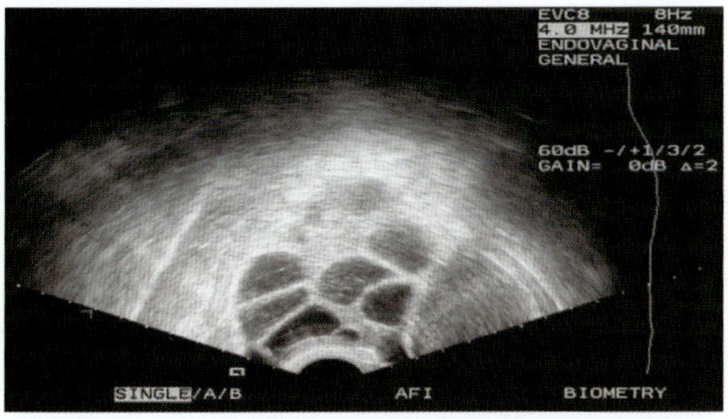

图 14-7 黄素化囊肿为多房隔囊肿

（五）黄体囊肿（corpus luteum cyst）

【临床特点】

- 发病年龄为青春期或育龄期妇女。
- 月经后半期排卵后出现。
- 囊肿为内出血所致。
- 此囊肿可随月经周期改变而自然消失。
- 当活动后或改变体位时发生腹痛，伴下腹坠胀痛时，有可能发生黄体破裂。

【病理特点】

肉眼：

- 囊肿直径 3～6cm，偶可达 10cm；
- 典型者囊区内为血液或小凝血块，有时也可为清亮液体。

镜下：

- 囊壁至少由部分厚的粒层黄体细胞层组成；
- 周边有卵泡膜黄体细胞团呈楔状插入。

【超声特点】

- 为一侧卵巢内囊肿，此囊肿内有多种声像图表现：囊性网格腔状、非纯囊性网格腔状、非纯囊实性回声等（见图 14-8）。
- 下次月经后定期随访观察此肿物时，声像图有变化，囊肿不定型且会消失。
- 通常囊肿大小为 2～6cm。
- 囊肿周边有血流信号，实性区内部无血流信号。
- 一旦囊肿发生破裂后，囊肿缩小变形，出现盆腹腔游离液（见图 14-9）。

【鉴别诊断】

1. 黄体囊肿与卵巢子宫内膜异位囊肿（卵巢巧克力囊肿）鉴别：

- 黄体囊肿随下次月经前后变化至缩小甚至消失；
- 卵巢巧克力囊肿在随访期间月经前后体积不

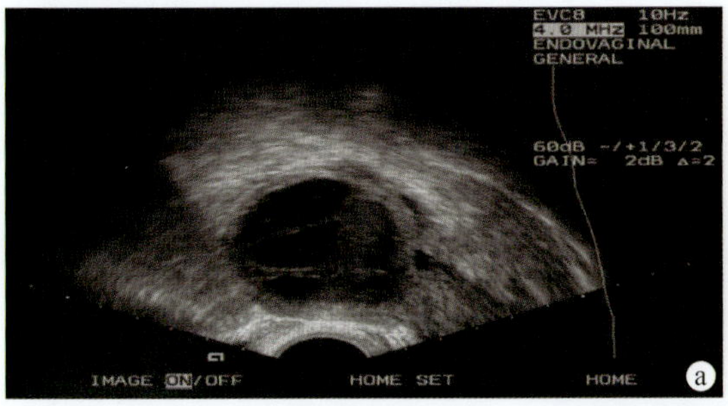

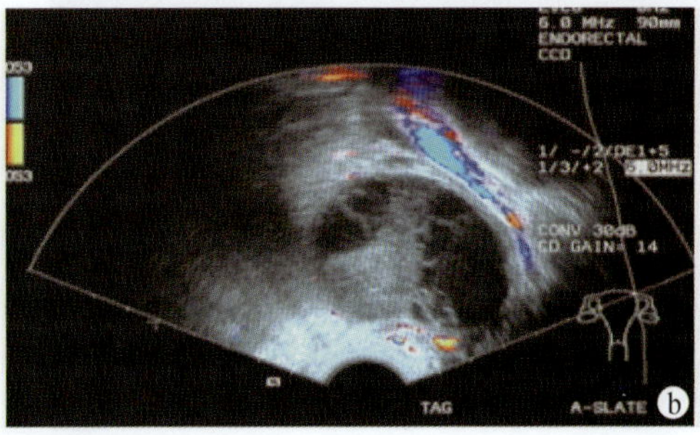

图 14-8 黄体囊肿

a. 囊肿内为网格状囊腔；b. 囊肿内有片状实性区无血流信号

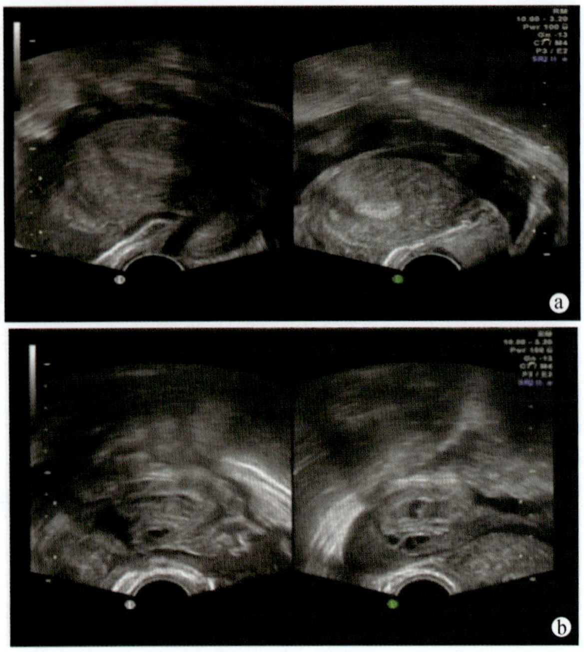

图 14-9 黄体破裂

a. 黄体破裂后，子宫周围被非纯囊液包绕；b. 黄体破裂后卵巢囊肿变形，周界毛糙

变或增大（见图 14-10）。

2. 黄体囊肿与卵巢囊肿或卵巢癌鉴别：

- 黄体囊肿为网格状囊肿或囊实性肿物（见图 14-11）；
- 黄体囊肿其形态、大小与内部回声可随月经周期变化甚至消失；
- 黄体囊肿如内部有实性部分，为血凝块所致，内无血流信号；
- 卵巢黏液性肿瘤内有细房隔，其大小不会随月经周期变化；
- 卵巢癌形态不规则，包膜欠清；
- 卵巢癌内实性部分不规则（见图 14-12），有杂乱的血流信号。

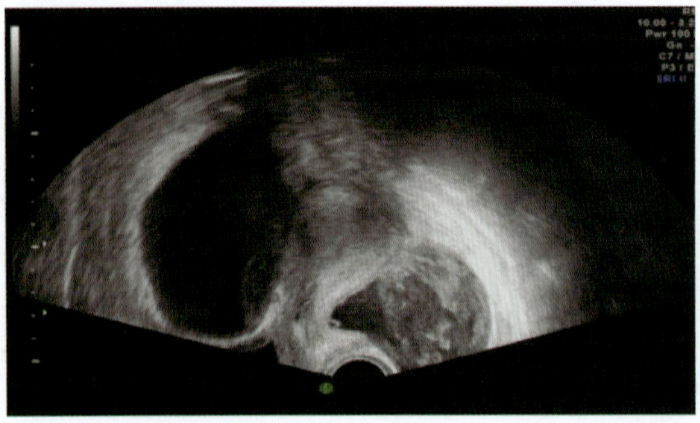

图 14-10 巧克力囊肿

腔内为非纯囊液体

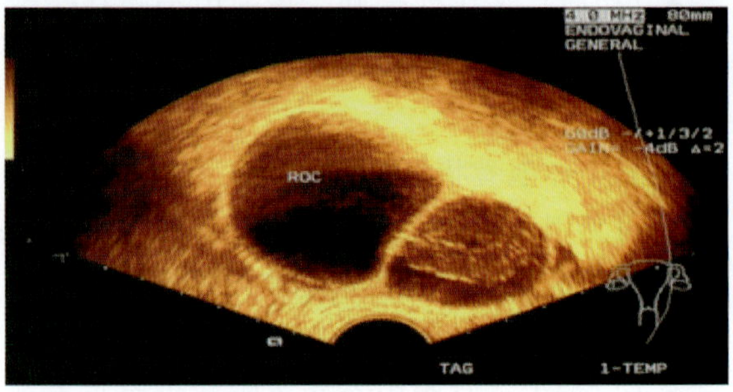

图 14-11 黄体囊肿

黄体囊肿内为网格状囊腔

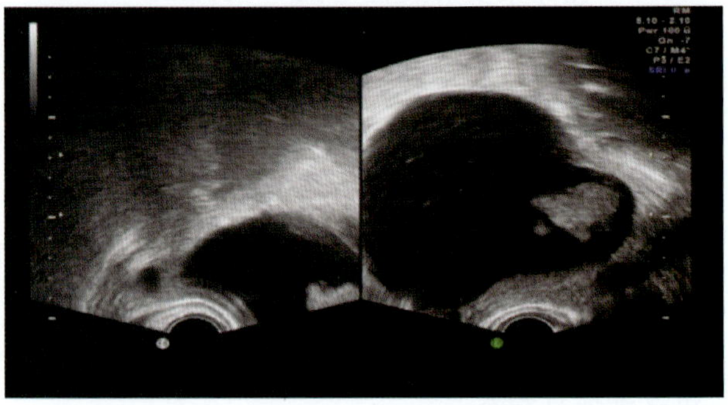

图 14-12 卵巢囊肿内有实性部分为乳头

病理证实为：透明细胞癌

【临床处理】

- 黄体囊肿可采取期待疗法；
- 定期超声检查自然缩小；
- 黄体囊肿一旦破裂，若内出血少，可保守治疗；内出血多伴休克者，需手术输血抢救生命。

（六）子宫内膜异位囊肿

【临床特点】

- 早期单纯非纯囊肿无症状。
- 可月经期腹痛，有时月经后也有腹痛、性交痛、不育等症状。

【病理特点】

肉眼：

- 子宫内膜异位囊肿包膜完整，囊肿一般<15cm；
- 囊区内为暗红或暗棕色液体。

镜下：

- 异位内膜囊肿既包括腺体又包括子宫内膜组织；
- 异位的内膜腺体有时有旺盛的增生与分泌功能；
- 细胞间有卵巢网状纤维支持；
- 有时间质内可见平滑肌纤维。

【超声特点】

- 发生于卵巢时，可见卵巢内有一个或多个非纯囊腔（见图 14-13a）。

- 内回声似“毛玻璃状”，非纯囊肿壁稍厚（见图 14-13b）。
- 一般 3～6cm，大者可达 20cm；
- 双侧非纯囊肿位置相对固定；
- 囊肿壁薄处易发生小破裂口，非纯囊肿可缩小变形；
- 肿物周边有血流信号，内部无血流信号；
- 后穹窿有非纯囊液；
- 需与畸胎瘤的非纯囊肿内均匀中强回声点状物相鉴别（见图 14-14 和图 14-15）。

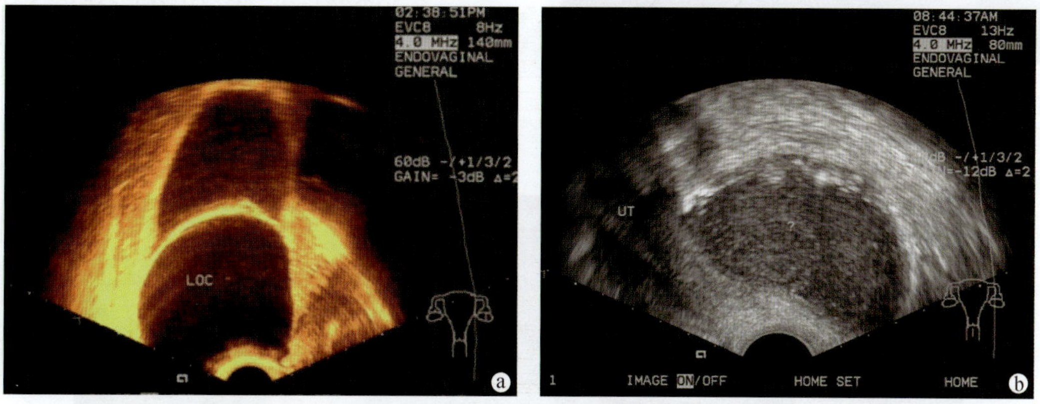

图 14-13 卵巢非纯囊肿

a. 有隔，内壁光；b. 肿壁偏厚

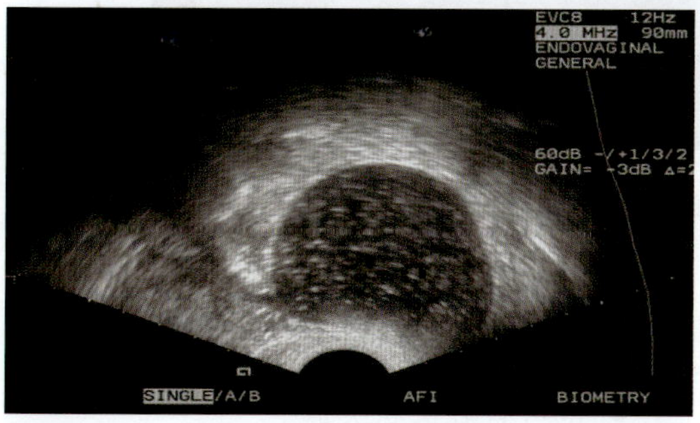

图 14-14 畸胎瘤内部较均匀分布的点状样强回声

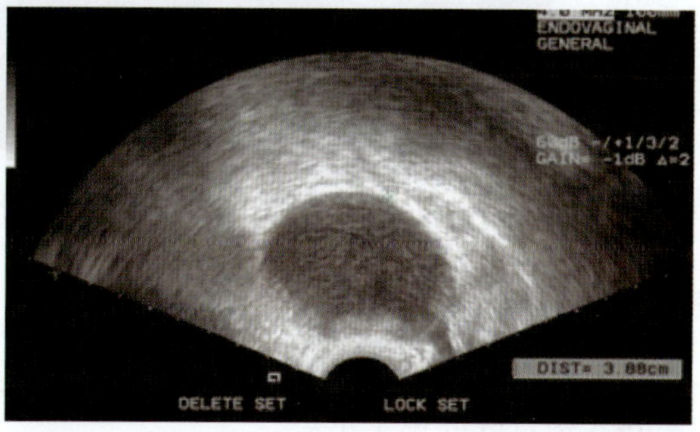

图 14-15 卵巢非纯囊肿内部无强回声点

（七）卵巢冠囊肿（parovarium cyst）

【临床特点】

- 一般无症状，在查体时发现附件囊肿

【病理特点】

肉眼：

- 囊肿位于输卵管与卵巢门的两叶阔韧带之间，是中肾管遗迹囊肿；
- 囊肿一般 2～8cm。

镜下：

- 囊肿衬覆输卵管型或宫内膜型上皮[3]；
- 有平滑肌围绕。

【超声特点】

- 子宫两侧均可见正常卵巢。
- 在同侧卵巢的一旁可见无回声囊肿。
- 囊肿为单纯性囊肿，壁薄，类圆形，一般在 2～8cm（见图 14-16、图 14-17）。
- 囊肿周边少量或无血流信号。

【鉴别诊断】

1. 卵巢冠囊肿与卵巢囊肿鉴别：

- 操作加压后，卵巢冠囊肿可见卵巢与囊肿可

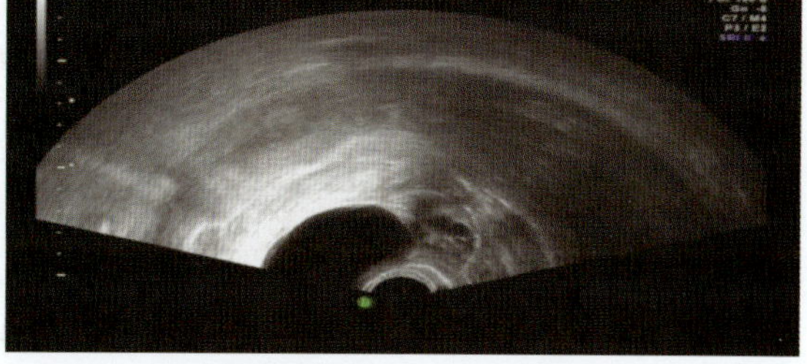

图 14-16 阴道超声卵巢前方一无回声囊肿为卵巢冠囊肿

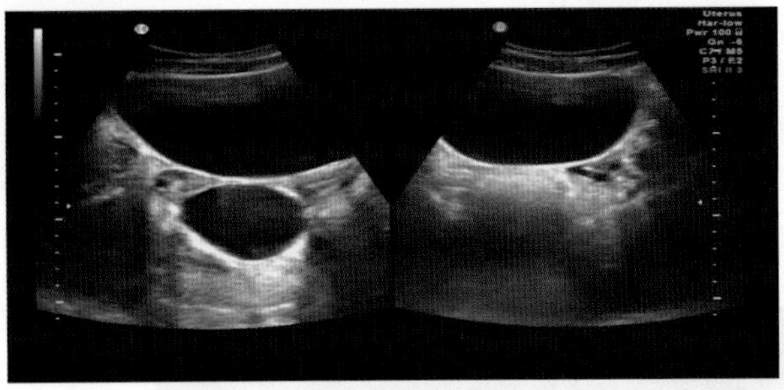

图 14-17 腹部超声双卵巢之间有一无回声囊肿为卵巢冠囊肿

推分离开；

- 如为卵巢囊肿，则操作加压后，囊肿与卵巢不能分开，且浆膜层连续。

2. 卵巢冠囊肿与输卵管积水鉴别：

尽管均在卵巢一侧，但两者存在以下区别：

- 卵巢冠囊肿一般为单房、类圆形、壁薄肿物；
- 输卵管积水为互相串通的腊肠型、椭圆形、不规则型囊肿；
- 输卵管积水内壁不平，有皱褶。

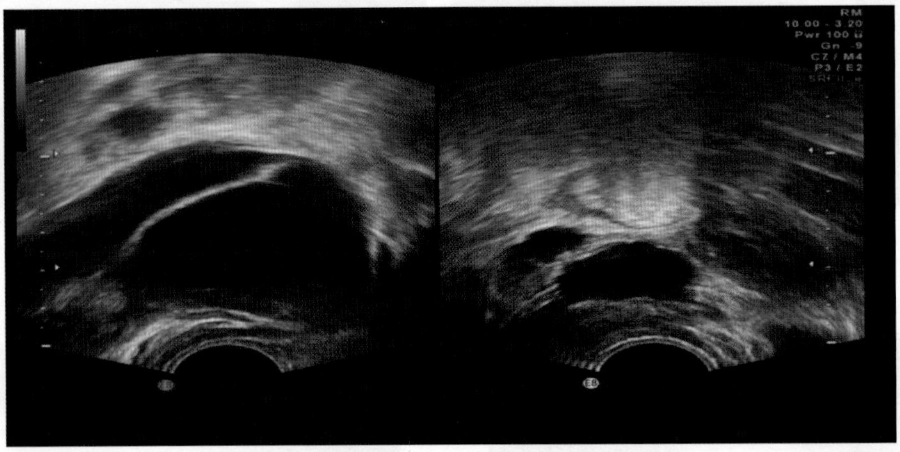

图 14-18 输卵管积水呈管道状或为可交通的囊肿

【临床处理】

- 囊肿小者可观察。
- 囊肿大则行腹腔镜手术。

二、卵巢赘生性囊性肿瘤

（一）浆液性囊腺瘤或乳头状囊腺瘤（serous cystadenoma or papillary cystadenoma）

【临床特点】

- 是最常见的卵巢良性肿瘤，发病率占卵巢良性肿瘤的 20%～30%。
- 多发生于育龄期妇女，儿童期少见。
- 约 10%可为双侧卵巢受累。
- 80%以上浆液性肿瘤患者血中 CA125 升高。

【病理特点】

为良性卵巢肿瘤。

肉眼：

- 为单房性囊肿；
- 偶可见多房壁薄囊肿，囊内为清亮淡黄色液体，内壁光滑；
- 也可有乳头状突起。

镜下：

- 浆液性肿瘤囊壁为单层立方上皮或柱状上皮；
- 15%病例间质内可见砂粒体；
- 有的肿瘤中上皮可形成乳头状结构。

【超声特点】

- 单纯性无回声囊肿，多为单房（见图 14-19）。
- 肿瘤大小不一，通常 5～10cm。
- 包膜完整。
- 有时内壁有小乳头（见图 14-20），如乳头增多、增大，则有交界性肿瘤或癌的可能。
- 大多为单侧，也有时为双侧。
- 肿瘤周边或乳头上有血流信号。

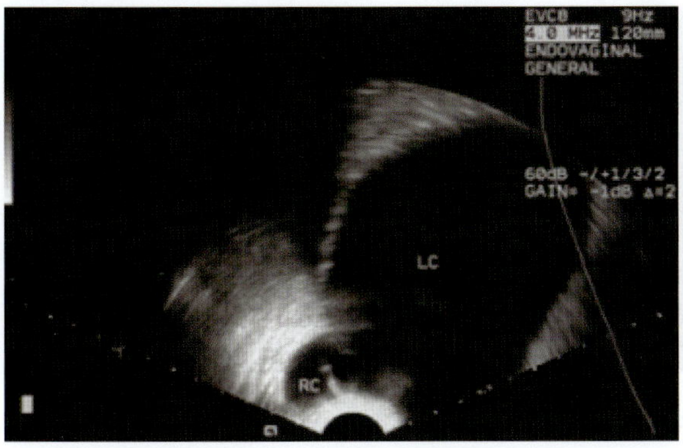

图 14-19 单房卵巢囊肿

病理浆液性囊肿

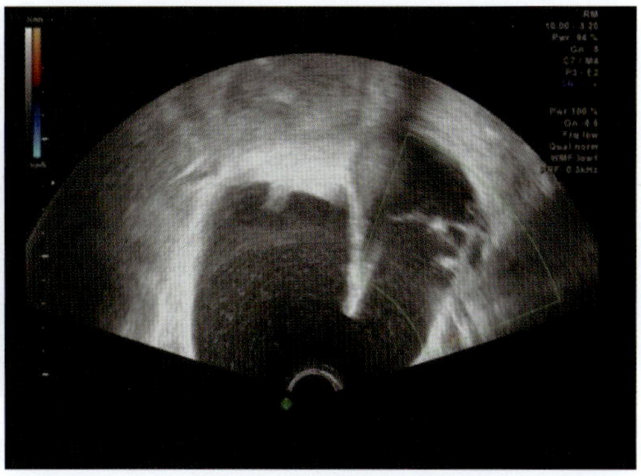

图 14-20 囊肿内壁有乳头

病理浆液性乳头状囊腺瘤

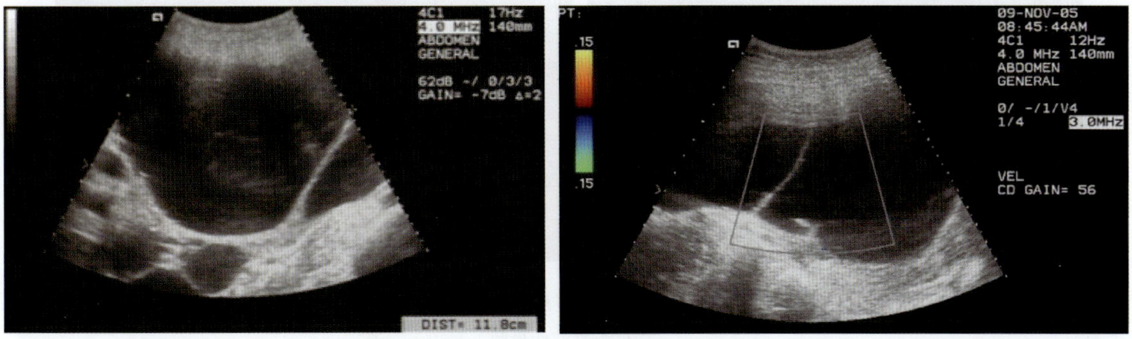

图 14-21 卵巢囊肿有一房隔、内壁光

病理为浆液性囊肿

（二）黏液性囊腺瘤（mucinous cystadenoma）

【临床特点】

- 发病率占卵巢良性肿瘤 20%。
- 育龄期绝经后妇女均可见。
- 肿瘤生长体积较大，可占据整个盆腹腔，以致引起压迫症状。
- 此瘤一旦破裂，会发生腹膜假黏液瘤。

【病理特点】

为良性卵巢肿瘤。

肉眼：

- 一般为单侧；
- 直径 10～30cm；
- 肿瘤为多房性；
- 瘤内容物为胶冻状；
- （切面）可见充满黏液大小数目不等的多房性囊肿，囊壁罕见乳头。

镜下：

- 囊壁为单层分泌黏液的高柱状上皮细胞，富有胞浆，胞核位于基底部；
- 高柱状上皮之间有杯状细胞，与子宫颈内膜及肠的黏液细胞相似；
- 特殊染色可见嗜银细胞。

【超声特点】

- 盆腹腔内可见较大的有时占满整个腹腔的非纯囊多房隔囊肿（见图 14-22、图 14-23），此种非纯囊物为较均匀、细点状回声。
- 肿物较大，6～30cm。
- 包膜完整。
- 隔膜薄，如隔较密集（见图 14-24）、隔薄厚不均或有乳头，交界性肿瘤或癌的可能性大。
- 肿瘤周边、隔上均可见血流信号；
- 腹痛时，因肿瘤较大，发生扭转可能性小，发生破裂可能性大；
- 一旦肿瘤破裂，瘤体缩小变形，腹腔出现游离液。

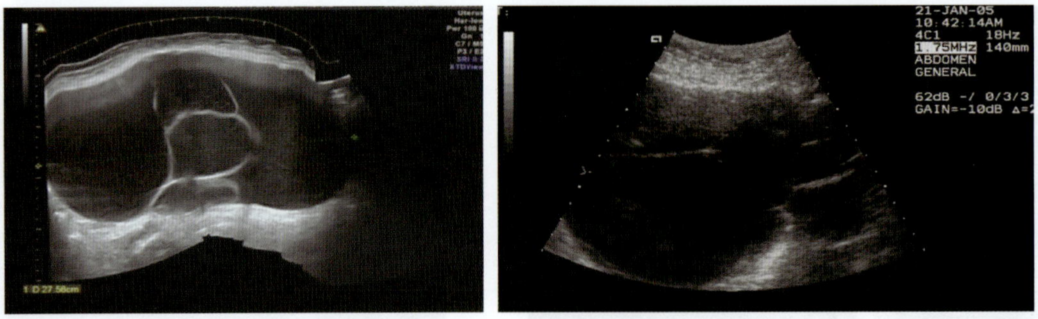

图 14-22　腹部较大多房隔非纯囊肿

病理为黏液性囊腺瘤

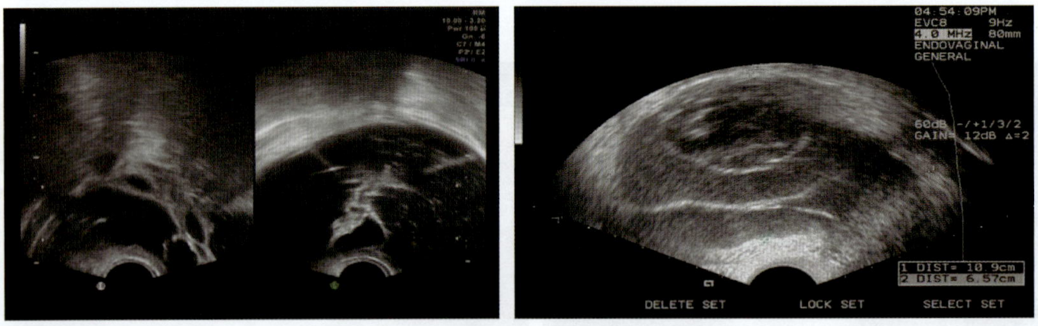

图 14-23　卵巢多房性非纯囊肿

病理为黏液性囊肿

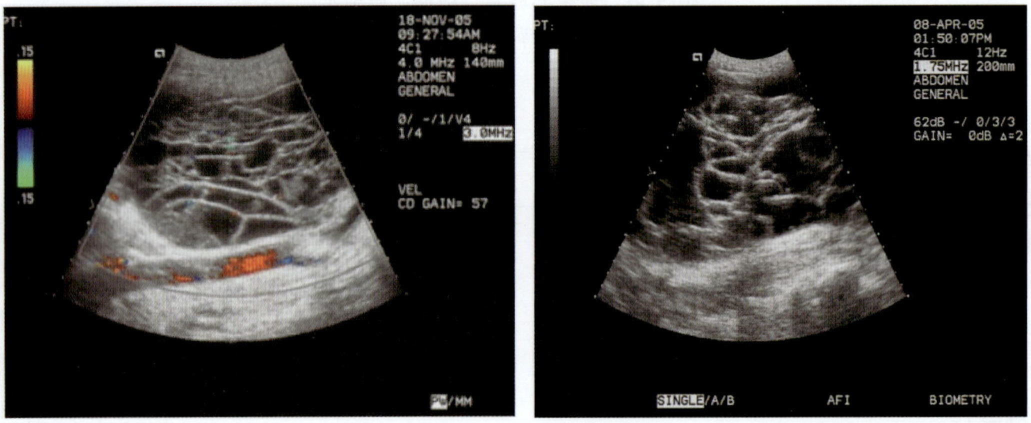

图 14-24　卵巢为密集多房性囊肿

病理为交界性黏液性囊肿

【鉴别诊断】

1. 卵巢浆液性与黏液性囊肿的鉴别：

- 浆液性一般为单房或周边少量细小房隔囊肿；
- 浆液性囊肿囊内液为无回声；
- 黏液性囊肿体积较浆液性囊肿大；
- 黏液性囊肿内为黏液，表现为散在点状较均匀非纯囊回声；
- 黏液性囊肿内为多房隔性。

2. 与其他囊性肿瘤鉴别

- 卵巢肿瘤种类繁多，有囊性肿瘤表现者也较多（见图 14-25），手术后病理证实为金标准，超声只是形态上做描述。

【临床处理】

- 手术治疗。

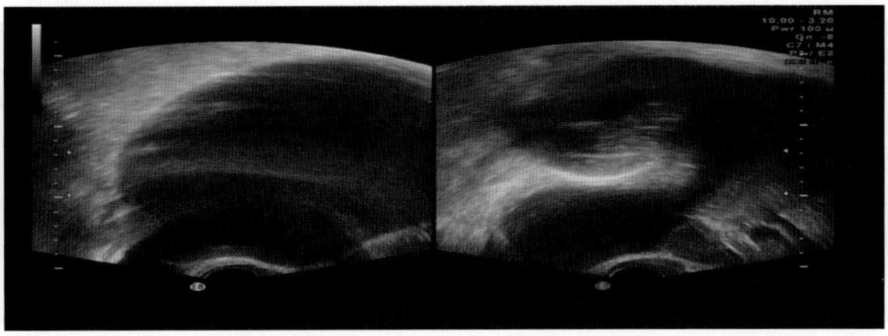

图 14-25 卵巢囊肿病理为颗粒细胞癌（也表现为囊性，特殊病例）

三、盆腹腔其他囊性占位

（一）输卵管积水或积脓（hydrosalpinx or empyema）

【临床特点】

- 不育史，盆腔炎史。
- 发烧、下腹痛，血白细胞高。
- 可及腹部一侧包块，压痛明显。

【病理特点】

肉眼：

- 输卵管伞端封闭；
- 输卵管增粗，呈腊肠样囊肿。

镜下：

- 水肿的输卵管黏膜皱襞间质内均呈粒细胞浸润；
- 输卵管上皮部分被破坏，致黏膜皱襞互相粘连；
- 重症为蜂窝组织炎性输卵管，可伴有纤维素性化脓性输卵管炎或腹膜炎。

【超声特点】

- 子宫一侧或双侧除正常卵巢外，从子宫角部发出管道状囊肿，几个囊肿内部之间相互连通（见图 14-26～图 14-28）。
- 腊肠型或椭圆形，一般在伞部呈无回声圆形囊肿（见图 14-29）。
- 内壁不平，有皱褶。
- 囊内液体为无回声，积脓时为非纯囊性。
- 周边隔上有血流信号（图 14-30）。

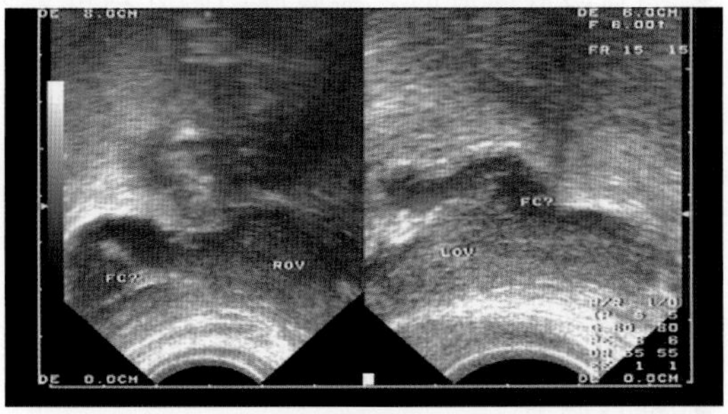

图 14-26 双侧管道状囊肿为早期输卵管积水

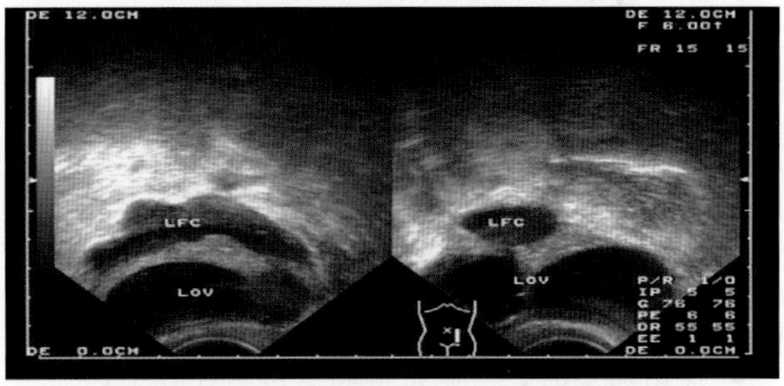

图 14-27 双侧管道状迂曲囊肿为输卵管积水

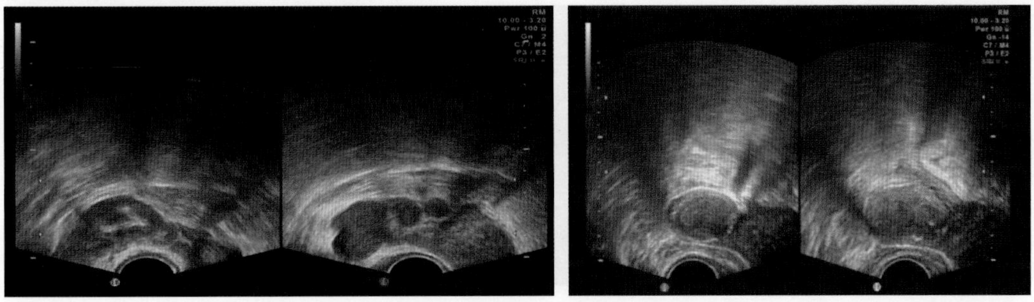

图 14-28 双侧非纯囊管道状囊肿为输卵管积脓

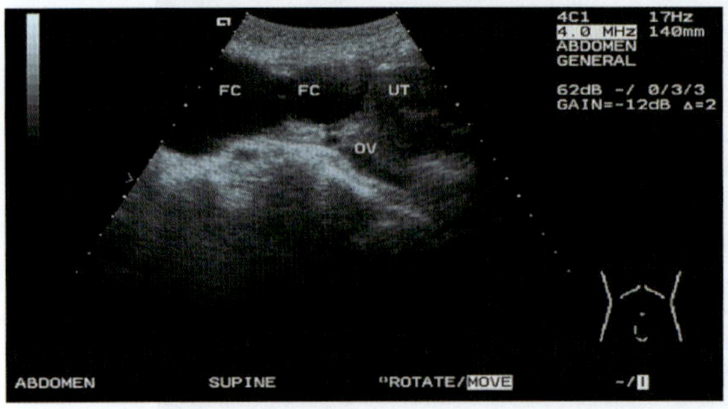

图 14-29 腹部超声腊肠状串珠状囊肿为输卵管积水

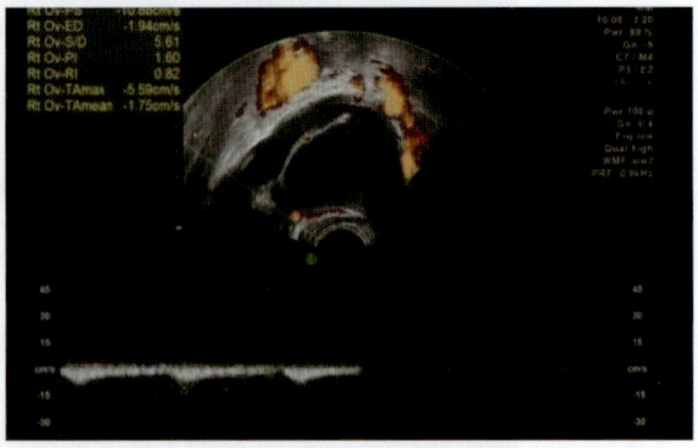

图 14-30 管状囊肿周边血流信号

【临床处理】

- 消炎（中西医结合治疗）、休息；
- 手术（轻症者可做成形术，重症者行切除术）。

（二）盆腹腔包裹性积液、积脓

【临床特点】

- 一般患者有肿瘤切除史或盆腔炎、盆腹腔结核史。
- 当盆腹腔脓肿时，患者出现高烧不退、恶病质表现。
- 有近期手术史、外伤史、过度服抗凝药物史、宫外妊娠、黄体破裂史。
- 贫血貌，血红蛋白低、血压降低。
- 腹部膨隆。
- 腹腔穿刺为不凝血液。

【超声特点】

- 盆腹腔内为大量非纯囊液，似非纯囊肿（见图 14-31、图 14-32）；
- 无边界。
- 盆腹腔内可见不规则囊性区或多房隔囊区（见图 14-33、图 14-34）；
- 保留卵巢时，可见正常卵巢包裹在其中；

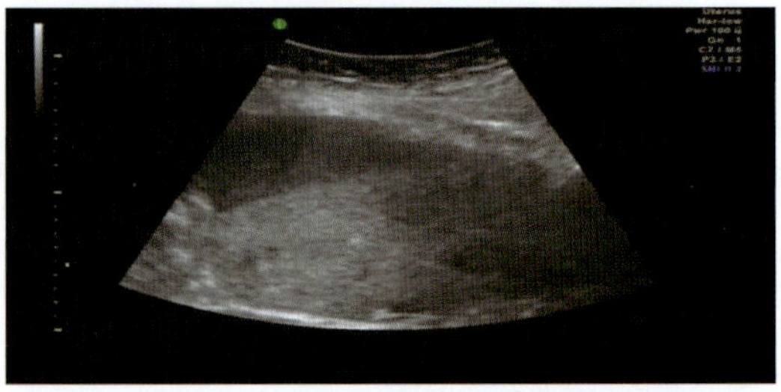

图 14-31 盆腹腔非纯囊包块为血肿

- 包膜欠清，无明显边界；
- 易把周边粘连物的壁当成囊壁而误诊成卵巢囊肿；
- 内有细点状回声或纤维带漂浮，有时为大量珊瑚状物漂浮；
- 周边有肠管粘连，肠蠕动减慢；
- 当盆腹腔脓肿时，盆腹腔凹陷处均可见大小不等的多个非纯囊肿（见图 14-35）。

【临床处理】

- 找到出血处止血、输液；必要时输血；
- 手术止血；
- 消炎治疗；
- 穿刺抽脓局部给药；
- 全身调节。

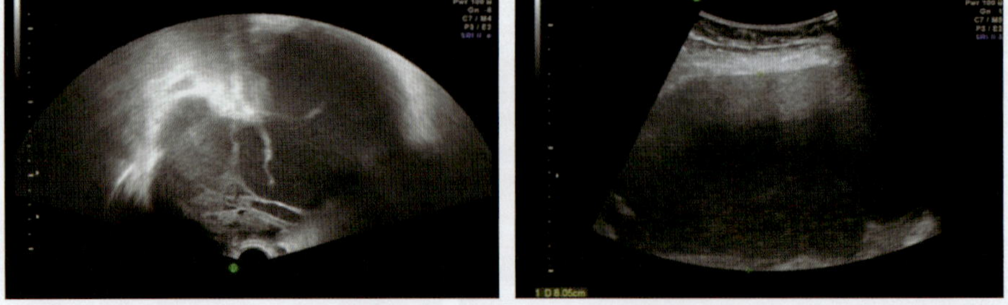

图 14-32 盆腹腔非纯囊多房隔包裹性积液——血肿

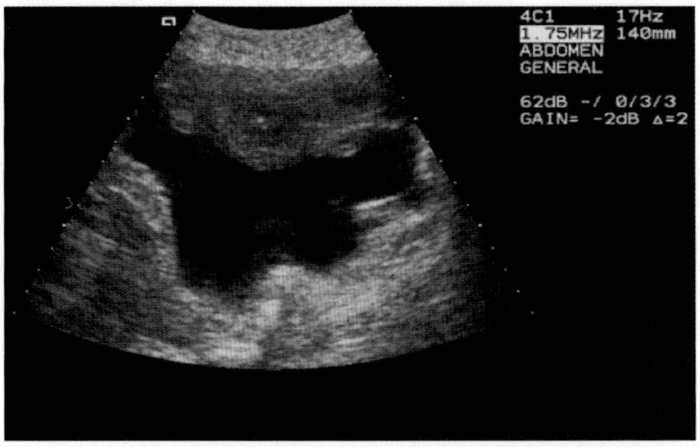

图 14-33　盆腔内不规则包裹性积液

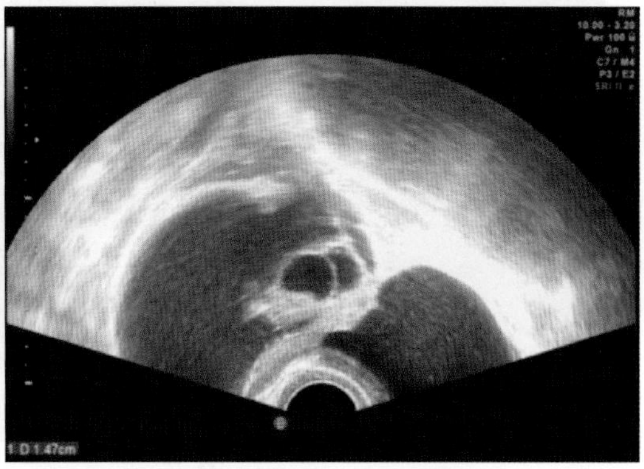

图 14-34　盆腔内非纯囊包裹性积液

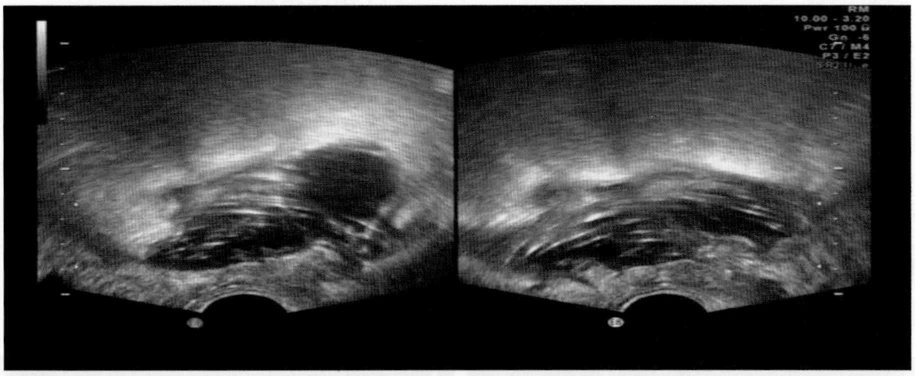

图 14-35　术后盆腔内非纯囊包块

形态不规则，包块内有强回声，抽取为脓液

（三）原发性结核性腹膜炎与生殖器结核

【临床特点】

- 由结核分枝杆菌引起的疾病；
- 80%～90%发生于20～40岁妇女，也可见于绝经后妇女；
- 结核患者常有发热、盗汗、血沉增快等结核中毒症状；
- 月经减少甚至闭经，不育；
- 50%患者腹部触诊有揉面感。

【病理特点】

肉眼：

- 输卵管结核：均为双侧，输卵管内干酪样物质，管壁增厚变硬，管腔狭窄、闭锁或有钙化灶、输卵管僵直增粗；
- 卵巢结核：多为双侧，常在表面或皮质区；
- 盆腹腔结核（渗出草黄色浆液、粘连）腹膜增厚，大量腹水。

镜下：干酪样坏死。

【超声特点】

- 子宫、卵巢可正常大小；
- 子宫内膜或子宫卵巢表面有层状絮状物或多个散在强回声点；
- 后穹隆包裹性积液、腹腔包裹性积液，内有多个细纤维带漂浮；
- 输卵管增粗，可见腊肠样或串珠样暗区，周边有强回声带（见图14-36、图14-37）；
- 肠管蠕动慢、僵直、聚集成团，易确诊；
- 腹膜可增厚，大网膜增厚；
- 如为绝经后妇女发病，有腹腔实性肿块，病变广泛。

【临床处理】

- 抗炎、抗结核治疗；
- 必要时穿刺抽出腹水化验，局部给药。

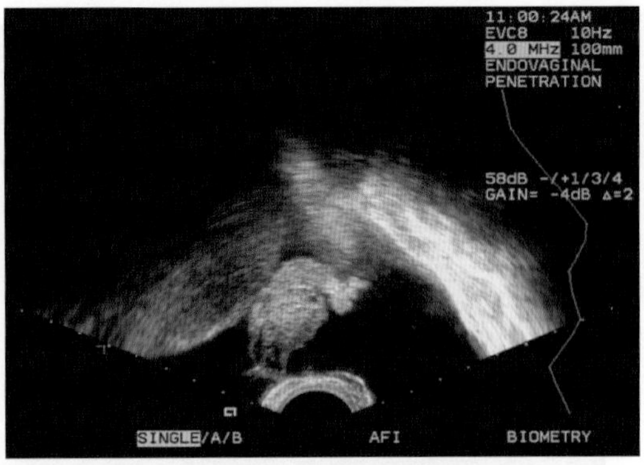

图 14-36 输卵管增粗僵直

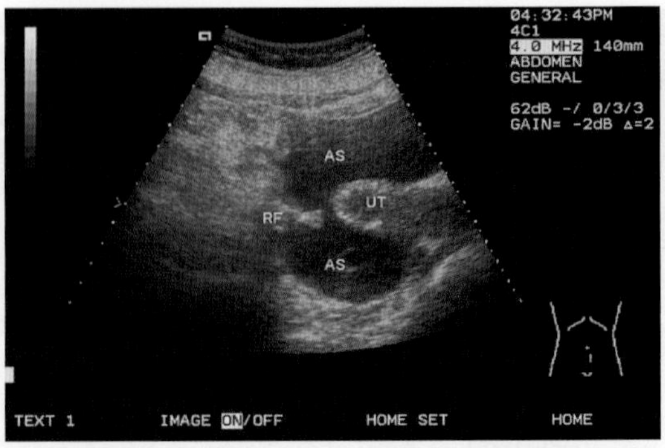

图 14-37 女性生殖器结核（腹部超声）

子宫周边强回声晕、输卵管强直伴腹水

（四）腹膜假黏液瘤

【临床特点】

- 由于卵巢黏液瘤破裂，黏液内容物流入腹腔，导致腹膜种植。
- 形成肿瘤结节，多限于腹膜表面生长，甚至种植阑尾。
- 经常引起肠粘连后肠梗阻表现。

【病理特点】

肉眼：肿瘤外观似癌转移。

镜下：细胞无异型性或核分裂象。

【超声特点】

- 卵巢多房性非纯囊肿或卵巢缺如；
- 腹腔内占满多房性非纯囊肿。
- 此肿物无边界。
- 隔不固定，无血流信号。

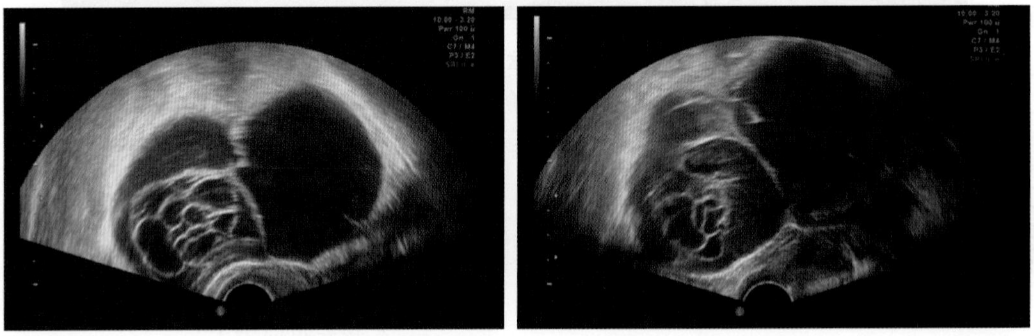

图 14-38 卵巢黏液性肿瘤切除术后盆腔内多房性囊肿

【临床处理】

- 手术治疗但易复发

（五）肿瘤切除术后淋巴囊肿

【临床特点】

- 多发生于恶性肿瘤淋巴清扫术后。
- 常见部位在双髂窝或盆腔偏后方。
- 囊肿较大会出现压迫症状，局部肿胀，下肢肿胀。
- 当合并感染时，患者局部红肿、疼痛。

【超声特点】

- 在髂窝处距皮肤表面一定距离，围绕髂血管周围出现 1～3 个囊肿（见图 14-39）。
- 合并感染时，为非纯囊肿，囊肿内有散在强回声点。
- 囊肿内无血流信号。

【鉴别诊断】

1. 与髂淋巴结鉴别：
- 一般淋巴结为串珠状、实性（见图 14-40）；
- 多个围绕髂血管周围；
- 大小为 1～3cm；
- 内有血流信号；
- 髂窝淋巴囊肿有肿瘤根治手术史；
- 囊肿一般较大，无回声或非纯囊性；
- 囊肿内无血流信号。

2. 与髂淋巴肿瘤鉴别：
- 在髂部实性低回声肿瘤；

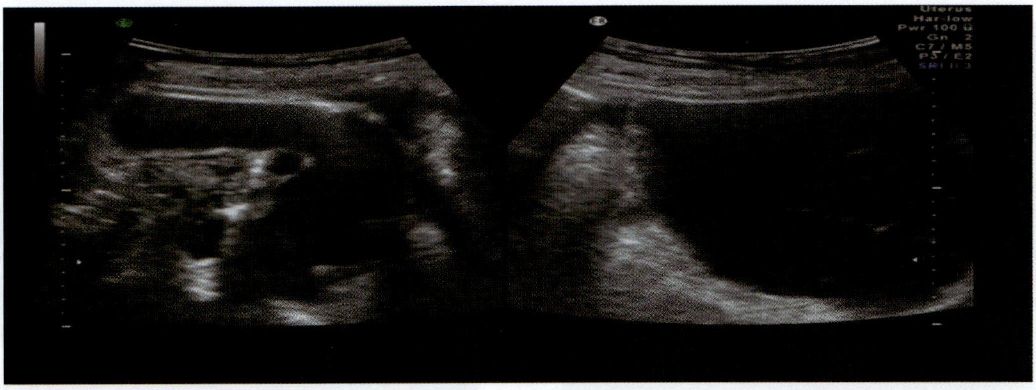

图 14-39 双髂窝淋巴囊肿

- 内有血流信号。

【临床处理】

- 囊肿小、无症状可观察；
- 囊肿大、有压迫症状、痛；可穿刺引流后超声定期观察。

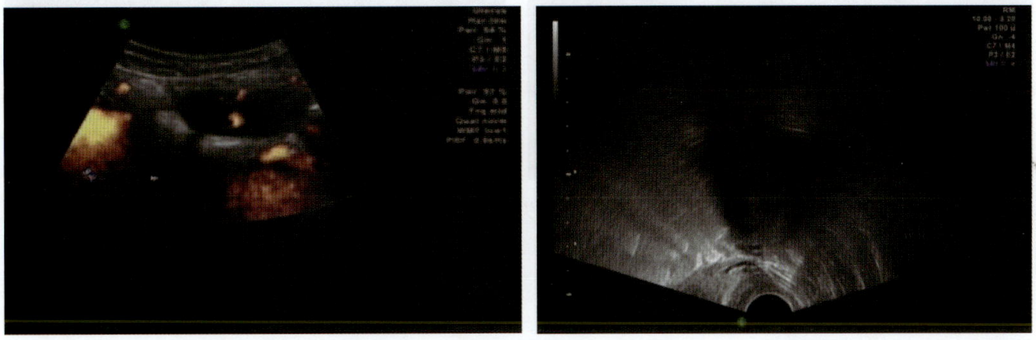

图 14-40 右髂窝实性淋巴肿瘤

（六）游离肾的多囊肾或重度肾积水合并输尿管高度扩张

【临床特点】

- 肾体积增大，可增大数厘米。
- 盆腹腔内有多房性囊肿。

【病理特点】

肉眼：双侧肾实质内为无数个潴留性囊肿。

镜下：

- 所有肾单位均为有囊肿形成，无数大小不等的囊肿；
- 没有完好的肾实质。

【超声特点】

1. 游离多囊肾表现为：

- 正常肾的部位肾缺失；
- 盆腔内可见多房隔囊肿；
- 正常肾结构消失；
- 被大小不等的囊肿所代替；
- 囊肿大小及数量与病变程度相关。

2. 重度肾积水合并输尿管扩张表现为：

- 在盆腔内可探及巨大囊性包块，特点为囊肿于向上探查时可发现与肾相关（见图 14-41）；
- 囊肿壁光滑；
- 有时呈手套样改变，此时为高度扩张的肾盏（图 14-42）；
- 位于腹部可见较大的肾形囊肿，放大时发现少量肾皮质；
- 仔细探查子宫、双卵巢正常。

【处理】

- 泌尿科处理（观察、穿刺或手术）

（七）肠系膜囊肿

【临床特点】

无特殊

【超声特点】

- 盆腔内囊肿；

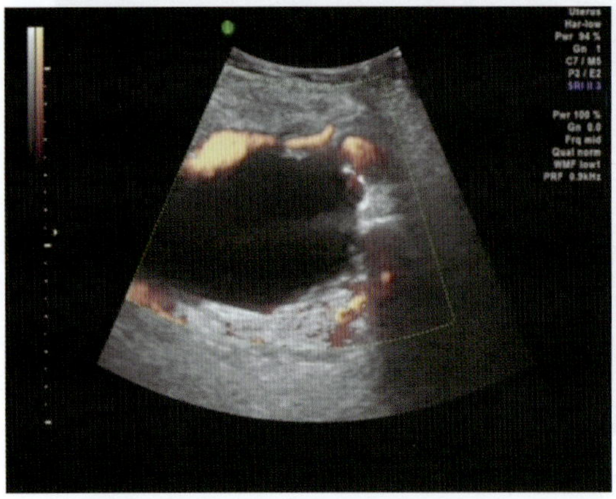

图 14-41 重度肾积水与输尿管扩张

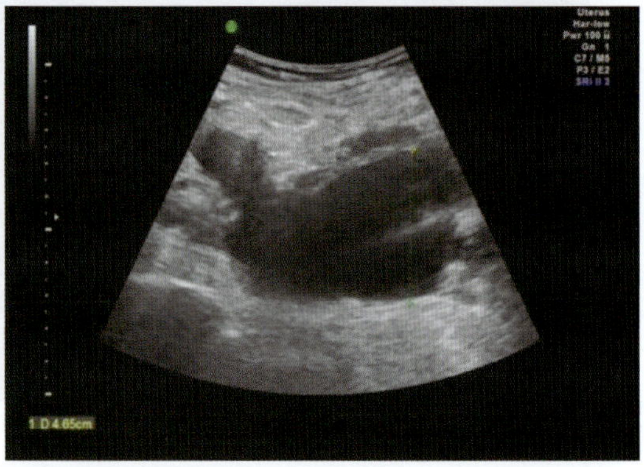

图 14-42 高度扩张的肾盏，手套样改变

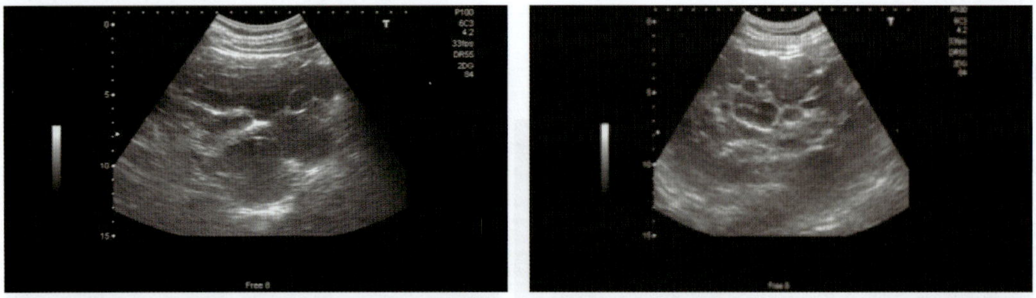

图 14-43 多囊肾肾结构消失，被多个大小不等囊区代替

- 随肠管移动。
- 可见双侧正常卵巢。

【临床处理】

- 囊肿小者定期超声观察。
- 囊肿较大者手术。

（八）后腹膜囊肿

常见来自于生殖泌尿道的囊肿、淋巴囊肿等。

【临床特点】

- 无明显症状

【超声特点】

- 肿物常呈扁圆形、椭圆形的无回声囊肿。
- 包膜完整。
- 肿瘤位置较深，常紧贴脊柱前缘。
- 肿瘤与腹壁之间，常可见大网膜或充气肠管蠕动。
- 肿物固定不活动，与周围脏器无关。
- 盆腔内可探及正常子宫与双侧卵巢。

【临床处理】

- 穿刺或手术

（九）膀胱过度充盈

【临床特点】

- 患者有长期排尿不畅、泌尿系感染、尿痛、排尿困难史。
- 肿瘤压迫导致排尿困难、女性癌瘤根治术后。
- 患者自己可扪及盆腹腔内包块。

【超声特点】

- 子宫正常。
- 下腹正中可见单房性囊性或非纯囊性肿物（见图 14-44～图 14-46）。
- 囊肿四周也可见膀胱小梁组成的多房囊肿，似花边状。
- 阴道或直肠超声示囊肿下缘与尿道相连，后方有阴道。
- 患者排尿后囊肿变小或插导尿管引流尿液后，盆腹腔内囊肿消失。

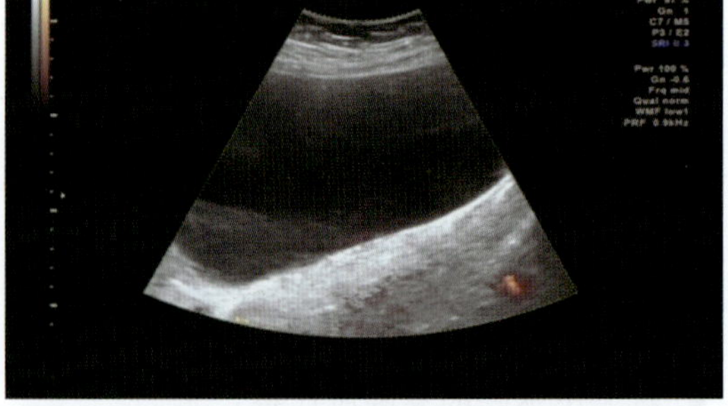

图 14-44 膀胱过度充盈

● 仔细寻找囊肿侧可有正常卵巢。

【临床处理】

● 嘱患者每次排尿尽量排干净。

● 针灸艾熏。

● 膀胱功能训练。

● 导尿或长期保留尿管。

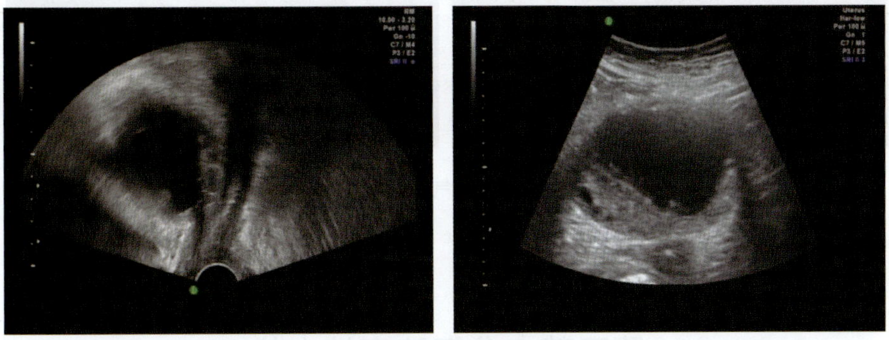

图 14-45　膀胱内残留尿

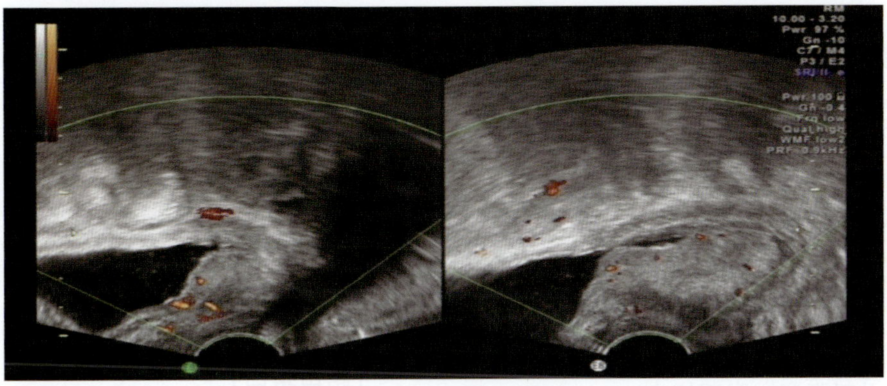

图 14-46　子宫颈癌术后膀胱转移

（十）胀气肠管

【临床特点】

● 患者有手术史，近期腹部胀气。

● 排气排便困难。

【超声特点】

● 子宫正常卵巢或缺如。

● 肿物横切面似圆形，纵切面可拉长上沿（见图 14-47）。

● 内容物推之可有流动变化。

● 盆腹腔内大量胀气肠管，有琴键征（见图 14-48）。

【临床处理】

● 肠胀气者采取药物治疗。

● 肠梗阻则禁食、置胃管行胃肠减压。

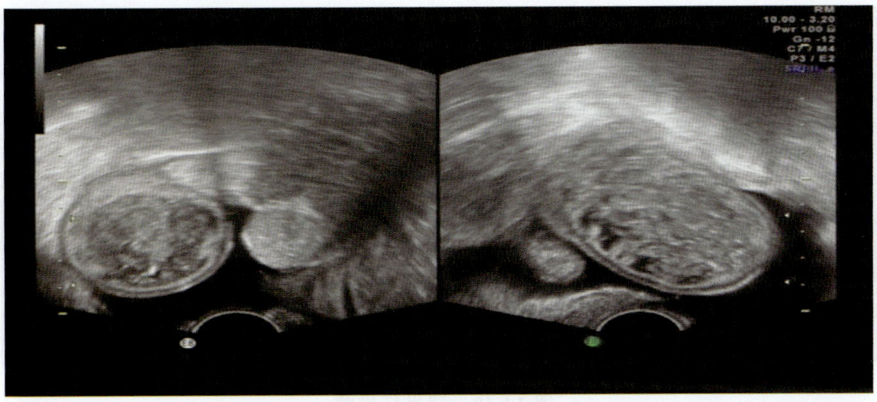

图 14-47　胀气肠管

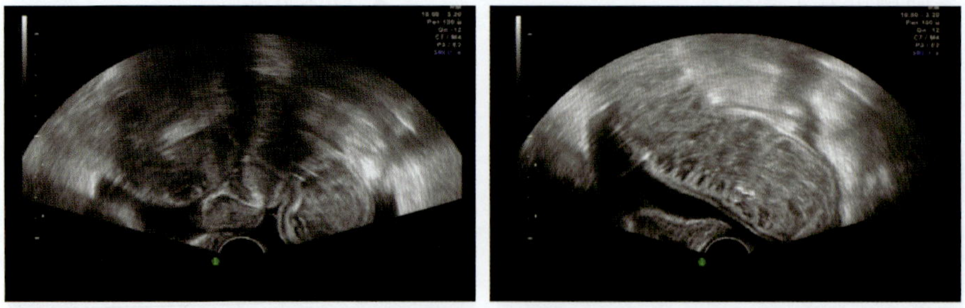

图 14-48 胀气肠管琴键征

（唐 军）

第二节 盆腹腔实性占位

一、盆腔良性实性占位

（一）卵巢纤维瘤（fibroma）

【临床特点】

- 发病率占卵巢肿瘤 3%～5%；
- 发病年龄 18～75 岁，平均 46 岁；
- 多为单侧；
- 肿瘤小者可无症状；
- 肿瘤大者引起腹痛，腹部增大；
- 可发生扭转引起急腹症；
- 有麦格综合征者伴腹水或胸水。

【病理特点】

肉眼：

- 瘤体不大，一般长径 1～6cm，最大不超过 15cm；
- 双侧占此肿瘤的 8%；
- 圆形或卵圆形；
- （切面）可见均匀一致，呈白色或灰白色，可呈漩涡状结构；
- 质地较硬。

镜下：

- 瘤细胞为梭形，类似卵巢皮质的间质；
- 其间有胶原纤维组织斑块；
- 常呈玻璃样变或黏液变性[4-5]。

【超声特点】

- 单侧卵巢内实性、极低回声区域，回声尚均匀（见图 14-49）。
- 肿物后方明显衰减。
- 边界尚清。
- 内部有血流信号，但血流信号少。
- 可伴有腹水或胸水。

【临床处理】

- 手术切除。

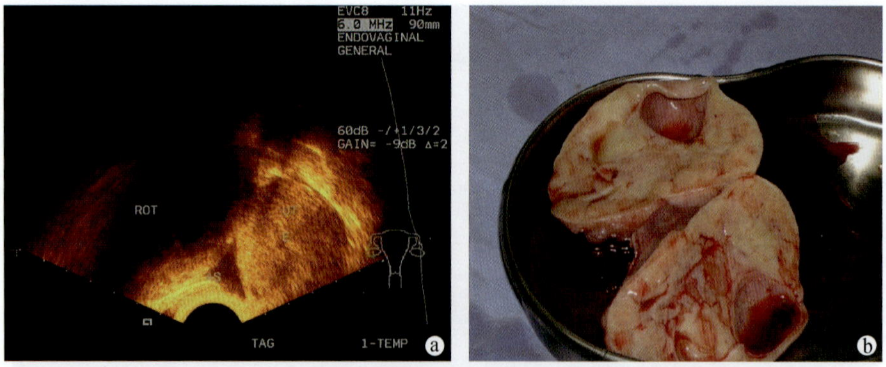

图 14-49 卵巢纤维瘤

a. 实性极低回声肿瘤后伴声衰；b. 此瘤大体标本

（二）卵巢卵泡膜细胞瘤

【临床特点】

- 发病率占全部卵巢肿瘤的 0.5%～1%；
- 84%的患者为绝经后发病，10%年龄小于 30 岁；
- 为雌激素性肿瘤；
- 患者绝经后出血或月经异常，但罕见性早熟。

【病理特点】

肉眼：

- 肿瘤为实性；
- 肿瘤大小为 3～10cm，界限清晰；
- 切面可见肿瘤呈灰白色，夹有黄色区域。

镜下：

- 含有脂质的类似内卵泡膜细胞的梭形或卵圆形细胞组成；
- 细胞大，胞浆丰富；
- 瘤细胞间有大量纤细的网状纤维，并有不等量的纤维母细胞成分。

【超声特点】

- 单侧以实性中低回声为主（见图 14-50、图 14-51）。
- 回声尚均或略不均，透声可。
- 后方回声无增强、无衰减（见图 14-52）。
- 可伴有少量腹水。
- 肿瘤内部有少量血流信号。

【临床处理】

- 手术切除。

（三）良性 Brenner 瘤

【临床特点】

- 约占全部卵巢肿瘤的 1.5%。
- 好发于 50 岁妇女。
- 单侧多，双侧约 6%～8%。
- 15%有不规则阴道出血与子宫内膜增生。
- 可伴有妇科另一种肿瘤。

【病理特点】

- 来源于卵巢滤泡上皮和基质两种成分的卵巢肿瘤。

肉眼：

- 表面灰白色，质韧；
- 圆形或椭圆形。

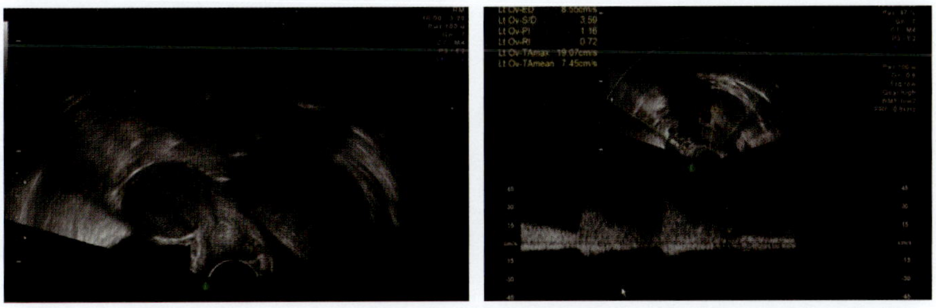

图 14-50 纤维卵泡膜瘤

子宫后方实性较均匀的肿物

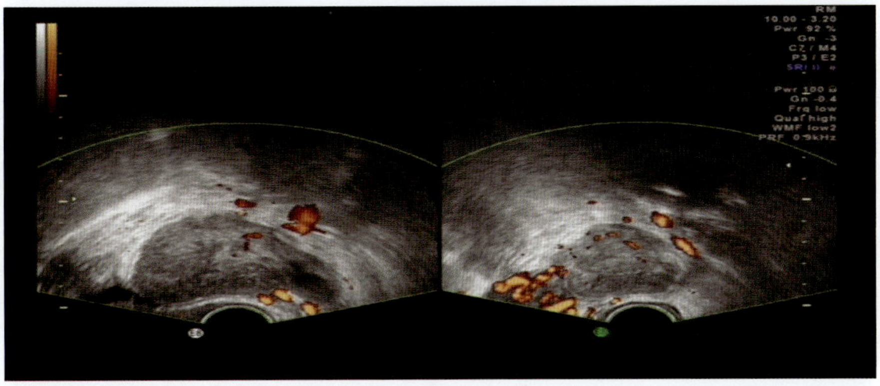

图 14-51 卵泡膜细胞瘤伴坏死

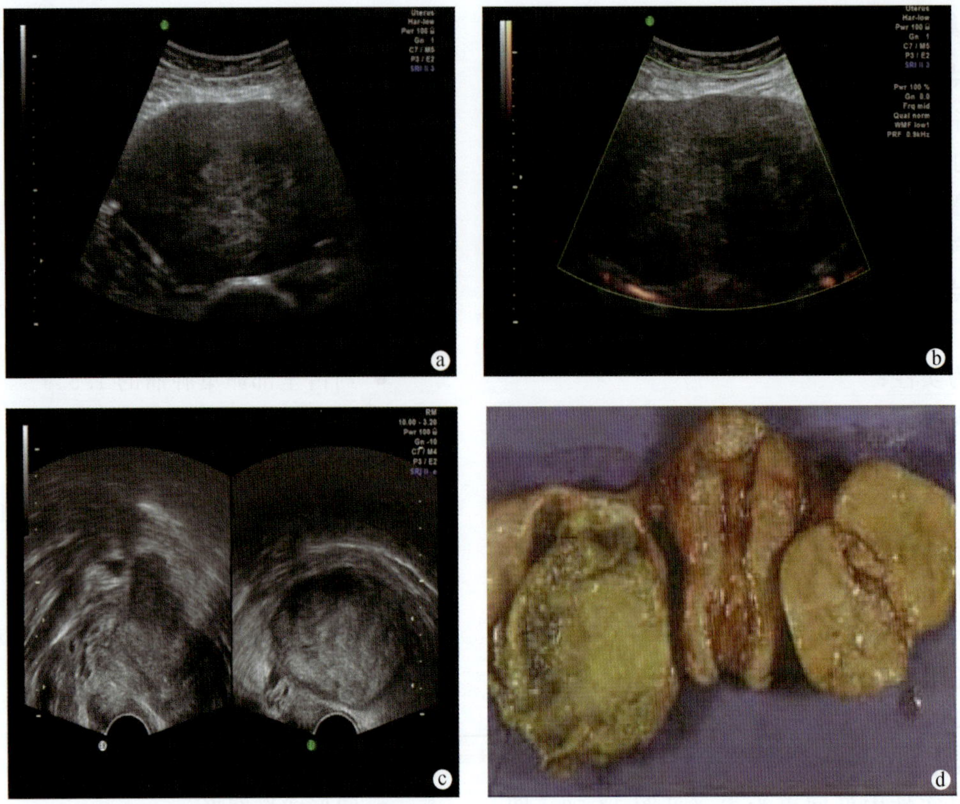

图 14-52　较大的卵泡膜细胞瘤

a. b：较大的盆腹腔实性肿瘤、肿瘤略不均质，后方透声好，腹部超声；c. 阴道超声实性肿瘤，卵巢泡膜细胞瘤；d. 切除标本

镜下：

- 富于胶原纤维、含有梭形细胞成分的间质；
- 上皮细胞圆形或多边形；
- 胞浆丰富，核较小，常见核纵沟，呈咖啡豆样外观。

【超声特点】

- 实性、较均匀肿瘤；
- 形态圆形或椭圆形；
- 大小不一，可达数厘米。

【临床处理】

- 手术切除

（四）阔韧带、浆膜下肌瘤（secondary intraligamentary/subserous myoma）

【临床特点】

- 子宫肌瘤向阔韧带内生长或向腹腔内生长。
- 有压迫周边血管、膀胱等症状。
- 也可发生蒂扭转，造成腹痛。

【病理特点】

肉眼：

- 实性子宫肿瘤；
- 肌瘤可多个，大小不一，一般 1～10cm；
- 肌瘤继发变性时，内可有囊区。

镜下：

- 肌瘤由梭形平滑肌细胞组成，排列成栅状或漩涡状；
- 细胞大小均匀，细胞核染色较深；
- 细胞之间有结缔组织。

【超声特点】

- 子宫可正常大小或子宫上有肌瘤结节。
- 子宫外一侧可见实性肿瘤，内有漩涡结构，边缘尚清。
- 肿瘤同侧可探及正常卵巢，如肿瘤较大可使同侧卵巢探查欠清。
- 肿物大小不一，为 2～15cm。
- 肿物一旦变性，内有漩涡状结构消失，内有囊腔。
- 有粗细不一的蒂与子宫相连（见图 14-53、图 14-54）。
- 后穹窿有少量积液；
- 肿物内有血流信号。

【临床处理】

- 肿瘤小，超声定期观察。

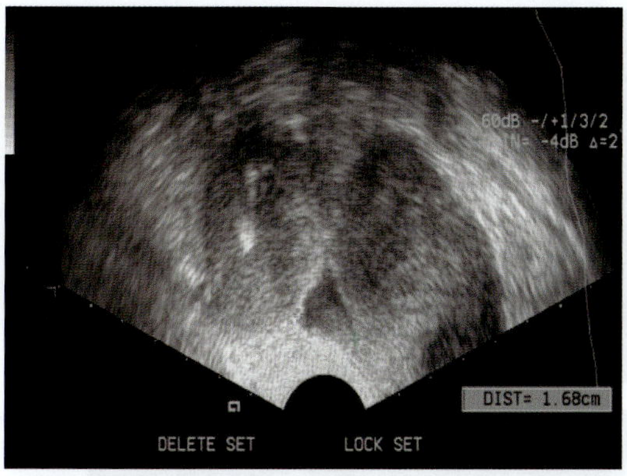

图 14-53 阔韧带肌瘤

子宫常大，宫腔内有环，其左侧可见实性肿瘤有蒂与子宫相连

- 肿瘤发生蒂扭转则需手术切除。
- 肿瘤较大、有压迫症状或与卵巢癌无法鉴别时需手术切除。

（五）血管内平滑肌瘤（intravascular leiomyoma）

【临床特点】

- 子宫肌瘤长在子宫静脉内或子宫外静脉内。
- 部分病例的肌瘤可延伸到下腔静脉、右心至肺，导致死亡。

【病理特点】

肉眼：子宫静脉内或子宫外静脉内可见串珠样的小肌瘤。

镜下：

- 肌瘤表面被覆内皮细胞；
- 肌瘤位于血管腔内或附着于血管壁。

【超声特点】

- 肿瘤大小不一，形态细长；
- 在宫旁可见蚯蚓状、串珠样形态不规则实性结节（见图 14-55、图 14-56）；
- 双卵巢正常在其上方。

【临床处理】

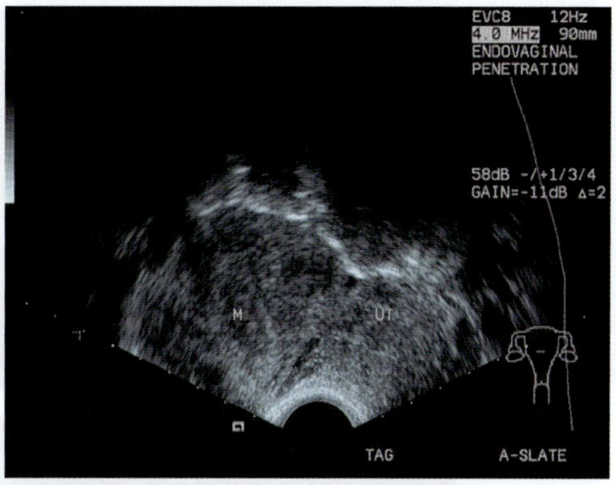

图 14-54 子宫右侧外凸的浆膜下肌瘤

- 肿瘤小者超声定期观察；
- 肿瘤大、较多且增长较快者需手术。

（六）陈旧性宫外孕

【临床特点】

- 发病年龄为育龄期。
- 有停经或不规则阴道出血史。
- 有体位改变后腹痛史。
- 可有贫血貌。
- 腹部包块。
- 血 HCG 可升高。

【病理特点】

- 肉眼可见凝血块内包裹陈旧性的绒毛。
- 镜下可见陈旧性绒毛以及陈旧性破碎的血细胞。

【超声特点】

- 盆腔内偏实性形态不规则包块，内包裹患侧卵巢（见图 14-57）。
- 盆腔少量积液或无积液。
- 实性包块内（凝血块）无血流信号。
- 包裹患侧卵巢内有血流信号。
- 子宫与另一侧卵巢正常。

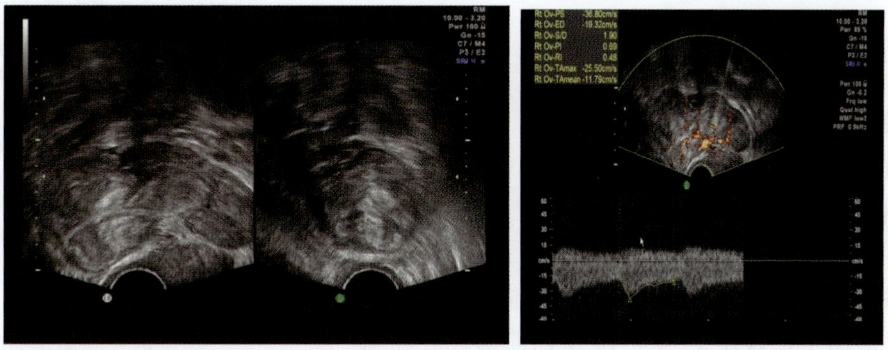

图 14-55 血管内平滑肌瘤（1）

a. 宫旁可见串珠状实性多结节血管内平滑肌瘤；b. 肿瘤内部血流频谱

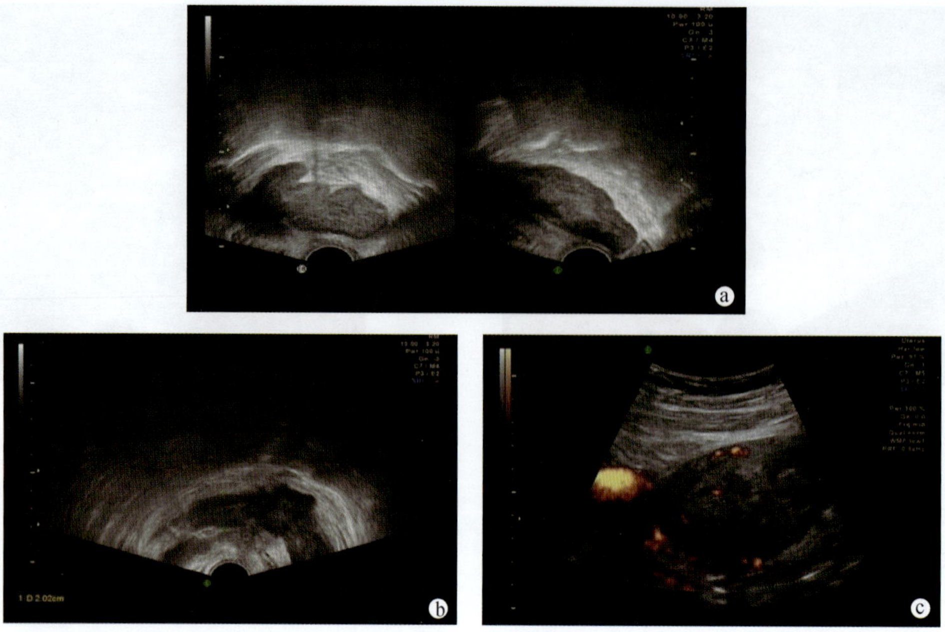

图 14-56 血管内平滑肌瘤（2）

a. 宫旁血管内管状实性肿瘤；b. 血管内平滑肌瘤；c. 腹膜后血管平滑肌瘤

【临床处理】

- 包块小者药物治疗，超声定期观察至自行吸收消失；
- 包块大吸收困难或与卵巢肿瘤无法区分者考虑手术治疗。

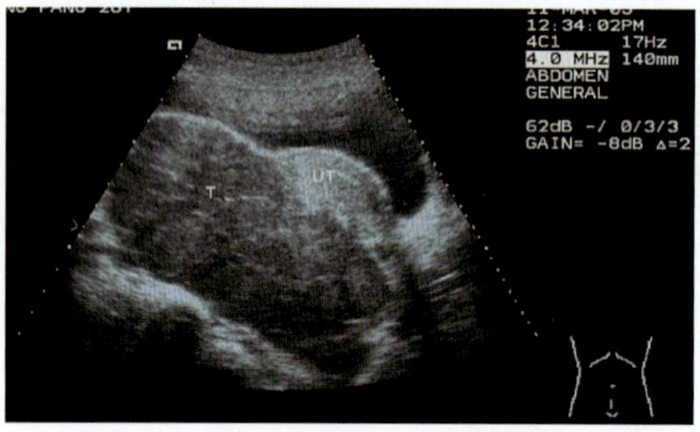

图 14-57 陈旧性宫外孕

子宫正常，其后方实性包块为陈旧性宫外孕包块

二、盆腹腔内恶性实性占位

（一）卵巢癌（ovarian cancer）

常见于各种腺癌、上皮性肿瘤、生殖细胞肿瘤、性腺间质肿瘤、低分化癌、未分化癌等。

【临床特点】

- 一般发病年龄在 40 岁以上，但生殖细胞肿瘤发病年龄的中位数在 19 岁，15 岁以前幼女发现肿瘤中 80%为恶性肿瘤。
- 如为卵巢功能肿瘤，可有性早熟、月经量增多、绝经后出血等症状。
- 早期卵巢恶性肿瘤一般无明显临床症状。
- 晚期可出现腹部不适、腹痛、腹胀。
- 腹部包块。
- 消瘦、腹水、恶病质。
- 肿瘤标记物 CA125、AFP、HCG、CEA、HE_4、CA199 等值升高。
- 可有家族遗传史。
- 临床分期（表 14-1）[6]：

表 14-1 卵巢癌、输卵管癌、腹膜癌 2012 年 FIGO 新分期

期别	病变情况
Ⅰ期	病变局限于卵巢或输卵管
ⅠA 期	病变局限于一侧卵巢（包膜完整）或输卵管，卵巢或输卵管表面无肿瘤，腹水或腹腔冲洗液没有恶性细胞
ⅠB 期	病变局限于双侧卵巢（包膜完整）或输卵管，卵巢或输卵管表面无肿瘤，腹水或腹腔冲洗液没有恶性细胞
ⅠC 期	病变局限于一侧或双侧卵巢或输卵管，伴随：
ⅠC1 期	术中包膜破裂
ⅠC2 期	术前包膜破裂，或卵巢或输卵管表面有肿瘤
ⅠC3 期	腹水中或腹腔洗液中找到恶性细胞
Ⅱ期	病变累及一侧或双侧卵巢或输卵管，伴盆腔转移

续表

期别	病变情况
ⅡA 期	病变扩展或转移至子宫或输卵管或卵巢
ⅡB 期	病变扩展至其他盆腔组织
ⅡB1 期	盆腔腹膜镜下转移
ⅡB2 期	盆腔腹膜肉眼可见转移
Ⅲ期	病变累及一侧或双侧卵巢，输卵管或原发腹膜癌，细胞学或组织学证实盆腔以外腹膜波及或腹膜后淋巴结转移
ⅢA 期	腹膜后淋巴结转移，伴或不伴盆腔外镜下腹膜受侵
ⅢA1 期	仅仅腹膜后淋巴结转移（细胞学或组织学证实）
ⅢA1i 期	转移淋巴结最大经线≤10mm
ⅢA1ii 期	转移淋巴结最大经线＞10mm
ⅢA2 期	镜下盆腔外（超出盆腔边缘）腹膜受侵，伴或不伴腹膜后淋巴结转移
ⅢB 期	肉眼见盆腔外腹膜转移瘤最大经线≤2cm，伴或不伴腹膜后淋巴结转移
ⅢC 期	肉眼见盆腔外腹膜转移瘤最大经线大于 2cm，伴或不伴腹膜后淋巴结转移
Ⅳ期	远处转移（不包括腹膜转移）
ⅣA	胸水形成，细胞学阳性
ⅣB	转移至腹腔外脏器

【病理特点】

肉眼：

- 肿瘤体积可大可小，3～10cm；
- 肿瘤实性形态不规则；
- 肿瘤包膜不完整，表面可有外生乳头。

镜下：

- 癌的乳头“繁茂分枝”，相互搭桥；
- 癌细胞排列成实性片状、巢、索、腺管或乳头；
- 癌细胞核异型性、核深染、核分裂等。

【超声特点】

- 肿瘤形态多不规则，呈结节状、分叶状。
- 包膜或边缘回声不完整或中断，轮廓模糊。
- 肿瘤内部呈实性杂乱融合性团块，间有不规则囊性回声区。
- 肿物后方无增强回声效应或有轻度衰减。
- 前、后穹隆结节，侧腹膜增厚、大网膜瘤饼。
- 常伴有非纯囊性腹水征。
- 实性肿瘤内部有分布紊乱的血流信号及低阻血流信号（见图 14-58～14-68）。

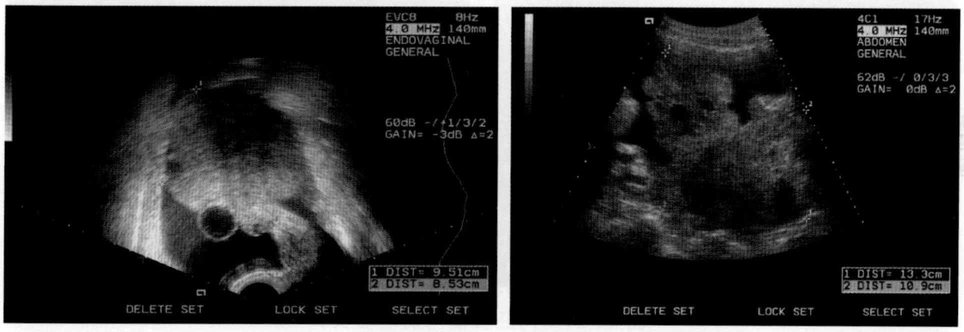

图 14-58 盆腔内不规则以实性回声为主的肿瘤

表面均为外生乳头，病理为卵巢低分化腺癌

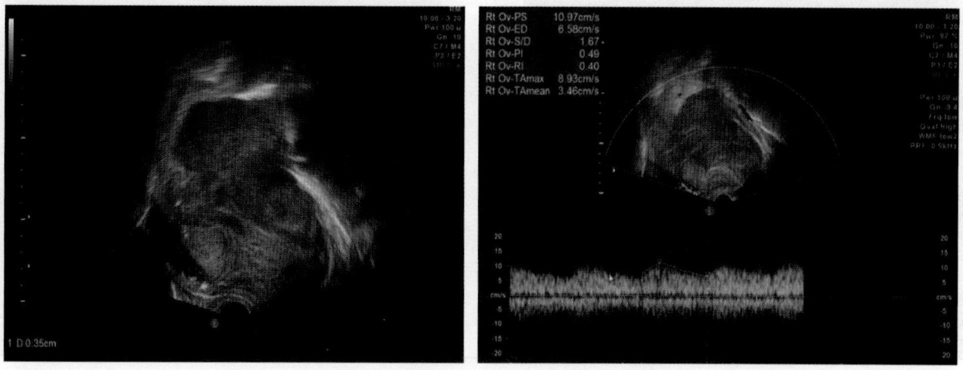

图 14-59 盆腔实性形态不规则肿瘤

病理为恶性苗勒氏管混合瘤（癌肉瘤）

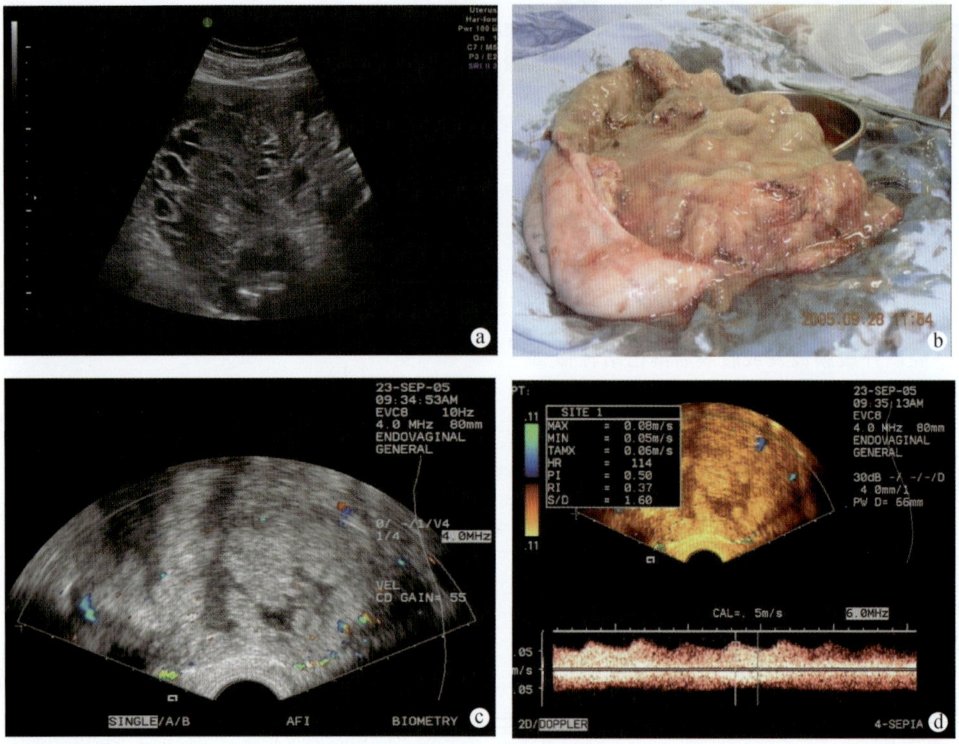

图 14-60 卵巢黏液性癌

a. 多房隔囊实性无包膜肿物；b. 卵巢黏液性癌标本；c. 黏液性癌盆腔内棉絮状肿物；d. 黏液性癌血流频谱呈低阻力

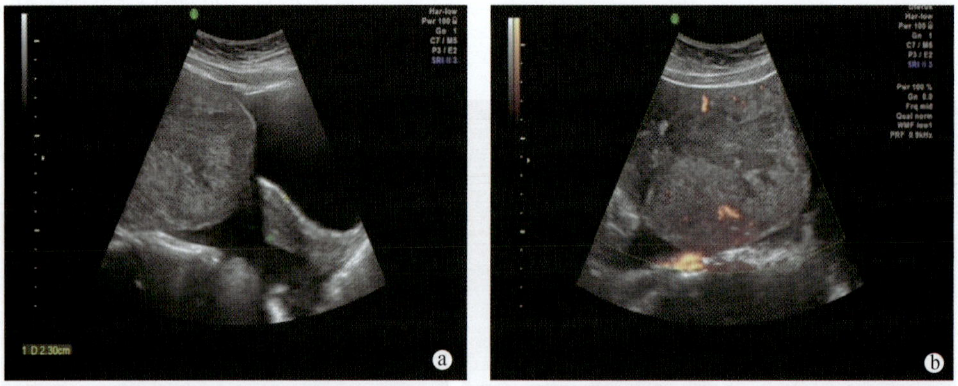

图 14-61 内胚窦瘤（病理证实）

a. 子宫漂浮在腹水中前方为实性肿瘤；b. 卵巢实性不均质肿瘤

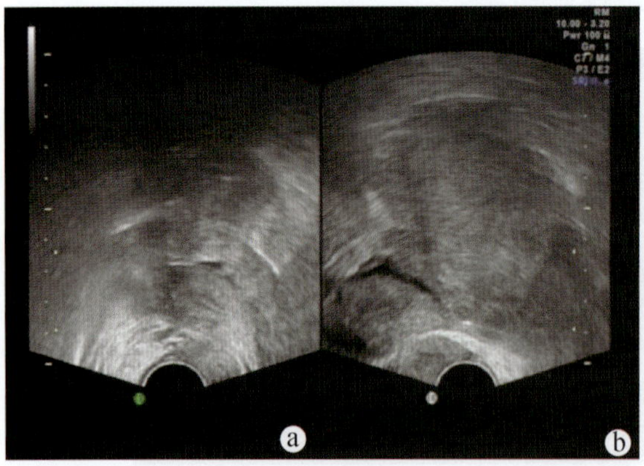

图 14-62

a. 萎缩子宫；b. 子宫左侧实性肿瘤横切面

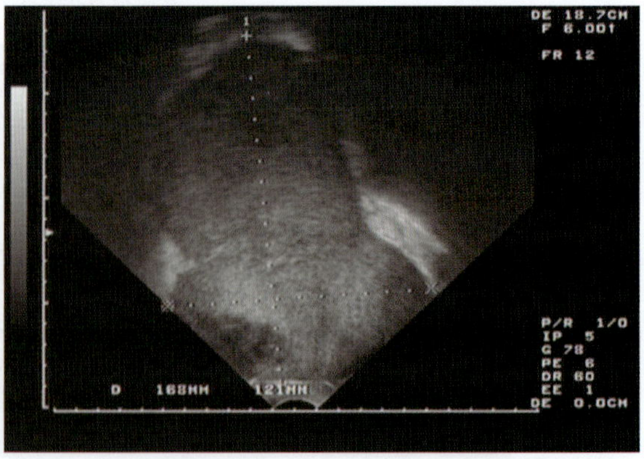

图 14-63 卵巢实性肿瘤（病理为浆液性癌）

盆腔内实性低回声肿物纵切面长 168mm

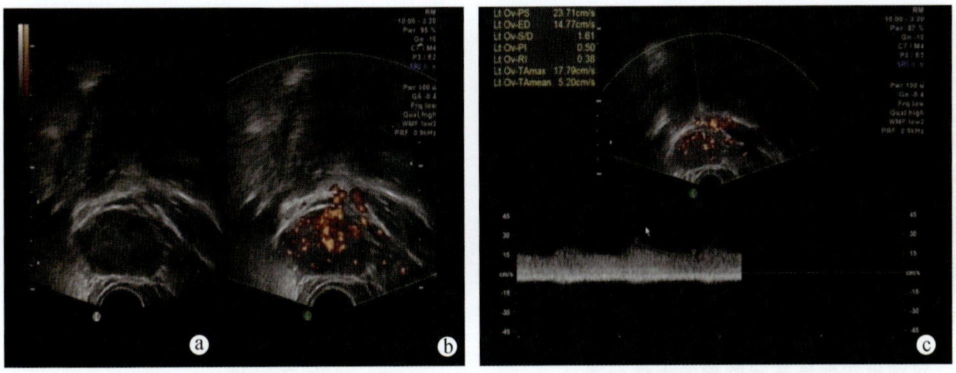

图 14-64　卵巢极低回声实性肿瘤与血流频谱（病理为卵巢支持间质细胞瘤）

a. 为实性极低回声肿物；b. 与 a 相同肿物内血流信号丰富；c. 实性肿物内低阻力频增血流信号

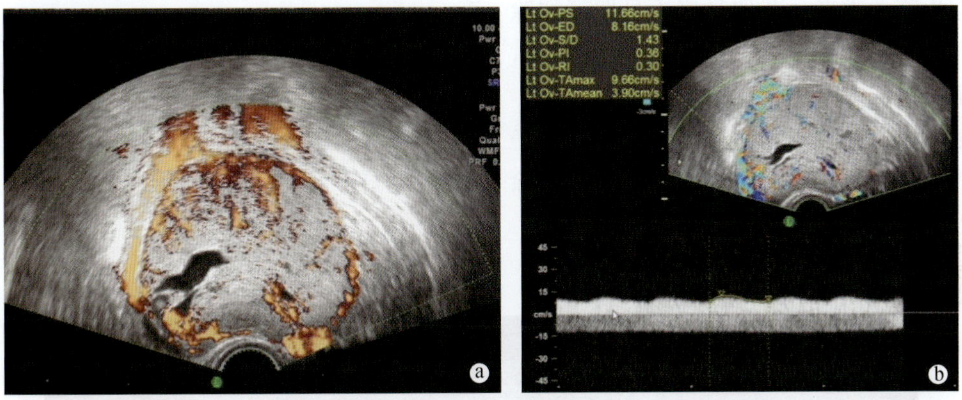

图 14-65　卵巢实性肿瘤（1）

a. 卵巢实性不均质肿物内有不规则囊区；b. 此肿物内血流信号呈低阻力频谱，病理卵巢支持间质细胞瘤

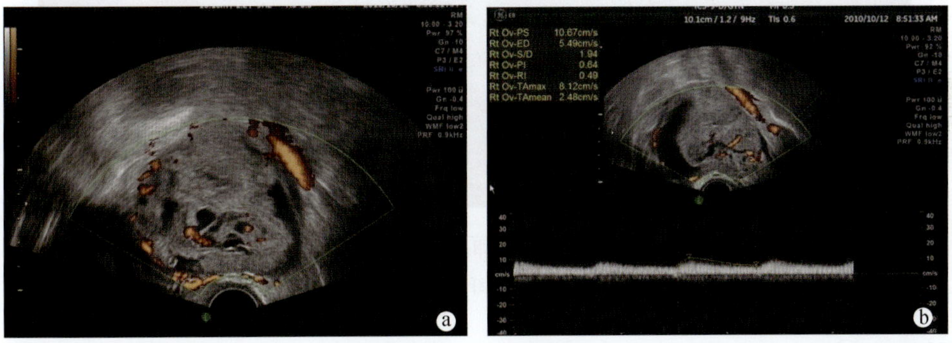

图 14-66　卵巢实性肿瘤（2）

a. 卵巢为实性不均质肿物，内有不规则内有囊区。b. 为卵巢肿物内低阻力的血流频谱，病理子宫内膜样腺癌

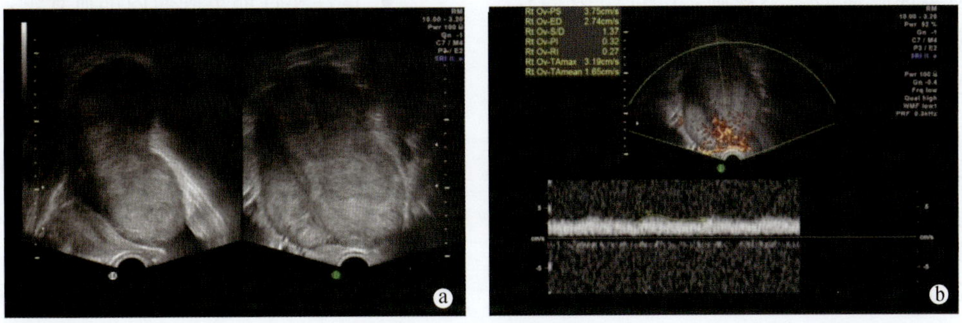

图 14-67　卵巢实性肿瘤（3）

a. 卵巢为形态不规则的实性肿物，b. 此肿物内部的低阻力血流频谱，病理为无性细胞瘤

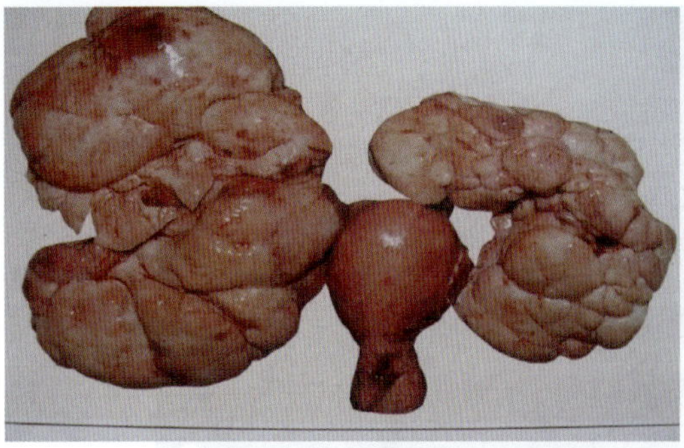

图 14-68 双卵巢实性结节状肿瘤的大体标本

【临床处理】
- 年轻有生育要求者，若卵巢癌为早期可切除患侧卵巢，对侧卵巢冰冻病理正常可保留，并保留子宫。
- 卵巢癌晚期为保留生命及时行根治术（子宫、双附件、大网膜、阑尾、转移病灶清除＋淋巴清扫术）。
- 化疗。

（二）卵巢纤维肉瘤（ovarian fibrosarcoma）

【临床特点】
- 发病率低。
- 发病年龄常见于绝经后妇女。

【病理特点】

肉眼：
- 肿瘤一般较大 9～35cm。

镜下：
- 细胞多形性；
- 有丝分裂活跃＞4/10HP；
- 内有坏死灶。

【超声特点】
- 卵巢实性肿瘤呈不均回声（见图 14-69）。
- 肿块面积较大。
- 有腹水。

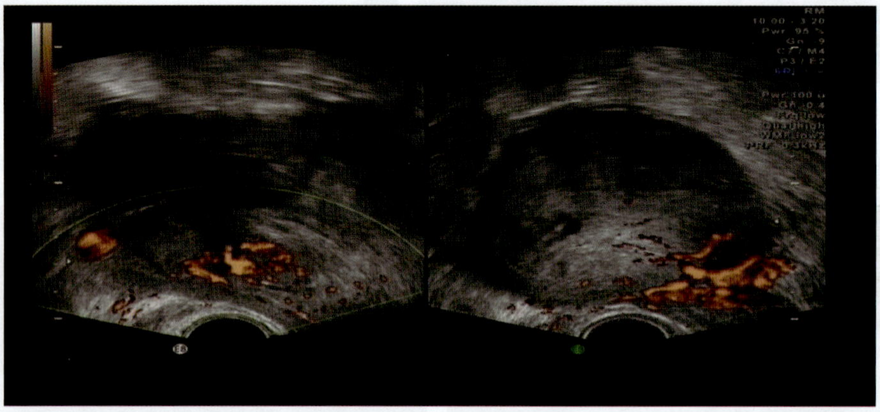

图 14-69 卵巢实性肿瘤

病理为纤维肉瘤

【鉴别诊断】

1. 卵巢癌与炎性包块的鉴别：
- 卵巢癌实性肿瘤形态不规则，CA125 升高；
- 卵巢癌包块经过正规消炎处理是不会缩小的；
- 炎性包块有发热腹痛史，形态不规则，边界毛糙，可偏实性；
- 炎性包块内有低阻力频谱血流信号（见图 14-70），与卵巢癌有交叉现象；
- 经过正规消炎处理 1～2 周后炎性包块形态可改变、缩小，甚至消失。

2. 卵巢癌与良性实性卵巢肿瘤鉴别：
- 良性实性卵巢肿瘤回声尚均匀；
- 良性实性卵巢肿瘤大，可伴有胸腹水，但无恶病质症状；
- 良性实性卵巢肿瘤内部血管少，尚分布均匀；
- 恶性实性卵巢肿瘤则相反，肿瘤回声不均；
- 恶性实性卵巢肿瘤内部血管多且分布杂乱；
- 恶性卵巢肿瘤晚期有恶病质症状。

3. 卵巢实性肿瘤与浆膜下或阔韧带子宫肿瘤鉴别：
- 浆膜下阔韧带肿瘤有正常子宫，在同侧有正常卵巢；
- 肿瘤似有蒂与子宫相连，与子宫关系密切，结节周边血流为环状或半环状（见图 14-71）；
- 卵巢实性肿瘤在同侧探查不到正常卵巢；

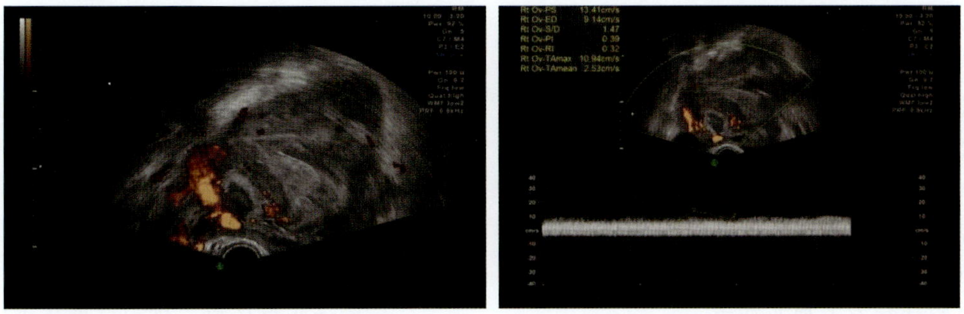

图 14-70 附件炎性包块

偏实性，形态不规则，无腹水，静脉血流频谱

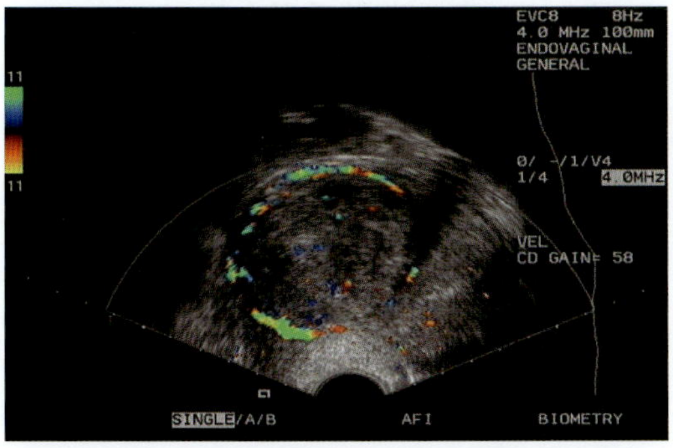

图 14-71 浆膜下肌瘤周边环状血流

- 卵巢实性肿瘤与子宫可分开，与子宫关系不密切；
- 卵巢实性肿瘤无环状周边血流，内部血流多（见图 14-72～图 14-73）；
- 卵巢实性肿瘤一般伴有腹水。

（三）原发性腹膜癌（primary peritoneal cancer）

女性腹膜作为第二苗勒系统，卵巢上皮与腹膜上皮由具有苗勒氏管潜能的中胚层转化而来。任何类似于正常或肿瘤性的子宫、输卵管、子宫颈以及卵巢上皮的病变均可原发于腹膜。此外，盆腔腹膜

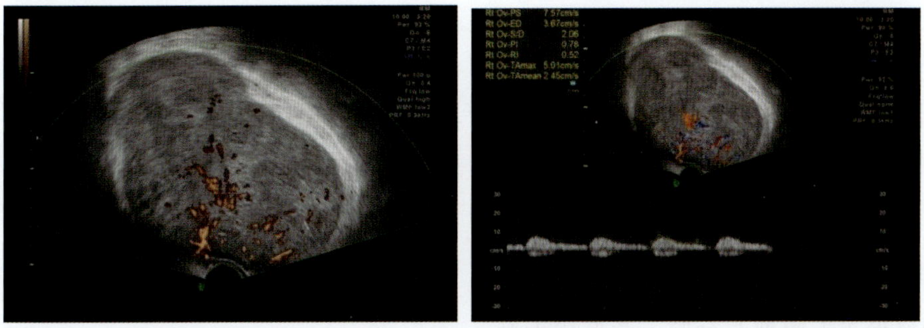

图 14-72 阔韧带内实性肿瘤

病理为原始神经外胚层叶肿瘤

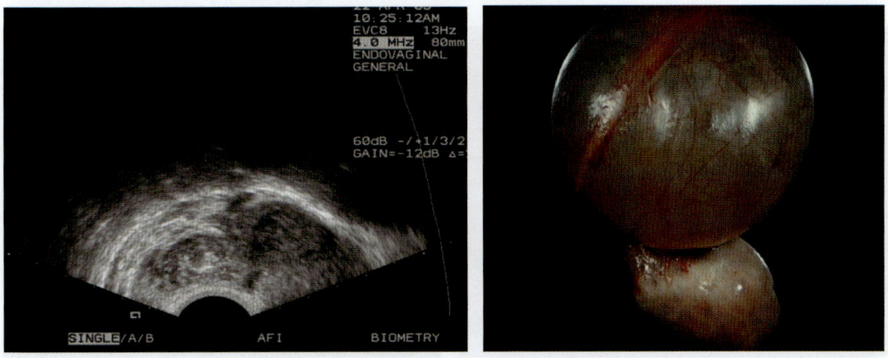

图 14-73 卵巢肿瘤扭转蒂部呈螺旋状，扭转后肿瘤可无血流信号

还具有上皮化生的潜能[7]。苗勒氏管可多处发生上皮恶性转化[8]。

【胚胎组织学特点】

以原发性腹膜浆液性腺癌为例，美国妇科肿瘤学组（GOG）拟定初步组织学诊断标准[9]：

1. 双侧卵巢正常大小或仅因良性病变而增大。
2. 卵巢外癌灶必须大于任何一侧卵巢表面癌灶。
3. 卵巢组织往往有下列改变之一：

- 无浸润；
- 镜检仅限于表面上皮受累，其皮质无浸润；
- 卵巢上皮表面受累，表面下间质浸润小于5mm×5mm；
- 卵巢组织内肿瘤小于5mm×5mm伴有或无表面的浸润；
- 肿瘤的组织学及细胞学特征与卵巢乳头浆液性腺癌相似，以浆液性为主，分化程度不限。

【临床特点】

- 患病年龄35～75岁，平均年龄59岁。
- 此病起病隐匿，为多病灶、多克隆性发生。
- 腹胀、腹痛。
- 腹部包块。
- 腹围增大、腹水。
- 晚期有恶性肿瘤消耗、恶病质症状。
- 2012年FIGO原发性腹膜癌的临床分期与卵巢癌的相一致，不再单独归类 。

【病理特点】

肉眼：

- 弥漫性的生长，腹膜广泛受累，常以下腹部或盆腔为重，腹膜脏层大小不一瘤结节；
- 局限性的好发于上腹部与盆腔，常形成大肿块，直径可达10cm，附着于浆膜层面。

镜下：

1. 上皮型（浆液性肿瘤、黏液性肿瘤）

- 上皮细胞可呈高柱状、立方或多边形，排列为乳头状、腺管状、索状、片状等；
- 胞浆轻度嗜酸、呈细颗粒状；
- 瘤细胞奇形怪状，大小不一，多核巨细胞，核分裂象多少不等。

2. 肉瘤型

- 瘤细胞呈梭形，排列呈带状或螺环形；
- 分化可高可低；
- 核分裂象多少不等。

3. 混合型（恶性苗勒氏混合瘤）

- 上述两型呈不同程度的混合；
- 介于两者之间的过渡型细胞也常见。

【超声特点】

- 早期子宫、双卵巢回声正常，但表面有一层絮状物；
- 有时肿瘤与卵巢连成片，无法分清是卵巢肿瘤还是盆腔肿瘤，易当成卵巢恶性肿瘤诊断；
- 前后穹隆、腹膜、侧腹膜片状增厚（见图14-74）；
- 大网膜增厚形成瘤饼（见图14-75）；
- 晚期盆腹腔内形态不规则的肿瘤体积大于卵巢，肿瘤无明显包膜（见图14-76、图14-77）；
- 大量腹水；
- 肿瘤内有丰富彩色血流信号，部分动脉呈低阻力频谱。

【鉴别诊断】

1. 原发性腹膜浆液性乳头状癌与原发性结核性腹膜炎女性生殖器结核的鉴别：

- 生殖器结核均为双侧输卵管僵直增粗（见图14-78）；
- 腹膜增厚；

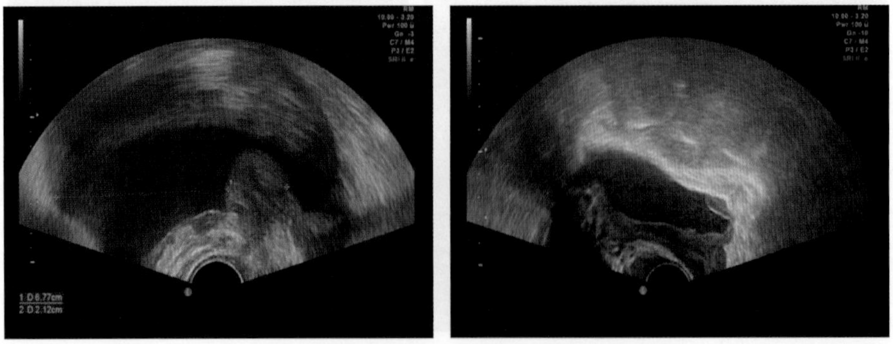

图14-74 原发性腹膜浆液性乳头状癌

子宫前后穹隆、侧腹膜有片状增厚

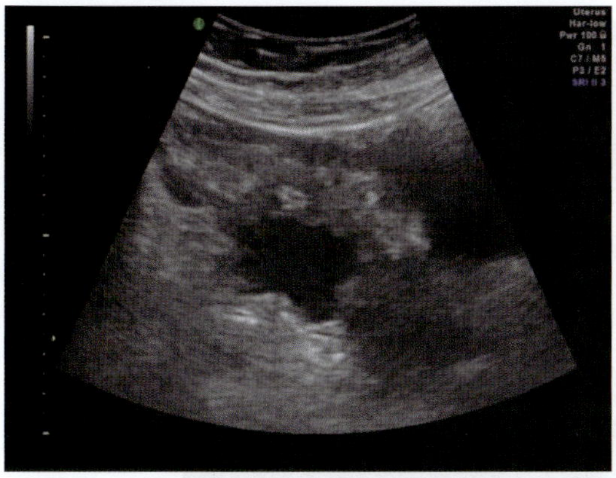

图 14-75 大网膜瘤饼

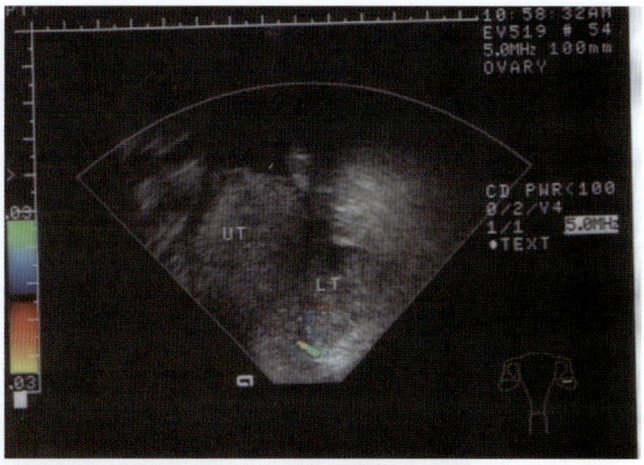

图 14-76 原发性腹膜浆液性乳头状癌后穹窿实性包块

UT，子管；LT，左后穹窿实性包块

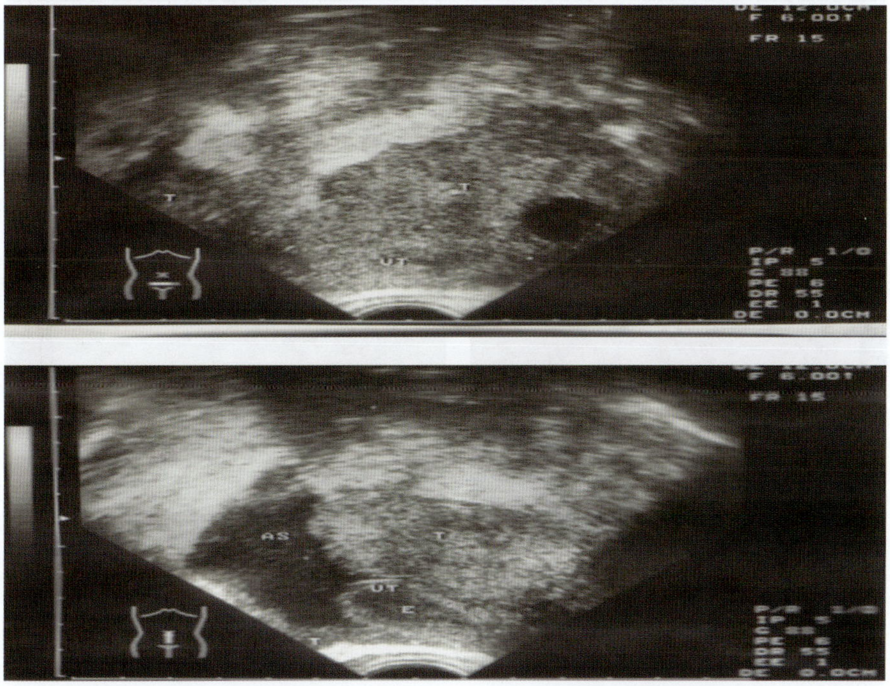

图 14-77 原发性腹膜浆液性乳头状癌盆腹腔内不规则实性包块

UT，为子宫；T，空腹内实性包块；AS，为腹水

- 结核性子宫内膜散在强回声光点；
- 结核性盆腔炎后穹隆包裹性积液、腹腔包裹性积液，内有多个细纤维带漂浮（见图 14-79）；
- 结核性腹膜炎肠管蠕动慢、僵直、聚集成团；
- 原发性腹膜浆液性乳头状癌腹膜与大网膜增厚明显；
- 原发性腹膜浆液性乳头状癌发病年龄较大，一般为绝经后妇女发病；
- 原发性腹膜浆液性乳头状癌有腹腔内实性肿块；
- 癌性腹水为非纯囊性。

2. 原发性腹膜浆液性乳头状癌与卵巢癌的鉴别：

- 早期原发性腹膜浆液性乳头状癌患者卵巢正常大小；
- 侧腹膜增厚，盆腹腔肿块偏上，肿块大于卵巢；
- 后穹隆、前穹隆均片状增厚，肠系膜中有结节；
- 而卵巢癌是单克隆发生早期使卵巢增大，囊实性不均形成肿瘤（见图 14-80、图 14-81）；
- 卵巢癌晚期前后穹隆片状增厚、大网膜瘤饼与腹水生成。

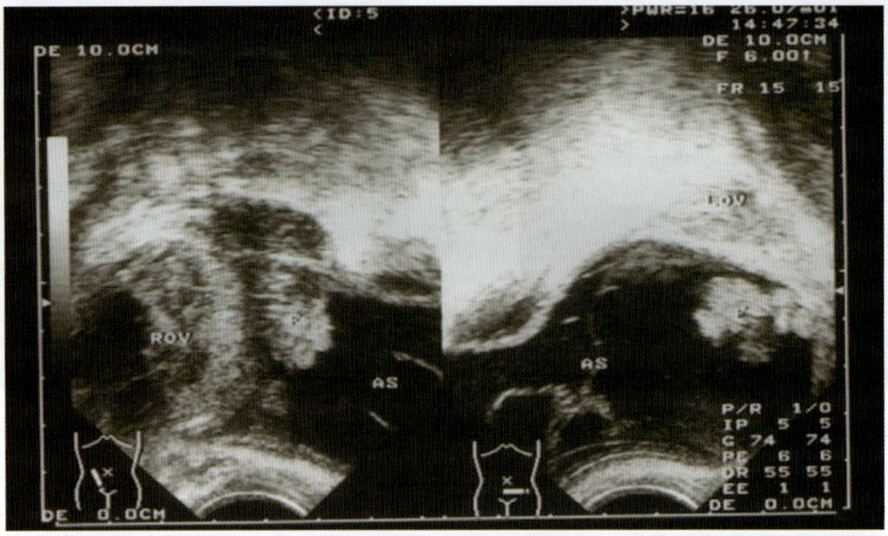

图 14-78 盆腔结核

双卵巢正常大小，双输卵管僵直表面乳头不平（ROV：右卵巢，LOV：左卵巢，AS：腹水）

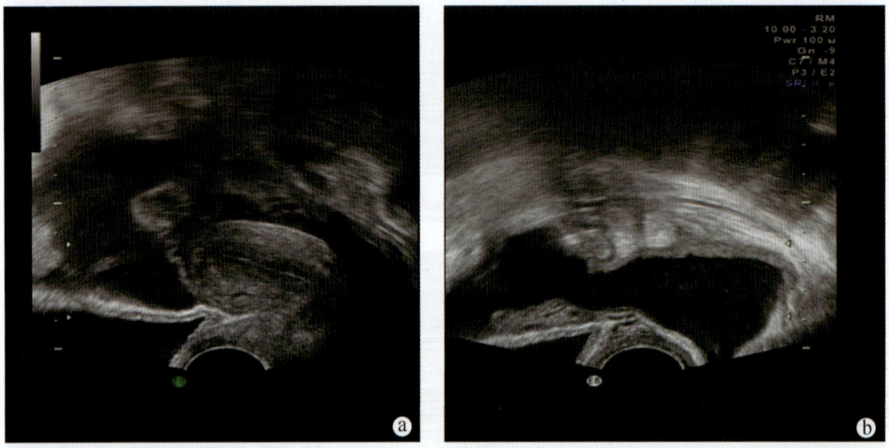

图 14-79

a. 正常前位子宫、前后穹窿有腹水；b. 盆腔结核后穹窿侧腹膜有絮状物

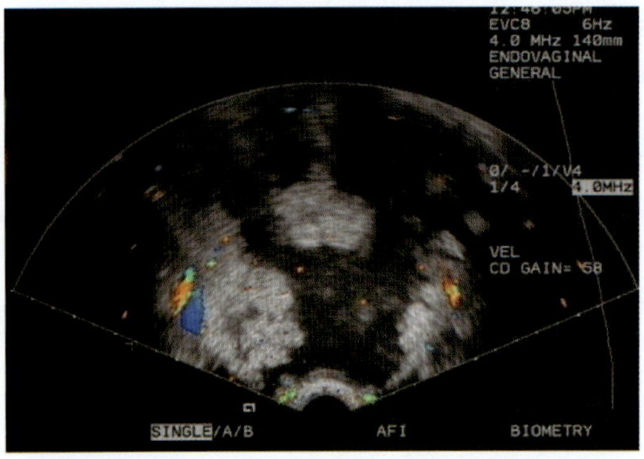

图 14-80 卵巢癌表面多个乳头突起

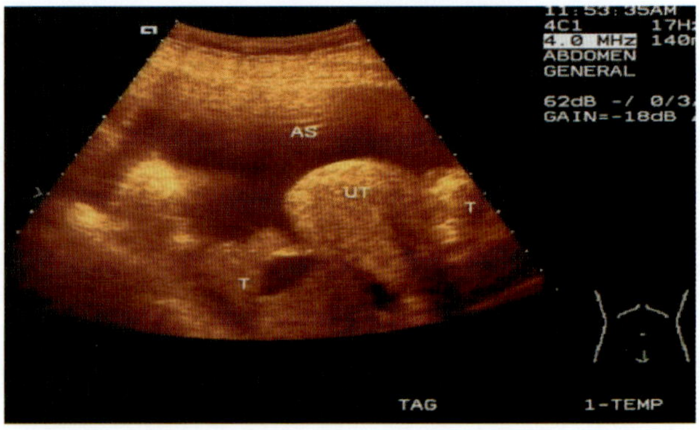

图 14-81 腹部超声双卵巢癌伴腹水

3. 原发性腹膜浆液性乳头状癌主要是与间皮瘤鉴别：

- 女性腹膜间皮瘤较为少见，患者多有石棉接触史；
- 间皮瘤者卵巢正常大小或水肿；

- 腹膜间皮瘤腹膜可增厚，有腹水；
- 腹膜间皮瘤为体积小、实性包块；
- 原发性腹膜浆液性乳头状癌腹腔有较大的、多发的实性不均包块；
- 原发性腹膜浆液性乳头状癌有大网膜瘤饼；
- 伴有大量腹水。

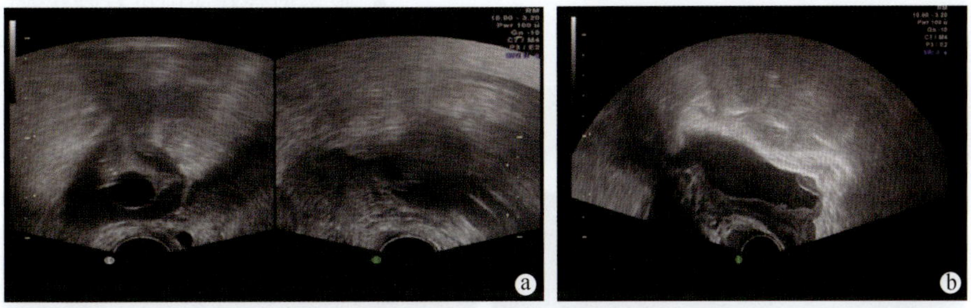

图 14-82　原发腹膜癌

a. 双卵巢正常大小；b. 后穹窿侧腹膜片状增厚

【临床处理】

- 手术；
- 化疗。

（四）子宫浆膜下肉瘤

【临床特点】

- 发病率极低。
- 盆腹腔包块。
- 有腹痛史。

【病理特点】

- 可为子宫异源成分，如横纹肌、骨、软骨、脂肪组织；
- 细胞呈梭形，细胞大小不一，形态各异，排列紊乱，核大深染、不规则，核仁明显、核分裂象>5/10HP。

【超声特点】

- 子宫以外多个实性低回声、大小不一、分叶状结节；
- 内无明显漩涡状结构；
- 无腹水。

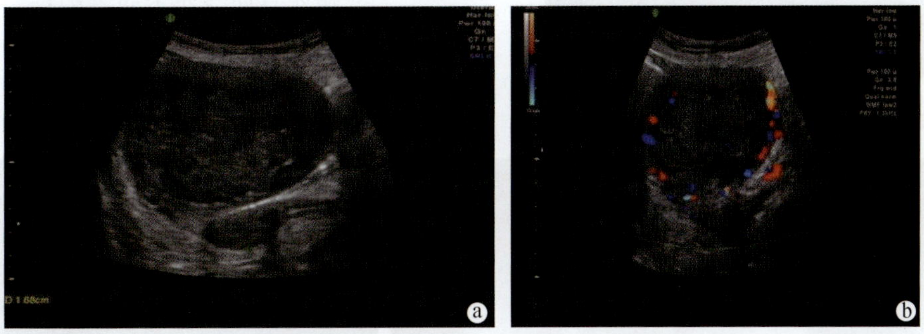

图 14-83　子宫后位其前方外突浆膜下子宫肉瘤

a. 纵切面；b. 横切面

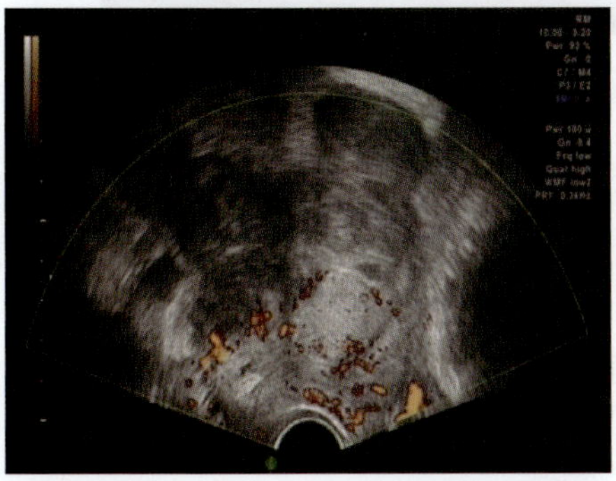

图 14-84　子宫肉瘤多结节形态怪异

【临床处理】

- 手术
- 化疗

（五）输卵管癌

【临床特点】

- 发病率极低，约占女性生殖道恶性肿瘤的 0.2%～0.5%，发病年龄在 40～60 岁之间，平均年龄 55 岁。

- 不育史。
- 临床症状以阴道排液、阴道出血、腹痛为主。
- 盆腔包块。

【病理特点】

- 主要为乳头状腺癌。
- 细胞明显异型性，核大深染、不规则，核仁明显、核分裂活跃。
- 癌性上皮细胞排列和极向紊乱、层次增多。

【超声特点】

- 子宫旁可见偏实性肿瘤（见图 14-85）。
- 形态似管状或内可有管状囊区（见图 14-86）。
- 可有穹窿部片状增厚，有时有少量腹水（见图 14-87）。
- 偏实性肿瘤内有杂乱的血流信号。

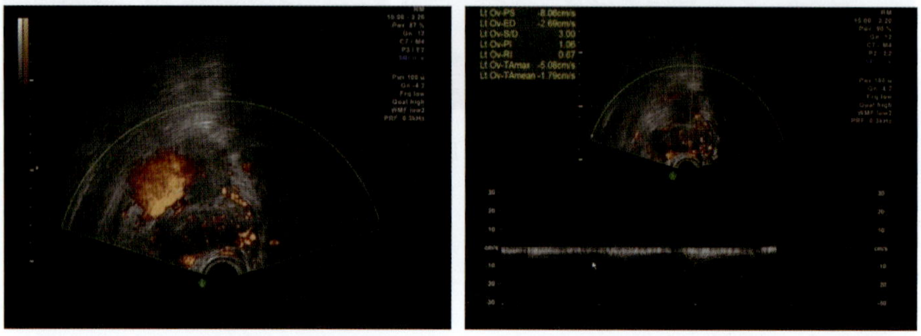

图 14-85　输卵管癌盆腔实性管状肿瘤及内部血流信号

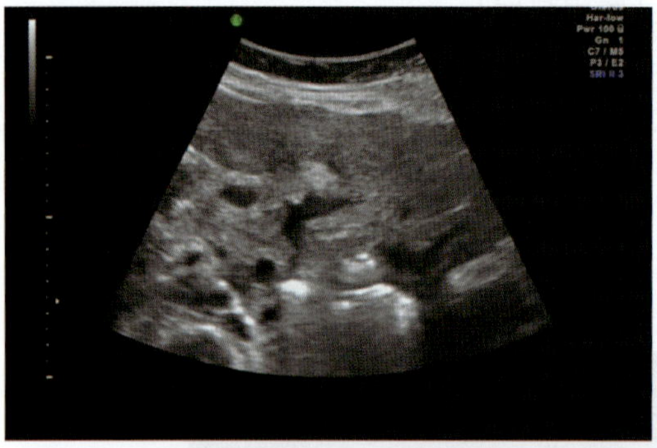

图 14-86　腹部超声输卵管癌管道状实性包块

【鉴别诊断】

1. 输卵管癌与炎性包块鉴别：

- 炎性包块有盆腔感染史；
- 炎性包块边界毛糙；
- 炎性包块经消炎处理后包块可缩小变形；
- 输卵管癌经消炎处理后包块不会缩小变形。

2. 输卵管癌与卵巢癌鉴别：

- 输卵管癌

（1）一般有阴道排液症状；

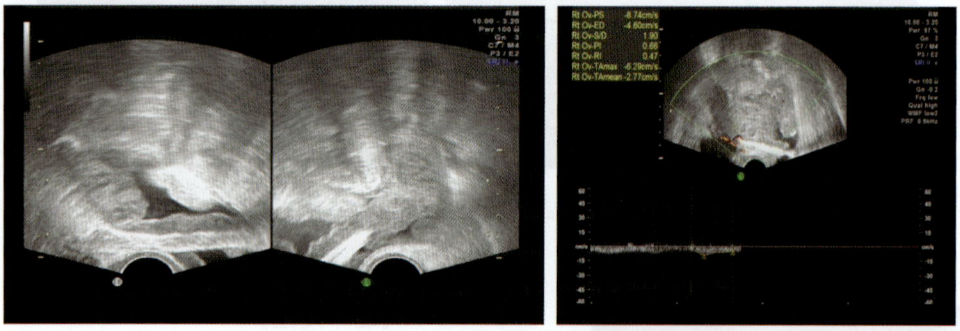

图 14-87　输卵管癌伴有穹窿部片状增厚及少量腹水

（2）肿瘤形态似管状、腊肠状（见图 14-88）；

（3）有时可探及同侧卵巢；

- 卵巢癌

（1）早期无临床症状；

（2）形态更不规则（见图 14-89），表面可有多个乳头状突起；

（3）一般合并大量腹水；

- 卵巢癌也有无腹水的实性肿物，因同样为宫旁实性肿物，不易与输卵管癌鉴别。

【临床处理】

- 根治手术；
- 化疗。

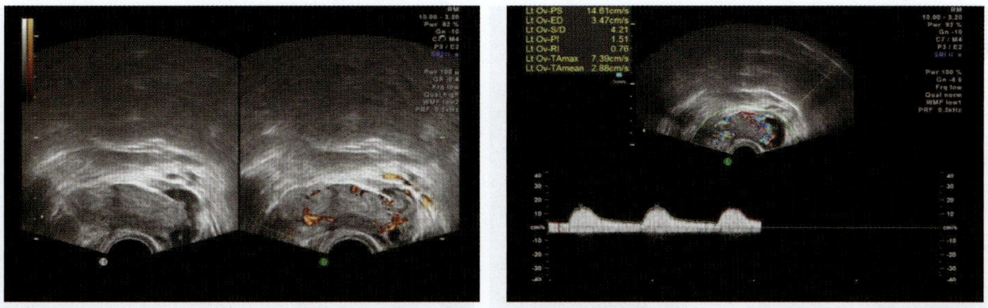

图 14-88 输卵管癌

a. 呈实性管道状腊肠状；b. 血流频谱

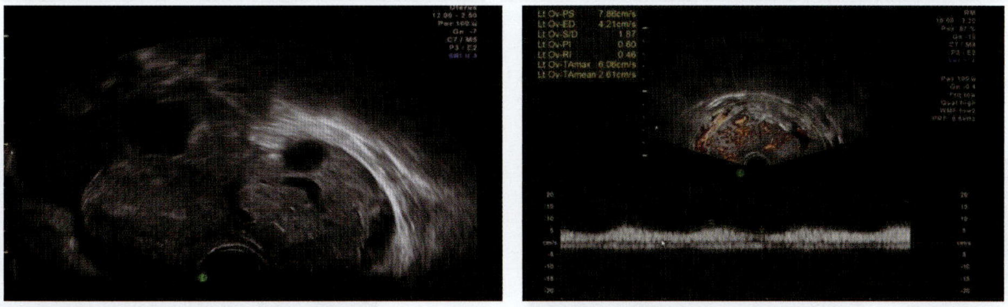

图 14-89 卵巢囊实性肿物及内部血流频谱

病理卵巢浆液性乳头状癌

（六）转移癌（metastatic carcinoma）

- 卵巢为女性生殖器中转移性肿瘤最好发的器官；
- 卵巢转移癌肿瘤可来自胃肠道、乳腺、生殖器、肺、肾、皮肤、淋巴瘤和白血病等；
- 可浆膜面转移、直接转移、淋巴管转移、血行转移、通过输卵管转移等；
- 转移性肿瘤占卵巢恶性肿瘤的 17%。

1. 消化道转移癌

Krukenberg（1896）首次报道，以后人们把起源于消化道的卵巢转移癌统称为库肯勃瘤。

【临床特点】

- 有胃肠道肿瘤史，胃肠道症状。
- 胃肠道转移到卵巢 20%～67%。
- 发病年龄 13～82 岁，多数为 30～50 岁。
- 70%为双侧性病变；发现卵巢癌，卵巢外已有肿瘤扩散。
- 消瘦、胃肠道反应。
- 盆腔包块。
- 腹水。
- CEA，红细胞沉降率（血沉）升高。

【病理特点】

大体：

- 卵巢肿瘤一般 5～20cm；
- 卵巢肿瘤多呈实性；
- 多呈卵圆形或肾形，表面光滑；
- 少数情况肿瘤内有囊性病变。

切面：

- 呈白色，实质性；
- 瘤内有坏死，出现囊区；
- 囊内液为黏液或血性液体。

镜下：

- 印戒细胞结构；
- 条索状结构；
- 黏液腺癌；
- 广泛淋巴管累及。

【超声特点】

- 单侧或双侧卵巢实性增大，形态似类圆形，较规则。
- 肿瘤可有较规则囊区（见图 14-90）。
- 内有以中央为轴点似放射状的血流信号（见图 14-91～图 14-96）。
- 有消化道原发肿瘤病史（如胃癌）。
- 腹水。
- 其他脏器转移至卵巢的特点与原发卵巢癌类似。

【临床处理】

- 原发灶手术；
- 妇科根治术；
- 化疗、放疗。

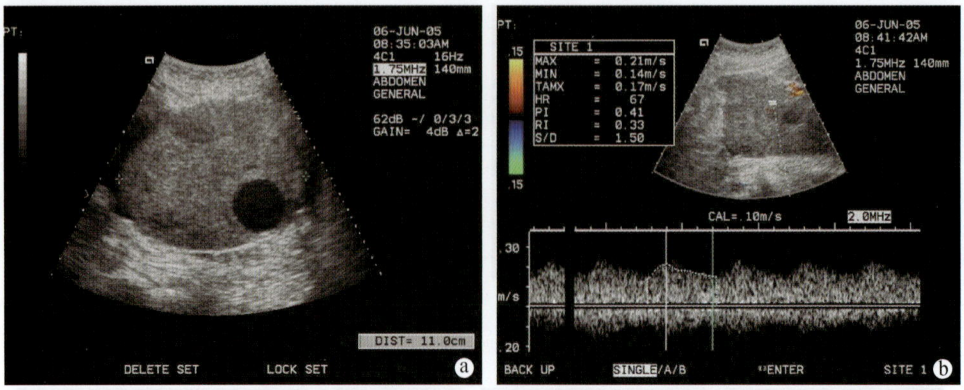

图 14-90 卵巢转移瘤

a. 卵巢实性肿瘤内有规则囊区；b. 实性肿瘤内低阻力血流频谱

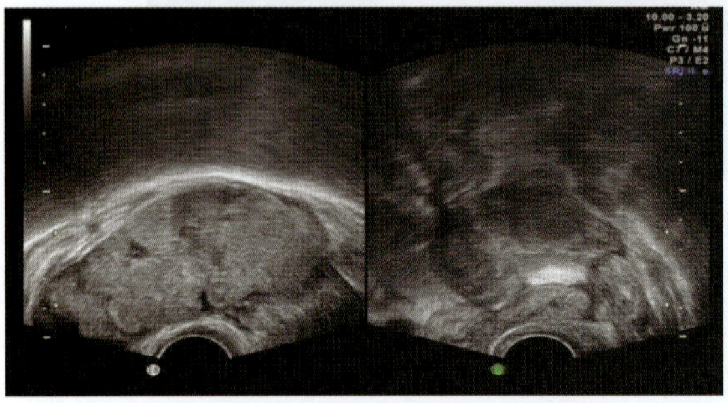

图 14-91 实性卵囊肿瘤（胃癌转移癌）

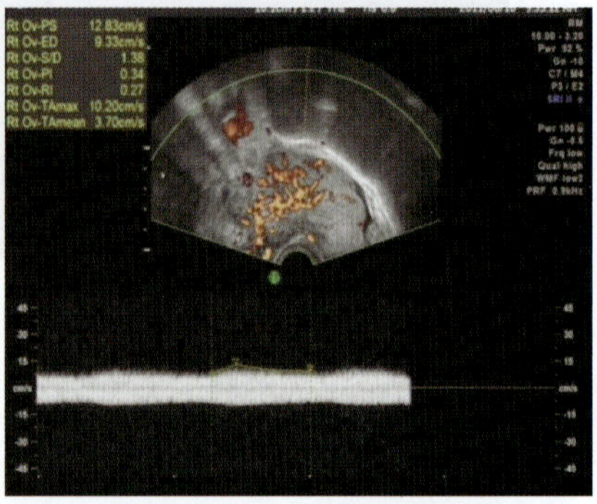

图 14-92 转移癌内部血流呈放射性分布

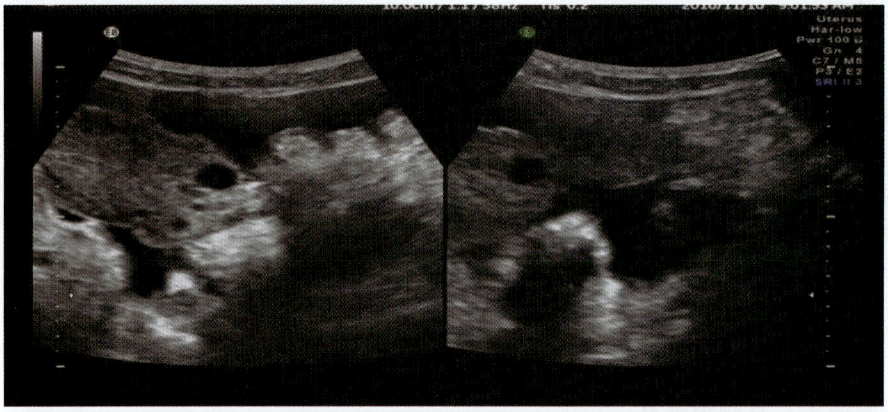

图 14-93 腹部超声双侧卵囊实性肿物（胃癌术后转移瘤）

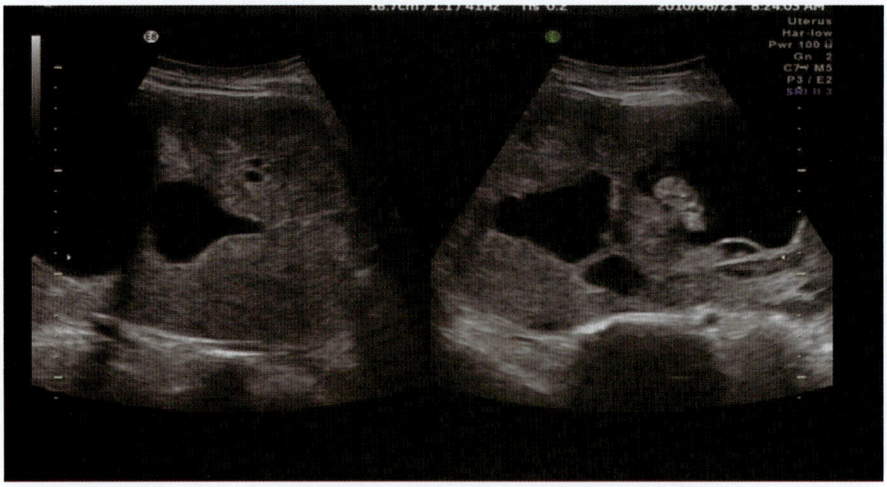

图 14-94 腹部超声为卵巢囊实性肿物（结肠癌术后转移瘤）

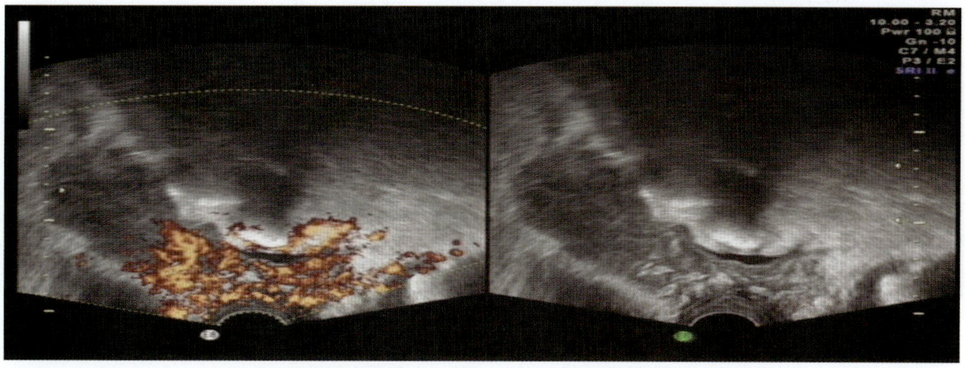

图 14-95 卵巢实性肿瘤（手术病理为低分化癌直肠转移）

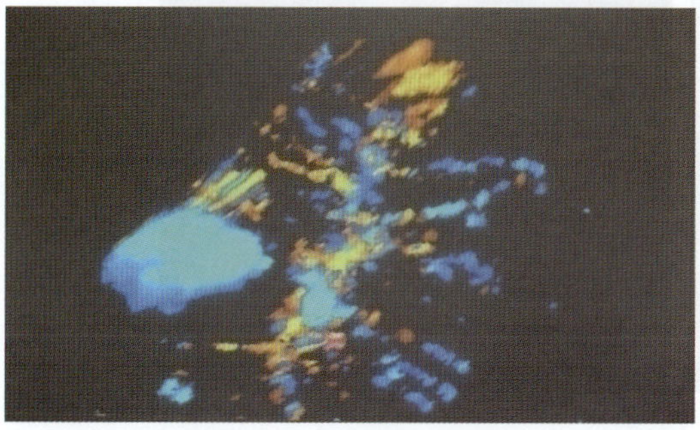

图 14-96 卵巢转移癌

三维图血管以中心为主放射状排列

2. 卵巢恶性淋巴瘤

【临床特点】

- 常见于全身白血病和有全身扩散的淋巴瘤患者。
- 卵巢淋巴瘤发病年龄 6～74 岁，最常见在 35～45 岁发病。
- 主要为腹痛、腹胀、腹部肿块。
- 原发性卵巢淋巴瘤多为单侧。
- 继发性卵巢淋巴瘤多为双侧。

【病理特点】

大体：

- 双侧病变占 50%；
- 肿瘤实性；
- 肿瘤大小为 2～25cm，大多数为 10～15cm。

切面：

- 质均匀，灰白色至浅棕色；
- 可有小灶状坏死。

镜下：

- 根据不同种淋巴瘤类型，镜下可见不同种现象；
- 卵巢淋巴瘤肿瘤细胞形态类似于卵巢外淋巴瘤；
- 绝大多数为非霍奇金淋巴瘤；
- 并以 B 细胞性淋巴瘤多见；
- 白血病以髓性浸润为主。

【超声特点】

- 单侧或双卵巢呈较规则低回声实性多结节样肿瘤（见图 14-97～图 14-99）。
- 肿瘤一般大小为 5～15cm。
- 可有腹水。
- 一般后穹窿无结节。
- 可全身淋巴结肿大。

【临床处理】

- 化疗；
- 必要时手术。

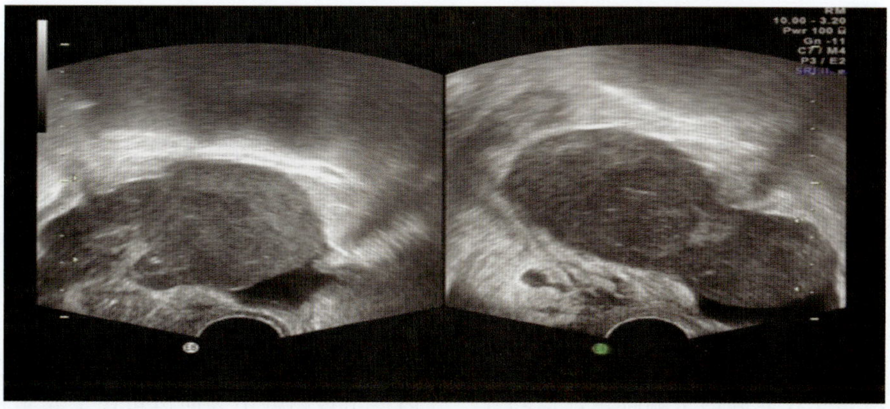

图 14-97 卵巢实性低回声肿瘤（1）（病理为非霍奇金淋巴瘤）

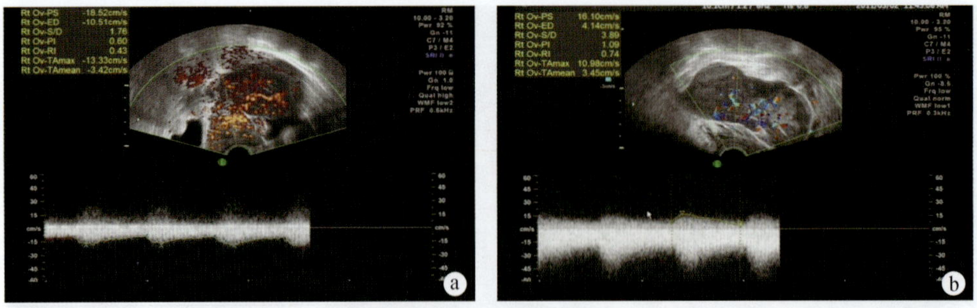

图 14-98 卵巢实性肿瘤（2）（病理为非霍奇金淋巴瘤）

a. 肿物呈低回声；b. 肿瘤内部血流频谱

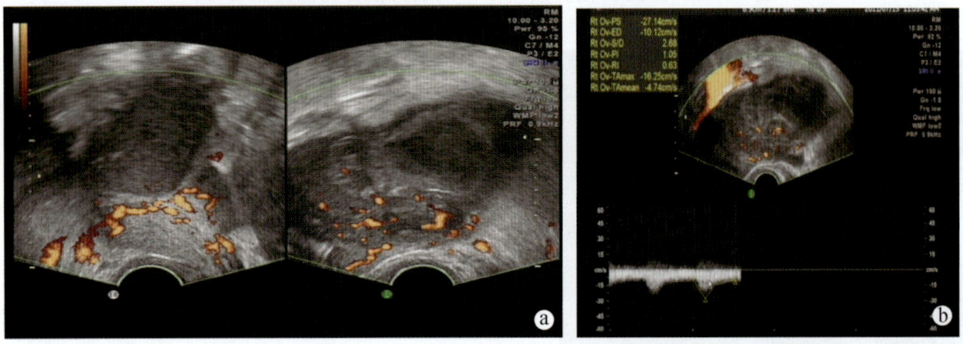

图 14-99 a. 卵巢实性肿瘤；b. 实性肿瘤内血流频谱（病理为恶性淋巴瘤）

（唐 军）

第三节 盆腹腔囊实性占位

（一）卵巢子宫内膜异位囊肿（卵巢巧克力囊肿）

【临床特点】

- 发病率10%～15%，育龄期妇女常见，近年来发病率有明显上升趋势。
- 下腹痛、进行性痛经、性交困难、不育症，是内异症典型病症。
- 有的患者无症状，但一侧或双侧附件有非纯囊肿。

【病理特点】

肉眼：

- 卵巢子宫内膜异位症约80%病变累及一侧卵巢，50%患者双侧卵巢受累；
- 微小病变型：卵巢浅表层呈蓝色（或棕色）斑点或小囊，病灶只有数毫米；
- 典型病变型：异位内膜在卵巢皮质内生长，周期性出血，造成单个或多个非纯囊肿；
- 陈旧性血液聚集在囊肿内呈咖啡色，似巧克力样液体，称“巧克力囊肿”；
- 一般5cm，最大到25cm，囊壁薄厚不均，易有小破口；
- 破裂后囊液流出刺激局部卵巢与腹膜，产生炎症反应，导致卵巢与周围组织粘连，活动受限；当较大非纯囊肿破裂，内容物大量流到腹腔，则出现腹膜刺激征，引起急腹症。

镜下：

- 囊肿内有异位的腺体与间质的子宫内膜组织；
- 可伴发坏死性假黄色瘤性结节。

【超声特点】

- 超声卵巢内膜异位囊肿超声的五种类型：

（1）囊内均匀散点型：呈毛玻璃样；

（2）单纯囊肿型：囊内少许点样回声；

（3）多囊型：卵巢内可见多个非纯囊腔，囊内有粗细不等间隔及密集点样回声；

（4）混合型：囊实性，囊壁厚，囊内底层有密集中低实性回声点沉积，上方为无回声呈分层征或内壁出现贴壁中等回声包块呈囊实相间杂乱回声；

（5）实性型：囊壁很厚，囊内含极密集光点似实性；

● 囊壁可有血流信号，囊内实性区无明显血流信号（见图 14-100）；

● 可同时合并前后穹窿处结节状内膜异位包块。

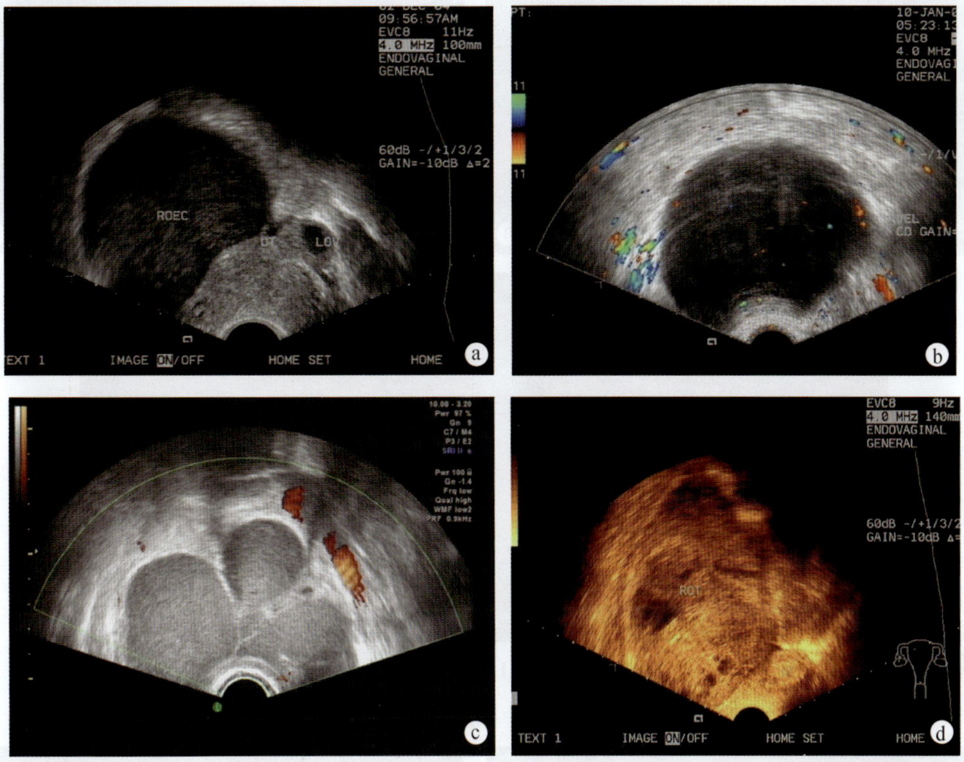

图 14-100　非纯囊囊肿

a. 囊内均匀散点型如毛玻璃状；b. 囊肿内无明显血流信号；c. 多房隔非纯囊肿；d. 偏实性卵巢内膜异位肿物

【鉴别诊断】

1. 巧克力囊肿与卵巢囊肿（黄体、血体）鉴别：

● 黄体或血体均为囊肿内有血，当血块机化时超声表现为囊肿内有中强回声片状、条块状回声；内无血流信号（见图 14-101）。

● 卵巢生理性囊肿一般经 1～2 个月，（月经净后）超声检查肿物可缩小、消失；

● 而巧克力囊肿内可有长期机化血块，无法吸收消失，所以肿瘤变化不大。

2. 混合型和偏实性的巧克力囊肿与卵巢癌鉴别：

● 卵巢癌时：

（1）卵巢肿瘤内实性、囊实性不均回声肿块；

（2）包膜欠清，不完整；

（3）实性区内有杂乱的、低阻力血流信号（见图 14-102）；

（4）后穹隆结节，有转移灶；

（5）伴有大量腹水。

● 巧克力囊肿的情形则是：尽管囊内有不规则的机化血块实性部分，但实性区内无血流信号，且包膜完整，肿瘤未破裂时，一般无腹水。

3. 巧克力囊肿与卵巢内基本上为脂肪的畸胎瘤鉴别：

● 畸胎瘤内容物较均匀、以脂肪为主，很少有毛发，内散在飘浮点状回声可能更强一点；

● 巧克力囊肿的非纯囊肿内部回声略偏低一些（见图 14-103）。

4. 巧克力囊肿与盆腔脓肿鉴别：

● 主要根据病史区分；

● 盆腔脓肿：

（1）患者有发烧与腹痛史；

（2）脓肿形态不规则、非纯囊性有散在强回声点，边界毛糙并有粘连；

（3）按正规抗感染处理后，炎性包块周边变清晰，包块可缩小。

● 卵巢子宫内膜异位囊肿：

（1）血 CA125 多为升高，盆腔痛较著，无发热史；

（2）为非纯囊肿，周边尚清晰（见图 14-104）；

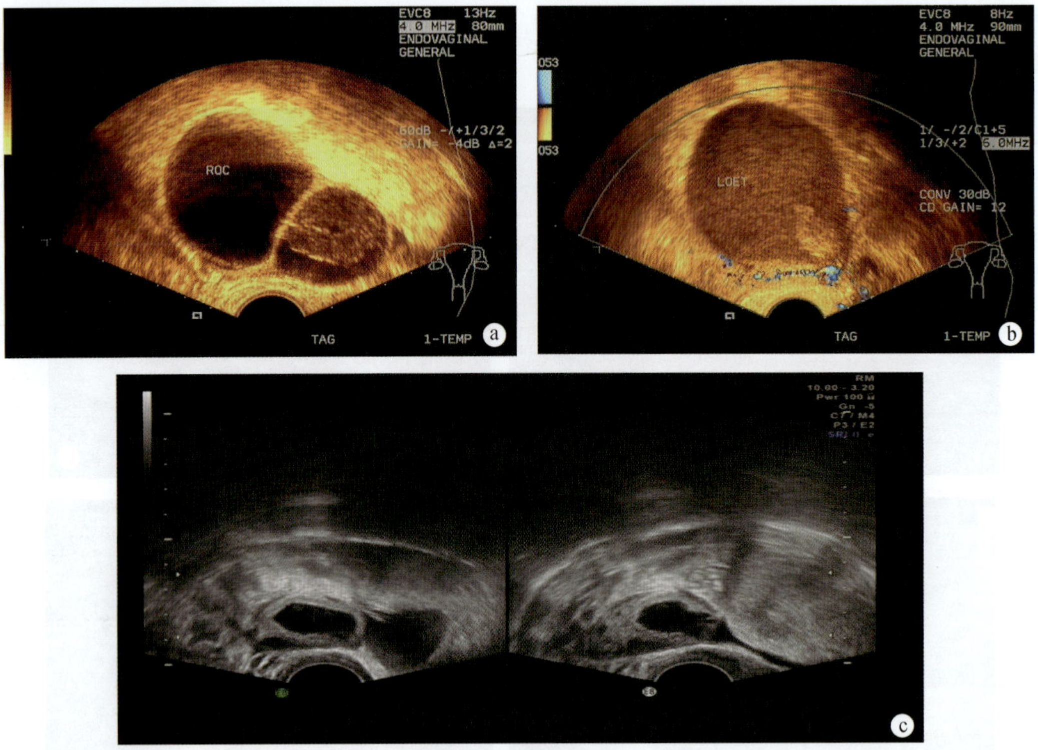

图 14-101 黄体囊肿

a. 网格状囊肿 ；b. 非纯囊肿内实性区无血流信号；c. 囊肿破裂，囊壁塌陷变形，外有游离液

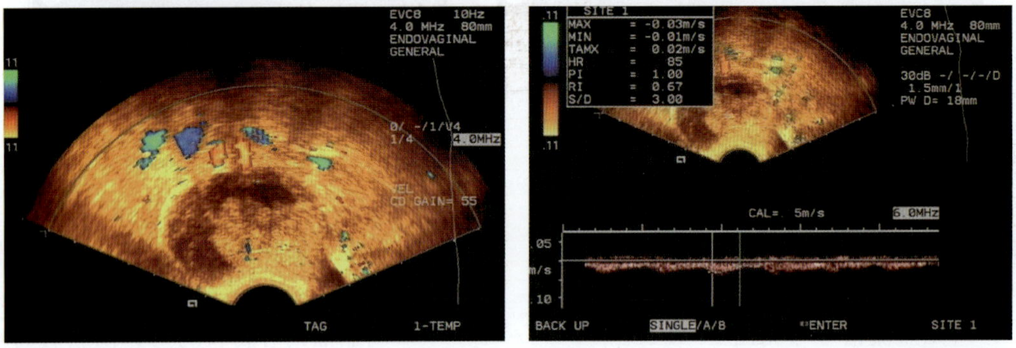

图 14-102 卵巢癌

非纯囊实性肿物，肿物实性区域内有血流信号

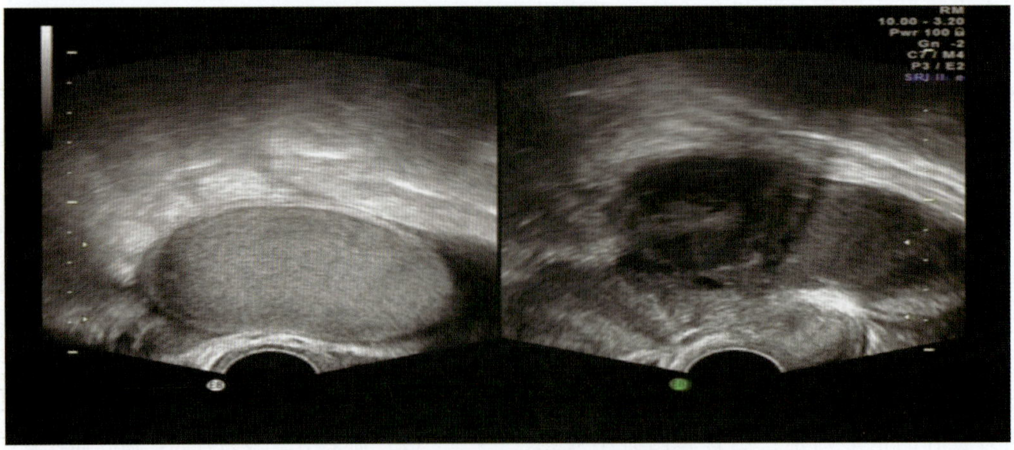

图 14-103 巧克力囊肿与畸胎瘤

a. 为均匀型、内为脂肪的畸胎瘤；b. 非纯囊性巧克力囊肿

(3) 按正规抗感染处理后囊肿无变化；

(4) 如反复破裂，则病灶浸润较深、盆腔粘连广泛。

【临床处理】

- 巧克力囊肿直径<3cm 者定期超声检测，口服避孕药、孕三烯酮等药物治疗；
- 囊肿较大、单房者可在有条件医院做超声引导下穿刺治疗；
- 囊肿较大影响怀孕者或发生破裂时应手术剥除或切除；
- 怀疑恶性者需手术，术中冰冻根据病理类型确定手术范围。

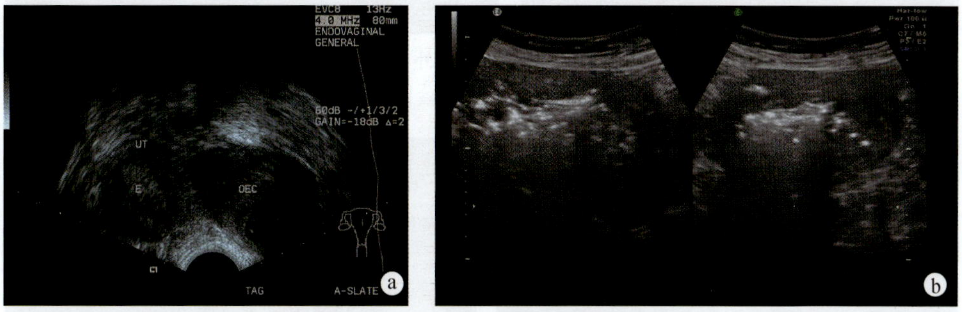

图 14-104　卵巢非纯囊肿与盆腹腔脓肿

a. 卵巢非纯囊肿，囊内容物稠厚；b. 盆腹腔脓肿，内有多个散在强回声点

(二) 黄体囊肿：详见盆腔囊性占位

(三) 炎性包块 (inflammatory lesions)

【临床特点】

- 有流产或产后感染史、宫腔操作后感染史、经期感染史、邻近器官感染直接蔓延史。
- 近期发烧、下腹痛，盆腔包块，白细胞升高。

【病理特点】

肉眼：

- 结节性肉芽肿包块；
- 包块内有脓性分泌物。

镜下：

- 由上皮细胞和少量多核巨细胞或异物巨细胞组成；
- 淋巴细胞和浆细胞。

【超声特点】

- 当输卵管卵巢脓肿时，子宫一侧或双侧出现形态不规则非纯囊实性包块，边界毛糙（见图 14-105）。
- 包块与周边脏器有粘连。
- 包块内血流信号较丰富。
- 可伴有少量腹腔游离液或包块周围包裹性积液。

【鉴别诊断】

1. 炎性包块与宫外孕鉴别：

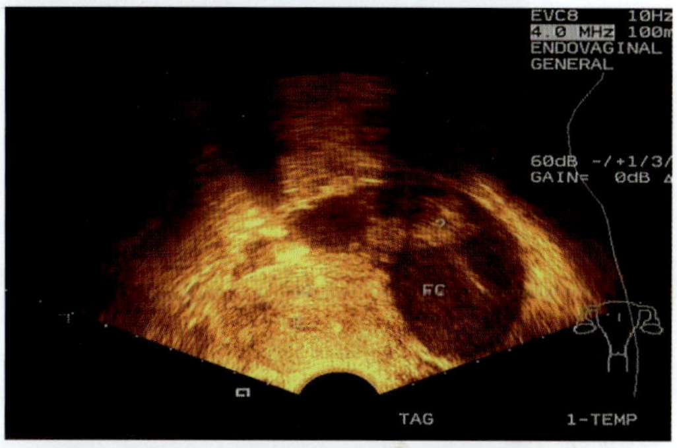

图 14-105　一侧附件炎性包块呈非纯囊实性

- 宫外孕：

(1) 有停经史、尿 HCG 阳性；

(2) 包块形态不规则，囊实不均，有时内有妊娠囊，囊区内有卵黄囊与胎芽（见图 14-106）；

(3) 有腹腔游离液；

- 炎性包块：

(1) 有感染史；

(2) 附件包块囊内无卵黄囊或胎芽；

(3) 附件包块非纯囊实性，边界毛糙（见图 14-107）。

2. 炎性包块与化脓性阑尾炎包块鉴别：

- 阑尾炎：

(1) 有转移性右下腹痛；

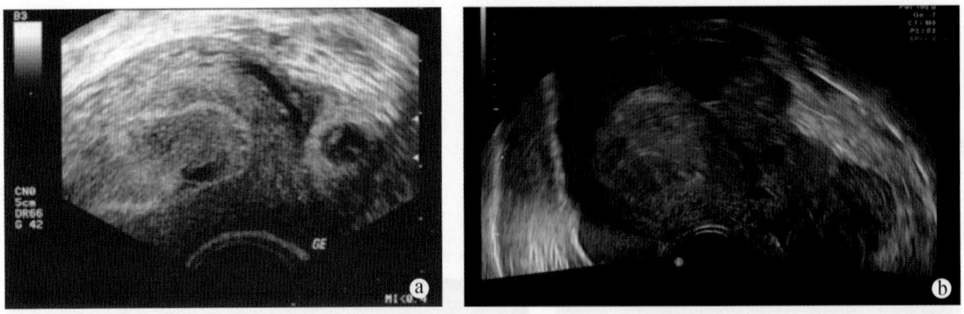

图 14-106 宫外孕

a. 未破裂型宫外孕包块宫内假孕囊；b. 破裂型宫外孕包块呈不规则型

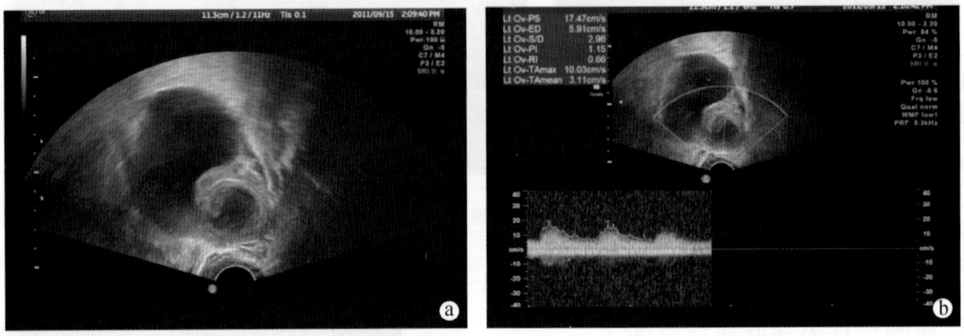

图 14-107 炎性包块

a. 盆腔囊实性包块实性区；b. 血流频谱

(2) 右下腹阑尾区域有包块、边界毛糙，部位偏高（见图 14-108）；

(3) 但双侧附件回声正常，绝经后妇女卵巢萎缩有时易与阑尾包块混淆；

(4) 治疗不及时，阑尾炎累及到右附件区造成炎性包块；

- 炎性包块：

(1) 右附件炎性包块累及到阑尾区域病变较少（见图 14-109）；

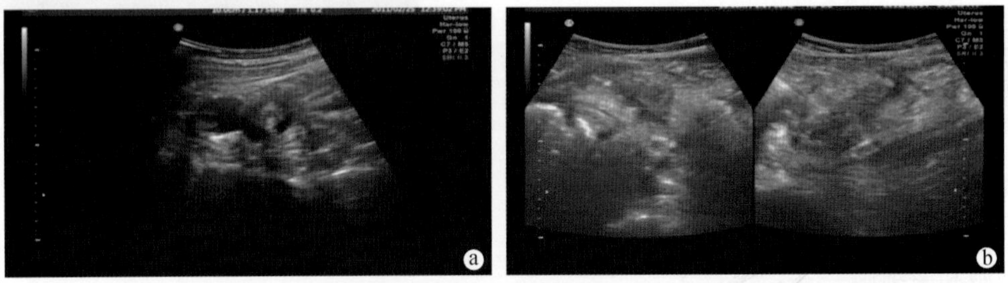

图 14-108

a 和 b. 腹部阑尾区有包块

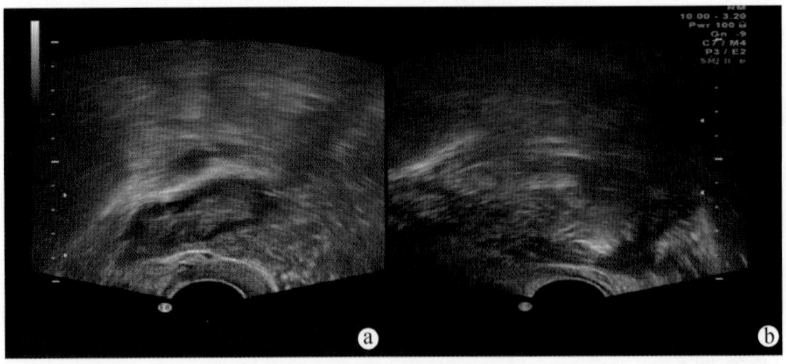

图 14-109

a. 绝经后妇女右附件区包块（术后病理阑尾黏液瘤）；b. 为左侧实性萎缩卵巢

(2）附件炎性包块非纯囊实性，内有散在强回声点，边界毛糙，在髂血管内侧。

3. 附件炎性包块与卵巢癌鉴别：

● 卵巢癌：

(1）卵巢肿瘤内实性、囊实性不均回声或囊肿内有乳头，房隔增厚不均；

(2）包膜不完整欠清；

(3）实性区或隔上有杂乱的、低阻力血流信号（见图 14-110)；

(4）后穹隆结节，有转移灶；

(5）伴有大量腹水；

(6）经正规消炎处理肿瘤无缩小，CA125 升高。

● 炎性包块：

(1）有炎症感染史，发热、下腹痛，血白细胞升高；

(2）包块内有非纯囊实性部分，内有散在强回声，边界毛糙；

(3）包块内血流信号丰富（见图 14-111)；

(4）一般腹水少；

(5）患者经系统正规消炎处理后，临床症状好转，包块也随之缩小，边界渐清，血流信号减少。

【临床处理】

● 规范输液消炎处理后包块缩小者，可继续口服消炎药至包块消失；

● 规范输液消炎后包块不缩小、CA125 升高者需手术。

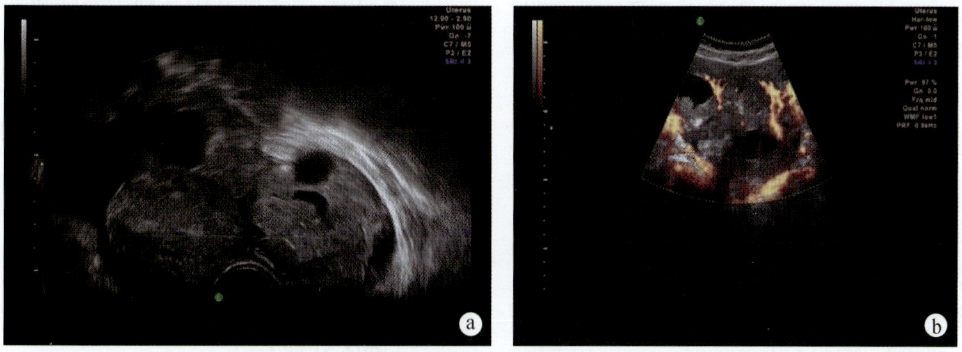

图 14-110　卵巢癌

a. 不规则囊实性肿块；b. 肿物内有丰富血流信号

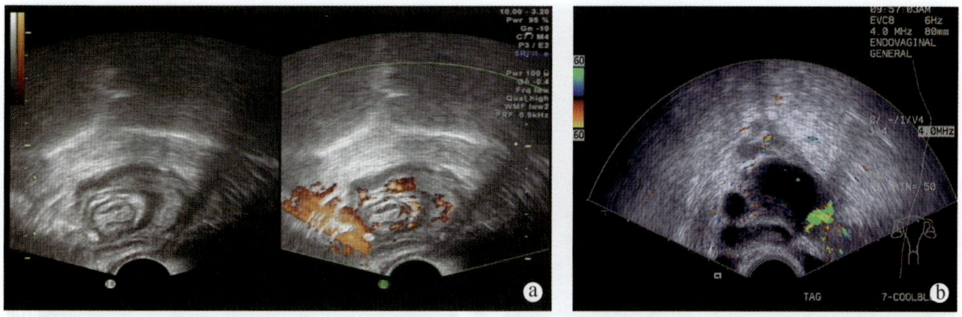

图 14-111　炎性包块

a. 炎性包块及血流信号；b. 管道状炎性包块

（四）成熟性卵巢囊性畸胎瘤（mature teratoma）

【临床特点】

● 发病率占所有卵巢肿瘤的 10%～30%。

● 可发生在女性任何年龄，绝大多数为 20～30 岁。

● 5%～24% 为双侧。

● 因肿瘤有一定重量，易在体位改变时，发生扭转。

● 肿瘤扭转后患者出现恶心、呕吐、腹痛等症状。扭转蒂部受压，局部静脉回流受阻，瘤内充血水肿。若瘤内血管破裂出血，则出现坏死、继发感染，腹痛加剧不缓解。

● 扭转复位，腹痛减轻。

● 恶变率为 2%～3%，常发生在头节处。

【病理特点】

大体：

● 病变卵巢为囊实性肿物通常 1～10cm；

切面：

- 可见脂肪、毛发、牙齿、皮脂腺、甲状腺、头节等；

镜下：

- 可见三个胚层的组织、脂肪、毛发、牙齿、皮脂腺、鳞状上皮、甲状腺、头节等。

【超声特点】

诊断符合率＞95％

- 一侧或双侧卵巢内可见囊实性肿物，最小强回声区域 1cm 探测出（见图 14-112）。
- 肿物内回声杂乱多样：面团征、发团征、脂液分层征（见图 14-113）、贝壳征、难辨型等，如内有骨骼牙齿，呈强回声后伴声影（见图 14-114）。
- 如内有头节，为实性偏低不均匀回声。
- 肿瘤一般周边有时有少量血流信号，内部无血流信号。
- 当实性偏低不均匀回声处测量到血流信号，要考虑到肿瘤恶变。
- 当肿物扭转时，有时在肿瘤一侧可见扭转的蒂部包块，蒂部有触痛。
- 当肿物扭转时，肿瘤周边与内部均无血流信号。

【鉴别诊断】

1. 良性畸胎瘤与恶性畸胎瘤鉴别：

- 良性畸胎瘤（成熟型）：

（1）隔上或周边可有血流信号；

（2）一般肿瘤内部实性部分少量或无明显血流信号（见图 14-115）；

- 恶性畸胎瘤肿瘤（未成熟型）：

（1）内部实性低回声不均质成分增多；

（2）实性区内有血流信号频谱。

2. 卵巢畸胎瘤与骶尾畸胎瘤鉴别：

- 主要部位不同；
- 卵巢畸胎瘤位于盆腹腔内；
- 骶尾部畸胎瘤偏在盆腔后下方（见图 14-116），盆腔内有正常双侧卵巢；
- 骶尾部畸胎瘤易把直肠向前方拱起。

3. 畸胎瘤与巧克力囊肿鉴别：

- 巧克力囊肿其中一种为非纯囊实性肿物，内实性部分为片状实性区相对回声均匀略偏高（见图 14-117），由血凝块组成，后不伴声影；
- 非纯囊实性肿巧克力囊肿内片状实性区无血流信号；
- 畸胎瘤内实性区回声高强，由毛发牙齿骨骼组成（见图 14-118）；
- 畸胎瘤实性区高强回声，有时后伴声影。

【临床处理】

- 肿瘤＜5cm 可超声定期复查。

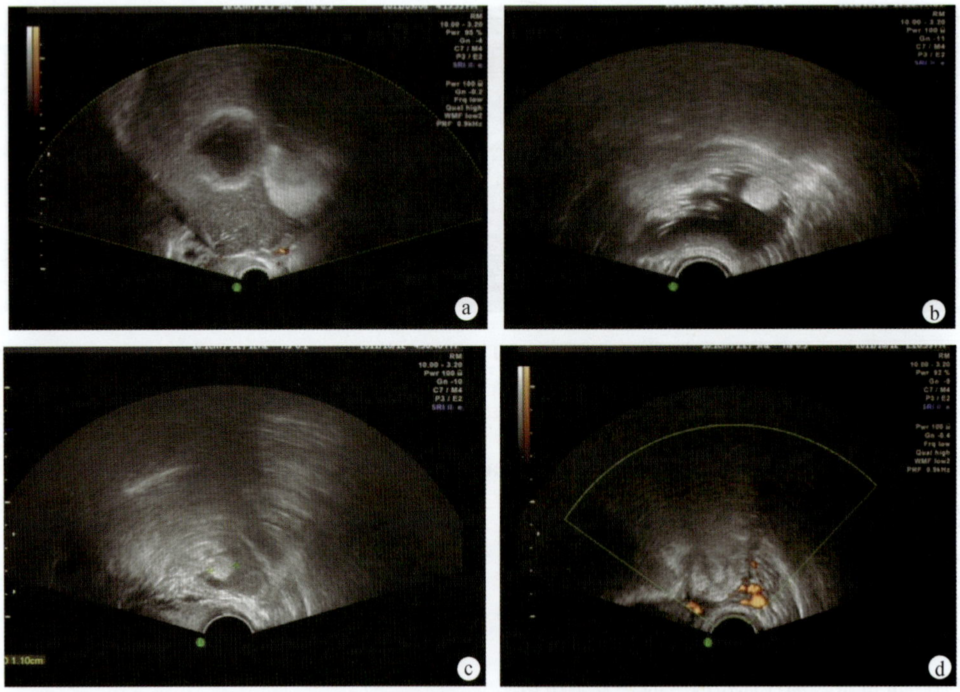

图 14-112　畸胎瘤

a. 畸胎瘤混合型；b. 畸胎瘤团块征；c. 畸胎瘤中强回声区直径 1.0cm；d. 畸胎瘤周边血流

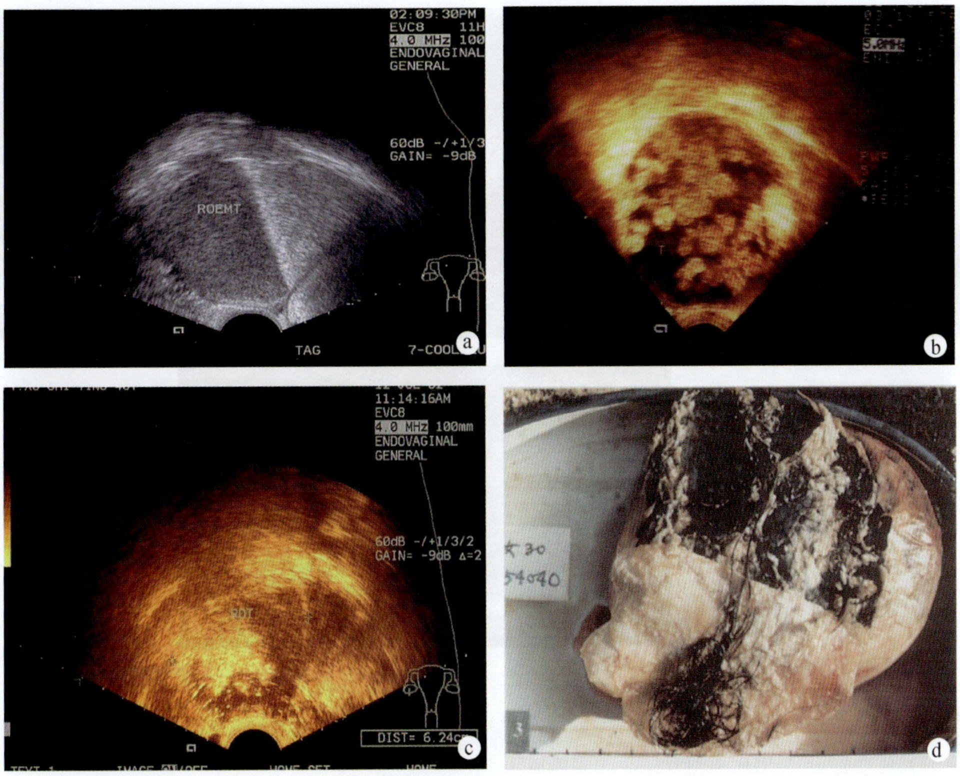

图 14-113　畸胎瘤

a. 脂液分层征样畸胎瘤；b. 脂肪球样畸胎瘤；c. 毛发细分枝团样畸胎瘤；d. 畸胎瘤大体标本

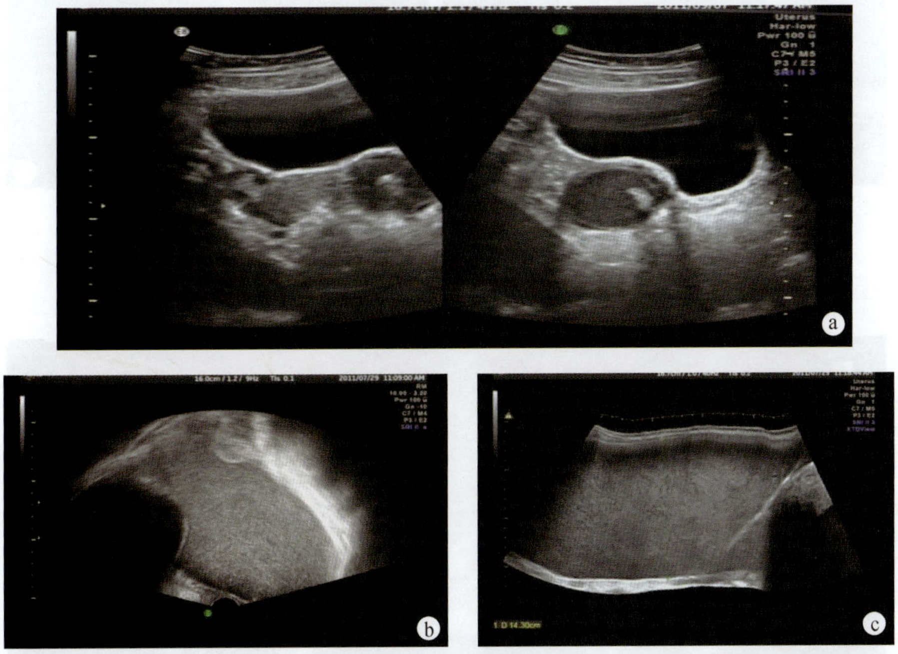

图 14-114　腹部超声畸胎瘤

a卵巢肿瘤内的强回声后方伴有声影；b 和 c. 腹部超声较大的卵巢畸胎瘤部分强回声区域后伴有声影

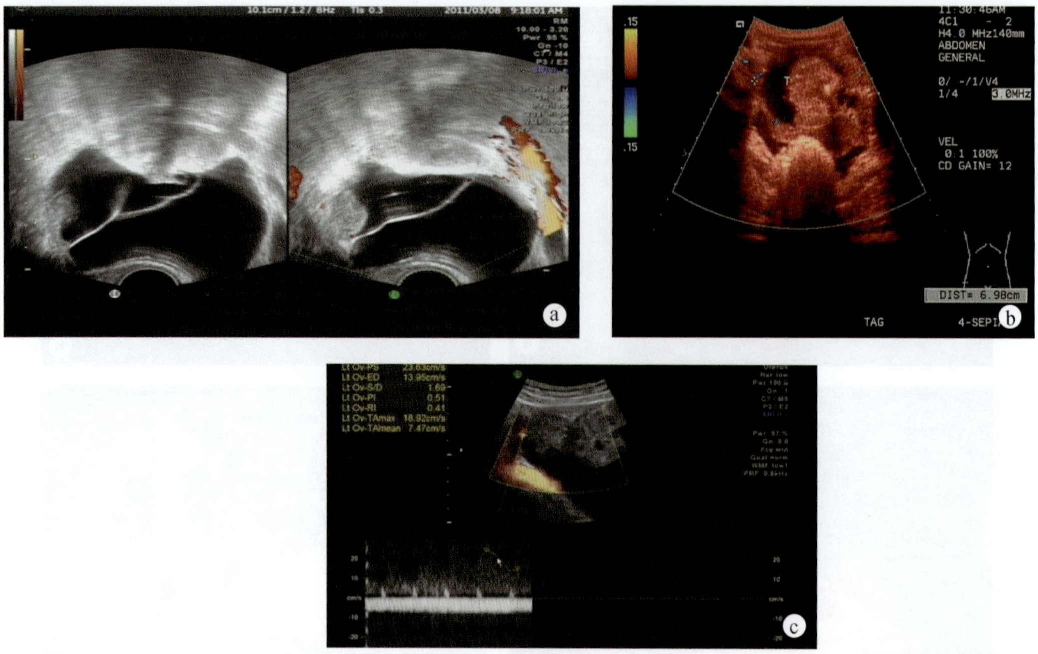

图 14-115　良、恶性畸胎瘤鉴别

a. 卵巢囊实混合型畸胎瘤无明显血流信号；b. 未成熟畸胎瘤不规则实性区内有一点强回声斑点；c. 未成熟畸胎瘤实性低回声不均回声中有一强回声点，有血流信号

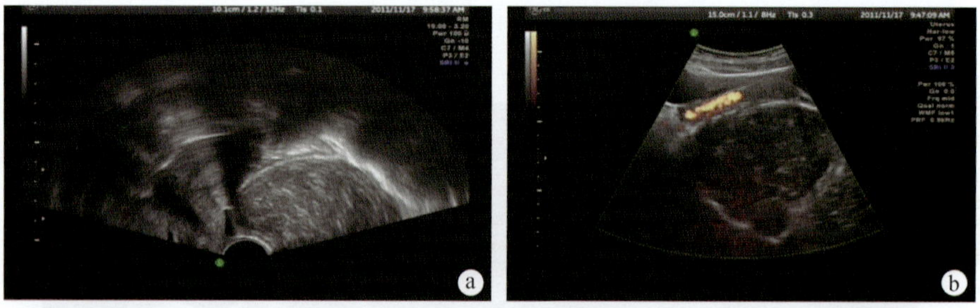

图 14-116　骶尾部畸胎瘤

a. 子宫后方实性肿瘤为骶尾部畸胎瘤；b. 腹部超声骶尾部畸胎瘤在髂血管外侧后方

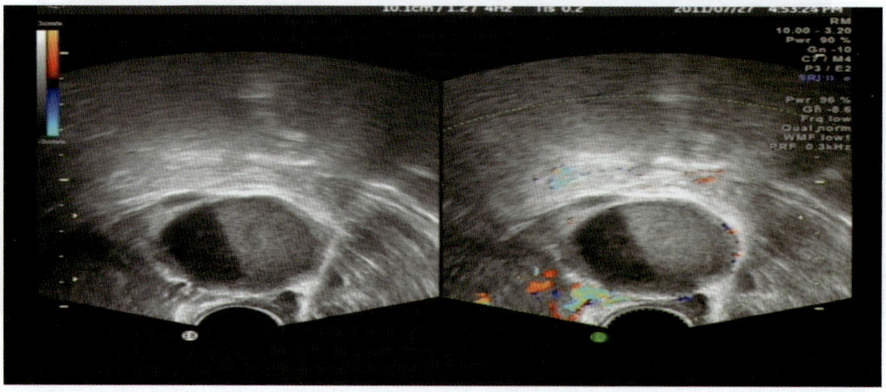

图 14-117　巧克力囊肿

卵巢分隔状巧克力囊肿，回声均匀略偏高

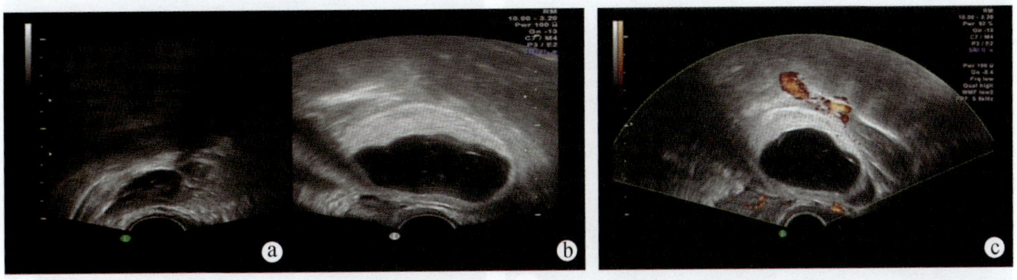

图 14-118　卵巢畸胎瘤

a. 右侧正常卵巢；b. 左侧卵巢畸胎瘤中间为非纯囊性，周边呈中强回声区包绕；c. 此肿物无明显血流信号

- 尽管肿瘤＜5cm，一旦肿瘤扭转也需手术。
- 肿瘤较大需手术切除。

（五）异位妊娠（ectopic pregnancy）

本节主要讨论输卵管、卵巢、腹腔妊娠造成的盆腹腔囊实性包块（宫角妊娠、子宫颈妊娠、瘢痕妊娠者除外）。

【临床特点】

- 是妇产科最常见的急腹症之一。
- 发病率约为1%～2%，有逐年升高趋势。
- 根据孕卵种植部位不同，临床表现不同，以输卵管妊娠最为常见。
- 典型的异位妊娠多有停经、腹痛、阴道出血三大症状。
- 一旦异位妊娠破裂，出现肛门坠胀伴晕厥。
- 如得不到及时抢救，有导致孕产妇死亡的危险。

【病理特点】

大体：

- 输卵管肿大，病变部位膨大，表面呈暗红色，有时可见破口；
- 破口处粘有绒毛或胚胎组织。

切面：

- 输卵管妊娠时，受精卵在输卵管着床发育，输卵管黏膜不能形成完好的蜕膜化，以致对滋养细胞的继续侵蚀缺乏阻抑作用；
- 可见管腔内充满血液、血块及胚胎组织、皱襞消失，结构模糊不清；
- 当输卵管妊娠破裂时，黏膜与绒毛血块随破口一并流出排到盆腹腔。

镜下：

- 输卵管妊娠时输卵管内可见绒毛和滋养细胞；
- 当卵巢妊娠时，输卵管完整，胎囊占据卵巢位置；
- 卵巢妊娠时囊壁上有确定无疑的卵巢组织；
- 腹腔妊娠时，种植部位包块内可见绒毛和滋养细胞。

【超声特点】

诊断符合率＞90%。

- 子宫稍大，内膜增厚。
- 宫腔内可出现假孕囊，无双环征囊区，囊内无卵黄囊及胎芽。
- 未破裂异位妊娠：子宫外宫旁一侧卵巢与子宫之间可见囊实性包块，其内可见双环征的囊区，宫外孕活胎时囊内可见卵黄囊及胎芽与胎心搏动；如卵巢妊娠，患侧卵巢增大，内有双环征的囊区，内有时可见卵黄囊或胎芽（见图 14-119a、图 14-120）。
- 破裂型异位妊娠：子宫外宫旁一侧可见不规则囊实性包块，内有时有胎囊，无包膜，包块边缘有凝血块粘连，所形成的包块回声较复杂，多呈混合型；盆腹腔有非纯囊游离液。当内出血多时，子宫可漂浮在液体中央（见图 14-119b）。
- 陈旧性宫外孕：患者曾有停经或不规则少量阴道出血或下腹痛史，盆腔内可见不规则偏实性包块，此包块内一般为血块组成内无血流信号。当合并感染时，有可能有少量动、静脉血流信号。
- 腹腔妊娠：有腹痛史，HCG 升高，阴道探查可见正常子宫，在宫腔内与双侧附件未探及到妊娠囊。而在盆腹腔各个凹陷部位如发现囊实性包块，包块内可有妊娠囊，边界毛糙，血流信号丰富。如胚胎成活长大胎盘可寄生在肠系膜血管上，胎囊及胎儿周边无明显肌壁包绕与子宫颈不连。

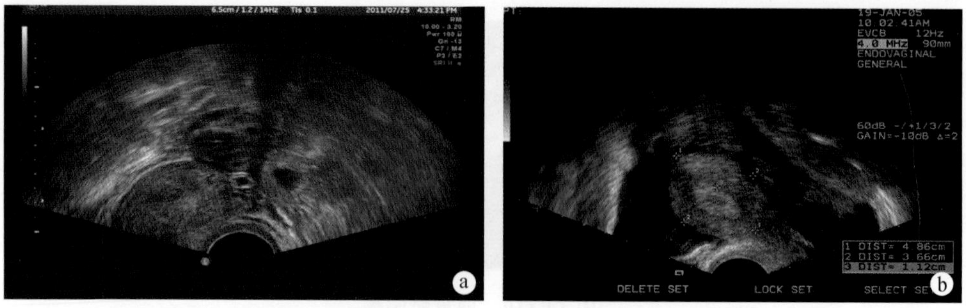

图 14-119 未破裂型与破裂型宫外孕

a. 卵巢外可见妊娠囊包块；b. 破裂型宫外孕，子宫漂浮在液体中央

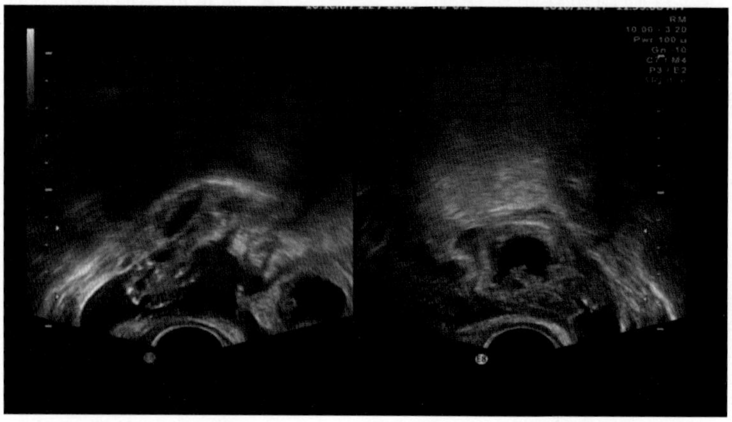

图 14-120 宫外孕活胎囊内可见卵黄囊及胎芽与胎心搏动

【鉴别诊断】

1. 宫外孕与黄体破裂鉴别（主要从病史方面）：

- 黄体破裂病史月经后半期腹痛，尿与血HCG均阴性；
- 黄体破裂的包块内囊肿塌陷无胎囊组织回声（见图 14-121）；
- 宫外孕有停经、尿妊娠反应阳性、腹痛史；
- 宫外孕的包块内有胎囊卵黄囊等组织回声；
- 包块同侧可见正常卵巢。

2. 陈旧性宫外孕与卵巢癌鉴别：

- 陈旧性宫外孕：

（1）患者为育龄期妇女；

（2）尿妊娠反应可阳性也可阴性，但CA125正常；

（3）尽管盆腹腔内有不规则偏实性包块，患者一般状况好，无恶病质表现；

（4）包块内无明显杂乱血流信号。

（5）实性包块但合并腹水少。

- 卵巢癌

（1）患者发病年龄偏大；

（2）CA125 异常升高；

（3）卵巢癌盆腹腔内有不规则偏实性包块（见图 14-122、图 14-123）；

（4）伴后穹窿结节，大网膜瘤饼；

（5）腹水多；

（6）晚期有恶病质表现。

【临床处理】

- 早期未破裂型宫外孕可在医生监护下保守治疗（口服或肌注药物、超声引导下局部注药）。
- 早期未破裂型宫外孕可腹腔镜手术。
- 破裂型宫外孕需立即手术止血输血与切除病灶。

（六）卵巢癌

此节讨论为囊实性表现的卵巢癌，余详见盆腔实性占位内卵巢癌一节。

【临床特点】

- 早期卵巢恶性肿瘤一般无明显临床症状。
- 晚期可出现腹部不适、腹痛、腹胀。
- 腹部包块。
- 消瘦、腹水、恶病质。
- 肿瘤标志物 CA125、AFP、HCG、CEA、CA199 等值升高。
- 可有家族遗传史。

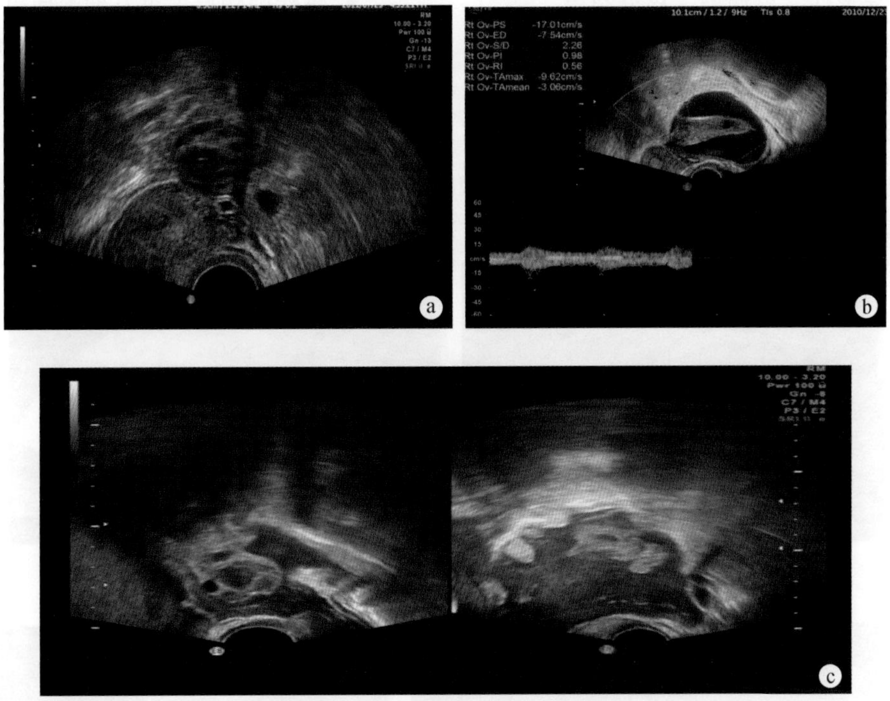

图 14-121 宫外孕与黄体破裂

a. 宫外孕包块与同侧正常卵巢；b. 黄体囊肿内部实性区无血流周边有血流信号；c. 黄体破裂后卵巢囊肿塌陷，盆腔非纯囊液积血

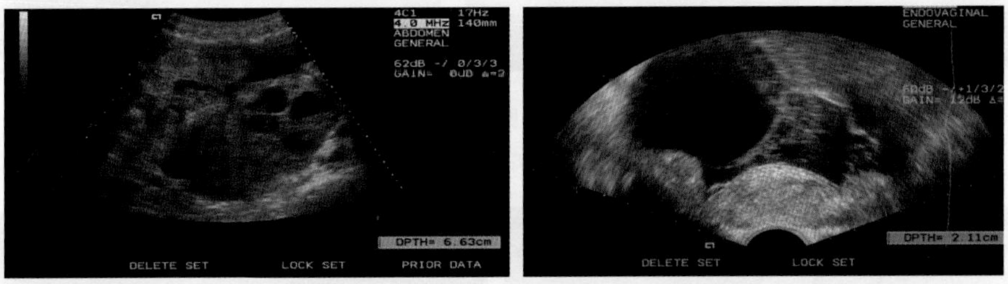

图 14-122 卵巢癌不规则囊实性包块

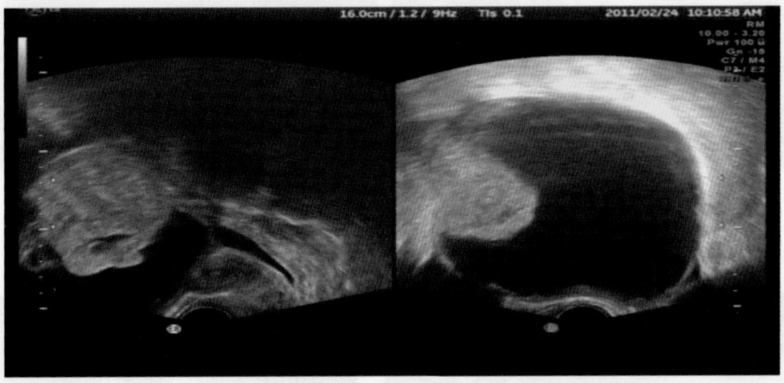

图 14-123 卵巢囊实性肿物（病理为卵巢中分化浆液性囊腺癌）

【病理特点】

肉眼：

- 肿瘤体积可大可小 3～10cm；
- 肿瘤囊实性形态不规则；
- 肿瘤包膜不完整，表面可有外生乳头。

镜下：

- 癌的乳头繁茂分枝，相互搭桥；
- 癌细胞排列成实性片状、巢、索、腺管或乳头；

- 癌细胞核异形性、核深染、核分裂等。

【超声特点】

- 盆腹腔内可见囊实性肿瘤呈结节状、分叶状。
- 肿物包膜或边缘回声不完整或中断，轮廓模糊。
- 肿瘤内部以囊为主，兼有呈实性乳头与杂乱融合性团块（见图 14-124）。
- 囊性肿物后方可有增强回声效应。
- 前、后穹隆结节、侧腹膜增厚、大网膜瘤饼。
- 常伴有非纯囊性腹水征。
- 肿瘤内实性区有分布紊乱的血流信号及低阻血流信号（见图 14-125～图 14-129）。

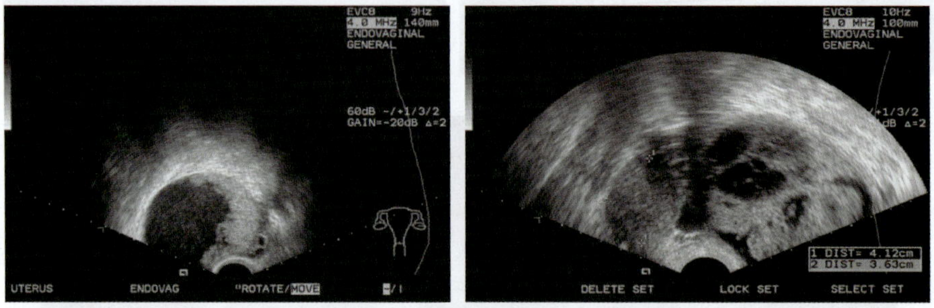

图 14-124　卵巢浆液性癌表现为囊性内实性乳头连成片状

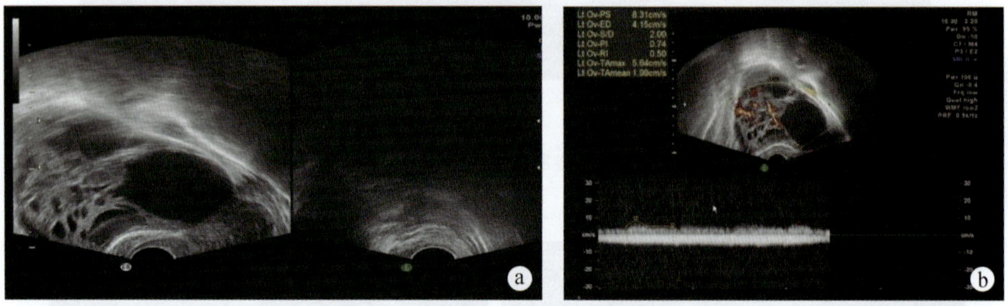

图 14-125　右卵巢颗粒细胞瘤

a. 右侧卵巢实性肿物，左卵巢实性索条状；b. 肿物内部血流信号

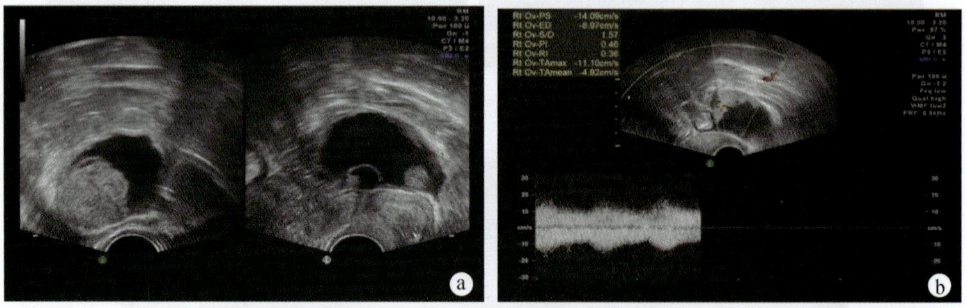

图 14-126　卵巢癌

a. 卵巢囊实性肿物浆液性——子宫内膜样混合型癌；b. 肿物内实性部分血流频谱

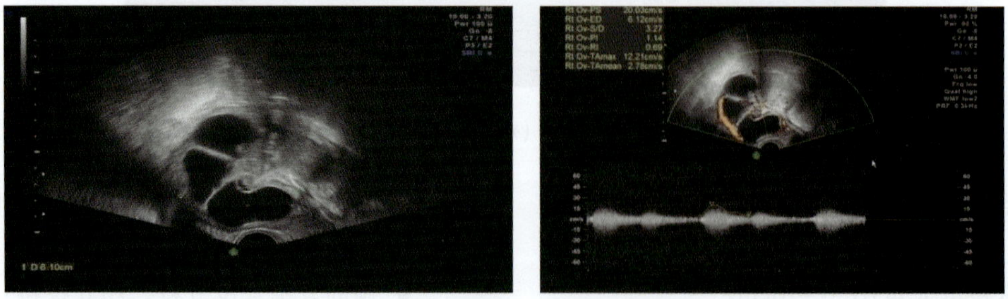

图 14-127　卵巢未成熟畸胎瘤，见多房性囊实性肿瘤（左）及其血流频谱（右）

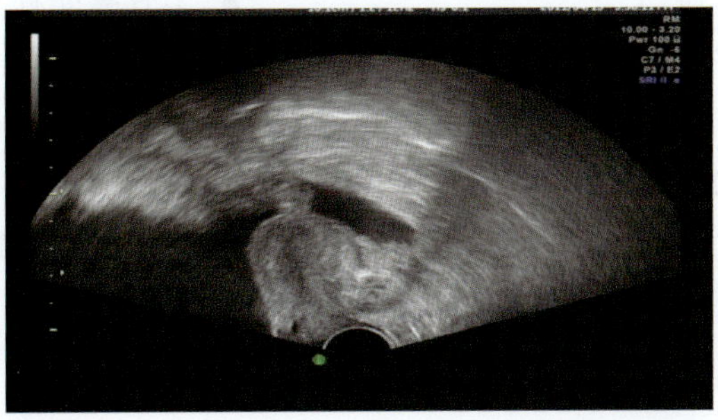

图 14-128　子宫后方可见后穹窿片状增厚结节

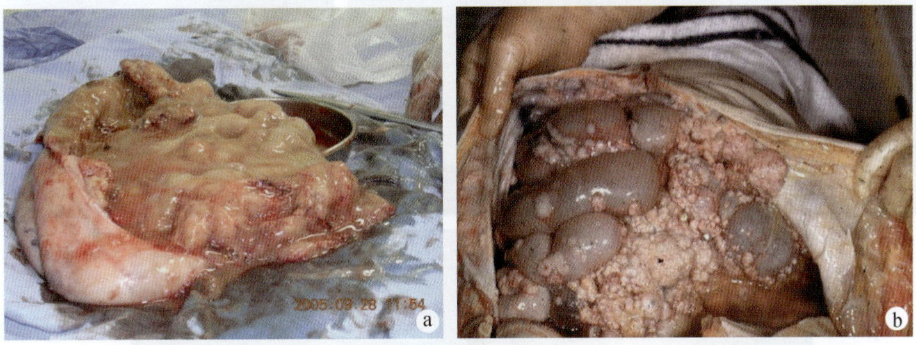

图 14-129　卵巢癌实体标本

a. 卵巢癌标本；b. 卵巢癌整个盆腹腔内的粟粒状癌组织

【鉴别诊断】

1. 卵巢癌与膀胱癌鉴别：

- 卵巢囊实性肿瘤位于子宫两侧；
- 卵巢囊实性肿瘤合并腹水；
- 膀胱癌盆腔扫查时有正常子宫与卵巢；
- 膀胱癌位于膀胱内有适量尿液充盈时为囊实性肿物，下与尿道相连（见图 14-130 和图 14-131）。

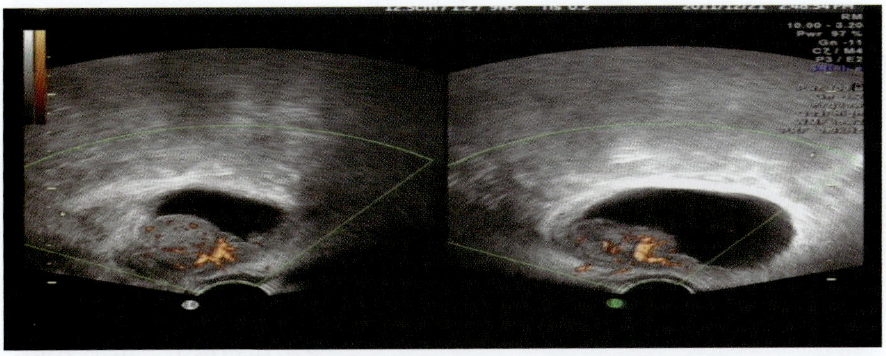

图 14-130　膀胱癌膀胱前壁内呈实性包块并有血流信号

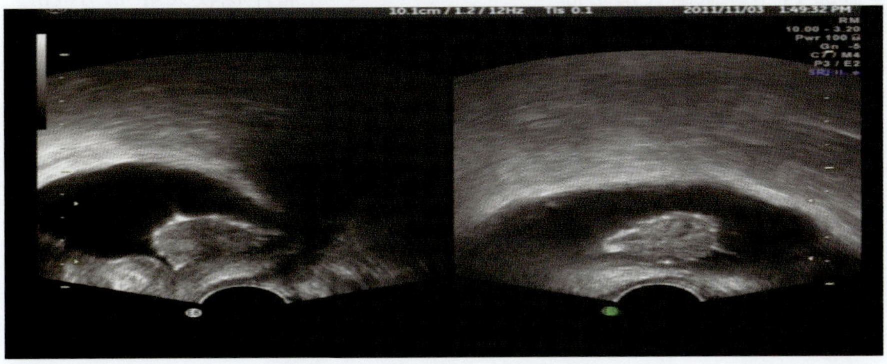

图 14-131　膀胱癌膀胱内有实性区

2. 卵巢癌与子宫恶性肿瘤鉴别：

- 卵巢癌囊实性肿瘤位于子宫两侧，有正常子宫形态；
- 卵巢癌囊实性肿瘤，仔细找此肿瘤下不与子宫颈相连，合并腹水；
- 子宫囊实性恶性肿瘤，有时无明显正常子宫形态；
- 子宫囊实性恶性肿瘤，仔细找此肿瘤下与子宫颈相连；
- 子宫囊实性包块两旁可见正常卵巢。

【临床处理】

- 一经确诊立即手术。
- 化疗。

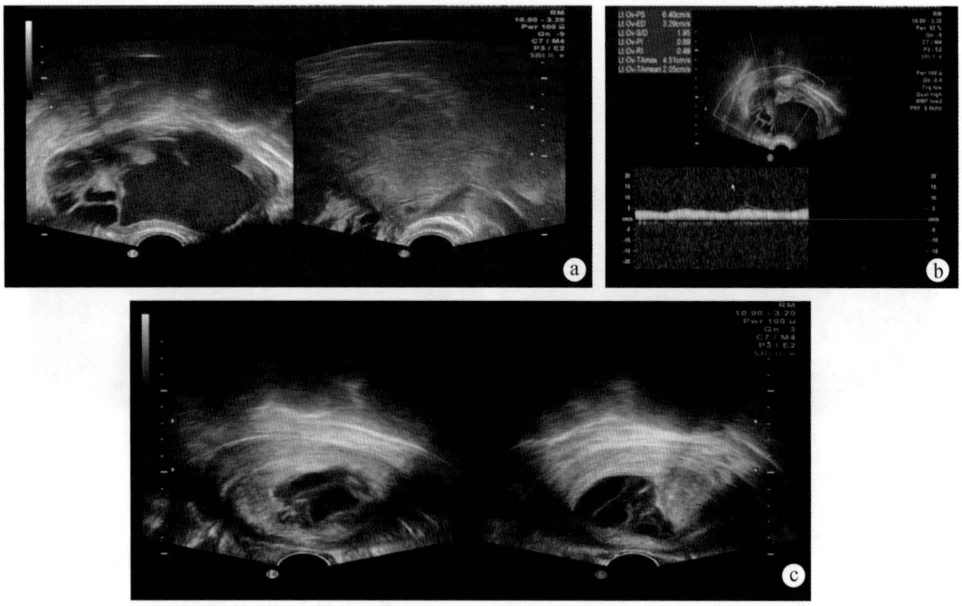

图 14-132　子宫恶性肿瘤

a. 子宫峡部囊实性包块（左）及包块上方子宫（右）；b. 囊实性包块血流信号病理为子宫峡部腺肌瘤恶变透明细胞癌；c. 子宫肉瘤结节内不规则囊区

（七）子宫肌瘤变性（degeneration of uterus）

【临床特点】

- 有子宫肌瘤史。
- 肿瘤在近期内生长迅速。
- 有腹痛、扪及腹部包块。
- 压迫症状，尿频、憋不住尿，排便困难或大便变形。

【病理特点】

以子宫肉瘤或恶性 Muller 管混合瘤为例

切面：

- 呈鱼肉状，有出血、坏死、囊性变。

镜下：

- 癌与肉瘤混合存在，肿瘤不仅是上皮，而且间质成分均发生恶性变异；
- 癌的主要成分有腺癌和鳞癌，黏液性、透明细胞样、子宫内膜样和鳞状细胞癌等；
- 肉瘤成分有同源性和异源性，可伴有纤维肉瘤和软骨肉瘤、横纹肌肉瘤、脂肪肉瘤等成分，相互混杂共同出现；
- 肿瘤有不同程度侵及肌层，宫旁及盆腔血管内；
- 肿瘤高度恶性，仅发生于绝经后妇女。

【超声特点】

- 子宫体积增大，表面不平，形态不规则。
- 肿瘤体积较大可 4～10cm。
- 肿瘤内部漩涡状结构消失，可有大小不等形态不规则囊区（见图 14-133～图 14-135）。
- 有时肿瘤与子宫肌壁融合，假包膜欠清边界毛糙。
- 大多数为壁间、浆膜下，少数为黏膜下。
- 肿物下方与子宫颈相连。

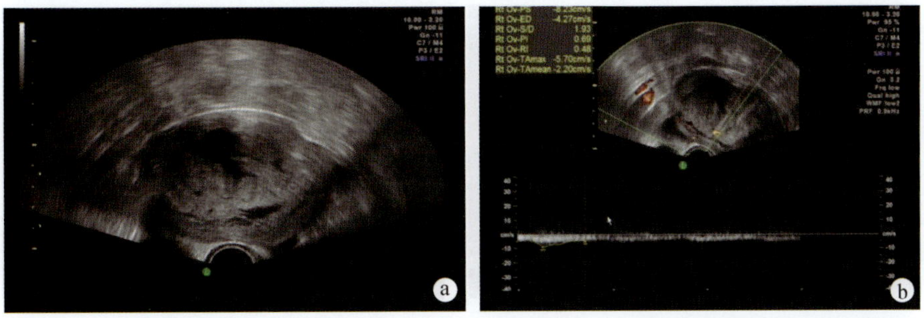

图 14-133 子宫肌瘤变性内无漩涡结构、有不规则囊区

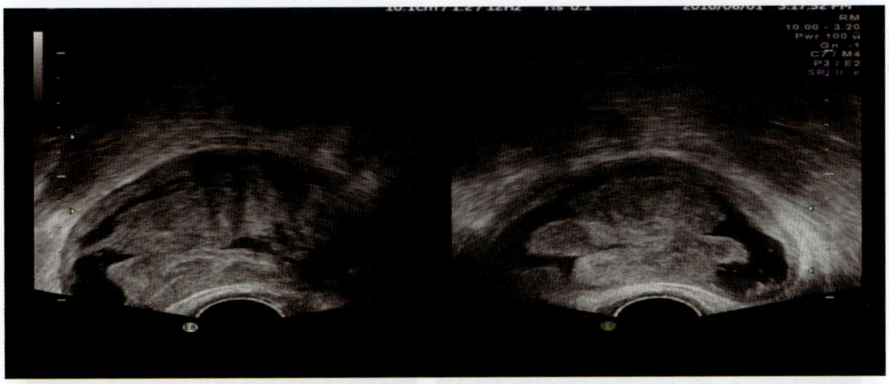

图 14-134 子宫肌瘤变性内无漩涡结构有不规则囊区

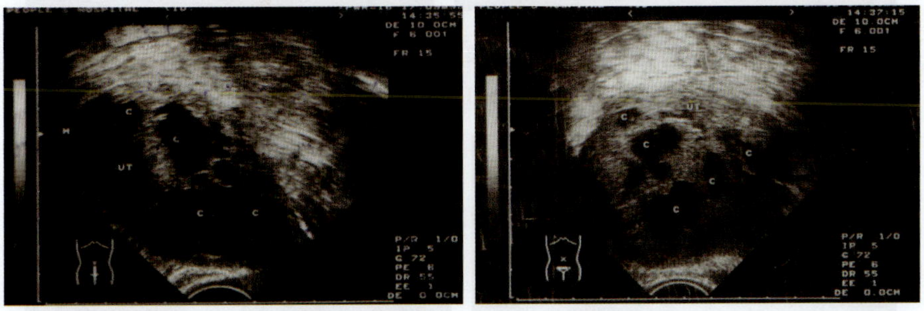

图 14-135 子宫呈多囊性（病理为子宫恶性中胚叶混合瘤）

1. 子宫肌瘤囊性变与肉瘤变的鉴别：

- 子宫肌瘤囊性变瘤体内囊区多，囊区规整相互连接，中间很少有肌层组织相隔（见图 14-136）；
- 子宫肉瘤瘤内囊区少有时为一个较大囊区，多个不规则囊区时，中间有肌层组织相隔（见图 14-137）。

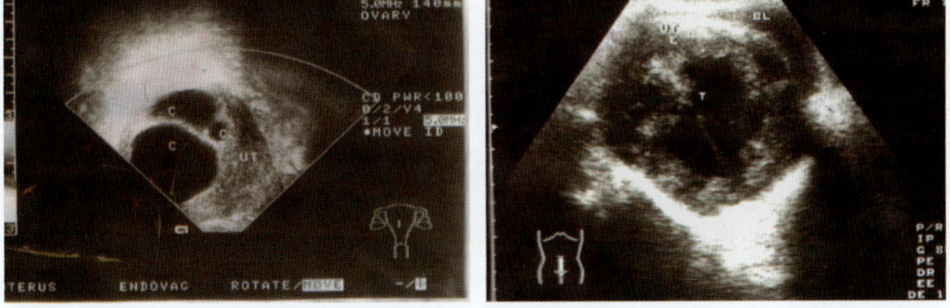

图 14-136 子宫肌瘤囊性变（左），子宫肉瘤多囊区间有肌层组织相隔（右）

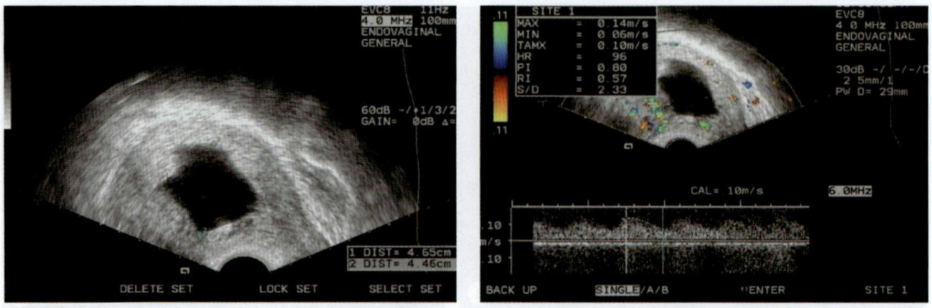

图 14-137 子宫肉瘤内单囊区（左），肿瘤的低阻血流频谱（右）

2. 浆膜下肌瘤变性与卵巢囊实性肿瘤的鉴别：

- 浆膜下肌瘤变性有蒂部与子宫相连，内有血流信号（见图 14-138）；
- 变性肌瘤侧可见正常卵巢，并能与其分开；
- 盆腔内除卵巢囊实性肿瘤，可见正常子宫形态；
- 卵巢囊实性肿瘤合并腹水（见图 14-139）。

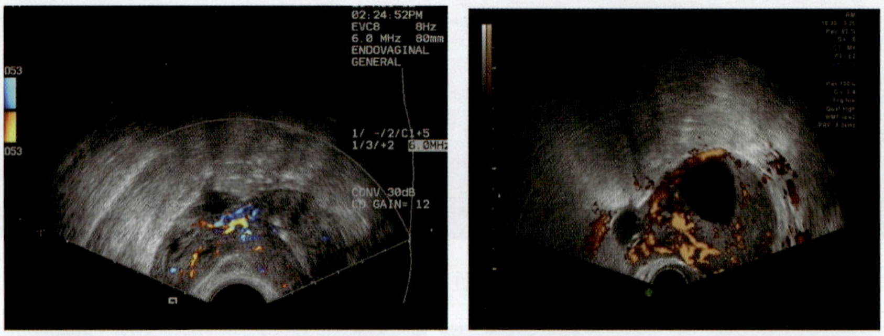

图 14-138 浆膜下肌瘤变性

子宫外实性肿物，有蒂，血流与子宫相连

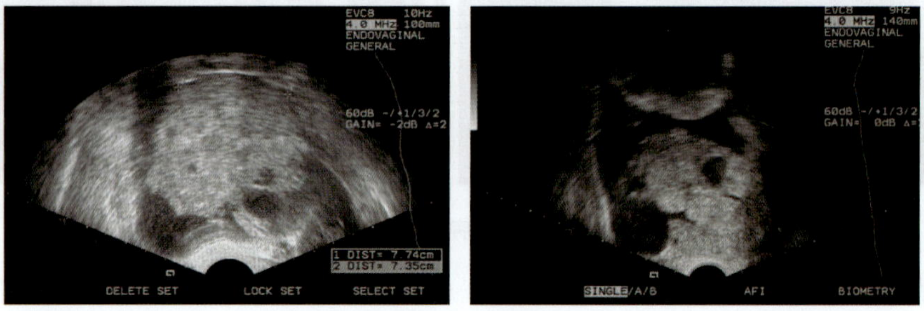

图 14-139 卵巢癌

卵巢为形态不规则囊实性肿物，无包膜，有腹水

3. 浆膜下肌瘤变性与输卵管炎性包块鉴别（见图 14-140 和图 14-141）：

- 浆膜下肌瘤变性包块较炎性包块相对边界清晰；
- 浆膜下肌瘤变性经消炎处理后包块不会变化；
- 输卵管炎性包块呈管道状囊实不均回声，边界毛糙；
- 输卵管炎性包块经消炎处理后会变化包块缩小变形。

4. 肌瘤变性与间质部妊娠鉴别：

- 有时肌瘤变性位于宫角处结节，肿瘤内部有囊区，但无卵黄囊（见图 14-142）；
- 肌瘤变性可有腹痛，但尿妊娠反应阴性；
- 复查时包块不会变化；
- 间质部妊娠有停经史与尿妊娠反应阳性；
- 包块位于子宫角部外隆起，内有周边为回声增强双环征囊区；
- 间质部妊娠囊内有卵黄囊和胎芽（见图 14-143）。

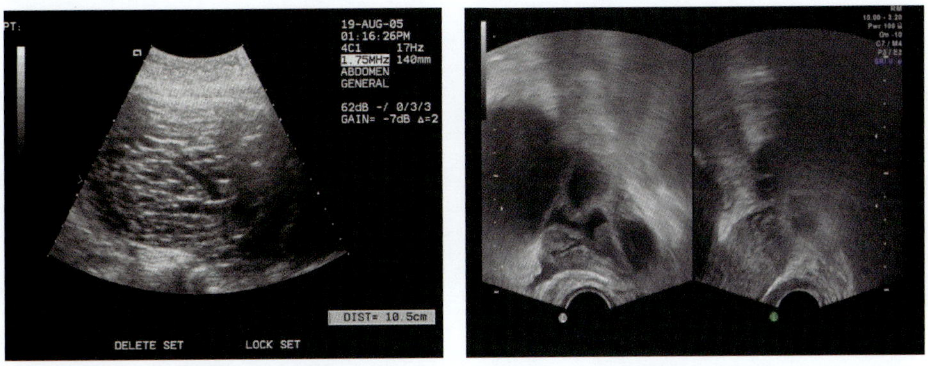

图 14-140　子宫后方包裹性脓性液体（左）输卵管炎性包块（右）

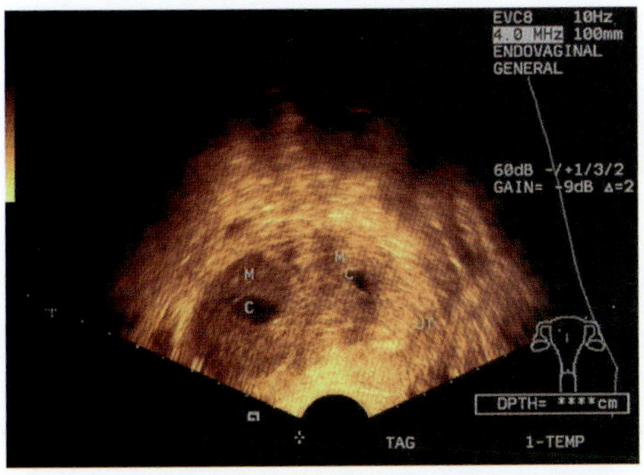

图 14-141　子宫肌瘤变性

M：肌瘤，C：囊区

【临床处理】

- 因超声无法分辨子宫肿瘤变性的良恶性，手术切除病灶病理确诊才是金标准。
- 如良性退行性变，可保留子宫行肌瘤雕核术。
- 子宫平滑肌肉瘤需子宫加双附件切除。

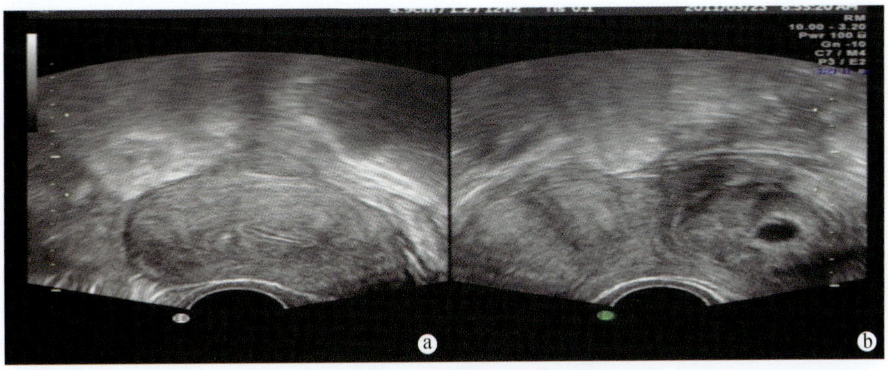

图 14-142　肌瘤变性内有囊区

a. 纵切面显示前位子宫；b. 横切面显示左侧实性低回声结节内有声区为肿瘤变性

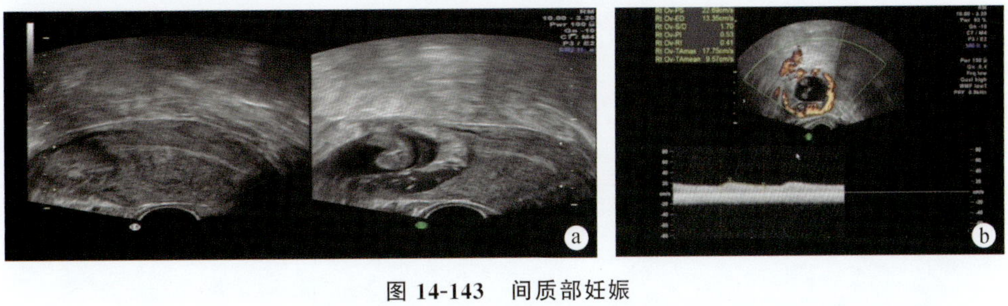

图 14-143　间质部妊娠

a. 子宫内膜内无妊娠囊，右侧壁凸起，内有双环征胎囊，囊内有胎芽；b. 妊娠囊周边环状血流

（唐　军）

参考文献

[1] Fauser B, Chang J, Azziz R. The Rotterdam ESHRE/ASRM-Sponsored PCOS consensus workshop group. Revised 2003 consensus on diagnostic criteria and long-term health risks related to polycystic ovary syndrome (PCOS). Human Reproduction, 2004, 19: 41-47.

[2] Mathur R, Kailasam C, Jenkins J. Review of the evidence base of strategies to prevent ovarian hyperstimulation syndrome. Hum Fertil, 2007, 10 (2): 75-85.

[3] 曹泽毅. 中华妇产科学下册. 2 版. 北京: 人民卫生出版社. 2004: 2253.

[4] 张建民. 卵巢病理学, 1 版. 江西: 江西科学技术出版社, 2004. 119-296.

[5] UN. 里德、M. 维尔纳、HE. 舍费尔. 里德病理学. 上海科学技术出版社. 2007. 789-800.

[6] 沈铿, 崔恒, 丰有杏, 常见妇科恶性肿瘤诊治指南. 4 版. 北京: 人民卫生出版社, 2014, 4: 89-90.

[7] Fox H. Primary neoplasia of the female peritoneum, Histopathology, 1993, 23: 103-110.

[8] Gibbs RS, Karlan BY, Haney AF, et al. Danforth's Abstetrics and Gynecology. 10th ed. 魏丽惠 译. 北京: 科学出版社, 2012.

[9] Bloss JD, Liao SY, Buller RE, et al. Extraovarian peritoneal serous papillary carcinoma: a case-control retrospective comparison to papillary adenocarcinoma of the ovary. Gynecol Oncol. 1993, 50 (3): 347-51.

第三篇

应用技术

第十五章　产科应用

第一节　超声引导下产前诊断

超声引导下产前诊断技术包括绒毛活检术、羊膜腔穿刺术、胎儿脐血管穿刺术、胎儿镜检查等。

一、绒毛活检术

【定义】

- 绒毛活检术（chorionic villus sampling，CVS）是指穿刺针进入胎盘实质内抽吸绒毛标本，然后进行染色体等一系列遗传学检查。

【适应证】

- 染色体检查适合需要尽早产前诊断的孕妇及早期超声检查发现胎儿异常者，如胎儿颈项透明层（nuchal translucency，NT）异常、胎儿水肿等[1-2]。
- 某些遗传性及遗传性代谢紊乱性疾病的基因诊断。

【禁忌证】

- 母婴 Rh 血型不合，术前需注射免疫球蛋白，避免胎儿血的渗漏造成母体抗体滴度的陡然上升。
- 盆腔感染、阴道炎症等。

【穿刺要点】

- 超声引导下绒毛活检可采取经腹部和经子宫颈两种方法。
- 一般选择在孕 11～14 周进行，超声引导下了解胚胎种植的位置，选择适当的穿刺方法，一般抽取 20mg 绒毛组织即可满足产前诊断需要。
- 经子宫颈绒毛活检

  孕妇取膀胱截石位，常规消毒铺巾，窥器扩张阴道，在经腹部超声监测下，活检导管从子宫颈外口缓缓地经子宫颈内口进入宫腔孕囊种植部位，取出针芯，接上 10ml 针筒慢慢向外抽，形成负压，停留半分钟即有绒毛和血液进入针管，边抽边退，随即将吸出物置于生理盐水或显微镜下，观察有无绒毛，如未见到绒毛或活检量不够，可再抽取一次。此方法适宜于胎盘位置较低者，但阴道出血机会多，流产率高[3]。
- 经腹部绒毛活检

  孕妇排空膀胱取仰卧位，超声检查并选择穿刺点后常规消毒铺巾，在超声引导下，将穿刺针外针刺入胎盘，取出针芯，插入内针，超声显示内针的进入及针尖到达胎盘组织内，然后将内针连接含 2～4ml 生理盐水的 20ml 注射器，以 10～15ml 的负压上下移动约 10s，并在持续吸引下退出。拔针后立即观察胎盘部位有无出血及胎心情况。如第一次活检的绒毛量不够，可再次将活检针送入引导套针内进行抽吸，直到获取足量的绒毛标本。最后，取出内针再退出外针。

【并发症】

- 流产率约 1%～7%，其中经宫颈绒毛活检后流产发生率为 3%～5%，而经腹绒毛活检后流产率为 1%左右，等同于羊水穿刺的流产率[1-2]。
- 阴道流液或出血阴道出血发生率约 13.6%～20%[2]，多数于几天内自愈。
- 感染常见导管消毒不严或未严格掌握适应证。
- 刺破胎膜，有继发羊膜系带综合征的可能。
- 胎儿肢体发育障碍：过早进行绒毛活检可导致胎儿肢端发育障碍。

二、羊膜腔穿刺术

【定义】

- 羊膜腔穿刺术（amniocentesis）又称为羊水穿刺，抽吸羊水，做离心处理，获取胎儿脱落细胞，然后进行细胞培养做进一步的染色体检查及某些遗传病的基因检查。

【适应证】

- 诊断性穿刺：细胞遗传学（核型）分析，即对各种存在染色体异常高危因素的胎儿进行染色体检查；遗传代谢疾病；同种免疫性疾病；胎儿成熟度；宫内感染。
- 治疗性穿刺：中期妊娠羊膜腔穿刺注药引产；羊膜腔给药促进胎儿肺成熟；羊水过多影响孕妇呼吸、循环系统功能者，穿刺放液，缓解症状；双胎输血综合征一胎儿羊水过多者，行羊膜腔穿刺羊水减量等。

【禁忌证】

- 羊水过少或极少。
- 先兆流产有宫缩时。
- 不明原因阴道流血。
- 胎膜早破、孕妇发热，疑有感染存在，尤其是宫内感染。

【穿刺要点】

- 羊膜腔穿刺术有徒手操作和穿刺探头引导操作两种方法。
- 一般选择在孕 $16\sim22^{+6}$ 周进行，超声确定胎位、胎盘位置及羊水量，观察胎心情况，寻找靠近腹壁羊水较多且避开胎儿的部位选择穿刺点；胎盘如果位于前壁，穿刺点最好避开胎盘，如避不开胎盘，应选择胎盘厚度相对较薄的部位。一般抽取羊水 20ml 即可满足产前诊断需要。
- 徒手操作：孕妇排空膀胱取仰卧位，常规消毒铺巾，利用普通探头，在穿刺针旁监测，依次看到穿刺针经腹壁、宫壁进入羊膜腔，取出针芯，用 10～20ml 注射器抽吸羊水，分两管抽取，第一管抽取 2～5ml 弃去以避免母血污染，第二管通常抽取 20ml 做相关检查。术毕，插上针芯退出穿刺针时还需在超声监测下退针。再次观察胎心率，如为羊水过多穿刺放液的速度不超过 500ml/h，放液总量不超过 1500～2000ml。
- 穿刺探头引导操作：孕妇排空膀胱取仰卧位，常规消毒铺巾，利用穿刺探头引导穿刺，将穿刺针从探头上特别设置的穿刺槽孔内刺入腹壁、宫壁、羊膜腔（见图 15-1），取出针芯，抽取羊水。

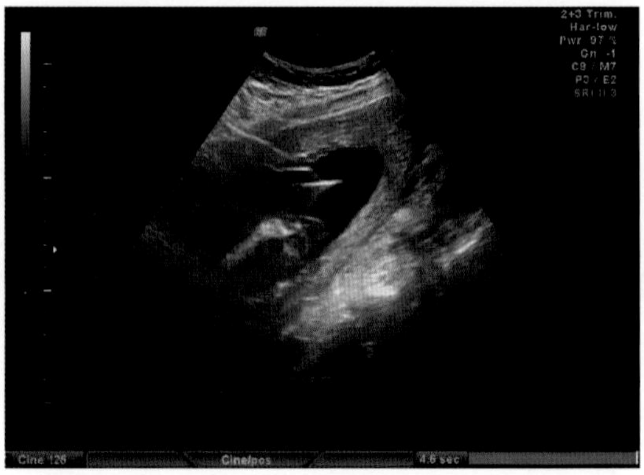

图 15-1 超声引导下羊膜腔穿刺，穿刺针经腹壁、宫壁达羊膜腔

- 双胎妊娠的穿刺

当超声辨认双胎之间分隔困难时，为防止两次穿刺进入同一个羊膜腔，在穿刺第一个羊膜腔后，可向该羊膜腔内注入指示剂靛胭脂，避免重复穿刺。

【并发症】

- 流产约为 0.2%～1.2%[1-2]。
- 羊水渗漏：极个别病例可出现羊水自穿刺孔渗漏现象。
- 宫内感染发生率约 0.3%～2%[1-2]。
- 胎儿、胎盘、脐带损伤穿刺针偶可刺伤胎盘或脐带，导致胎盘或脐带血肿，也可刺伤胎儿引起血肿。
- 母体损伤刺伤血管导致母体腹壁血肿，子宫浆膜下血肿等。

三、胎儿脐血穿刺

【定义】

- 胎儿脐血穿刺（fetal blood sampling，FBS）是穿刺针刺入胎儿脐带，抽取胎儿血液，进行一系列的实验室检查。

【适应证】

- 进一步证实羊水穿刺羊水细胞培养中所发现的染色体异常，如嵌合体等。
- 快速染色体核型分析。

- 超声发现胎儿结构异常时行胎儿染色体核型分析。
- 有遗传病分娩史或家族史的孕妇做胎儿染色体核型分析。
- 有胎儿弓形虫病及病毒感染史等致畸因素的患者。
- 宫内胎儿发育迟缓时了解胎儿酸碱平衡情况。
- 胎儿血型鉴定。
- 胎儿贫血先天性胎儿血小板减少症、微小病毒感染所致的溶血性贫血等。
- 疑有血红蛋白病者。
- 血友病 A、B 或其他凝血因素疾病的诊断。
- 免疫缺陷及其他白细胞疾病。
- 先天性代谢异常。

【禁忌证】

- 先兆流产有宫缩时。
- 不明原因阴道流血。
- 疑有感染存在，尤其是宫内感染。
- 胎盘位置或胎儿体位等因素造成难以显示穿刺部位。

【穿刺要点】

- 妊娠中晚期均可以操作。
- 观察胎儿、胎盘附着位置及脐带分布情况，穿刺部位的选择通常选择脐带游离段，若为前壁胎盘，能准确显示脐带胎盘附着处，穿刺针可不经过羊膜腔直接刺入脐血管内（见图 15-2）。

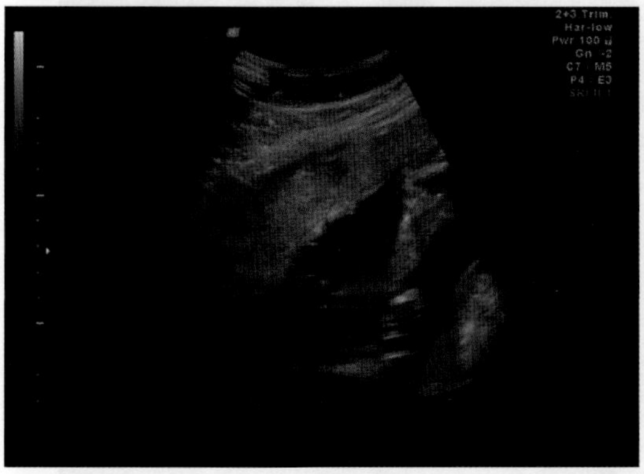

图 15-2 脐血穿刺

声像图显示穿刺针经前壁胎盘直达脐带游离段的脐静脉内

- 确定穿刺部位后，常规消毒铺巾，可选择穿刺引导探头或徒手操作，再次确定穿刺点，在超声的实时监测下，采用二次进针法：第一次进针进入羊膜腔内，调整针尖与脐带的位置关系；当穿刺针到达脐带表面时，应快速、用力垂直刺入脐带，针尖进入脐静脉内，拔出穿刺针芯，套上注射器，抽取脐血，一般抽取脐血 0.5～1.5ml 即可，然后插入针芯拔出穿刺针，监测胎儿心率、胎盘、羊水情况，穿刺时间应控制在 15～20min 内，穿刺次数不超过 2 次。

【并发症】

- 子宫不规则收缩是脐静脉穿刺术中最常见的并发症，其发生与穿刺时间过长，进针次数过多有关。
- 胎盘或脐带渗血，发生率约 32%[1-2]，通常在 1 分钟内自止，与穿刺部位、穿刺针的选择及进针力度直接相关，也与胎盘位置有关。
- 胎儿心率过缓发生率约 0.8%～13%，多为一过性，与手术时间过长、子宫收缩、抽取脐血过快导致脐血管痉挛、孕周过小、胎儿发育不良等因素有关[3]。
- 羊膜绒毛膜炎。
- 胎死宫内流产率约 1.2%～5%[3]，胎儿死亡原因可能有胎儿宫内发育异常耐受能力低，子宫收缩导致胎儿宫内缺氧，胎儿孕周过小，耐受能力较低，脐血管痉挛或脐血管栓塞；胎儿宫内感染或血管撕裂慢性出血。

四、胎儿镜检查

【定义】

- 胎儿镜检查（fetoscopy，FS）是将胎儿镜从孕妇腹壁直接穿刺进入羊膜腔，在直视下观察胎儿，并可抽取胎儿血、活检胎儿组织进行诊断及进行宫内治疗的方法。胎儿镜是一种直径 1.7～2.7mm 纤维光束内窥镜，其附属器械包括套管、套管针、采血针、活检钳及照相与录像设备等。

【适应证】

- 细胞或分子遗传学产前诊断
- 宫内治疗，包括胎儿宫内输血、双胎输血综合征（TTTS）者可在直视下进行激光消融胎盘间血管吻合支或多胎妊娠选择性减胎等。

【禁忌证】

- 适应证不明确、先兆流产或先兆早产、宫内感染。

【穿刺要点】

- 一般根据检查目的确定胎儿镜检查时机，同时考虑羊水量、胎儿大小及脐带粗细。妊娠15～17周时，羊水达足够量，胎儿也较小，适宜观察其外形，妊娠18～22周时，羊水量继续增多，脐带增粗，易取胎儿血或胎儿组织进行产前诊断及宫内治疗。
- 术前准备术前按下腹部手术常规准备。
- 穿刺点的选择：在B超下选择穿刺点，可选择子宫体前、侧壁或子宫底部的无胎盘附着区，但一般不选择子宫下段，因该处收缩性差，穿刺后创口不宜闭合，容易发生羊水漏出。套管刺入子宫时避开胎盘附着区，穿刺位置应面对胎儿腹侧，另外注意穿刺点下有足够的羊水量，便于顺利刺入羊膜腔。
- 选定穿刺点后，切开皮肤2mm深达皮下，穿刺过程中有两次落空感，一次为穿透腹直肌前筋膜与腹部肌层，一次为穿过腹膜与宫壁进入羊膜腔。进入羊膜腔后抽出针芯，可见羊水流出，换上胎儿镜，进行胎儿及其附属物的检查与手术，如脐血检查或胎儿皮肤、肌肉活检等产前诊断，激光凝固胎盘吻合支的宫内手术治疗（见图15-3～图15-5）。

【并发症】

- 胎盘损伤：针尖划破胎盘子面血管或穿刺时损伤胎盘可引起出血。
- 羊水外漏：与带芯套管外径过粗、创口过大有关。
- 胎儿损伤：包括锐器划伤、穿刺损伤胎盘引起胎盘早剥、羊膜炎及严重羊膜腔出血引起的流产、早产和围产儿死亡[4-5]。
- 羊膜腔感染表现为术后发热、下腹疼痛，羊水细菌培养阳性。
- 羊膜系带综合征：尤其在严重的TTTS患者治疗时，有可能穿过供血儿紧贴的两层羊膜，造成羊膜穿通、胎儿肢体嵌顿而造成医源性的羊膜系带综合征[4-5]。
- 母体脏器损伤术中或术后出现血尿、急腹症症状和体征等。

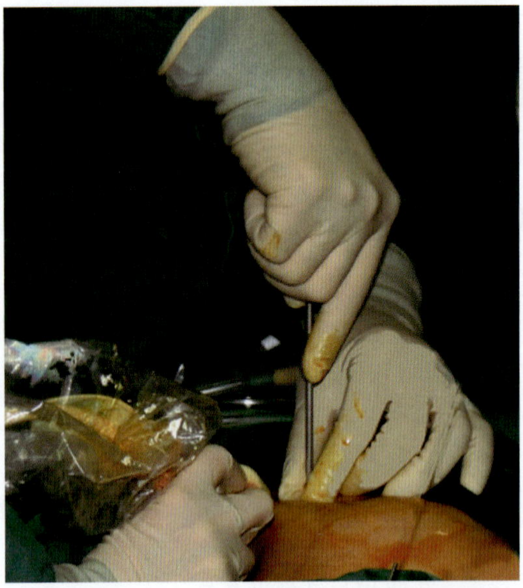

图15-3　床旁B超定位下置入穿刺器

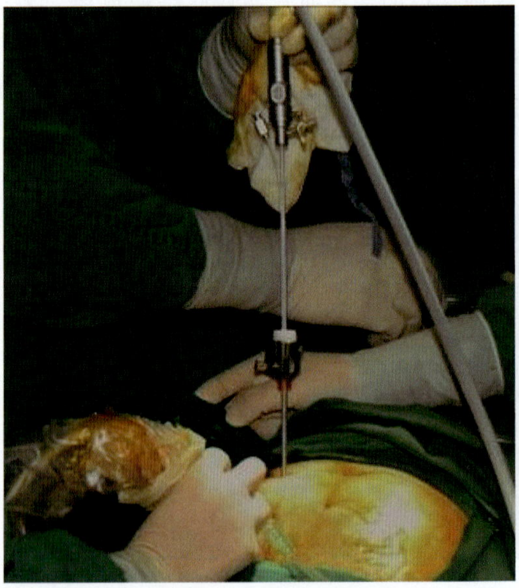

图15-4　置入镜鞘及胎儿镜

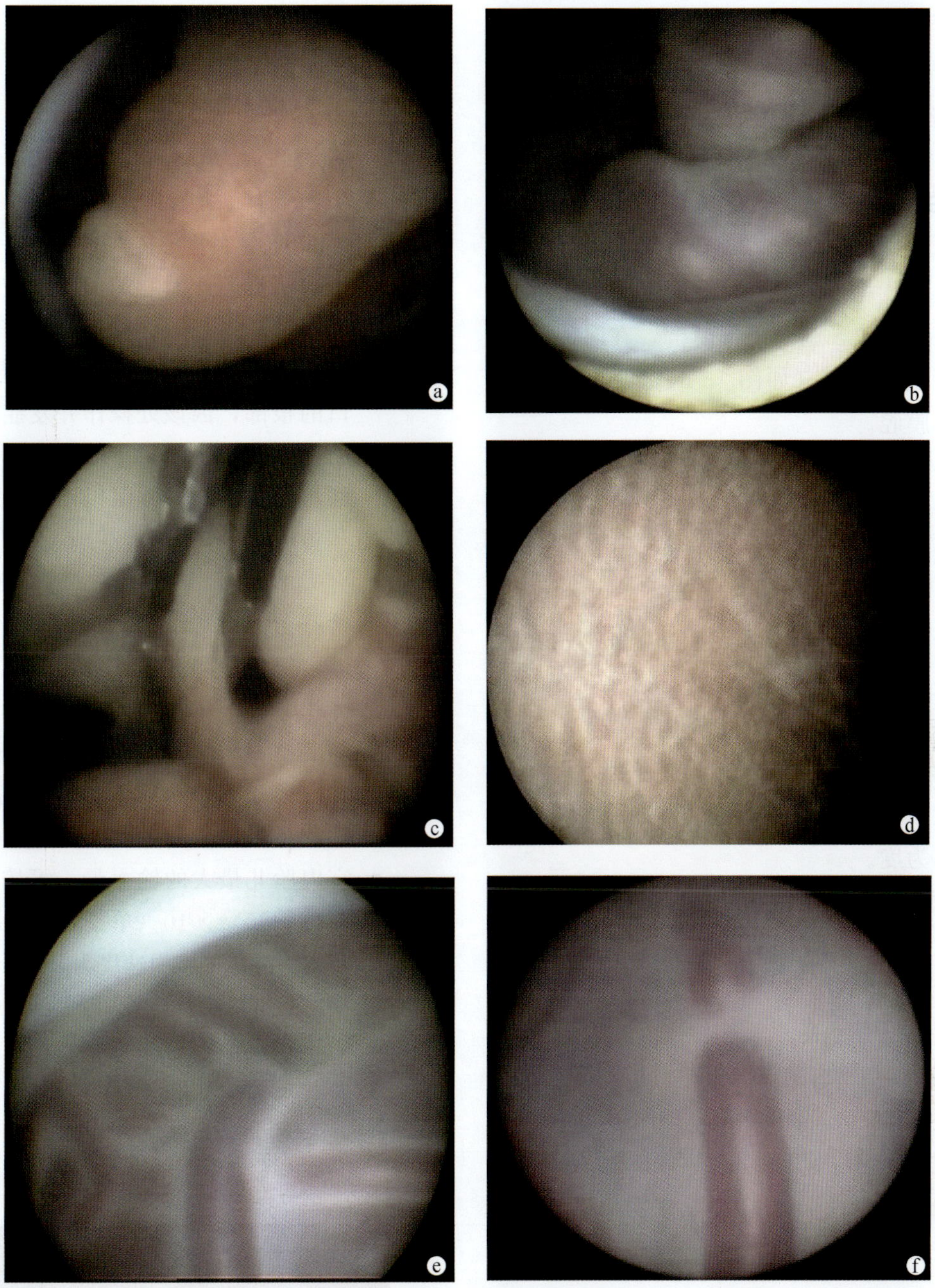

图 15-5 胎儿镜穿刺后视野

a. 镜下观察胎儿肢体；b. 观察脐带；c. 双极电凝异常胎儿的脐带根部；d. 镜下观察胎儿头发为白色；e. 可见跨过隔膜的交通血管；f. 激光凝固后的血管

（龚丽君）

第二节　超声引导及辅助的胎儿宫内治疗

一、超声引导的宫内治疗

超声引导的宫内治疗是指在单纯的实时断层超声监测下进行的宫内治疗，既无需切开子宫，也不需要借助胎儿镜观察子宫内的情况。目前常采用的技术操作包括羊水减量、灌注和给药，胎儿宫内输血，胸/腹腔-羊膜腔内引流，超声引导下多胎妊娠氯化钾减胎术等。

第三篇 应用技术

（一）超声引导下的羊膜腔内灌注介入治疗

【适应证】

羊膜腔内给药、羊水过多抽吸羊水，羊水过少行羊水置换。

【技术操作要点】

- 超声定位选择穿刺点，避开胎儿，脐带，子宫大血管，尽可能避开胎盘组织。
- 消毒穿刺部位，施以局部麻醉，在时时超声引导下进行穿刺（如图 15-6），明确穿刺针进入羊膜腔。
- 抽取羊水，了解羊水的形状，取样进行相关的检查。
- 羊水置换以预热至 37℃的 0.9%氯化钠液或林格液代替羊水，超声下可以看到生理盐水注入羊膜腔内形成涡流，建议以 2ml/min 的速度进行输注，一次灌注约 300～500ml 为宜，羊水指数＞8cm 即可停止灌注。
- 羊水引流则以每小时 500ml 的速度为宜，一般一次放羊水量不超过 1500ml，以孕妇症状缓解为度。

【注意事项】

- 羊水过少者需要警惕胎儿畸形（尤其是泌尿系统畸形），早期发生、持续时间过长将会导致胎肺发育不良。
- 该操作会增加宫内感染机会，尤其是需要多次操作的病例应引起高度重视，监测感染征象。
- 操作过程中有出现胎儿心动过缓、脐带脱垂、胎盘早剥及羊水栓塞等并发症的风险，需要监测患者的生命体征。
- 一般建议穿刺不超过 3 次，术前术后均要注意监测宫缩情况，适当给予宫缩抑制剂。

（二）超声引导下胎儿宫内输血

【适应证】

各种原因导致的胎儿宫内贫血。

【技术操作要点】

- 术前依据胎儿胎盘的情况决定穿刺部位，输血效果最理想的穿刺部位在脐静脉肝段与右肝静脉交界处，但临床更常用脐静脉胎盘入口的根部，因该处操作并发症风险低。
- 胎儿仰卧，后壁胎盘者建议术前用镇静剂，如胎盘位于前壁则可以不用或者少用肌松剂和镇静剂。
- 穿刺成功后（见图 15-7），回抽胎血 1ml，检查胎儿血常规、血型、胆红素及有关抗体，根据检测脐血红细胞压积，决定输血的体积。
- 输血过程中要监测脐静脉压力，以小于 10mmHg 为宜。脐静脉压过高，要立即停止输注，必要时回抽胎儿静脉血。
- 宫内胎儿最大的输血量，可按照公式（妊娠周数－20）×10（单位：ml）计算。
- 宫内脐静脉的输血速度为 2～5ml/min，输血过快，脐带易脱落，且加重胎儿心脏负担。
- 术毕超声检查胎儿心率情况，注意有无脐带血肿及胎盘血肿。

【注意事项】

- 胎儿静脉输血失败可以改为腹腔内输血，但

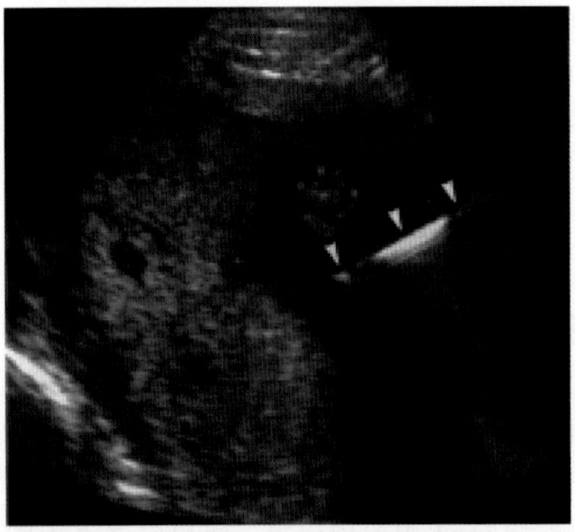

图 15-6 超声引导下的羊膜腔穿刺

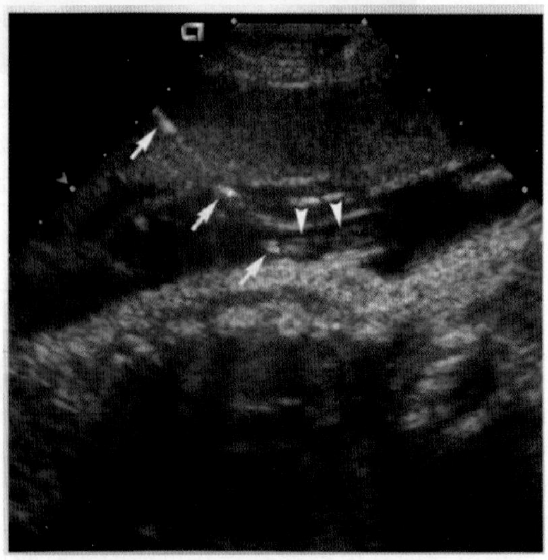

图 15-7 超声引导下宫腔内输血

后者效果差。

- 输血治疗前需要对胎儿进行充分的评估，排除胎儿畸形同时需要对其心功能进行准确的评估。
- 洗涤浓缩 Rh 阴性 O 型红细胞压积需达到 75%～85%，以减少输血量。
- 第一次输血后每天红细胞压积下降 1%，故在 2 周内需要进行第二次输血。

（三）胸/腹腔-羊膜腔内引流

【适应证】

先天性后尿道瓣狭窄形成引起的尿潴留、可能妨碍分娩后肺扩张的胎儿胸水及腹水以及影响邻近器官和胎儿生长，甚至妨碍阴道分娩的巨大囊肿，Ⅰ型先天性肺囊腺瘤。

【技术操作要点】

- 宫内胎儿治疗性引流术有穿刺引流和置管引流两种。穿刺过程需要在超声实时引导下进行。
- 胸腔穿刺引流

1. 选择局部麻醉，进入胎儿胸腔的穿刺点一般在胸腔的中下部，锁骨中线和腋中线之间，如果在左侧胸腔穿刺，则尽可能靠近腋中线，以防止对于纵隔脏器复位造成影响。
2. 穿刺针多选择 22G 套管针，如果拟进行置管引流，则需要使用 Rodeck 引流管[6]（见图 15-8）。超声下监测，边推进边后撤引流管芯，最终以引流管进入胸腔 5mm 为宜，一般 12～24h 可以充分引流（见图 15-9）。在 48～72h 后再复查超声。

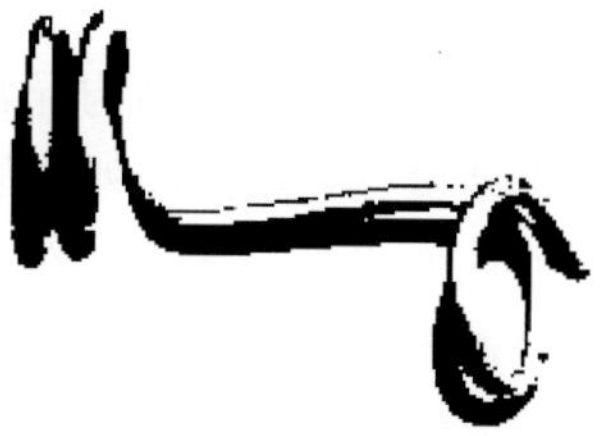

图 15-8 Rodeck 引流管

3. 引流后胎儿胸水也可以在超声引导下一次性穿刺抽吸，但需要注意操作缓慢、严格监测心脏的情况。

- 腹腔穿刺抽吸和引流相对操作简单，只要定位准确，风险较小。胎儿的巨大囊性肿物的治疗如颈部水囊瘤、腹部巨大囊肿，妨碍阴道分娩或胎儿生长，可进行超声引导下穿刺抽液，如肿物影响胎儿循环则需要严密监测心功能。
- 超声引导下行经皮膀胱-羊膜腔分流术是减轻泌尿道梗阻最常用的姑息治疗方法。

1. 在局部麻醉下，B 超引导下安放两端蜷曲的导管，远端放置于胎儿膀胱中，近端放置于羊

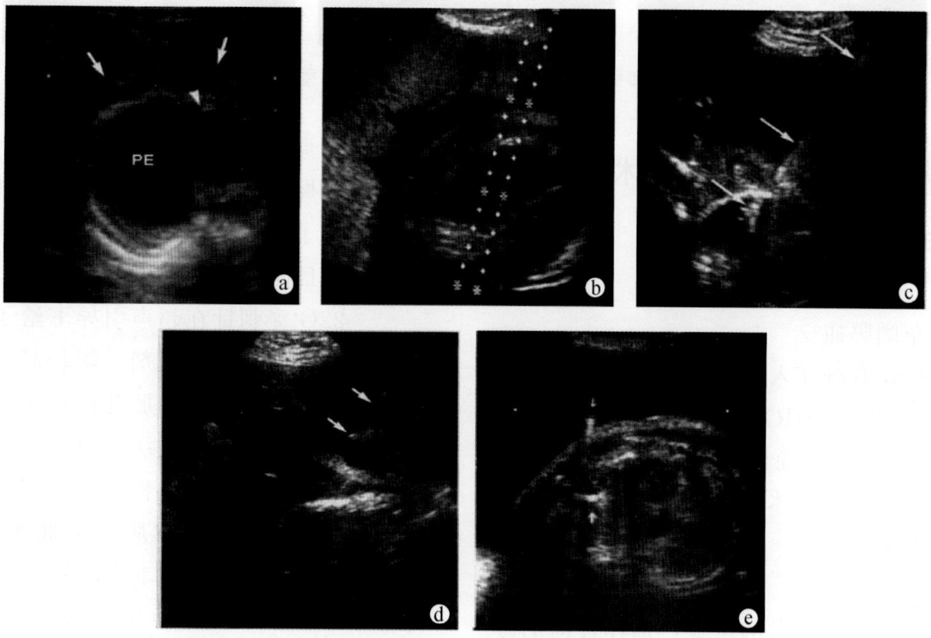

图 15-9 胸腔穿刺引流术

a. 图示为大量的胸腔积液使心脏偏移而且出现皮下水肿；b. 图示为超声引导线；c. 穿刺针进入胸腔；d. 在双头导管顺利植入胸腔后穿刺针撤出；e. 超声下可见导管的一端在羊水里，另一端在胸腔里

膜腔中，胎儿尿液可以通过导管排到羊水中。

2. 下尿路梗阻（LUTO）多合并羊水过少缺少操作空间，术前通常要行羊膜腔灌注。

3. 彩色多普勒检查协助穿刺过程中避开脐带。

【注意事项】

- 需要排除染色体数目或结构异常，进行胎儿的超声心动检查，超声除外其他畸形。
- 术前必须首先明确诊断，并在孕妇及家属充分知情同意后手术。
- 术后需要连续的超声监测，观察手术效果以及引流管放置的情况。
- 胸腔穿刺要避免刺入心脏或者纵隔组织。
- 如胎动影响操作，可以予肌松剂。

（四）氯化钾减胎术

【适应证】

多胎妊娠减胎术。

- 选择性减胎术是指通过手术终止其中严重异常胎儿的妊娠。一般在早孕期末和中孕期进行（16孕周之前流产风险相对低），此时通过超声或者染色体检查可以明确胎儿畸形，故而明确诊断后行选择性减胎手术。

【技术操作要点】

- 超声引导下经腹部进行穿刺，经阴道及宫颈减胎的操作因流产率高而逐渐废弃。
- 穿刺针沿着胎儿长轴的方向进入胎儿胸腔，缓缓注入10%氯化钾1～3ml。超声下可见胸腔内的液体，心搏渐消失（见图15-10）。
- 观察5min，心跳没有恢复，表明减胎成功。
- 同时观察存留胎儿胎心存在。拔除穿刺针。

【注意事项】

- 双胎或者多胎妊娠时，往往建议孕妇接受减胎治疗，以减少多胎妊娠的产科风险。
- 减胎治疗的关键在于确定胎儿的绒毛膜性。
- 单绒毛膜双胎不可以选择氯化钾减胎。

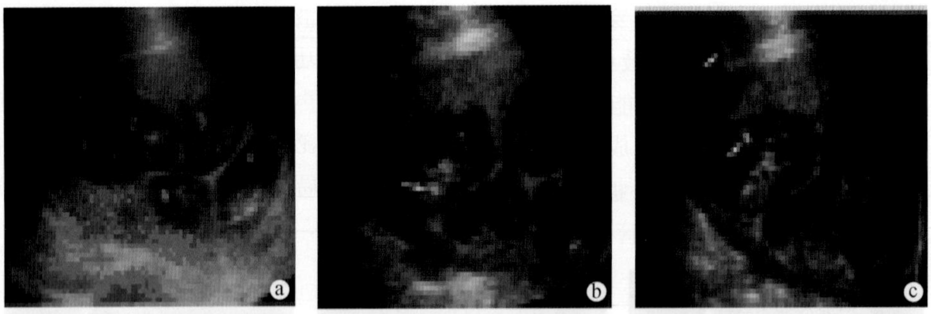

图15-10　多胎妊娠超声引导下心脏穿刺注射氯化钾减胎

二、超声辅助下胎儿镜宫内治疗技术

（一）先天性膈疝气管封堵术

【适应证】

- 严重的左侧膈疝。
- 右侧膈疝伴有肝疝入胸腔。
- 肺/头围比值（LHR）<1.0。
- 在妊娠24周前明确诊断，胎儿未合并其他明显的畸形及染色体核型异常。

【技术操作要点】

- 妊娠25～29周。
- 超声监测胎儿和胎盘的位置，选择合适的穿刺器放置的位置，如果胎儿的位置发生变化，可以根据体位的要求外力协助，并固定体位。
- 全身麻醉、联合麻醉或者局部麻醉。如果采用局部麻醉或者区域麻醉，则需要通过穿刺给予胎儿肌内注射芬太尼。
- 一旦体位合适，立即给药，通过羊膜腔用20～22G穿刺针在超声引导下给予胎儿肌注或者脐静脉注射肌松剂、阿托品和芬太尼，以保证在手术过程中胎儿体位不变，阿托品可以预防胎儿心动过缓。
- 放置穿刺器[7]，特制的带有鞘管的穿刺器将支架系统送入羊膜腔，继而进入胎儿口腔，内镜插入胎儿口腔，并且通过上颚中线、舌、悬雍垂、会厌。声带是进入气管的标志，看到气管隆嵴后，将支架打开（见图15-11和图15-12）。

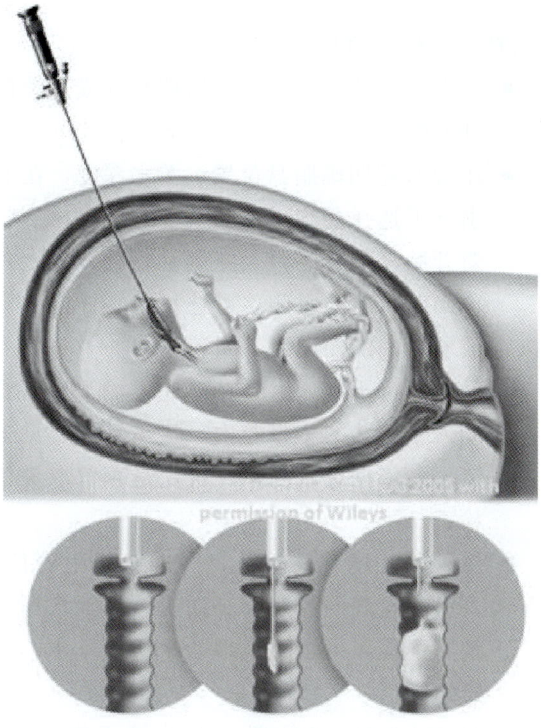

图 15-11　先天性膈疝气管封堵术示意图

【注意事项】

- 术后 24h 卧床，应用抗生素，酌情应用宫缩抑制剂。
- 术后隔日超声下监测球囊位置，此后的产前检查需要监测 LHR 和胎儿生长的情况。
- 一般在 34 周取出球囊，取出方式包括胎儿镜下取出；或者在分娩时同时接受新生儿手术。
- 在有早产风险的情况下可以应用糖皮质激素。

（二）胎儿镜选择性多胎妊娠减胎术

【适应证】

- 单卵三胎及更高序列多胎妊娠，孕 16 周～27^{+6}周且要求减少胎儿数目者。
- 对于 28 周之内发现的一胎儿严重异常或致死性畸形影响存活胎儿的安危者，也可行选择性减胎术。
- 双胎反向动脉灌注序列中符合以下条件之一者宜行减胎手术[8]：①无心畸胎的腹围与供血儿相等甚至大于供血儿；②伴有羊水过多（AFD＞8cm）；③供血儿出现严重的超声血流异常，包括脐动脉舒张期血液反流或者消失，脐静脉血流搏动或者静脉导管血流反向；④供血胎儿水肿（胸腔、腹腔等腔隙积水）；⑤单羊膜囊出现脐带缠绕（估计无心畸胎体重大于或等于正常胎儿体重的 1/2，疑有正常胎儿右心衰竭；单羊膜囊出现脐带缠绕）。
- 单绒毛膜双胎严重的双胎生长不一致，sIUGR 伴血流异常，估计远期预后不好且有可能影响健康胎儿者。

【技术操作要点】

- 局部麻醉或连续硬膜外麻醉。
- 床旁 B 超检查明确胎盘位置、异常胎儿位置、羊水深度等情况，选择穿刺部位。
- B 超监测下将第一穿刺器（观察孔）刺入异常胎儿的羊膜腔内，拔出针芯，见羊水流出。置入胎儿镜观察胎儿。如羊水浑浊影响观察，可连接 37℃生理盐水置换羊水至视野清晰。
- 胎儿镜下寻找脐带附着位置[9]，选择第二穿刺器（操作孔）的部位，同法置入第二穿刺器，行双极电凝阻断异常胎儿的脐带血流（见图 15-13）。双极的初始功率 15～30W，每次 30s，可逐渐上调电凝功率直至 B 超监测脐带血流消失。
- 如行脐带结扎术，则以 1cm 7 号不可吸收缝线结扎 2 次，选择以接近胎儿腹部入口为佳。
- 如用掺钕-钇铝石榴石（Nd-YAG）激光凝固胎盘吻合血管，即胎儿镜胎盘血管交通支激光凝固术（FLOC），则在距离脐带根部较近的部位，光纤距离脐带 1cm，每次凝固 5～

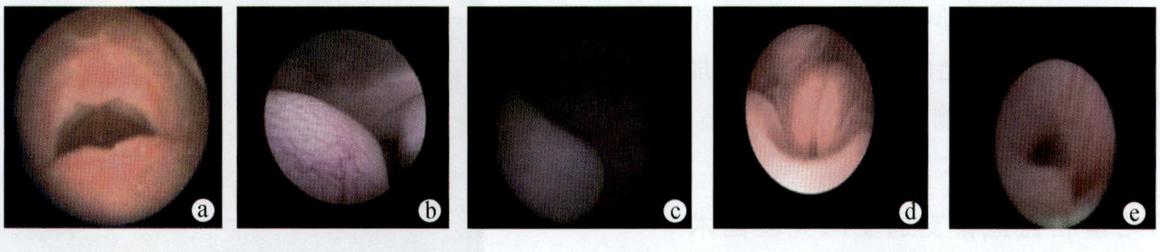

图 15-12　先天性膈疝气管封堵术手术步骤（图片来自参考文献 7）

a. 胎儿口腔和上颚；b. 舌；c. 上颚和会厌；d. 声带；e. 气管隆嵴

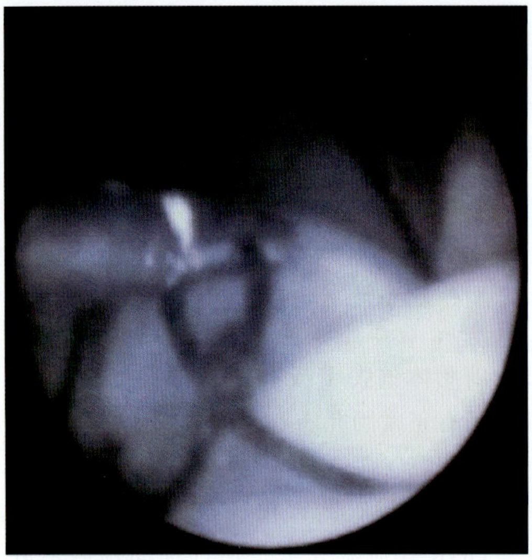

图 15-13　胎儿镜下脐带结扎术

10s，逐渐增加功率，不超过 30～50W，直至血流完全消失。

- 床旁 B 超观察 10min，确认减胎胎儿脐带血流消失、胎心无复跳。
- 术毕抽放羊水至最大羊水深度 4～6cm，如宫缩过频、过强则应用宫缩抑制药。

【注意事项】

- 术中及术后应用抗生素预防感染。
- 术后 24～48h 复查 B 超，观察胎儿及羊水情况。
- 术后 1 周、术后 3 周随访，之后 2 周随访一次，监测胎儿发育情况，注意有无感染征象。
- 胎膜早破以及早产：可发生在术后 1～7 周，发生率 8%～38%。胎膜早破后应严密监测感染征象，根据孕周大小、两胎儿发育情况，酌情终止妊娠。
- B 超动态监测胎儿大脑中动脉峰值血流速度（MCA-PSV）以发现有无胎儿贫血，有条件的机构可行胎儿头颅 MRI，以筛查有无颅内缺氧或脑室周围白质软化。
- 如果脐带较粗，双极电凝的功率不能过大，否则容易导致脐带出血，致手术失败。
- 应注意双胎脐带之间的距离，如果相距太近，警惕双极或激光的热效应对另一胎儿的影响，术中严密监测另一胎儿的胎心变化，如有异常应暂停手术。

（三）胎儿镜胎盘血管交通支激光凝固术

【适应证】

- 双胎输血综合征，符合 Quintero 分期标准Ⅱ～Ⅲ期的 TTTs 患者[10]。

【技术操作要点】

- 患者取仰卧位，可采用局部麻醉或连续硬膜外麻醉。
- 床旁 B 超明确胎盘位置、羊水深度，在 B 超引导下选择受血儿一侧羊膜腔作为穿刺点，避开胎盘附着区置入穿刺套管针，穿入位置应面对胎儿的腹侧，可选择子宫体前、侧壁或子宫底部的无胎盘附着区。
- 助手扶持子宫，术者在 B 超监测下将套管针刺入受血儿的羊膜腔内。拔出针芯，见羊水流出。依据患者的情况决定是否留取染色体检查。
- 置入胎儿镜观察胎儿，寻找脐带附着位置，观察胎盘表面的血管交通支。如羊水浑浊或视野不佳，可予温生理盐水置换羊水，至视野清晰。
- 将 Nd-YAG 光纤置入胎儿镜工作管道内，在距离所要凝固的血管 1cm 处，激光功率 15～20W，垂直照射 5～10s，见图 15-14。
- 所有交通血管支凝固完毕，放羊水至最大羊水深度 4～6cm。床旁 B 超观察双侧胎儿胎心、胎动情况，如宫缩过频、过强则应用宫缩抑制剂。
- 术中及术后应用抗生素预防感染。

【注意事项】

- 术前行 B 超检查了解胎儿及胎盘位置、羊水深度等情况，建议经阴道探查子宫颈长度>2.0cm，排除生殖道感染、先兆流产、出血

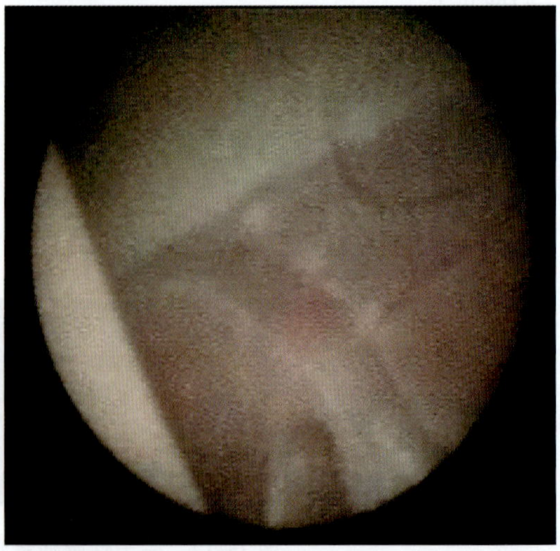

图 15-14　胎儿镜下交通血管的识别和阻断

倾向、孕妇严重合并症等手术禁忌。

- 术后 24～48h 复查 B 超观察胎儿及羊水情况。
- 术后1周、术后3周分别随访一次，之后每2～4周随访一次，监测胎儿发育情况，注意羊水深度、脐血流 S/D 比值、大脑中动脉血流情况，及时发现 TTTs 复发或反向输血。
- 孕 24 周左右行胎儿超声心动（FUCG）了解胎儿心脏结构与功能。
- FLOC 术后流产率为 1.8%～10%。术后流产多与手术困难、胎盘帆状附着有关，与胎盘是否位于前壁、手术治疗的孕周大小无明显关系。
- TTTs 复发或反向：由于存在肉眼无法看到的血管吻合支，FLOC 术后可能发生双胎输血复发或反向输血，故仍需严密监测胎儿及羊水情况。文献显示 FLOC 术后约 5%～20%的病例需要进一步处理（再次 FLOC、抽放羊水、宫内输血、选择性减胎术或终止妊娠）。
- 胎膜早破：28 周以后胎膜早破的发生率与未经治疗的双胎相比无明显差异。术后的卧床休息对于延长孕周是有益的。
- 如何判断交通吻合支：胎盘表面的血管吻合类型大多为动脉-动脉吻合或静脉-静脉吻合。首先应在胎儿镜下找到胎盘绒毛膜板的分界部位，沿两胎盘分界，可观察到交通血管支，追踪这些血管至其脐带附着处，确认其分别为两侧脐带发出，再返回至胎盘绒毛膜板分界处行激光凝固。
- 治疗的孕周越早，新生儿存活率越高。对于孕 26 周以后的患者是否行 FLOC 尚存在争议，应根据具体情况慎重选择病例，警惕医源性流产及早产。
- 胎盘位于子宫前壁并非为手术禁忌，但需选用镜面角度为 30°的胎儿镜。

（魏　瑗）

第三节　胎盘造影

【定义】

- 胎盘造影是应用超声观察造影剂在胎盘中的血流灌注特征，了解胎盘病变，为临床干预提供依据。

【胎盘解剖组织学特点】

- 胎盘是维持胎儿在子宫内营养发育及物质交换的重要器官。
- 胎儿血和母血互不相通，隔有绒毛毛细血管、绒毛间质及绒毛表面细胞层。
- 胎儿血液经脐动脉直至绒毛毛细血管，靠渗透、自由扩散和主动运输与绒毛间隙中的母体血进行物质交换，再经脐静脉返回胎儿体内。母体血经底蜕膜螺旋动脉开口通向绒毛间隙，再经开口的螺旋静脉返回孕妇体内。
- 胎盘床子宫螺旋动脉和胎盘绒毛血管的病变可影响胎儿宫内的正常生长，当螺旋动脉受损时子宫胎盘血流可减少至正常血流的 50%，可直接导致胎儿生长受限。
- 超声造影剂因分子量大，不能通过胎盘屏障，但可以经母血进入胎盘绒毛间隙，显示其内血流循环，有助于区分胎盘循环的母体面和胎儿面。

【操作方法】

- 经肘静脉推注造影剂混悬液，采用相应造影成像分析系统，推注开始同时实时记录造影剂灌注过程。

【适应证】

- 可疑胎盘病变或胎盘功能减退，如胎盘梗死、胎盘早剥、胎盘植入等。

【超声特点】

- 胎盘正常灌注时，造影剂从胎盘母面螺旋动脉向胎儿面灌注，灌注顺序为子宫浆膜层、子宫底蜕膜血管胎盘基底部至母体侧胎盘小叶，造影剂迅速融合，融合过程中可显示子宫肌壁及胎盘形态，最终灌注全部胎盘组织。当胎盘存在病变时，胎盘造影会有异常显影：胎盘存在不同程度、范围不等的灌注缺失，甚至灌注异常。
- 胎盘梗死时，缺血梗死区域从胎盘基底部到胎儿面造影剂缺失，梗死区域胎盘小叶与非梗死区域胎盘小叶中的造影剂存在缺失与灌注的不均匀分布。

- 目前推测妊娠期高血压疾病、胎儿生长受限在胎盘造影上有相应的灌注减少表现，与普通超声多普勒相比，胎盘造影可对胎盘有无缺血梗死做出诊断，将对预测病情的进展提供影像学依据。
- 胎盘早剥时，因胎盘基底部血供中断，表现为剥离部分胎盘与其基底部造影剂灌注缺失，未剥离部分胎盘有造影剂灌注，两者分界明显。
- 胎盘造影除了可以明确有无胎盘早剥，还可以通过造影剂灌注缺失区域确定胎盘剥离部位、观察剥离胎盘形态及剥离面积，从而对临床症状不典型的胎盘早剥进行早期诊断，改善母胎预后。
- 胎盘植入时，胎盘造影下表现为子宫浆膜层菲薄，毛糙呈锯齿样，连续性差。
- 若存在穿透性胎盘植入，甚至可见造影剂外溢。
- 利用子宫肌壁和胎盘灌注血管床的灌注特征能显示出残留胎盘的大小、植入的部位，植入子宫肌壁深度与子宫浆膜层的关系，为临床选择治疗方案提供依据（图 15-15）。
- 在胎盘造影过程中，脐血管及胎儿体内未见造影剂显影。

【超声鉴别诊断要点】

- 胎盘梗死与胎盘早剥均可表现为造影剂的灌注缺失，而两者的不同之处在于胎盘梗死与非梗死区域造影剂缺失与灌注呈不均匀分布，可分辨出梗死与正常胎盘小叶。
- 胎盘植入时，可辅助以核磁检查，对了解植入程度及有无侵犯临近脏器有一定的价值。最好在膀胱充盈的情况下，可见胎盘在 T_2 加权相时信号明显高于子宫肌层，并且与子宫肌层界限不清，子宫肌壁连续性中断（见图 15-16）。

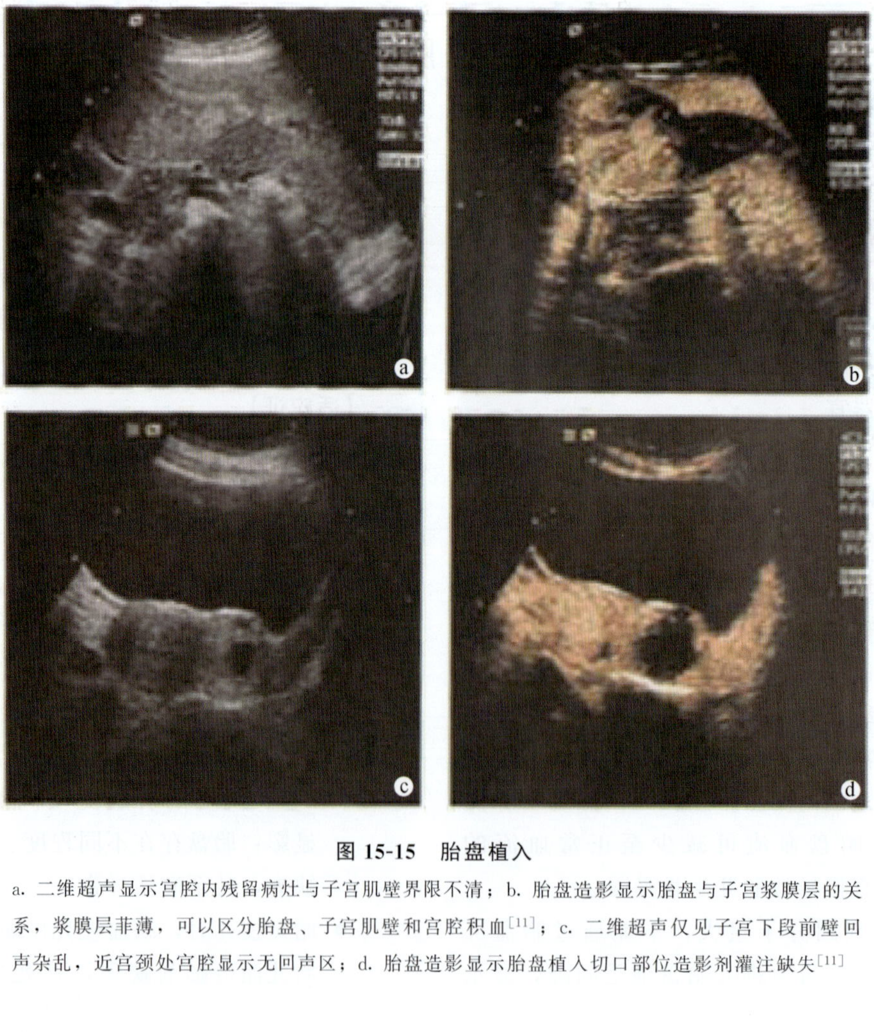

图 15-15 胎盘植入

a. 二维超声显示宫腔内残留病灶与子宫肌壁界限不清；b. 胎盘造影显示胎盘与子宫浆膜层的关系，浆膜层菲薄，可以区分胎盘、子宫肌壁和宫腔积血[11]；c. 二维超声仅见子宫下段前壁回声杂乱，近宫颈处宫腔显示无回声区；d. 胎盘造影显示胎盘植入切口部位造影剂灌注缺失[11]

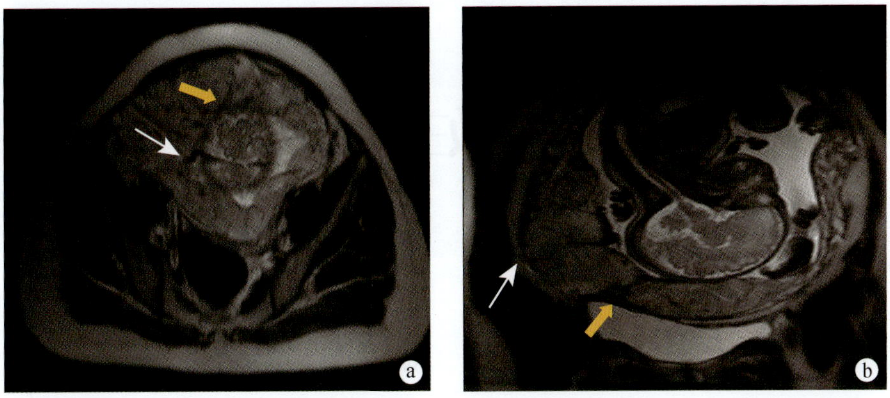

图 15-16 胎盘植入核磁成像

a. 胎盘组织与子宫前壁肌层界限不清，子宫肌壁连续性中断（窄箭头所示）；胎盘组织侵及全部肌层，部分突出于子宫表面（宽箭头所示）；b. 胎盘组织与子宫下段肌层边界不清（窄箭头所示）；正常子宫肌层结构消失，胎盘组织与膀胱后壁关系紧密（宽箭头所示）

【前景及展望】

- 胎盘造影仍处于科研阶段，目前所使用的造影剂在胎儿体内未见显影，但造影剂的特性、安全性还需进一步研究和证实。
- 胎盘造影相比于普通超声，通过胎盘内的血流灌注特性能更清楚显示血流的分布，从而明确胎盘小叶、胎盘与子宫肌壁的形态，用以评价病理状态的胎盘灌注，弥补普通超声的不足。但目前对胎盘病变的观察和诊断远缺乏经验，胎盘造影应用于临床还有待于技术上的突破。

（刘春雨）

参考文献

[1] 严英榴，杨秀雄，沈理．产前超声诊断学．北京：人民卫生出版社，2003．469-473.

[2] 李胜利．胎儿畸形产前超声诊断学．北京：人民军医出版社，2006．648-653.

[3] 周力学，刘颖琳．妇产科疾病超声诊断精要．广州：中山大学出版社，2010．256-273.

[4] Habli M，Bombrys A，Lewis D，et al. Incidence of complications in twin-twin transfusion syndrome after selective fetoscopic laser photocoagulation：a single-center experience. Am J Obstet Gynecol，2009，201：417.

[5] Rossi AC，D'Addario V. Laser therapy and serial amnioreductionas treatment for twin-twin transfusion syndrome：a meta-analysis and review of literature. Am J Obstet Gynecol，2008，198（2）：147.

[6] Evans MI，Rodeck CH. Ultrasound and Fetal Therapy. England：Informa Health care，2000.

[7] Deprest J，Gratacos E，Nicolaides KH；FETO Task Group. Fetoscopic tracheal occlusion（FETO）for severe congenital diaphragmatic hernia：evolution of a technique and preliminary results. Ultrasound Obstet Gynecol. 2004 Aug；24（2）：121-6.

[8] Quintero RA，Romero R，Reich H，et al. In utero percutaneous umbilical cord ligation in the management of complicated monochorionic multiple gestations. Ultrasound ObstetGynecol，1996，8（1）：16-22.

[9] Rossi AC，D'Addario V. Umbilical cord occlusion for selective feticide in complicated monochorionic twins：a systematic review of literature. Am J Obstet Gynecol，2009，200（2）：123-129.

[10] Quintero R A，Morales W J，Allen M H，et al. Staging of twin-twin transfusion syndrome. J Perinatol，1999，19（8 Pt 1）：550-555.

[11] 陈欣林，赵胜，卢丹，等．超声造影诊断胎盘植入的应用价值．中华超声影像学杂志．2009，18（6）：521-524.

第十六章　妇科超声造影

第一节　概　述

超声造影（ultrasonic contrast）是利用造影剂使后散射回声增强，明显提高超声分辨力的现代影像技术；并和彩色多普勒技术（color doppler flow imaging，CDFI）、微血管成像技术（micro vascular imaging，MVI）相结合，通过对肿瘤的血管数目、能量多普勒信号强度进行半定量，利用特定的软件描绘肿瘤感兴趣区超声造影时间-强度曲线（TIC），同时计算相关参数等方法鉴别肿瘤的囊实性、良恶性信息，使诊断敏感性特异性均得到提高。

超声造影的缺点是需要超声仪器特殊的设备，新型声学造影剂也比较昂贵，不宜基层推广。

另外，超声造影不同于CT或者MRI造影，不能在同一时间、同一切面包揽靶器官所有的信息，所以在超声造影前的基础扫查非常重要。在超声造影前需要根据事先二维超声基础全面扫查的结果设计好造影的扫查切面、顺序，在有限的时间内观察尽可能多的部位，尽量不发生遗漏，也不能中断对主要病灶的完整观察。

目前除了用于组织显像的声学造影剂发展迅速外，具有诊断和治疗双重作用的靶向声学造影剂也在研究中。

妇科超声造影主要分为两大部分：

- 通过静脉注射造影剂 Sono Vue，观察造影剂到达病变区域时间、灌注范围、强度与离去时间，了解病变程度、判断肿瘤良恶性与妊娠胎盘病变。
- 用造影剂直接注入宫腔，观察宫腔内病变与输卵管病变。

临床上使用的超声造影剂主要分为两大类：

- 负性造影剂，有生理盐水和5%葡萄糖等，在B超下显示为液性暗区，主要为了衬托病变。
- 正性造影剂，如过氧化氢（双氧水）、二氧化碳发泡剂、半乳糖悬浮液等超声晶氧、手振微泡、声振微泡、声微显、全氟显等，在B超下显示为强回声，主要为了了解病变区域灌注情况。

超声造影和高质量的新型声学造影剂结合应具有如下特点：

- 新型声学造影剂高安全性、低副作用。
- 新型声学造影剂微泡大小均匀，直径小于10μm并能控制，可自由通过毛细血管，有类似红细胞的血流动力学特征。
- 新型声学造影剂微泡具有良好的散射性、能产生丰富的谐波以及受声压作用下具有破裂效应等三个重要特性。
- 造影剂可增强组织间声阻抗差，超声图像质量得到明显改善。造影剂一般均为微泡，组织和微泡均可产生反射回波，反射系数比周围组织器官以及红细胞的要高得多。
- 新型声学造影剂稳定性好。
- 静脉注射造影剂后可明显增强血液的回声信号强度，从而通过观察造影剂强回声衬托病灶，在管道内流动及在异常部位积聚情况等来诊断疾病。
- 造影剂微气泡进入血管内成为非常好的散射剂，能明显提高多普勒信噪比，增强多普勒信号，提高彩色血流显示率及脉冲多普勒频谱显示质量，从而提高彩色多普勒超声诊断水平。

（卢　珊）

第二节 宫腔超声造影与宫腔病变

【定义】

- 子宫腔造影术（saline infusion sonohysterography，SIS）是在常规经阴道超声检查时经子宫颈向宫腔内缓慢地注入生理盐水作为造影剂，在宫腔内形成无回声液性暗区，使得宫腔结构显示更加清晰，以通过阴道超声观察子宫腔内病变的超声诊断技术。它为检测子宫内膜息肉、黏膜下肌瘤、子宫内膜增生、内膜癌、宫腔粘连、子宫畸形等疾病提供了诊断方法。

【适应证】

- 异常子宫出血；
- 不孕及习惯性流产；
- 先天性子宫发育异常；
- 子宫黏膜下肌瘤、子宫内膜息肉术前及术后检查，同时可应用于宫腔镜术前评价黏膜下肌瘤突入宫腔的程度；
- 需要鉴别宫腔内包块是否有蒂；
- 常规的阴道超声不能评价的内膜病变，如增厚不规则或不能测量的子宫内膜；
- 可疑宫腔粘连；
- 评价他莫昔芬（三苯氧胺）引起的子宫内膜变化

【禁忌证】

SIS的禁忌证包括妊娠、宫腔积血、生殖道炎症、阴道萎缩或狭窄、宫颈狭窄。如果子宫增大如妊娠12～14周、黏膜下肌瘤大于4～5厘米或大的肌壁间肌瘤，可能会妨碍宫腔扩张，也不适合检查。

【造影导管】

造影导管可以选择单腔子宫腔造影导管、双腔子宫输卵管造影导管或者较细的儿科导尿管。单腔导管价格低，操作较简便；双腔导管带有气囊，注入水后，可以固定于宫腔内（见图16-1）。

【超声特点】

宫腔病变诊断敏感性94%，特异性98%，阳性预测值91%，阴性预测值99%，甚至对诊断性刮宫未能确诊的宫腔内病变有一定的使用价值。

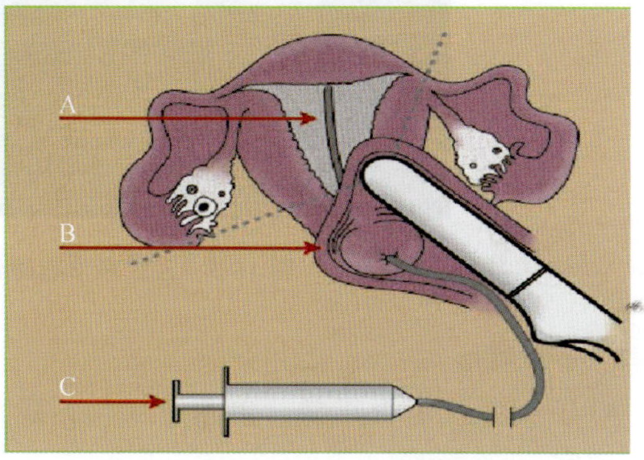

图16-1 宫腔声学超声造影示意图

1. 黏膜下肌瘤：宫腔注入生理盐水

- 黏膜下肌瘤一般呈圆形低回声。
- 突出宫腔内的部分表面，基底部较宽。
- 显示蒂所处位置及粗细、基底部与宫壁关系（见图16-2）。
- 结合CDFI见肌瘤周边环状血流、内部血流与蒂部血流。
- 黏膜下肌瘤超声造影出现增强时间、达峰时

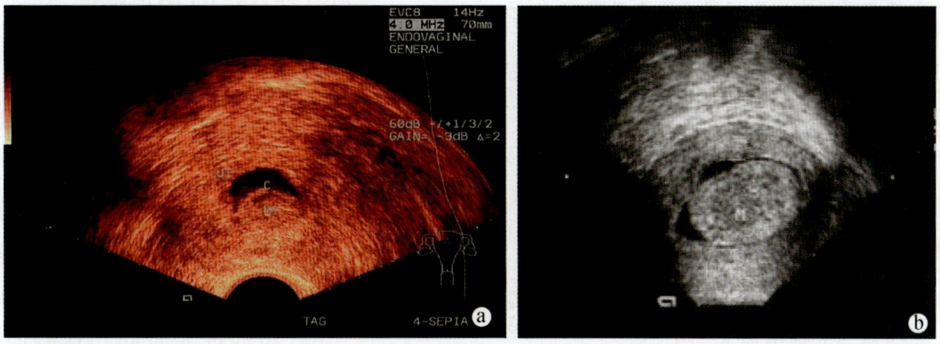

图16-2 黏膜下肌瘤

a. 黏膜下肌瘤基底部位于宫腔前壁；b. 黏膜下肌瘤基底部位于宫腔后壁

间于子宫肌层基本相同，峰值强化程度略低于子宫肌层。

2. 内膜息肉

- 内膜息肉可分为单发和多发，表现为舌状、圆型、丘状等。
- 内膜息肉一般为均匀中等回声，回声与正常内膜相似，也可见内部有多个小囊区。
- 内膜息肉表面光滑，形态较规则，边界清楚。
- 基底内膜线完整，息肉基底窄，常有蒂，与内膜成锐角。
- CDFI 可见病灶内有点状血流信号或病灶内无血流。
- 内膜息肉超声造影出现增强时间、达峰时间稍迟于子宫肌层，达峰时间稍早于周围内膜，中央向周边增强，峰值强化程度低于子宫肌层（见图 16-3）。

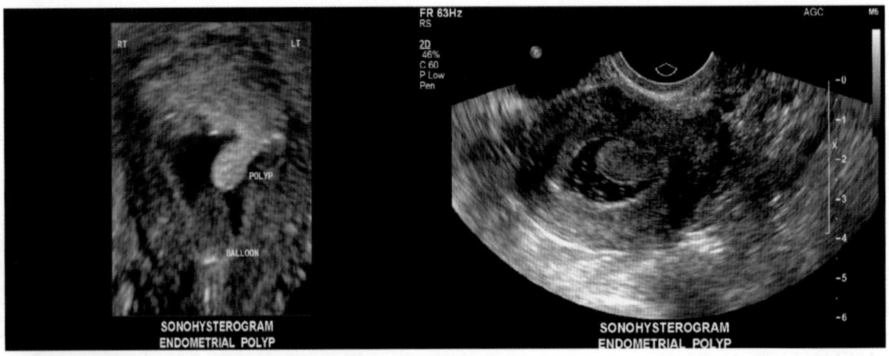

图 16-3　宫腔声学超声造影后内膜息肉，尤其来源显示更清楚

3. 子宫畸形

- 显示宫腔是否正常、单角、双角、残角子宫。
- 宫腔有无充盈缺损-宫腔粘连。
- 宫腔内纵隔不全、完全（见图 16-4）。

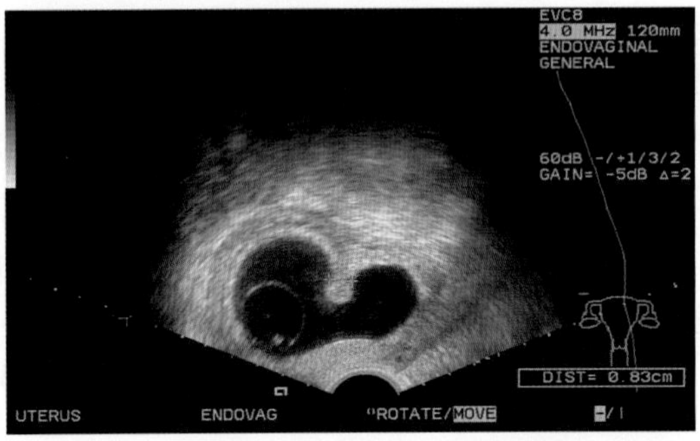

图 16-4　宫腔声学超声造影后显示不全纵隔

4. 妊娠组织残留：宫腔声学超声造影（SHG）与静脉注射造影剂两种方法均可

- 宫腔内黏附于内膜的不规则强回声或中等回声团块。
- 周围可附有不规则低回声区，飘动，边缘不整。
- 显示点状或稀疏星点状彩色血流信号，部分患者子宫动脉 RI 测值降低。
- 剥离的胎盘残留造影可无明显显示，未剥离的胎盘残留部分造影时滋养血管首先强化，随即整个病变强化稍早于肌层强化。
- 胎盘植入造影显示植入部分滋养血管首先强化，随即整个病变与肌层同步强化，使植入的胎盘与浆膜层明显增强。

5. 子宫内膜癌

- 内膜薄厚不均或宫腔内有乳头状、菜花状样生长区域为特征。
- 宫腔内病变坏死、宫腔积液。
- 病变处内膜与肌层界限不清，根据此点判断病变肌层浸润范围与深度（见图 16-5）。描述时以宫壁厚度 1/2 作为档次，肌层浸润＜1/2、＞1/2 或浸润肌全层。
- CDFI 内膜血流信号杂乱，在侵及肌层处有血管伸入，RI 测值降低。
- 如采用静脉注入声诺维（Sono Vue），采用实时造影成像匹配技术（contrast-tuned imaging，CnTI），可见灌注病变区域不均匀增强：

（1）造影剂最先到达癌灶的滋养血管，由此分支进入癌灶，达峰时布满癌灶内部（除坏死区）。

（2）癌灶早于或与肌层同时开始增强并达峰值，癌灶组的进入时间、达峰时间明显早于肌层组；癌灶组达峰强度、上升强度和增强速率显著高于肌层组。大部分癌灶退出早于肌

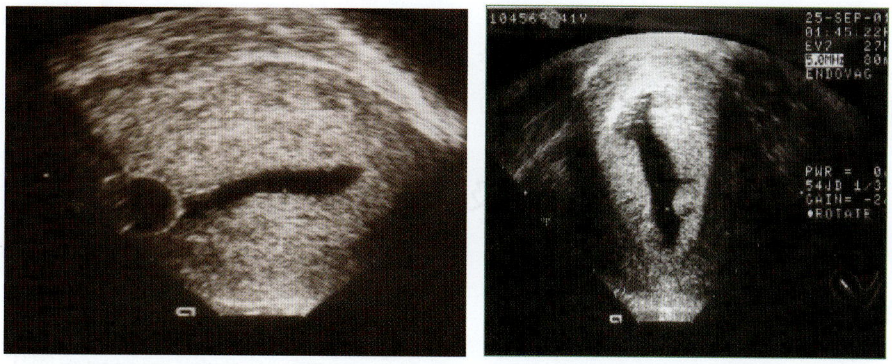

图 16-5　宫腔注入盐水两层内膜分开，显现内膜均匀与不均匀增厚

层组，呈相对低回声，与正常组织界限较清晰，从而显示浸润肌层深度以及与周围组织关系。

（3）癌灶显示比常规超声更加清晰（见图 16-6、图 16-7）。

（4）造影后增强病变区域的产生明显的彩色多普勒效应。

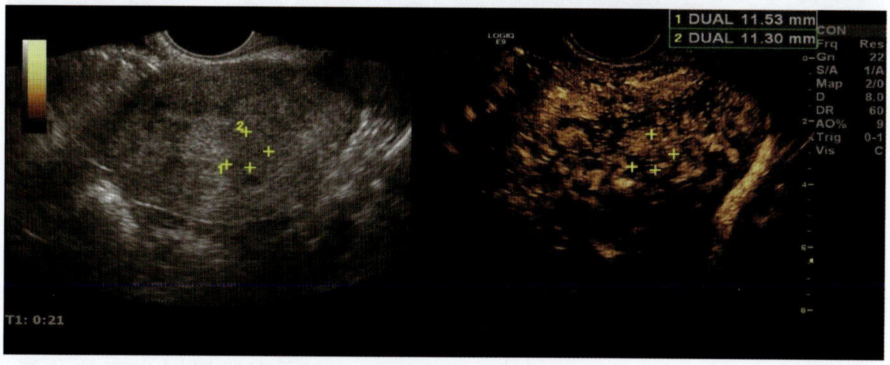

图 16-6　内膜病变造影前后对比

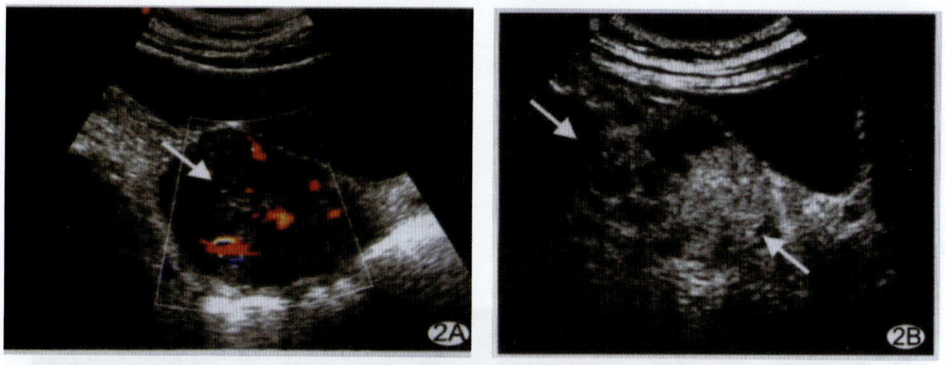

图 16-7　腹部内膜癌的超声造影显示内膜癌浸润肌全层

【副作用及并发症】

SIS 的副作用与并发症较少见，文献报道的个例情况有：

- 一过性的盆腔疼痛，发生率约为 3%左右，通常程度较轻，操作结束后疼痛可缓解，必要时可于术前 1～2 小时口服止痛剂减轻疼痛。
- 迷走神经反射引起心率慢、出冷汗、虚脱等：发生率约为 3.5%左右，多发生于导管插入子宫颈的过程中，若有该情况发生，可以通过让患者仰卧位同时抬高下肢来缓解，必要时予阿托品 0.5～1mg 肌内注射治疗。
- 感染：发生率较低，患者出现发热、持续性腹痛或阴道分泌物异味，应酌情应用抗生素。术前对于明确诊断有生殖道炎症时应该禁止做该项检查。

- 子宫内膜癌的患者行 SIS 检查后癌细胞腹腔扩散的危险虽然很小但确实存在，故怀疑内膜癌的患者尽量避免做 SIS，可改做宫腔镜。

（卢　珊）

第三节　子宫颈癌及盆腹腔占位的超声造影

一、子宫颈癌的超声造影特点

- 子宫颈失去原正常形态。
- 子宫颈癌病变处呈低回声结节状。
- 子宫颈癌病变处血流信号杂乱丰富。
- 造影时癌灶组的进入时间、达峰时间明显早于肌层组；癌灶组达峰强度、上升强度和增强速率显著高于肌层组。大部分癌灶退出早于肌层组（见图 16-8）。

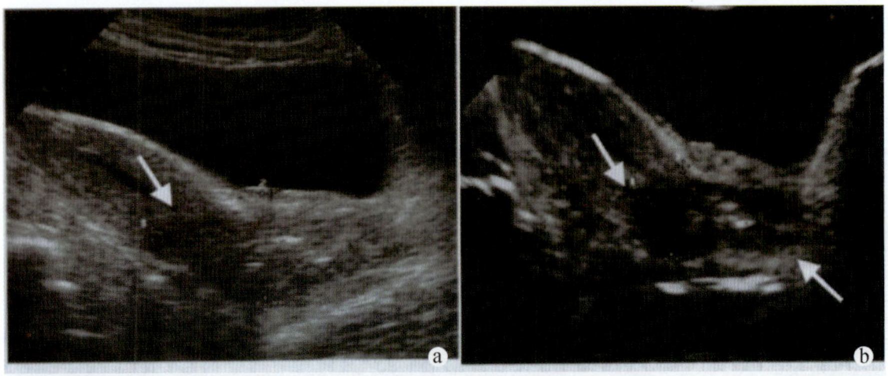

图 16-8　子宫颈癌造影

a. 显示子宫颈癌膀胱内有侵犯；b. 子宫颈癌造影情况

二、盆腹腔占位的超声造影

静脉注入 Sono Vue（声诺维），采用实时造影成像匹配技术，与正常子宫肌层或正常卵巢部分对照，了解肿瘤造影增强时间、消退时间、增强水平、形态、模式等。

1. 浆膜下肌瘤（阔韧带肌瘤）、子宫肌瘤均表现出相似的灌注特点：

- 与子宫肌层同步充盈及消退（见图 16-9 和图 16-10）。
- 动脉期周边首先出现造影剂充盈呈环状高增强，进而向内部迅速充盈，以周边网状型为主。
- 延迟期与周边子宫肌层界限不清。
- 消退期可见内部较早消退，回声减低，此时周边尚未消退而呈环状高增强，因而瘤体边界得以清晰显示。

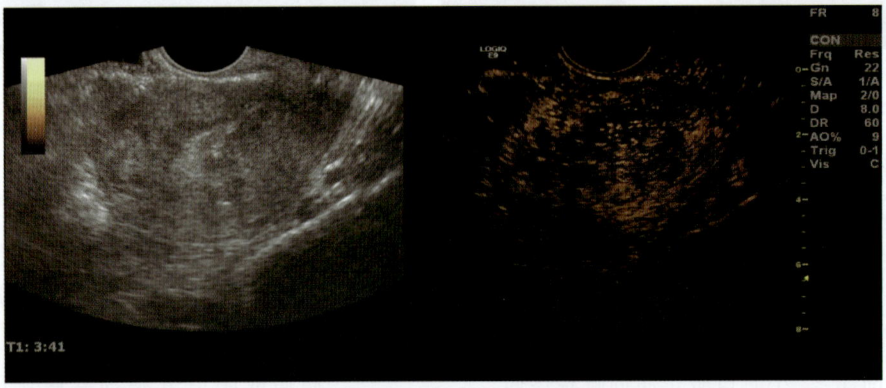

图 16-9　正常子宫造影灌注情况

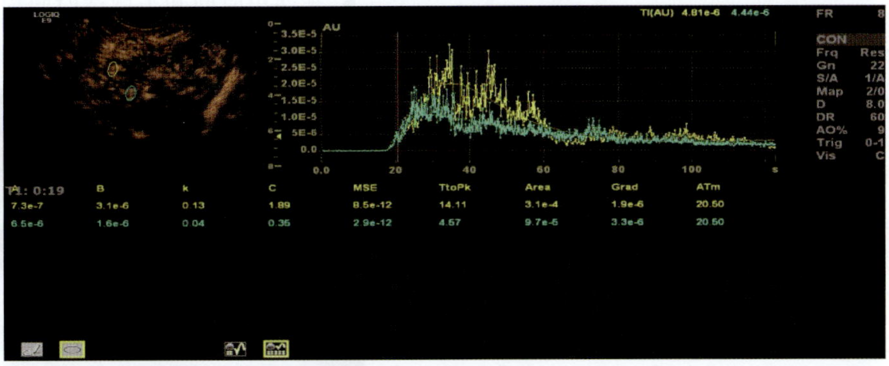

图 16-10 子宫肌瘤造影灌注情况

- 高强度聚焦超声（high intensity focused ultrasound，HIFU）消融治疗子宫肌瘤，超声造影能客观评价射频热凝固治疗子宫肌瘤后情况，超声造影能即刻显示治疗是否彻底：

（1）无造影剂增强，提示肌瘤完全灭活；

（2）如可见局灶性增强，提示残存病灶；

（3）如显示为弥漫性增强，提示有治疗失败。

2. 子宫肌瘤变性的超声造影

- 肌瘤变性时肌瘤周边包膜显示尚清。
- 肌瘤内部出现不规则囊区。
- 肌瘤周边血流显示半环状或环状，囊区内无血流显示。
- 造影时，肌瘤周边网状型增强，瘤体灌注与周围正常肌层几乎同时强化，同时消退，为同步型，囊区内无造影剂灌注（见图 16-11）。

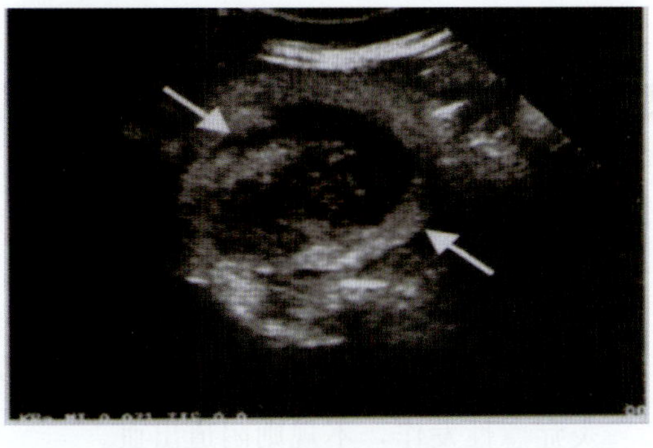

图 16-11 肌瘤变性造影灌注

显示周边灌注好，囊区内灌注缺失

3. 子宫腺肌症与子宫腺肌瘤的超声造影

- 瘤体内血管以放射状进入。
- 无瘤体假包膜。
- 瘤体与周围正常肌层几乎同时强化，同时消退，为同步型。
- 腺肌瘤为缓慢向心型为主。
- 子宫腺肌瘤增强峰值时间、峰值强度、增强幅度及廓清时间均高于子宫肌瘤。

4. 子宫破裂的超声造影

- 为破裂部分子宫浆膜层灌注缺失，子宫破裂处肌壁因无血供显示造影剂灌注缺失。
- 未破裂部分子宫浆膜层造影剂灌注正常。
- 子宫修复过程中，肌壁破裂部位造影剂灌注从无到有，并逐渐恢复正常。

5. 卵巢良性肿瘤的超声造影

- 卵巢良性肿瘤微血管不丰富，血管形态规则，以包膜与隔上分布为主。
- 良性肿瘤曲线的上升支均陡直。
- 良性肿瘤分为早期快降及晚期慢降两相。
- 良性肿瘤及其末梢血管的造影剂呈逐渐低灌注，TIC 波峰低平。
- 单房囊性肿物为均匀环状增强，多房隔囊肿隔上有造影剂灌注。
- 良性实性肿物为较均匀缓慢增强。
- 良性畸胎瘤尽管为囊实性肿物，其造影剂灌注显示为周边均匀环状增强，内部无造影剂灌注（见图 16-12）。

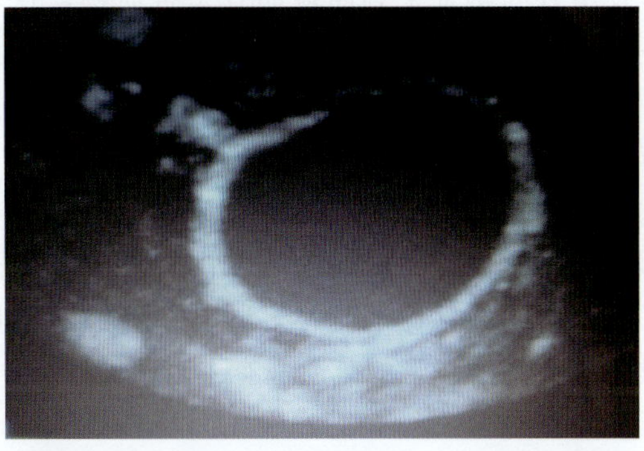

图 16-12 卵巢囊性肿瘤造影后包膜显像情况

6. 炎性包块

- 呈形态不规则的混合性回声。
- 炎性包块内及周边显示造影剂稀疏灌注。

7. 卵巢恶性肿瘤

卵巢恶性肿瘤在造影后，血管数目、形态、分布区别更明显，造影后肿瘤血管数目明显增多，肿瘤周围血管呈树枝状、蟹足状伸入瘤内，瘤内血管呈繁星点状、团簇状，血管走行不规则，异常扭曲。

- 肿瘤及其末梢血管的造影剂呈快速高灌注，出现早、到达高峰快。
- 曲线的上升支均陡直，TIC 波峰高尖。
- 曲线的下降支呈直线慢降的单相表现。
- 造影剂的廓清时间和曲线下面积恶性肿瘤显著高于良性肿瘤。
- 半洗出时间和半廓清时间均大。
- 实性肿物内为不均匀增强（见图 16-13）。

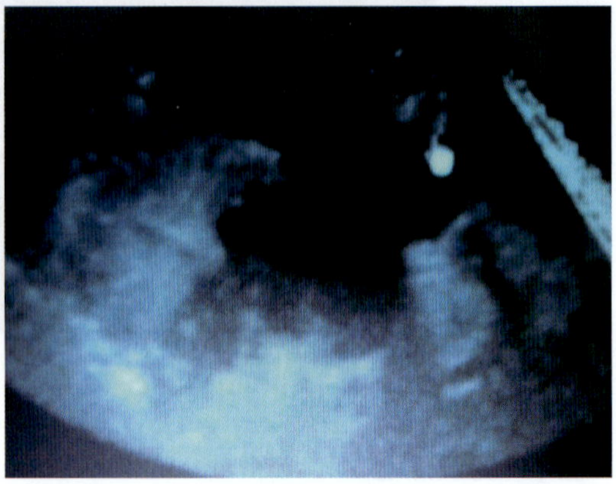

图 16-13　造影卵巢癌实性部分不均匀增强

（卢　珊）

第四节　子宫妊娠或滋养细胞肿瘤超声造影

将病灶的超声造影增强模式分为弥漫增强、区域增强、网状增强及环状增强型。以未受累肌层为对照区，应用 QLAB 软件分别生成时间-强度曲线。

1. 包块型宫角妊娠和瘢痕妊娠均表现为：

- 包块型宫角妊娠为环状增强型；
- 瘢痕妊娠肌壁间弥漫增强、网状或环状增强；
- 妊娠物残留以区域增强为主；
- 陈旧性宫外孕包块内造影基本不显影。

2. 恶性滋养细胞肿瘤为表现为：

- 病灶以弥漫增强型为主；
- 化疗后病灶以区域增强型为主和环状增强；
- 病灶的增强开始时间及达峰时间均早于正常肌层；
- 增强速率及峰值强度大于正常肌层；
- 病灶范围较灰阶超声显示的病灶范围增大显著。

（卢　珊）

第五节　输卵管通液与造影术

【定义】

输卵管通液术是通过导管向宫腔内注入液体或造影剂，根据注液时阻力大小、有无回流、注入液体量及患者的感觉来判断输卵管是否通畅，这项技术在检查输卵管通畅的同时，还具有一定的治疗功效。随着超声技术在临床的广泛应用，目前多采用超声监测下输卵管通液术或造影术，这种方法可以通过观察宫腔有无造影剂液体充盈、输卵管内有无造影剂液体通过及直肠子宫陷凹内有无液体积聚来更好地判断输卵管的通畅性，同时对于诊断输卵管的阻塞部位及输卵管的疏通都有一定帮助。

【适应证】

- 不孕症，可疑有输卵管阻塞的患者。
- 检验和评价输卵管复通术及输卵管成形术的效果。

【禁忌证】

- 妊娠，月经期，内外生殖器急性炎症或慢性炎症急性发作，不规则阴道出血。
- 可疑子宫内膜癌，患有严重的全身性疾病，不能耐受该手术，发热（体温大于 37.5℃）。

经阴道超声子宫输卵管声学造影可以动态、直观地了解整条输卵管的情况，可确诊输卵管是否通畅与积水，正性、负性两种造影剂均可使用。

1. 输卵管通畅：

- 注入造影剂后，造影剂快速通过宫腔及双侧宫角，宫腔不扩张（见图 16-14）；

- 造影剂呈强回声从宫角沿输卵管近端向远端流动为附件区有带状强回声显影，显示输卵管位置、形态，长度与伞端，并通过输卵管伞端外溢，最后在直肠子宫陷凹内出现液体积聚；
- 宫旁和盆底出现的液性暗区逐渐增多并见弥漫分布的小点状高强回声的造影剂；
- 注射时无阻力，患者无不适；
- 加用彩色多普勒超声，当液体通过两侧宫角时，可产生明显的彩色多普勒效应。

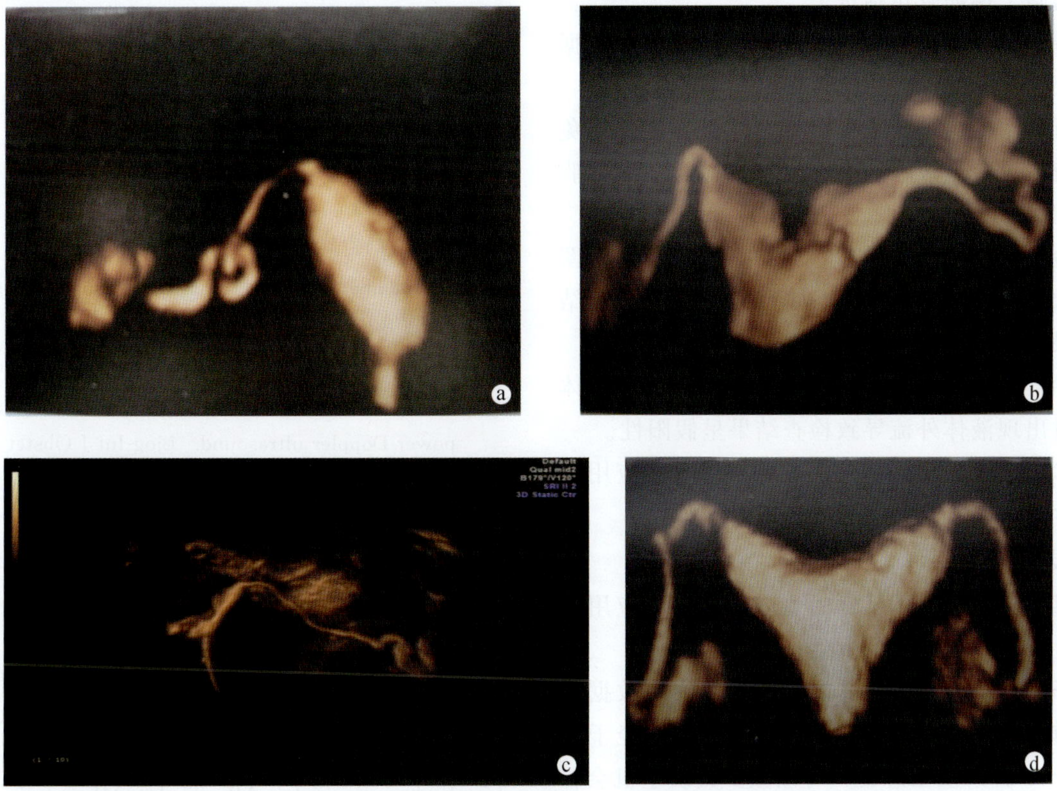

图 16-14　输卵管造影

a. 单角子宫输卵管通畅；b. 双角子宫双输卵管通畅；c. 输卵管造影通畅但输卵管较细长；d. 双输卵管通畅

2. 输卵管通而不畅：
- 造影剂注入时，宫腔轻度扩张，两侧宫角显示清晰呈锐角；
- 造影剂缓慢流向输卵管并可显示呈纤细条状强回声带或粗细不等强回声带，并可见输卵管扭曲、折叠等；
- 输卵管伞端有微气泡通过；
- 宫旁及盆腔积液量较前增多，积液多少视输卵管通畅程度而异；
- 注射时有一定的阻力，患者即略感下腹胀痛。

3. 输卵管阻塞：
- 造影剂注入时见宫腔扩张明显，两侧宫角圆钝；
- 造影剂显影液体滞留在宫腔内打旋形成漩涡；
- 双侧输卵管内未见强回声液体通过，不显影或只近端部分显影（见图 16-15）；
- 宫旁及盆腔积液量较前无增多；
- 注射时阻力大需加压，停止加压后液体返流，患者明显感下腹胀痛不适。

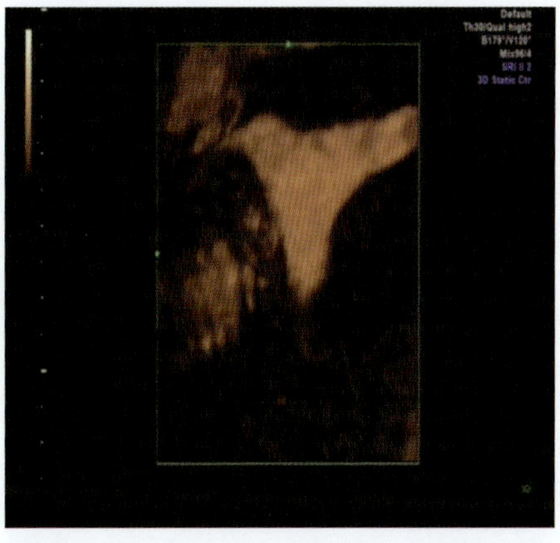

图 16-15　造影时子宫无缺损、左侧输卵管未显影

第三篇 应用技术

【注意事项】

- 造影前或中要了解宫腔有无充盈缺损、粘连。
- 造影前或中要了解输卵管形态、长度、走向、有无粘连、积水、泡状附件等情况。
- 造影操作时要注意三维区域够大，把要造影的整个输卵管包括进去。
- 造影同时同步操作，当超声操作慢容积数据获取不及时，会影响造影结果不准确。
- 所应用的生理盐水应以接近体温为宜，以免液体过冷造成输卵管痉挛导致检查结果呈假阳性。
- 检查过程中肠管的蠕动可能会干扰超声图像，可经腹轻轻按压赶走肠管，提高检查结果的准确性。
- 导管必须紧贴子宫颈外口，防止在注入液体时出现液体外流导致检查结果呈假阳性。
- 术后 2 周内禁止性生活及盆浴，酌情应用抗生素预防感染。

【并发症】

- 感染：严格掌握手术的适应证，术后应用抗生素可降低感染的发生；
- 子宫内膜异位症：其发生率无明确的数据报道，严格掌握手术的操作时间（即月经干净 3～7 日）及禁忌证，可以减少其发生机会；
- 腹痛：多与患者输卵管阻塞程度及注液速度有关，注液过程宜缓慢，停止操作后患者多可自行缓解；
- 药物过敏：发生率极低，仅有个别病例报告曾出现患者糜蛋白酶过敏，如有该情况发生，应立即停止操作，给与抗过敏治疗。

（卢　珊）

参考文献

[1] Boudghene FP. Assessment of fallopian tube patency by HyCoSy; comparison of a positive contrast agent with saline solution. Ultrasound Obstet Gynecol，2001，18（5）：525-530.

[2] 李治安. 临床超声影像学. 北京：人民卫生出版社，2004. 453-454.

[3] Tufekci EC，Durmusoglu F，Girit S，et al. Evaluation of tudalpatency by transvaginal sonosalpinggography. Fertil Steril，1992，57：336-340.

[4] D' Arcy TJ，Jayaram V，Lynch M，et al. Ovarian cancer detected non-invasively by contrast-enhanced power Doppler ultrasound. Bjog-Int J Obstet Gy，2004，111（6）：619-622

[5] Testa AC，Ferrandina G，Fruscella E，et al. The use of contrasted transvaginal sonography in the diagnosis of gynecologic diseas es：a preliminary study. Ultrasound Med，2005，24（9）：1267

[6] 戴晴，姜玉新，孙大为，等. 经阴道超声与宫腔注液造影评价宫腔内病变. 中华超声影像学杂志，2009，9（1）：44

[7] Forberg F，Dicker AP，Thakur ML，et al. Comparing contrastenhanced ultrasound to immunohisochemical markers of angiogenesis in a human melanoma xenograft model：preliminary results [J]. Ultrasound Med Biol，2002，28（4）：445-451.

第十七章　辅助生殖应用

第一节　子宫内膜及内膜血流超声影像学在辅助生育技术领域的应用

【基本概念】

人类子宫内膜在极短的时间内允许胚胎植入，此即子宫内膜胚胎容受性[1]。如何评价种植窗口期的子宫内膜容受性一直是生殖医学领域研究的热点和难点。超声由于其具有无创、可重复性、实时性等优点日益受到重视。

一、常规阴道超声检查在辅助生育技术中的应用

常规超声检查在辅助生育技术门诊得到广泛应用，除了常规的促排卵监测外，还可以监测子宫内膜厚度、形态、随卵泡发育子宫内膜的发育状况，以及发现盆腔异常病变，如：子宫肌瘤、子宫内膜息肉、子宫内膜增生以及卵巢各种生理性及病理性囊肿等可能影响胚胎种植的异常。

【超声选择】

采用实时扫描超声仪，扫查时宜选择合适的探头频率，常用的频率为5～7MHz。探头插入阴道前需套上安全套或专用的一次性探头套。

【适应证】

所有有辅助生育技术适应证，并自愿接受辅助生殖技术的患者。

【禁忌证】

不适合辅助生育技术的患者，各种生殖道炎症的急性期。

【技术操作要点】

- 患者排空膀胱，取膀胱截石位。
- 使用阴道探头。
- 经阴道超声扫查可清晰显示子宫内膜及双侧卵巢形态、大小和卵泡。
- 子宫的检查及测量方法：

子宫肌层呈均匀的中等回声，其中央为宫腔和内膜，表现为较强的线状或梭形回声，其厚度和形状随月经周期而变化。子宫体下部为子宫颈，呈圆柱形，回声稍强，子宫颈内口与外口之间为宫颈管，呈梭状。子宫内膜随月经周期性变化，增殖早期至中期（月经后6～11天），子宫内膜呈线状强回声；增殖晚期内膜回声呈略增厚的条状强回声。分泌早期（月经后15～19天），内膜呈较厚的梭状强回声，分泌晚期（月经后20天），内膜厚度可达10mm，呈梭状强回声。测量方法：①纵切面检查，在纵切面向右、向左检查，观察子宫体全貌，在显示子宫底部、子宫腔及子宫内口切面上，测量子宫的长径（子宫底外缘至子宫颈内口）及前后径（垂直子宫长径的最大径线），子宫内膜厚度（子宫腔为线状强回声，内膜外低回声晕为内膜周围肌层，不应包括在内）。②横切面检查，从宫底部开始，依次往下为宫底平面、宫角平面。于宫角平面稍下测量子宫横径。③子宫内膜，观察并测量其厚度、回声及位置。观察宫腔内有无占位性病变。④子宫肌层，观察前后壁厚度、回声、有无肿块。

（一）超声子宫内膜形态与妊娠结局的关系

根据超声显示子宫内膜的声像特点将子宫内膜分为三型：A型即三线型，为外层强回声及内层低回声，宫腔中线回声明显；B型为中部孤立强回声，宫腔中线回声不明显；C型为均质强回声，无宫腔中线回声（见图17-1～图17-3）。

（二）超声子宫内膜厚度与妊娠结局的关系

超声检测子宫内膜的某些指标与妊娠结局相关，如子宫内膜厚度增加，呈现三线征者，妊娠的可能性增加，Issacs等应用受试者工作特性（receiver operating characteristic，ROC）曲线分析，发现适宜种植的子宫内膜厚度范围是9～11mm。当围排卵期子宫内膜厚度小于某一数值时，妊娠的可能性为零，该临界

值文献报道差异较大，在5～8mm不等，当内膜厚度<5mm时则无妊娠发生；也有学者认为子宫内膜的超声状态与妊娠结局无关（图17-4～图17-6）。

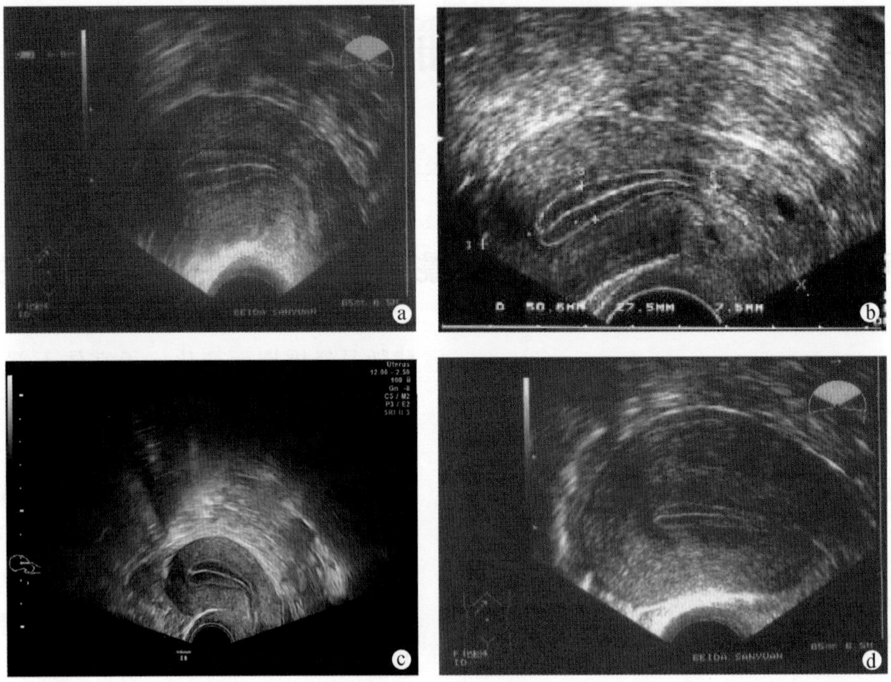

图 17-1　A型子宫内膜

（三线征）

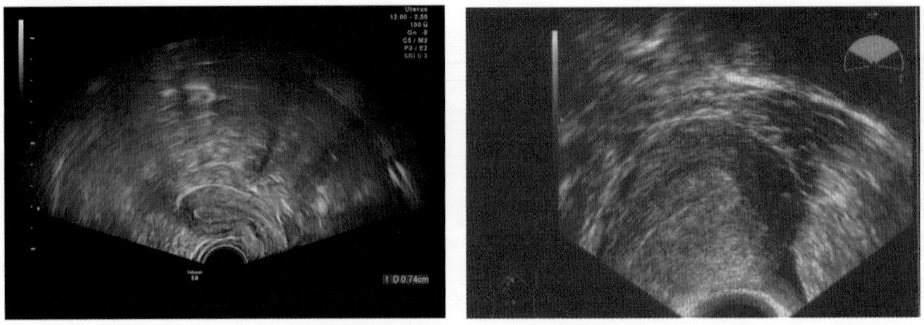
图 17-2　B型子宫内膜

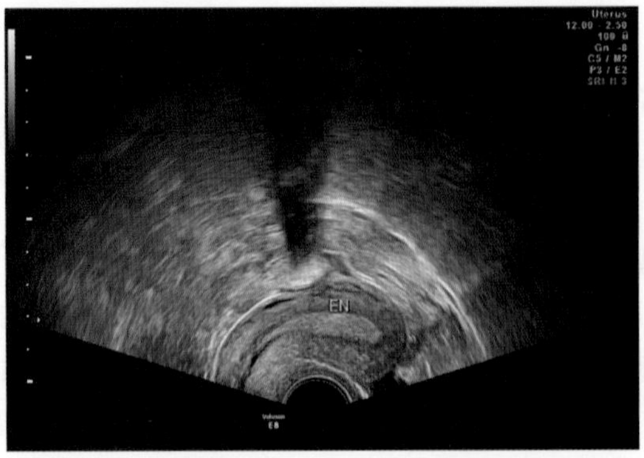

图 17-3　C型子宫内膜

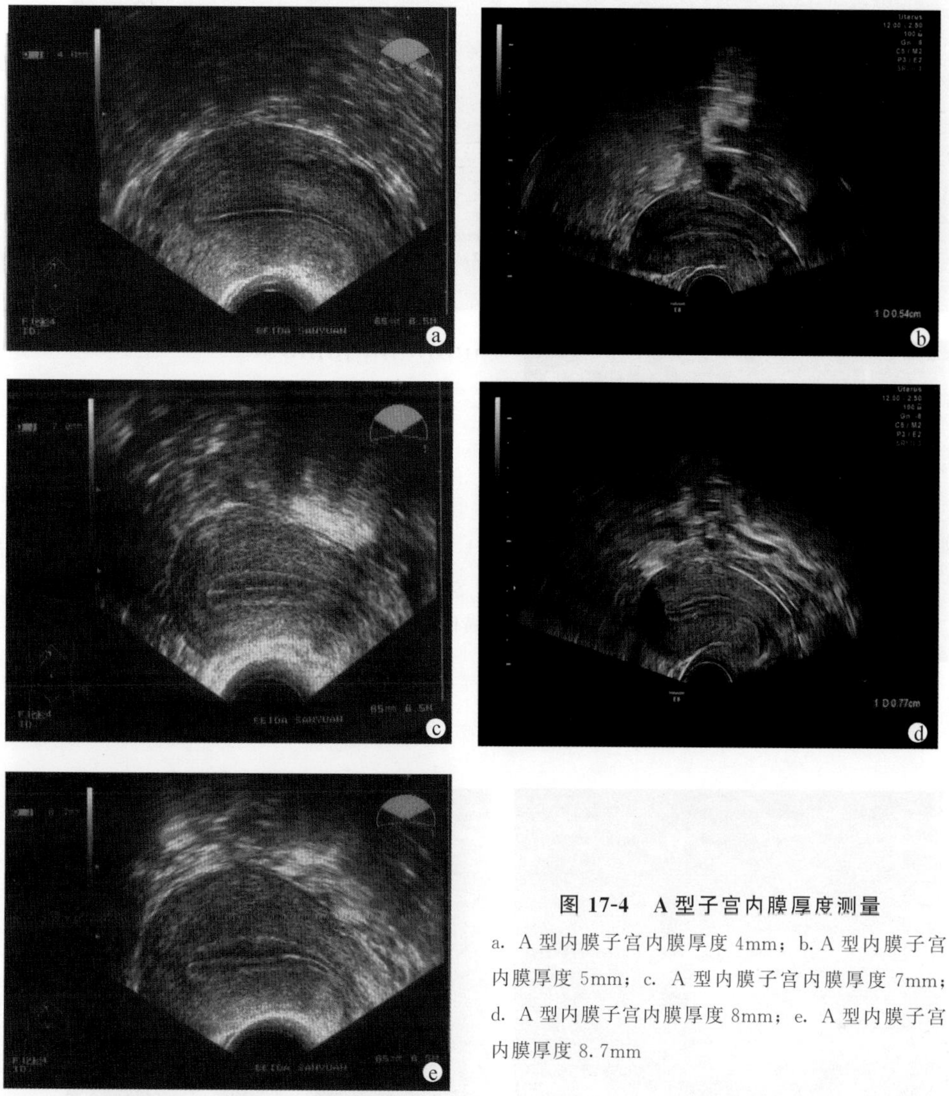

图 17-4 A 型子宫内膜厚度测量

a. A 型内膜子宫内膜厚度 4mm；b. A 型内膜子宫内膜厚度 5mm；c. A 型内膜子宫内膜厚度 7mm；d. A 型内膜子宫内膜厚度 8mm；e. A 型内膜子宫内膜厚度 8.7mm

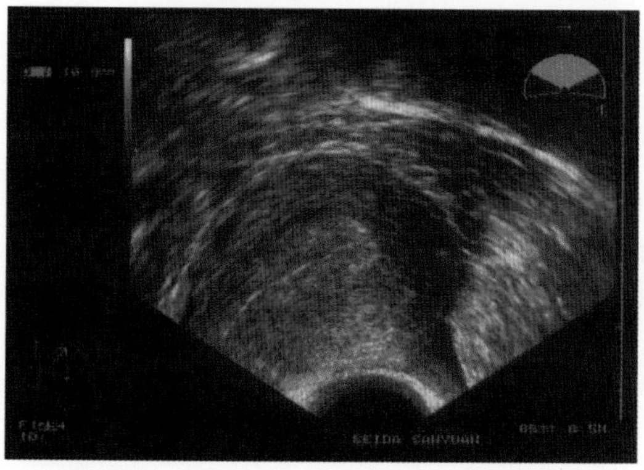

图 17-5 B 型子宫内膜厚度 10mm

（三）常见子宫内膜异常

- 子宫内膜过薄（见图 17-7）。
- 子宫内膜回声不均匀（见图 17-8）。
- 子宫内膜息肉或子宫内膜黏膜下肌瘤（见图 17-9、图 17-10）。

对于难以诊断的子宫内膜息肉或黏膜下肌瘤，可采用子宫腔造影术（saline infusion sonohysterography，SIS）。这项技术是指在阴道超声下，向宫腔内注入生理盐水，通过超声观察子宫内膜的方法。它可以使宫腔扩张，改善内膜的清晰度，对宫腔病变的诊断优于阴道超声，对宫腔病灶的显示类似宫腔镜且同时可检查出子宫肌壁和附件的异常（见图 17-11、图 17-12）。

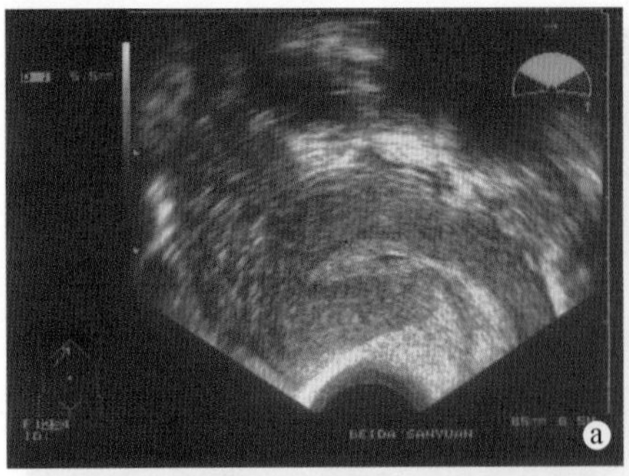

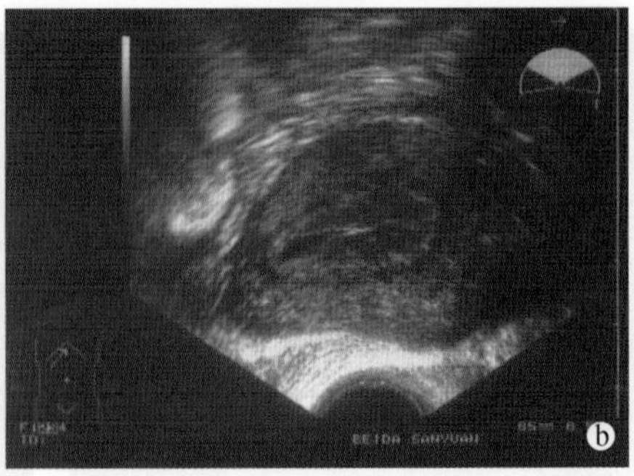

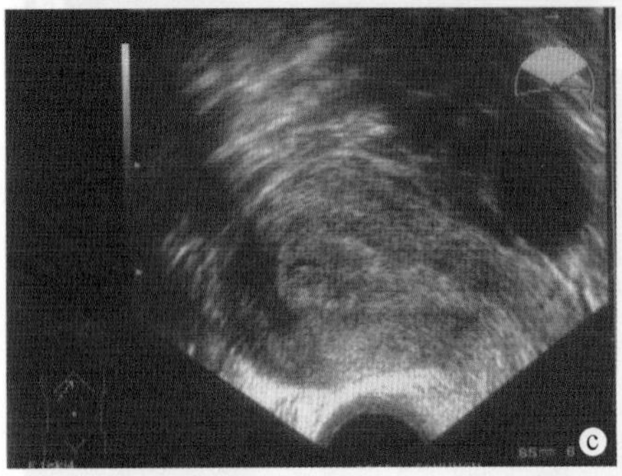

图 17-6 宫腔积液

a. 宫腔积液（月经刚刚结束）；b. 宫腔积液横切面（黄体期）；c. 宫腔积液纵切面（黄体期）

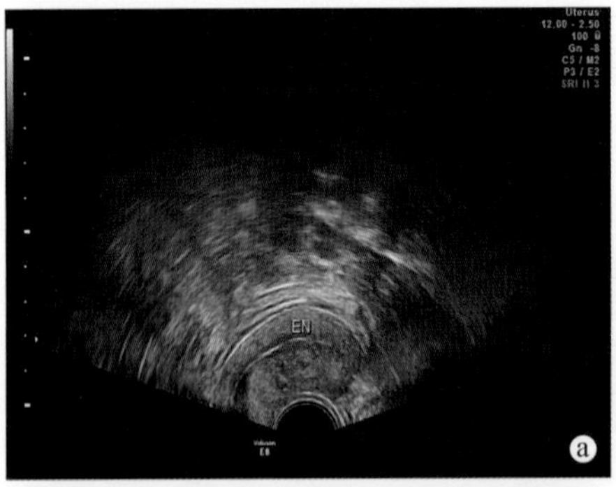

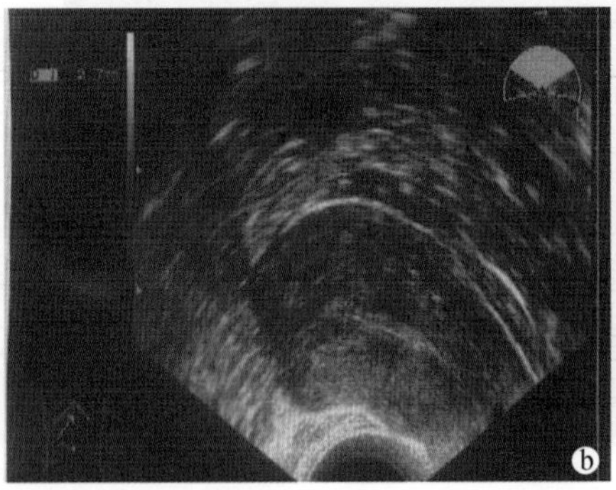

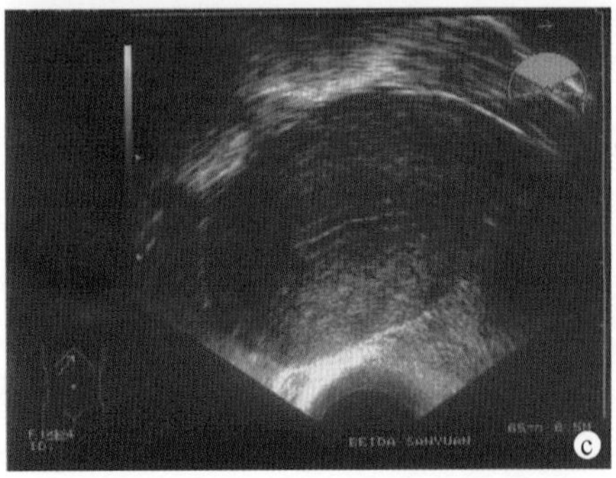

图 17-7 子宫内膜过薄

a. 子宫内膜过薄，呈线状；b. B 型内膜厚 2.7mm；c. A 型内膜厚 5.5mm

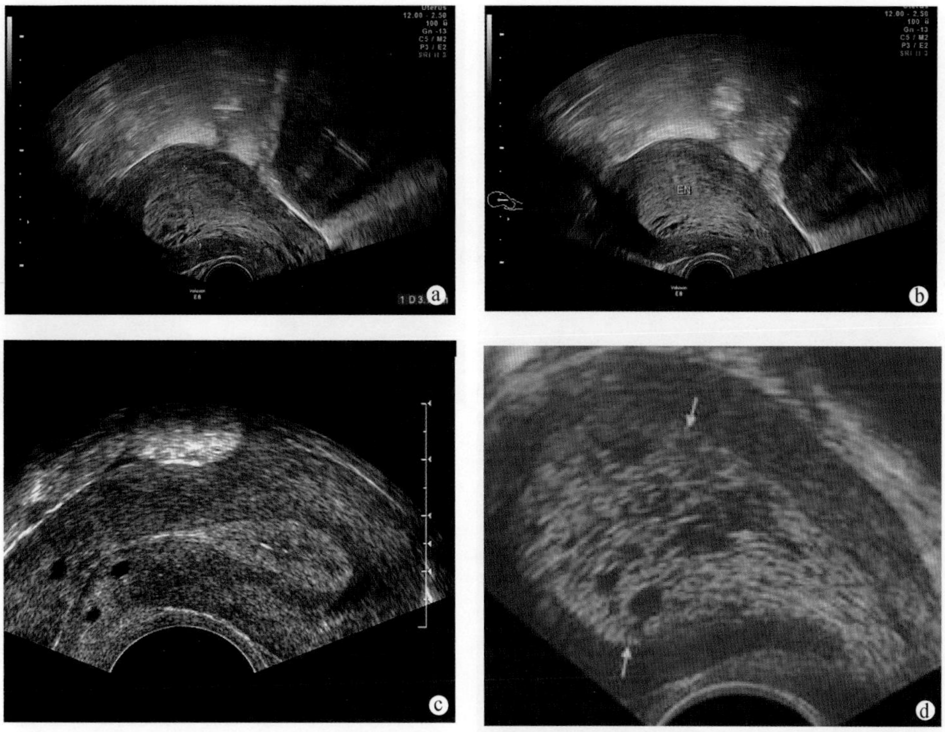

图 17-8 子宫内膜回声不均匀

a. 子宫内膜厚回声不均匀（子宫内膜厚度 3.18mm）；b. 子宫内膜回声不均匀；c. 子宫内膜增厚回声不均匀，局部有散在低回声区；d. 子宫内膜明显增厚回声不均匀，内膜内有散在低回声区，呈落雪样改变

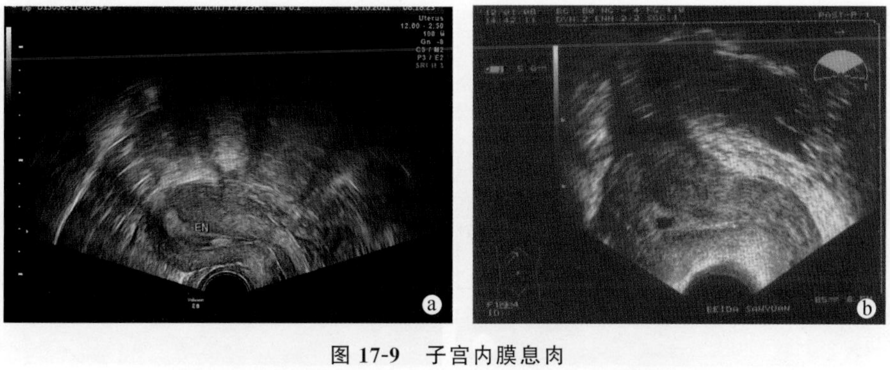

图 17-9 子宫内膜息肉

a. 子宫内膜息肉位于子宫峡部上方；b. 子宫内膜息肉位于子宫底部，8.5mm×5.0mm

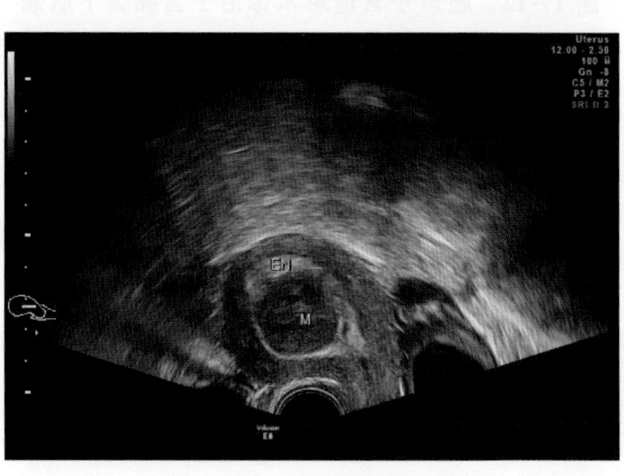

图 17-10 子宫黏膜下肌瘤

位于子宫后壁，突向宫腔

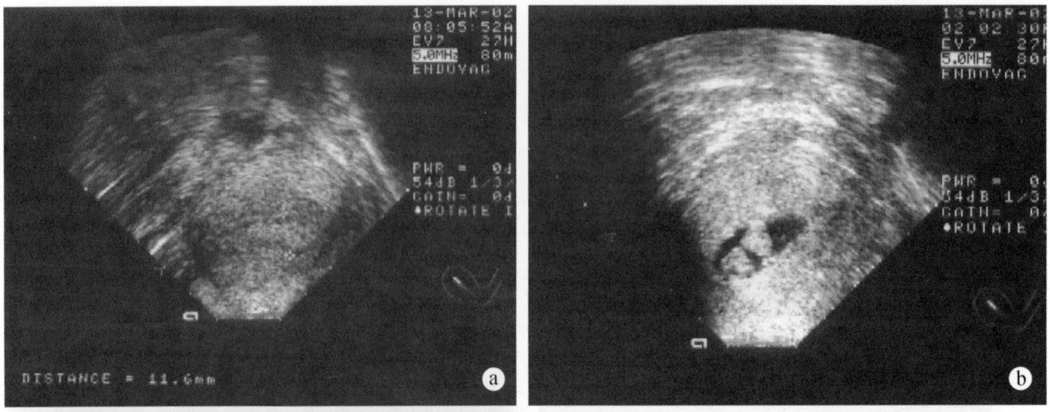

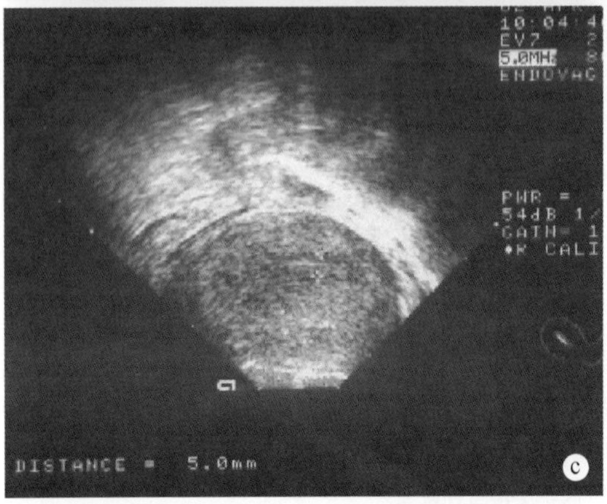

图 17-11 超声子宫造影术诊治子宫内膜息肉

a. 子宫内膜息肉注水前超声影像学改变；b. 子宫内膜息肉注水后超声影像学改变；c. 子宫内膜息肉手术后超声影像学改变

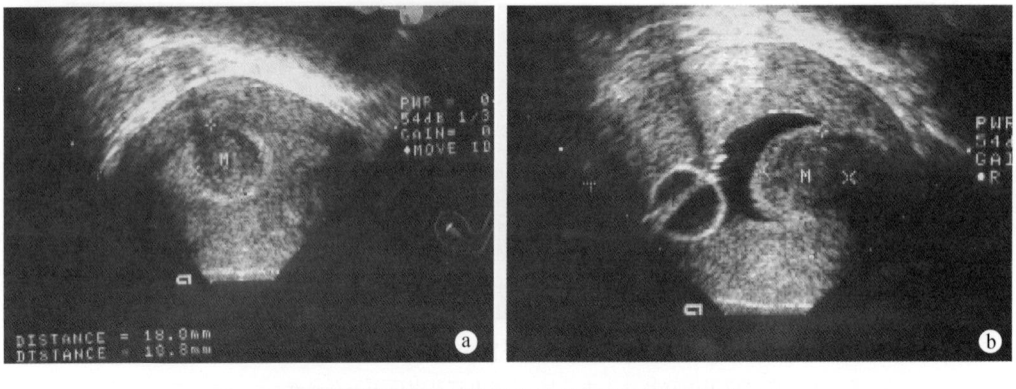

图 17-12 超声子宫造影术诊治子宫黏膜下肌瘤

a. 子宫黏膜下肌瘤注水前超声影像学改变；b. 子宫黏膜下肌瘤注水后超声影像学改变

二、经阴道彩色多普勒超声检查在评价子宫内膜容受性中的作用

【超声选择】

采用实时扫描超声仪，因为要进行子宫内膜血流检测，要求具备带有彩色多普勒能量图的超声诊断仪。探头插入阴道前需套上安全套或专用的一次性探头套。

【适应证】

所有有辅助生育技术适应证，并自愿进行辅助生殖技术的患者。

【禁忌证】

不适合辅助生育技术的患者，各种生殖道炎症的急性期。

【技术操作要点】

- 子宫和卵巢动脉动脉解剖：子宫动脉为营养子宫的主要动脉，起自髂内动脉前干，在腹膜后沿盆腔侧壁向前内下走行，在子宫颈部分分为上、下两支，上支较粗，称为子宫体支，沿子宫侧缘迂曲上行；沿途分支进入子宫壁形成弓状动脉，至子宫肌层形成放射动脉，至内膜形成螺旋动脉，下支较细，称宫颈一阴道支；主干行至子宫角处又分为子宫底支、卵巢支及输卵管支。

● 卵巢动脉多自腹主动脉分出（左侧可来自左肾动脉），在腹膜后下行至盆腔，并跨过输尿管和髂总动脉下段，经骨盆漏斗韧带，向内横行经卵巢系膜进入卵巢门，其末梢在子宫角附近与子宫动脉上行的卵巢支吻合。

● 子宫动脉、卵巢动脉和子宫内膜血流测量方法：

患者排空膀胱，取膀胱截石位，将探头置入阴道内。在子宫颈水平的两侧，探头与宫颈长轴成45°时，纵向扫查可显示弯曲状血流束，取相当于子宫颈内口水平处背离探头的最大血流频谱，即为子宫动脉血流（见图17-13），显示为在子宫颈两侧形状各异的彩色血流信号，常见有L、V、U或S形，脉冲多普勒子宫动脉血流频谱为快速向上陡直的收缩期高峰和舒张期低速血流频谱。单峰、层流、部分心律较慢者在峰值下降时有一小切迹；通常于宫颈、体交界处的两侧可探测到子宫血管，呈红蓝相伴的彩色血流束，可以进行子宫动脉的频谱多普勒检测，取样时使血管长轴与声束方向平行或减小夹角，获得频谱后对两侧子宫动脉的各种参数进行测定。子宫内血管由左右两侧向中央走行，均匀分布，子宫壁外1/3部血管显示较多，呈点状或细条状彩色血流信号。子宫血流的多少随妊娠和月经周期可发生变化，妊娠时和黄体期子宫血流显示增多。

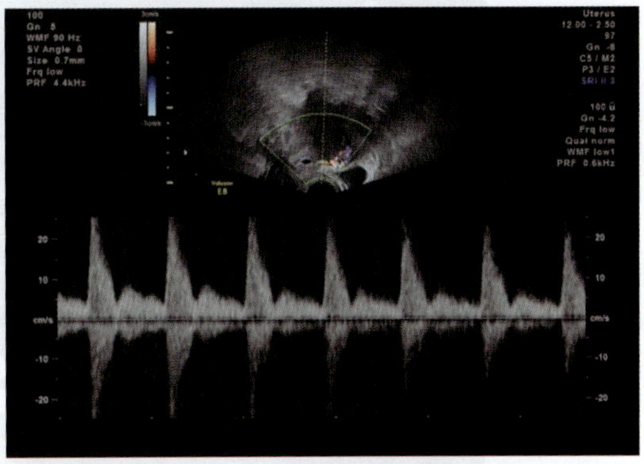

图 17-13 正常月经周期子宫动脉血流检测

同法于卵巢门或骨盆漏斗韧带处可测得卵巢动脉血流信号，呈低速血流，欠丰富（见图17-14a，b）。正常时由于卵巢动脉较细小，腹部CDFI的显示率仅21.3%，经阴道探头检查CDFI几乎均可显示卵巢血流，依据其生理周期改变，可以在卵巢门、卵巢间质部、黄体甚至卵泡基底部位显示不同数量的血流束。

测量子宫内膜厚度及形态，在子宫内膜和肌层之间有一个低回声的薄层，一般不超过1mm，这一区域称为内膜下区。在子宫内膜及内膜下区域彩色血流搏动信号最明显处，用脉冲多普勒显示其频谱，

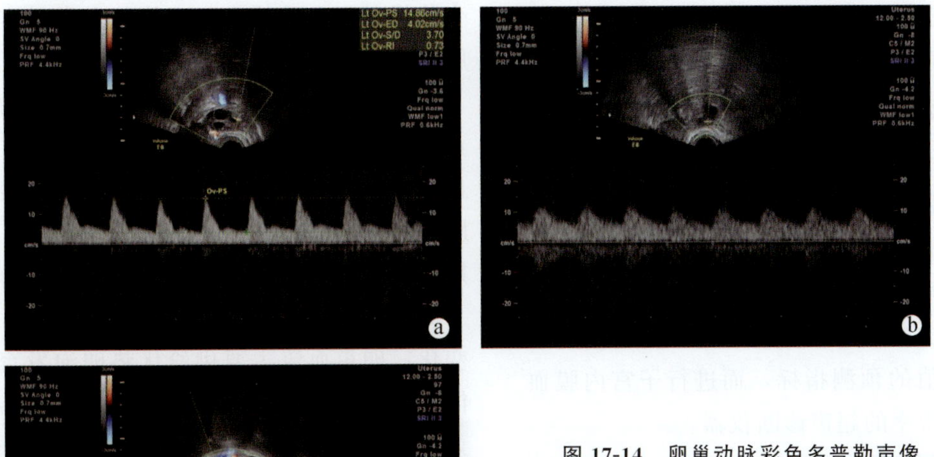

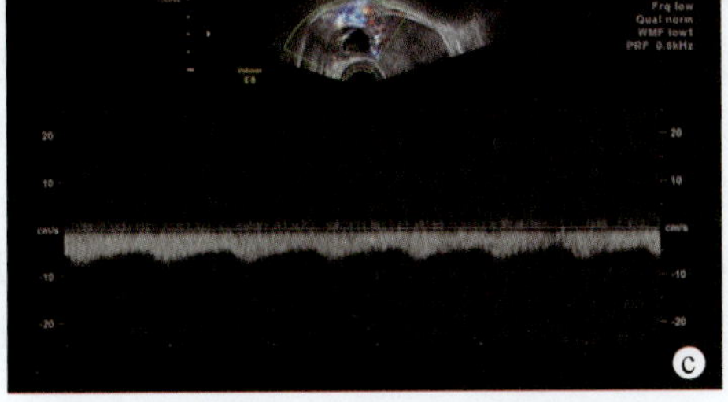

图 17-14 卵巢动脉彩色多普勒声像

a. 彩色多普勒能量图检测正常月经周期卵泡期卵巢血流；b. 彩色多普勒能量图检测正常月经周期卵泡期卵巢血流；c. 彩色多普勒能量图检测正常月经周期晚卵泡期卵巢血流

测得子宫内膜血流（见图 17-15）。为了顺应骨盆的倾斜度与子宫的各种位置，操作时可将探头柄倾斜、推拉、旋转以观察全部盆腔结构。

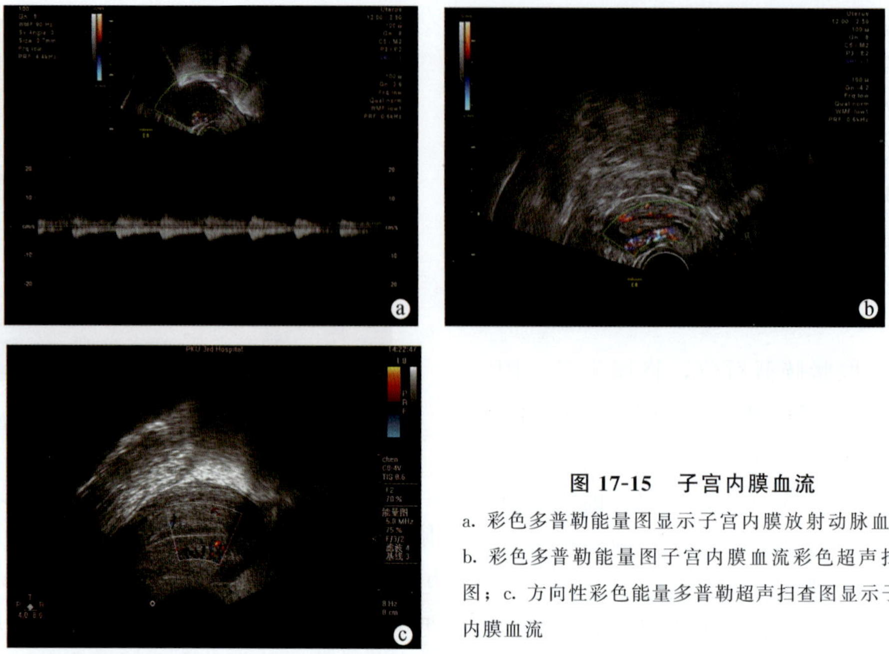

图 17-15　子宫内膜血流

a. 彩色多普勒能量图显示子宫内膜放射动脉血流；b. 彩色多普勒能量图子宫内膜血流彩色超声扫描图；c. 方向性彩色能量多普勒超声扫查图显示子宫内膜血流

【经阴道彩色多普勒的血流参数】

经阴道彩色多普勒的血流参数包括：收缩期最高血流速度（peak systolic velocity，PSV 或 S）、舒张期末血流速度（end-diastolic blood velocity，Vd 或 D）、阻力指数（resistive index，RI），RI＝（S－D）/S、搏动指数（pulsatility index，PI），PI＝（S－D）/平均速度（V_{mean}）、S/D 值。由于子宫血流及子宫功能状态均受月经周期激素水平影响，通过这些参数可了解组织器官的血流阻力变化。

（一）子宫及子宫内膜血流与妊娠结局的关系

1988 年，Goswamy 等[1] 首次提出子宫血流灌注不足可能是引起不孕和体外受精-胚胎移植（IVF-ET）失败的原因，认为借助多普勒超声观测子宫动脉血流，可以了解子宫内膜的容受性，以此调整或改进治疗方案。还有研究认为，子宫内膜血流灌注才是有价值的预测指标，而进行子宫内膜血流检测需要高分辨率的超声诊断仪器。

● 正常月经周期子宫及卵巢动脉血流动力学特征

彩色多普勒在妇科主要用于子宫动脉血流的观察和测量。Kupesic 等[2] 观察同一妇女月经周期不同时期子宫动脉的血流变化：在早卵泡期，舒张期血流呈低振幅高阻抗型（见图 17-16a）；在排卵前 2～3 天，子宫动脉流速开始上升，PI 从 3.16 急剧降至 2.22，呈现高振幅低阻抗型（见图 17-16b）；LH 峰后 3 天，子宫动脉阻抗有一短暂的上升，可能是由于此时子宫收缩增加，通过子宫壁的血管压强增加，使血管孔径减小，对血管阻抗增加；随后子宫动脉阻抗下降，至黄体功能达高峰时，子宫动脉血流阻抗降至最低，而此时正好是胚胎种植的时期；至黄体晚期血管阻抗再次上升。这种随月经周期而发生的变化提示子宫动脉血流可能与人类子宫内膜适应胚胎种植有关（见图 17-17）。

正常月经周期中，左右两侧子宫动脉血流只在黄体中期表现出差异，排卵侧血流 PI、RI 下降更明显，而不排卵周期不存在这些变化，表现为子宫动脉 PI 持续升高。Resende 等发现 PI 和 RI 在月经周期中的范围是 1.57～4.73 和 0.79～0.94。

卵巢动脉血流呈低速小动脉频谱，随月经周期变化。卵巢血流主要供给优势卵泡发育，为合成黄体酮提供营养。在月经周期第 9 天前，卵巢血流可无舒张期血流，呈高阻型；第 9 天后，始有舒张期血流；排卵前，优势卵泡侧的卵巢血流阻力较对侧卵巢偏低，血流相对增多，在排卵后形成黄体时，黄体血流为产生的新生血管，呈低阻力血流，第 21 天舒张期血流达最高值，血流 RI 可小于 0.5。黄体后期，激素水平下降，卵巢动脉逐渐减少，血流阻力增加，卵巢动脉舒张期血流速度与卵泡发育密切相关，经阴道彩色多普勒超声可判断卵泡成熟度及观测卵巢内有无丰富的舒张期血流，两者结合可预测排卵时间。

● 促排卵周期子宫血流动力学特征

Bassil 等[3]研究证明雌激素可明显改善卵巢动脉的血流灌注，由于排卵后卵巢合成甾体激素增多，α_1 肾上腺素受体减少，卵巢动脉交感神经丛功能改变，卵巢新生血管增多，卵巢血流量增加，血流阻力下降。促排卵治疗者排卵后卵巢 RI 均显著低于注射 HCG 日，说明黄体期血流量增加，血流阻力下降，适合黄体期产生性激素的需要（见图 17-19 和图 17-20）。

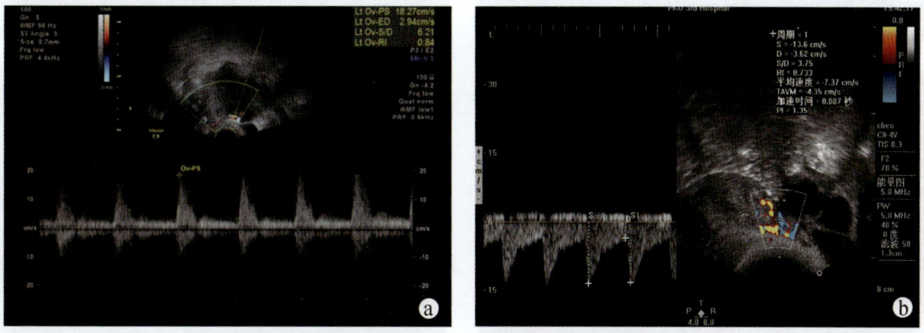

图 17-16　月经周期不同时期子宫动脉血流

a. 早卵泡期子宫动脉血流频谱；b. 超促排卵周期卵泡期子宫动脉血流检测

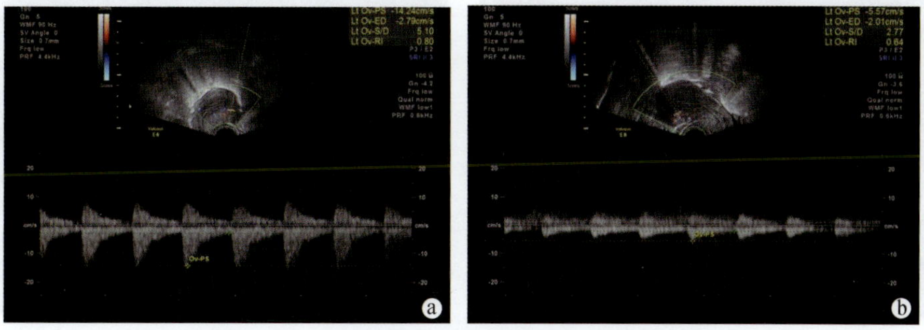

图 17-17　子宫放射动脉血流随月经周期变化

a. 早卵泡期子宫放射动脉血流；b. 超促排卵周期卵泡期子宫放射动脉血流

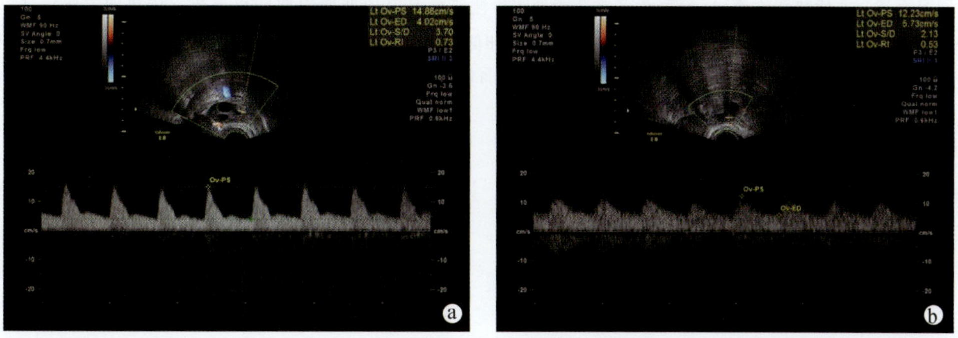

图 17-18　卵巢动脉血流图

a. 排卵前卵巢动脉血流图谱；b. 彩色多普勒能量图检测正常月经周期卵泡期卵巢血流（优势卵泡侧）；

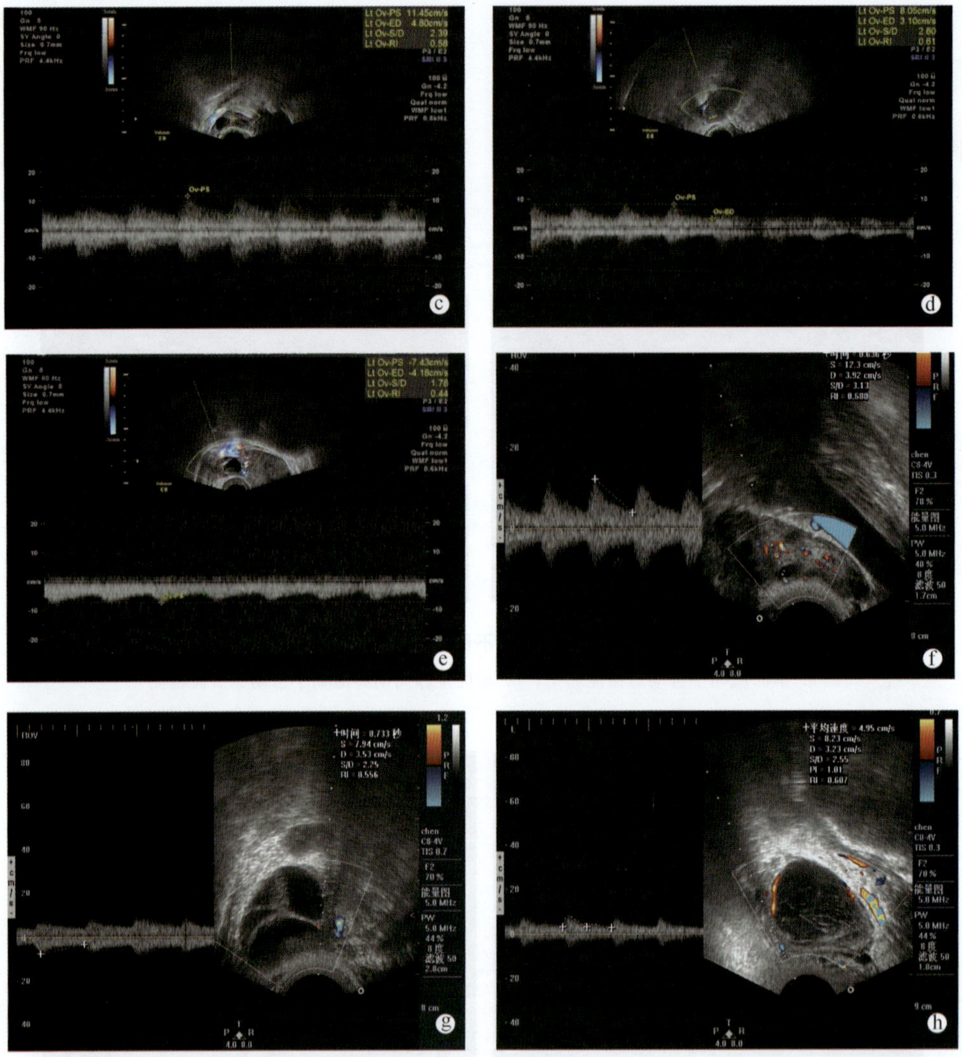

图 17-18（续）

c. 彩色多普勒能量图检测正常月经周期卵泡期卵巢血流（优势卵泡侧）；d. 彩色多普勒能量图检测正常月经周期卵泡期卵巢血流（非优势卵泡侧）；e. 彩色多普勒能量图检测正常月经周期卵泡期卵巢血流（优势卵泡侧）；f. 彩色多普勒能量图检测正常月经周期黄体期卵巢血流（非排卵侧卵巢）；g. 彩色多普勒能量图检测超促排卵周期卵巢动脉血流；h. 彩色多普勒能量图检测正常月经周期黄体期卵巢血流（卵泡黄素化侧卵巢）

- 子宫动脉血流动力学参数与辅助生育结局

Habara 等[4]研究了 49 例不明原因重复性流产患者，于非孕周期的黄体中期测定子宫动脉 PI 为 2.44±0.41，与正常对照组的 2.19±0.40 比较差异有显著性，证实子宫动脉血流阻力与子宫内膜容受性密切相关。Steer 等在相关研究中，根据 ET 日的 PI 值，将 82 例患者分为 3 组：低阻力组（PI＝1.00～1.99），中阻力组（PI＝2.00～2.99）和高阻力组（PI≥3.00），其妊娠率、胚胎种植率及多胎妊娠率在低阻力组分别为 41％、15.3％、27.3％，中阻力组为 47％、22.2％、47.1％，而高阻力组则无 1 例妊娠。

Applebaum[5]及 Salle[6]等制订了一套子宫内膜容受性的评分细则（见表 1）。认为子宫内膜评分与妊娠率密切相关，评分为 20 分的患者妊娠率可达 100％，17～19 分之间者妊娠率也可达 77％，而 14～16 分时妊娠率降至 60％，当评分降至 13 及其以下时，提示子宫容受性极差。Salle[6]等通过对移植

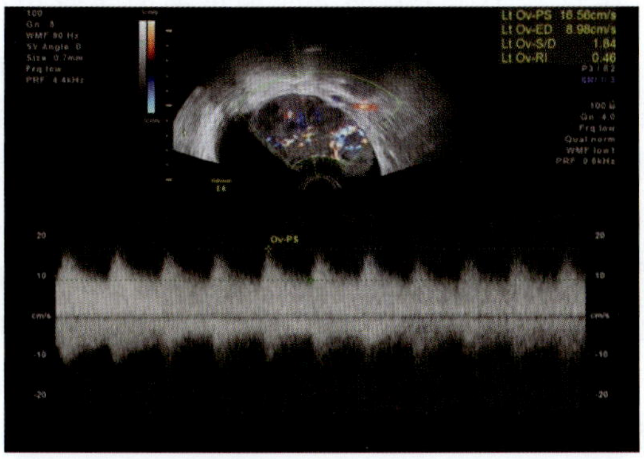

图 17-19　促排卵周期卵巢动脉血流图谱（IVF 周期取卵后）

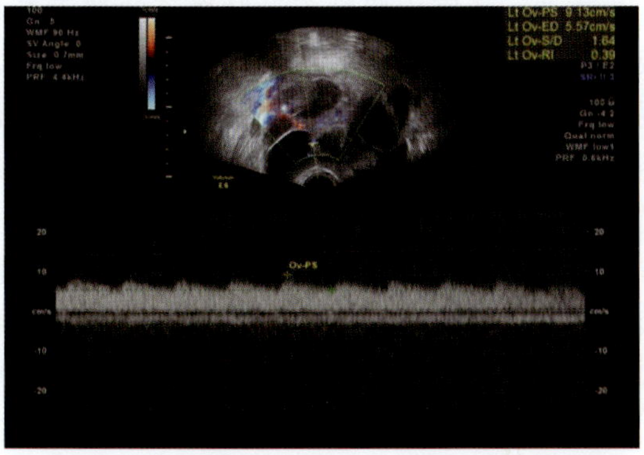

图 17-20　促排卵周期卵巢动脉血流图谱（IVF 周期取卵后卵巢过度刺激）

前（自然周期月经周期第 22 天）的子宫内膜进行评分，发现 0～10 分者无妊娠发生，11～15 分者妊娠率为 34%，而>16 分者妊娠率为 42%，因此主张通过子宫内膜评分决定移植胚胎的数目，当评分为 15～20 分时，只移植两个胚胎，以减少多胎妊娠的发生；如果评分过低（<5 分），则可考虑取消移植。研究认为子宫动脉 PI、RI 可作为评价子宫内膜接受性较可靠的预测指标。Baruffi[7] 也设计了一个总分为 20 分的评分系统（见表 17-1），作者通过对 562 例 IVF/单精子卵胞浆显微注射（ICSI）妇女子宫内膜的超声评价，认为该评分系统仅与年龄呈负相关，而与妊娠结局无关，不能用以评价子宫内膜容受性。

但是也有学者认为子宫动脉 PI、RI 在妊娠组与未妊娠组间无差异，单纯应用 RI 及 PI 来预测子宫内膜容受性似乎存在缺陷，子宫动脉血流参数能否作为反映子宫内膜接受性的指标尚有争议，有待进一步研究证实。

- 子宫内膜血流（子宫螺旋动脉血流）灌注与辅助生育结局

表 17-1　超声检测子宫内膜容受性评分表

参数	Applebaum	评分	Salle	评分	Baruffi	评分
内膜厚度(mm)	<7	0	<7	0	<7	0
	7～9	2	>7	3	7～14	3
	10～14	3			>14	1
		1				
内膜形态	均质	0	多层	3	三线征	2
	三线征	1	其他	0	其他	0
	明显三线征	3				
肌层回声	均匀	2	均匀	1	均匀	2
	不均匀	1	不均	0	不均匀	0
肌层收缩	<3	0			<3	0
	≥3	3			≥3	3
子宫动脉 PI	>3	0	<3	4	≥3	0
	2.5～2.99	0	>3	0	2.2～3	2
	2.2～2.49	1			≤2.19	3
	<2.19	2				
舒张期前			存在	0		
切迹			缺乏	2		
舒张期末			存在	4		
血流			缺乏	0		
肌层血流	缺乏	0				
	存在	2				
子宫内膜能量多普勒分级					Ⅰ	1
					Ⅱ	2
					Ⅲ	3
					Ⅳ	4
子宫内膜血流	缺乏	0	存在	3	无	0
	存在，但很少	2	缺乏	0	微弱	1
	存在，多层	5			明显	2
总分		20		20		20

1. 子宫内膜及内膜下区

子宫动脉在进入子宫后继续分支，分为弓状动脉供应子宫肌层，放射动脉供应子宫内膜下区域，而供应子宫内膜的螺旋动脉，仅为子宫动脉的终末支。因此，子宫动脉的血流灌注不能完全反应子宫内膜的血流灌注情况。进一步研究发现在子宫肌层及子宫内膜之间有一个特殊的结合区域，厚度不超过 1mm，超声下显示为一低回声薄层[8]，这一区域及子宫内膜内的血供可能在子宫内膜容受性方面起重要作用。

子宫螺旋动脉起始于宫壁肌层内的宫肌动脉，终止于子宫内膜，是子宫动脉的终末支，也是营养子宫内膜的主要血管，对性激素有高度敏感性，随月经周期可产生一系列改变。在子宫内膜增殖早期，体内雌激素水平低，螺旋动脉仅稍超出基底层；此后随体内雌激素水平的不断升高和子宫内膜增厚，螺旋动脉不断生长、盘曲，于增生末期抵达子宫内膜浅层。分泌期子宫血管受孕激素作用生长更快，血管变得长而粗，且更弯曲。虽然子宫螺旋动脉在评价子宫内膜血流灌注进而评估子宫内膜容受性中有重要作用，但由于这些生理性改变致螺旋动脉血流速度极低，多普勒阴道超声检测子宫螺旋动脉在月经周期中又有不同的显示情况，当血管内的血流不能达到多普勒速度或容积的显示阈值时，彩色血流信号不能显示，加上过去彩色多普勒的分辨度和灵敏度的限制，对子宫螺旋动脉血流的研究一直很少。近来随着彩色多普勒能量图的出现，使得人们对极低速血流的观测成为可能，尤其是方向性彩色多普勒能量图，可以同时提供血流方向及速度方面的信息。

Kuspic 等[2]发现在自然排卵周期中，子宫内膜螺旋动脉的血流也有周期性变化，螺旋动脉 PI 由排卵前的 1.13 降至排卵后的 0.72。在 IVF-ET 周期，移植前子宫内膜及内膜下的血流分布模型与 IVF 治疗中胚胎种植率及妊娠率密切相关。

2. 子宫螺旋动脉血流特点

许多研究发现子宫肌层和子宫内膜下彩色血流信号丰富者，其妊娠率、种植率明显高于不丰富者，子宫内膜下彩色多普勒信号的出现与否较其他血流参数的高低对于预测妊娠结局更为重要。Applebaum 等[5]描述了 4 种增生晚期子宫内膜血流彩色图谱：1 区，仅仅围绕内膜的基层血管可见；2 区，血管穿过低回声的内膜边缘；3 区，血管到达内膜内的低回声区；4 区，血管达内膜腔。通过进一步研究发现临床妊娠率与血管穿透内膜的厚度直接相关，当血管达 3 区时妊娠率较高。但此种方法检查子宫内膜血流分类复杂，耗时较长，因此，另有学者将子宫内膜血流分布分为三种形式：未显示子宫内膜血流、仅有子宫内膜下血流及子宫内膜内及子宫内膜下血流均显示。Chien 等[9]回顾性分析 1996 年至 2000 年接受 IVF-ET 的 623 例患者的子宫内膜血流，在 ET 当天检测到子宫内膜及内膜下血流者，其妊娠率及种植率分别为 47.8%及 24.3%，而没有检测到血流者仅分别为 7.5%及 3.5%，后者或为高龄妇女，或子宫内膜较薄，或子宫动脉阻力高，且一半以上（6/11 例）发生流产。子宫内膜内及内膜下血流均可探测到者，其妊娠率及胚胎种植率明显高于仅检测到子宫内膜下血流及没有检测到血流者，而流产率明显低于后两者；而子宫内膜厚度及子宫内膜血流速度参数与妊娠结局无关。因此认为当子宫内膜内血流可探及时，子宫内膜的厚度和形态变得不再重要。子宫内膜螺旋动脉血流的超声参数可能反映子宫内膜的血流灌注，可作为评估子宫内膜容受性的较可靠指标，来指导临床医师决定是否需推迟胚胎移植或冷冻胚胎，或是改善子宫血流条件后再行移植，以提高胚胎种植率和妊娠率。当子宫内膜血流参数显示子宫内膜接受性好时，可以适当减少移植胚胎的数目，以降低多胎妊娠的发生率。

虽然大量研究表明子宫内膜血流与妊娠结局相关，也有研究发现，在 IVF-ET 治疗中，妊娠组与未妊娠组子宫内膜下血流 S/D、PI、RI 无差异，只是缺乏子宫内膜下血流者种植失败，对超声评估子宫内膜容受性的价值仍持有不同观点。北医三院生殖中心关于子宫内膜血流与妊娠关系的相关研究显示：子宫内膜血流分布状况与子宫内膜容受性有关。可检测到子宫内膜内血流状况与胚胎能否种植及继续发育有关；子宫内膜血流和（或）子宫内膜下血流阻力低者妊娠结局良好；子宫内膜血流参数 S/D、PI、RI 对 IVF-ET 妊娠结局有一定预测作用。

（二）彩色多普勒能量图显示常见子宫内膜血流类型

在辅助生育临床工作中，常见如下的子宫内膜血流类型：

1. 子宫内膜血流未探及（未检测到血流信号），此类患者妊娠率低，一旦妊娠往往结局不良。

2. 子宫内膜血液稀少，此类患者有一定的妊娠概率，随着血流改善，妊娠率提高。

3. 子宫内膜内及内膜下区域均可检测到血流信号，此种类型妊娠率高，活产率高。

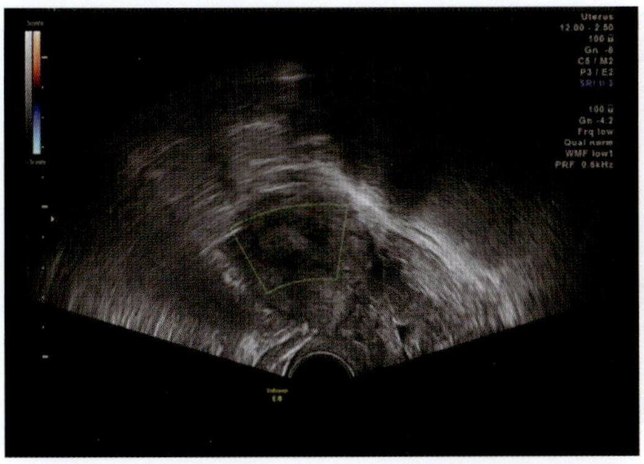

图 17-21 彩色多普勒能量图显示子宫内膜内及内膜下未及血流信号

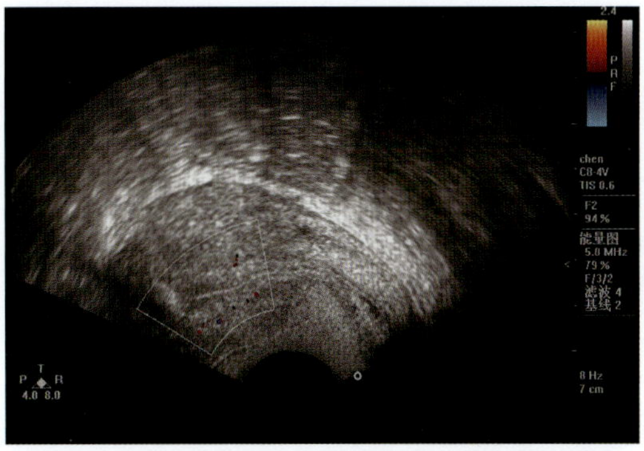

图 17-22 彩色多普勒能量图仅显示子宫内膜下血流，稀少

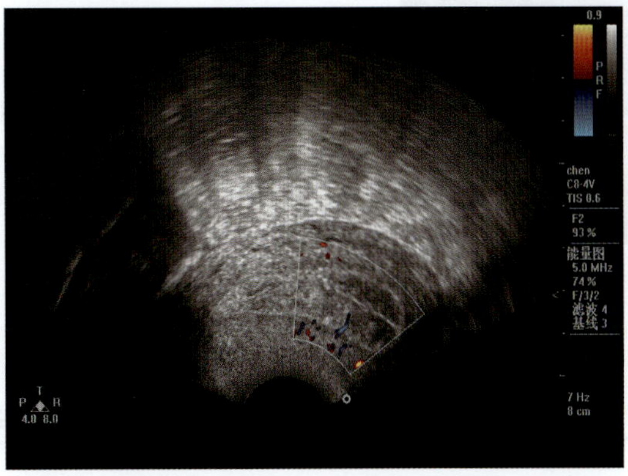

图 17-23 方向性彩色多普勒能量图显示子宫内膜内及内膜下血流

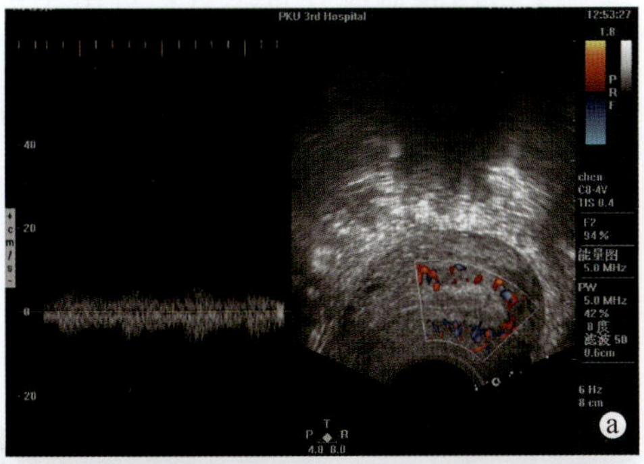

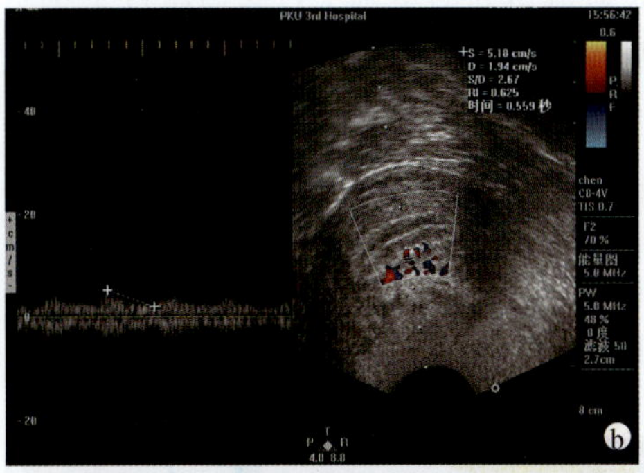

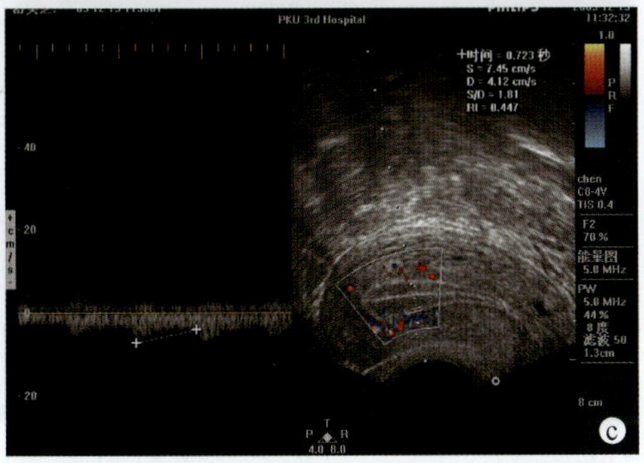

图 17-24 多胎妊娠者移植前子宫内膜血流图谱彩色多普勒能量图

a. 显示子宫内膜血流丰富（此患者已妊娠，三胎）；b. 显示子宫内膜内及子宫内膜下血流（此患者已妊娠，双胎）；c. 显示子宫内膜内血流参数（此患者已妊娠，双胎）

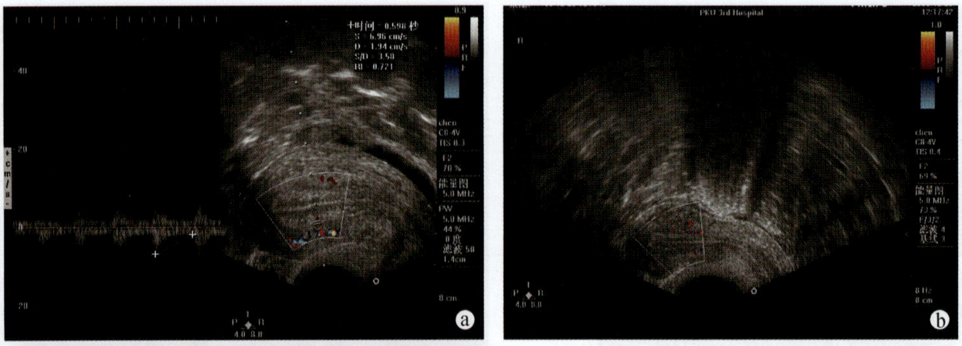

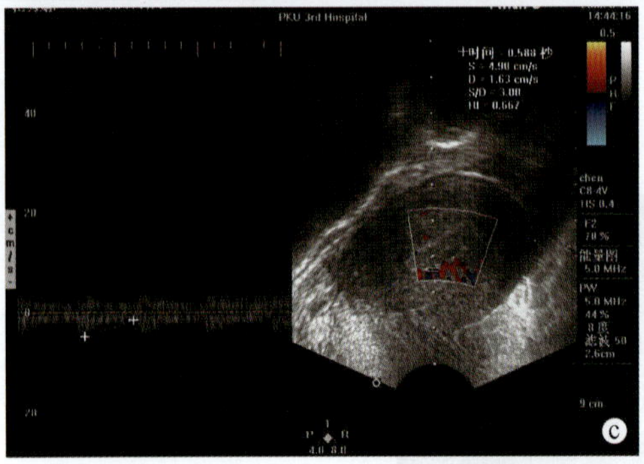

图 17-25 未妊娠患者移植前子宫内膜血流图谱

a. 显示子宫内膜内血流参数（阻力指数高，未妊娠）；b. 显示子宫内膜内血流稀少（未妊娠）；c. 显示子宫内膜下血流（未妊娠）

（王丽娜）

第二节 子宫内膜血流异常的干预治疗

一、子宫内膜血流异常的定义

在子宫内膜血流研究的基础上，我们制订了子宫内膜血流异常的诊断标准：

1. 未检测到子宫内膜内及内膜下血流；

2. 仅检测到子宫内膜下血流，未检测到子宫内膜内血流；

3. 子宫内膜内血流稀少；

4. 子宫内膜血流阻力高 S/D>3，RI>0.70。

二、治疗方案

子宫内膜血流异常患者，可给予阿司匹林、泼尼松或者西地那非（万艾可）药物干预，但目前仍存在争议，尚无成熟治疗经验，治疗方案和疗程都在摸索中。

三、干预实例

见图 17-26～图 17-31。

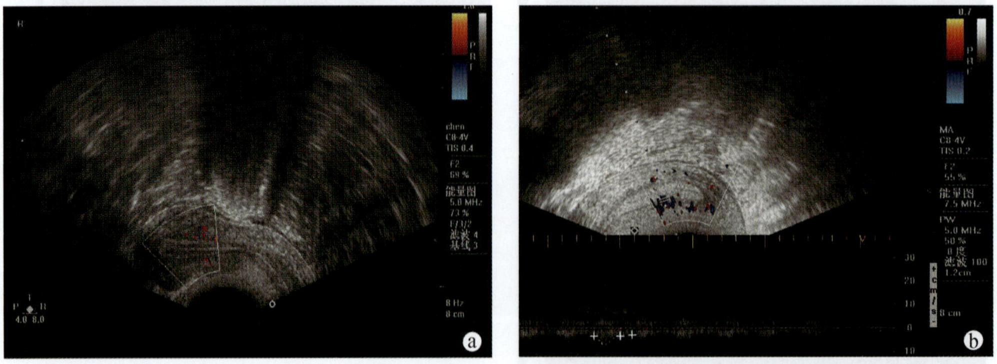

图 17-26 治疗病例（1）

a. 治疗前子宫内膜血流稀少；b. 治疗后子宫内膜血流丰富

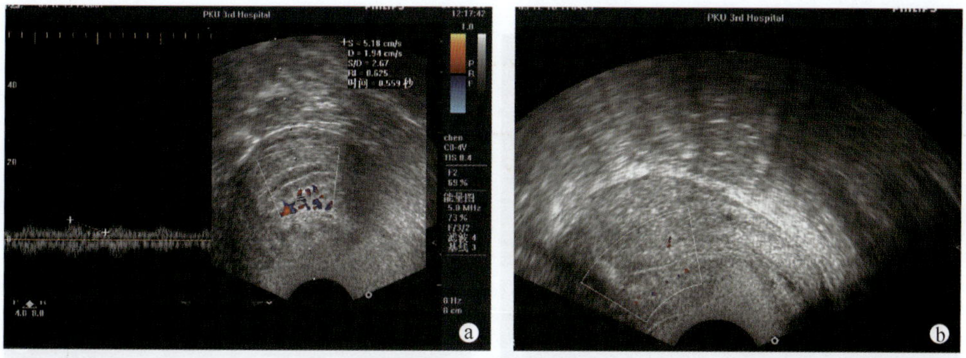

图 17-27 治疗病例（2）

a. 治疗前子宫内膜血流稀少；b. 治疗后子宫内膜血流丰富

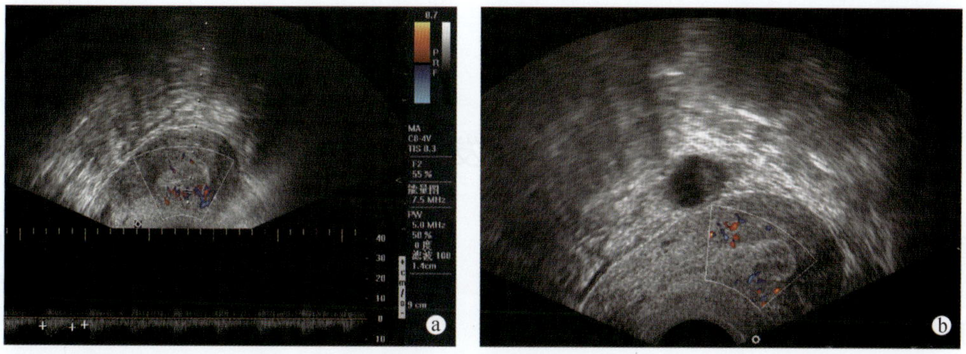

图 17-28 治疗病例（3）

a. 治疗前子宫内膜血流稀少；b. 治疗后子宫内膜血流丰富

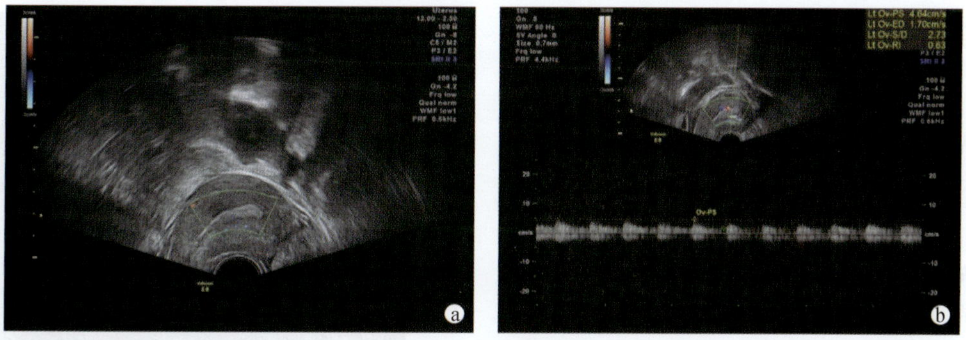

图 17-29 治疗病例（4）

a. 治疗前子宫内膜血流稀少；b. 治疗后子宫内膜血流丰富

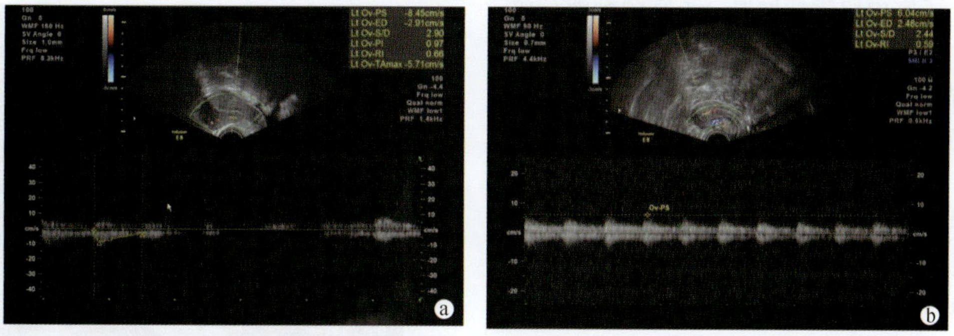

图 17-30 治疗病例（5）

a. 治疗前子宫内膜血流稀少；b. 治疗后子宫内膜血流丰富

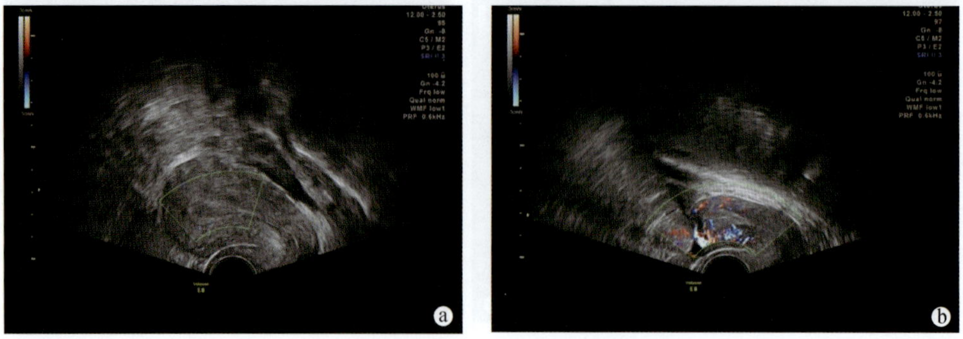

图 17-31 治疗病例（6）

a. 治疗前子宫内膜血流稀少；b. 治疗后子宫内膜血流丰富

（王丽娜）

第三节 卵泡的生长发育及超声检测排卵

阴道 B 超（TVUS）可以连续无创地监测卵泡的生长发育，可以确定窦卵泡的大小和数量，准确确定排卵时间、卵泡期和黄体期，同时也是真正发生排卵的最好证据之一，此方法可以直接观察排卵前和排卵后卵泡的连续特征变化[10]。

一、自然周期中卵泡的生长发育

【定义】

卵泡成熟后卵细胞和其周围的一些细胞一起被排出的过程称排卵，排卵多发生在下次月经来潮前 14 天左右。

【临床特点】

- 月经周期规律的女性（周期 25～35 天），自然周期卵泡发育开始于月经周期的第 8～10 天，随着卵泡的生长，体内雌激素水平逐渐升高，子宫内膜逐渐增厚，子宫颈黏液分泌增加。
- 正常精子在女性生殖道内可存活 3～5 天，并保持受精能力，但卵子仅在排卵后 12～24h 有受精的可能。

【超声特点】

应用经阴道超声技术，可以很容易并且清楚地看到双侧卵巢（图 17-32），包括每个卵巢的窦卵泡的大小和数量。在月经周期的 8～10 天开始每天或隔天进行经阴道超声检查，可以直接观察排卵前卵泡生长和随后破裂。超声检查中卵泡为卵巢内的无回声区，卵泡生长到直径 14mm 时，称为优势卵泡[10]（图 17-33），超声下优势卵泡呈现以下特点：

- 圆形或椭圆形，直径达 15～30mm，卵泡内呈无回声区，边界清晰；

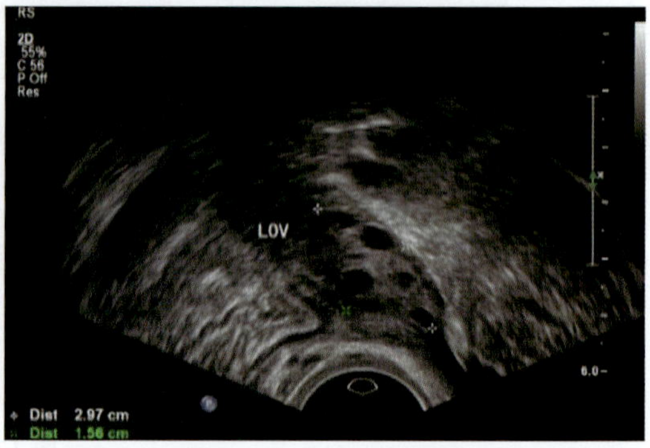

图 17-32 正常卵巢声像

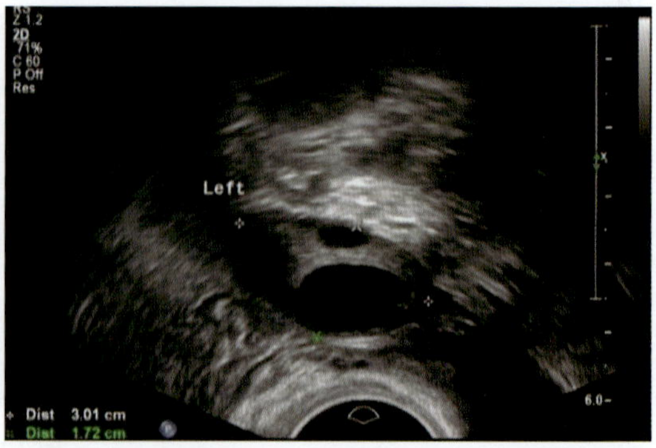

图 17-33 优势卵泡

- 以一定的速度生长，大约每天 2mm（1～3mm/天）；
- 成熟的排卵前卵泡的大小变化相当大，直径在 17～26mm 之间，称为成熟卵泡（图 17-34）；
- 排卵后，优势卵泡迅速变小、边缘不清晰，其内回声增强、出现一个明显塌陷的皱襞小囊，直肠子宫陷凹液体增加；
- 超声监测卵泡发育同时还应注意子宫内膜厚度和形态的变化：经阴道超声对子宫内膜的观测明显优于经腹部超声，子宫内膜监测时首先显示子宫体矢状面，在距宫底下 2cm 处测量前后子宫肌层与内膜交界面的距离。
- 优势卵泡可能不以正常速度生长，可能在达到成熟的大小之前就发生破裂（即卵泡直径＜16mm），或可继续生长但不能破裂形成黄素化不破裂卵泡（图 17-35）。

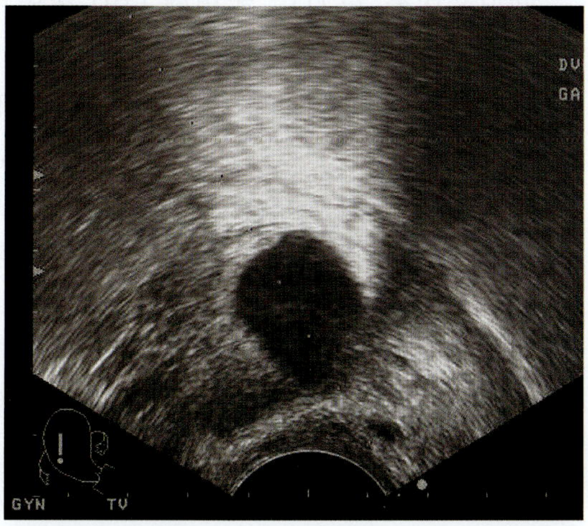

图 17-34　成熟卵泡

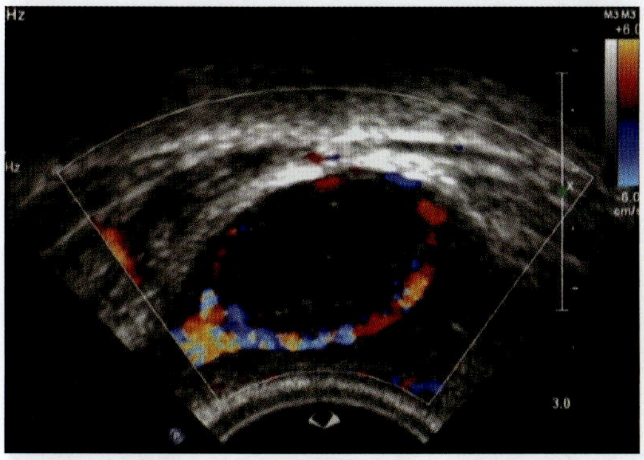

图 17-35　黄素化不破裂卵泡

【超声鉴别诊断要点】

- 卵巢单纯性囊肿：本病与卵泡超声检查均显示为规则的无回声区，单发的直径 3cm 以下的卵巢单纯性囊肿与单卵泡需要进行鉴别诊断，卵巢单纯性囊肿的特点在于其不随月经周期改变生长或消失，早卵泡期仍然存在于卵巢内。
- 卵巢巧克力囊肿：本病与黄素化卵泡在超声影像学中需要鉴别，卵巢巧克力囊肿大多为均匀低回声囊肿，也可为局灶强回声影，囊肿大小随月经周期改变不大，有些在月经期略有增大。黄素化卵泡超声下多为无回声囊肿，其内可见点线状中强回声，一般排卵期卵泡没有消失而是迅速增大，至月经期明显缩小或消失，个别有持续 3 个月才能彻底消失。

【处理原则和预后】

超声监测卵泡发育的主要目的在于指导性生活时间，以期达到助孕或避孕的目的。

二、自然周期中子宫内膜的生长发育

成功妊娠的获得不但需要良好的卵泡生长，而且需要同步发育的子宫内膜，因此，卵泡生长监测的同时应该关注子宫内膜的同步发育。

【超声特点】

- 内膜实际厚度包括两层子宫内膜，一般测量 3 次，取其平均值。正常月经周期子宫内膜超声表现为随卵巢激素周期性变化而改变，不同期的子宫内膜超声表现也不同[11]：

（1）增生期：增生早期，宫内膜呈一薄回声线，厚约 4～6mm，称 C 型。增生中期到晚期，子宫内膜逐渐显示三条强回声线，其间低回声区为两层功能内膜，内膜厚度约 8～10mm，称 A 型（图 17-36a）。

（2）分泌期：排卵后，功能层内膜腺体内黏液和糖原积聚，低回声转变为强回声，三线征逐渐消失，呈均匀一致强回声，称 B 型（图 17-36b），分泌期内膜厚度与增生期明显相关，一般约厚 10～20mm。

【超声鉴别诊断要点】

详见子宫内膜病变相关章节。

三、促排卵周期中卵泡的生长发育

【定义及生理学特点】

药物诱导排卵治疗是不孕症的常用治疗方法，包

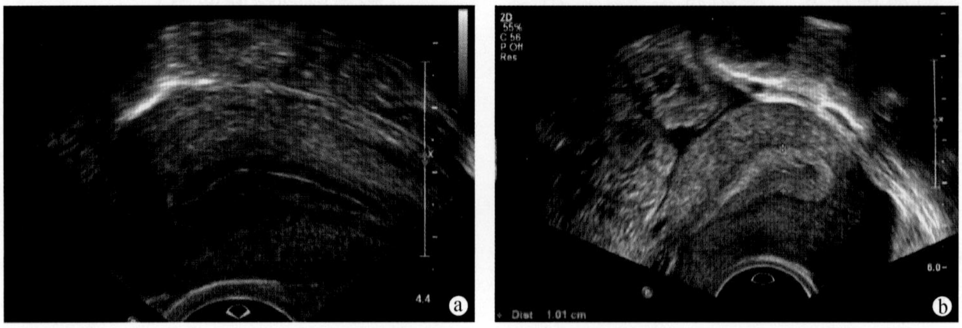

图 17-36 子宫内膜类型

a. 增殖期子宫内膜（A 型）；b. 分泌期子宫内膜（B 型）

括氯米芬和促性腺激素等，其目的在于诱导 1～3 个优势卵泡，直至成熟，增加受孕率。

【适应证】

育龄有生育要求和接受辅助生殖技术治疗的女性，主要用于排卵功能障碍的女性。

【禁忌证】

- 女方有严重躯体性疾病或传染病不宜妊娠；
- 女方和（或）男方患急性泌尿生殖系统感染或性传播疾病；
- 夫妇双方任何一方接触致畸量的射线、毒物、药品并处于作用期；
- 夫妇双方任何一方患有严重的遗传病或精神疾病不宜妊娠者。

【临床特点】

- 一般自然周期反复发现卵泡生长发育异常时（通常指≥3 个周期），多需要采用促排卵治疗，如氯米芬、外源性促性腺激素、来曲唑等。
- 在有条件的情况下，建议所有促排卵治疗要在超声监测下进行，以避免发生卵巢过度刺激综合征和高序列妊娠（即多胎妊娠及宫内合并异位妊娠）。
- 应用外源性促性腺激素促排卵时，必须进行连续超声监测发育卵泡的大小和数量，对保证治疗的安全性和有效性是十分重要的。

【超声特点】

- 促排卵治疗处方前，在早卵泡期（即月经周期 1～5 天）应用经阴道超声观测子宫内膜厚度和双侧卵巢，了解子宫内膜脱落情况和每个卵巢的窦卵泡的大小和数量，如果子宫内膜脱落良好（通常≤6mm），且卵巢内无前一个月经周期遗留的生理性囊肿，即可根据卵巢内窦卵泡数合理地选择促排卵药物种类和剂量。
- 在月经周期的 8～10 天开始，即应用促排卵药物 5～7 天，每天或隔天进行经阴道超声检查，应用氯米芬促排卵治疗，卵泡最大直径可达 19～30mm，而用外源性促性腺激素卵泡发育最大直径多为 15～22mm。
- 促性腺激素（Gn）：含促卵泡激素（FSH）和促黄体素（LH），或用纯 FSH 诱发排卵治疗。
- 促排卵治疗过程中多需要适时应用人绒毛膜促性腺素（HCG）代替 LH 峰促发排卵，一般最大卵泡直径达到 18～20mm 时应用 HCG，排卵通常发生在 HCG 注射后的 34～38h 后。
- 促排卵治疗同房的最佳时机是在 HCG 注射后 1～3 天内，有人工授精指征时，最好在 hCG 注射后 36h 做。
- 要强调促排卵治疗中如果有 3 个以上优势卵泡发育时（图 17-37），由于卵巢过度刺

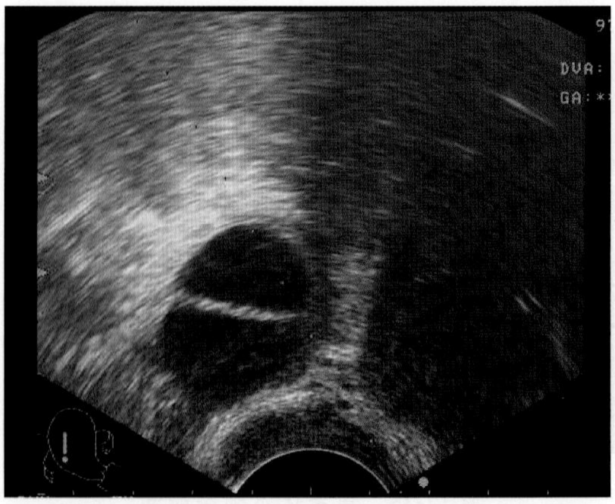

图 17-37 促排卵治疗后卵巢

激综合征和高序列妊娠高发，建议放弃继续治疗，并告知当月禁性生活。如果女性意外怀孕，要在妊娠后及时就医了解妊娠数量和部位。

- 促排卵治疗中，卵泡超声表现可呈圆形、椭圆形、三角形、多边形等，一个卵巢内的多外卵泡大小不等，用 HCG 后卵泡进一步增大，平均卵泡直径 25.6mm（18～30mm）。排卵后直肠子宫陷凹暗区较多。

【处理原则和预后】

超声监测促排卵治疗后卵泡发育的主要目的在于控制卵泡发育数量，卵泡过多时及时调整用药量，避免多胎妊娠和卵巢过度刺激综合征，指导性生活时间，以期达到助孕的目的。

四、控制性超促排卵周期中卵泡的生长发育

【定义及生理学特点】

体外受精胚胎移植治疗中，应用促性腺激素类药物诱导多个卵泡发育的治疗，使双侧卵巢内 5～15 个优势卵泡的生长，其目的在于多卵泡发育、成熟，直至取卵，取卵后体外受精形成早期胚胎并移植回子宫腔，以解决输卵管功能不良、男性不育等导致的情况，增加受孕率。

【适应证】

育龄接受辅助生殖技术治疗的女性。

- 女方各种因素导致的配子运输障碍；
- 排卵障碍；
- 子宫内膜异位症；
- 男性少、弱、畸精症；
- 不明原因不孕症；
- 免疫性不孕。

【禁忌证】

- 夫妇双方任何一方患有严重的精神疾患、泌尿生殖系统急性感染或性传播疾病；
- 患有《母婴保健法》规定不宜生育的、目前无法行胚胎植入前遗传学诊断的遗传性疾病；
- 任何一方具有吸毒等严重不良嗜好；
- 任何一方接触致畸量的射线、毒物、药品并处于作用期；
- 女方子宫不具备妊娠功能或严重躯体疾病不宜妊娠。

【超声特点】

- 与普通促排卵治疗过程相似，在月经第 2～3 天进行经阴道超声观测子宫内膜厚度和双侧卵巢，了解子宫内膜脱落情况和每个卵巢的窦卵泡的大小和数量，根据卵巢内窦卵泡数合理地选择控制性超促排卵药物种类和剂量，以期获得 5～15 个优势卵泡（图 17-38）。

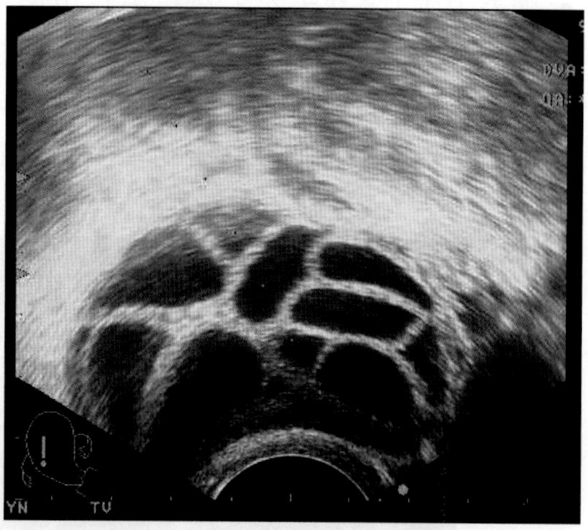

图 17-38　控制性超促排卵后卵巢

- 在月经周期的 8～10 天开始，即应用促排卵药物 5～7 天，每天或隔天进行经阴道超声检查，可以同时结合激素测定了解卵泡生长情况，当有 2～3 个直径＞17mm 的卵泡时，可以给予 HCG 5000～10 000IU 注射，36h 后进行经阴道超声引导的卵泡液采集术（详见附 3）。

【超声鉴别诊断要点】

- 卵巢上皮性恶性肿瘤：本病多为卵巢多房性囊实性肿物，同时合并腹腔积液，超声检查可见卵巢多发的囊性无回声区，内可见乳头状血供丰富的强回声，卵巢外盆腹腔中、大量无回声区。在控制性超促排卵治疗中，卵巢多个卵泡发育，由于雌激素过高可以引起盆腹腔积液，因此超声下可见卵巢内多个大小不等的无回声区，但少有中强回声的乳头状突起，卵巢外盆腹腔也可见到不同程度的无回声区，结合患者的临床病史易于鉴别。

【处理原则和预后】

超声监测促排卵治疗后卵泡发育的主要目的在

于控制卵泡发育数量，根据卵泡发育情况及时调整用药量，避免卵巢过度刺激综合征，确定取卵时间。

附 1：卵巢储备功能的评估

【定义及临床意义】

- 卵巢储备功能是指卵巢内存留卵泡的数量和质量，反映女性卵巢的生育能力。
- 随着 IVF-ET 技术在不孕症治疗中的广泛应用，控制性超促排卵后获得多个成熟的卵子成为治疗成功的关键，而超促排卵的效果主要取决于卵巢储备功能及医生正确判断卵巢储备功能并给予适当的超促排卵治疗方案。

【超声特点】

- 应用阴道超声，可以很容易并且清楚地看到双侧卵巢，评价卵巢储备功能最主要的指标是在早卵泡期进行每个卵巢内的窦卵泡计数及卵巢体积测定。
- 双卵巢内窦卵泡数量过少提示卵巢功能减退，卵巢明显萎缩也提示卵巢功能衰退。
- 窦卵泡超声所见为卵巢内直径 2～9mm 的小无回声区，当双侧卵巢窦卵泡数≤5 时，提示卵巢功能减退（见图 17-39）。

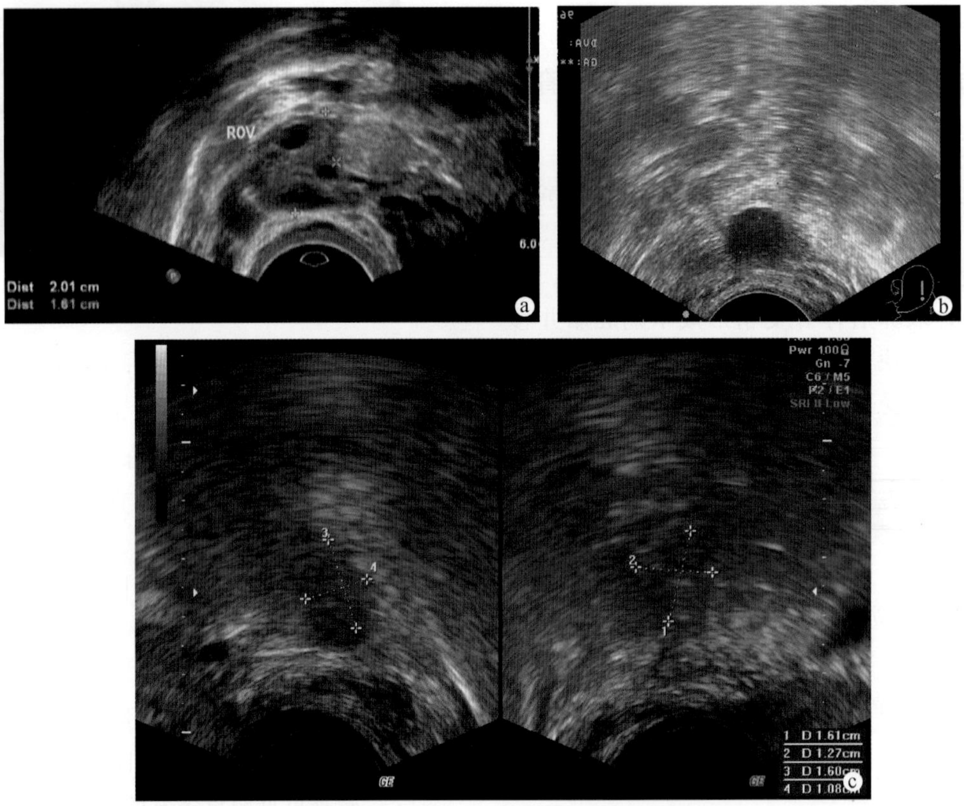

图 17-39 卵巢储备功能的超声评估

a. 正常卵巢储备功能；b. 卵巢功能减退；c. 卵巢功能衰竭

附 2：最常见的排卵障碍性疾病——多囊卵巢综合征的超声诊断

【定义】

多囊卵巢综合征（polycystic ovarian syndrome，PCOS）是育龄女性最常见的内分泌紊乱性疾病之一。

【病理生理学特点】

PCOS 的发病机制还不十分清楚。

- 雄激素过多，导致 PCOS 患者的高雄激素血症的发生。
- 胰岛素抵抗，易发生糖代谢与内分泌紊乱性疾病。
- 下丘脑-垂体-性腺轴功能失调，导致 LH 脉冲释放异常。

【临床特点】

临床表现高度异质性疾病。

- 月经改变：表现为月经量少、月经稀发或闭经，少数病人表现为月经频发、月经量过多或功能性子宫出血。
- 不孕：是无排卵性不孕的最常见原因，经常伴有黄体功能不全，流产率较高。
- 男性化表现：以多毛和痤疮为主要表现，少数患者表现为皮脂溢出、阴蒂肥大、乳腺萎缩、声音低沉等。
- 肥胖：约50%的PCOS患者肥胖。
- 黑棘皮症：当胰岛素抵抗合并有雄激素过多时，发生皮肤增厚，呈黑色天鹅绒样改变，常发生在颈背部、腋下及阴唇等部位。

【超声特点】

- 双侧卵巢增大，单侧或双侧卵巢体积（长×宽×厚/2）大于10ml。
- 卵巢内见多个小卵泡暗区，直径约2～9mm，单侧或双侧超过12个小卵泡即可以诊断多囊卵巢（PCO）（见图17-40）。
- 卵泡包膜增厚，中央髓质部见回声增强。

【诊断及处理原则】

- 诊断标准：采用2003年欧洲人类生殖和胚胎学会与美国生殖医学会的（ESHRE/ASRM）鹿特丹专家会议推荐的标准：①稀发排卵或无排卵；②高雄激素的临床表现和（或）高雄激素血症（T或A）；③卵巢多囊性改变：一侧或双侧卵巢直径2～9mm的卵泡≥12个和（或）卵巢体积≥10ml。上述3条中符合2条，并排除其他高雄激素病因：先天性肾上腺皮质增生、库欣综合征、分泌雄激素的肿瘤。

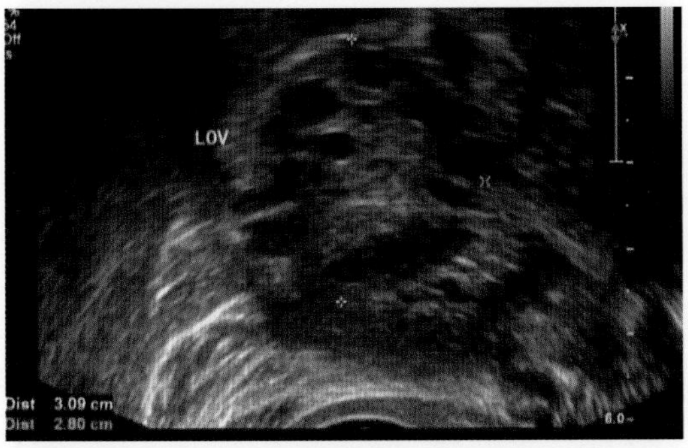

图 17-40 卵巢多囊样改变

- 治疗：近期目标为调节月经周期、治疗多毛和痤疮、控制体重；远期目标为预防糖尿病、保护子宫内膜，预防子宫内膜癌、心血管疾病。有生育要求患者的治疗以促使无排卵的患者达到排卵及获得正常妊娠。

附3：经阴道超声引导的卵泡穿刺术[12]

【定义】

经阴道超声引导的卵泡穿刺术是体外受精和胚胎移植中的重要步骤，经控制性超促排卵后，卵泡成熟并给予HCG 6000～10000IU，之后36～38h进行卵泡液采集。目前常用的方法为经阴道超声引导的卵泡穿刺术。

【适应证】

接受体外受精和胚胎移植治疗的不孕症患者。

【禁忌证】

- 全身或生殖系统急性炎症性疾病。
- 严重的心脑血管等疾病，不能耐受手术的患者。

【操作规程】

- 阅读病历，对患者的病情进行充分了解。
- 需排空膀胱，取膀胱截石位，取卵前用肥皂水消毒外阴，并用温开水冲洗外阴，窥器暴露阴道、子宫颈，用生理盐水棉球擦洗阴道四壁，擦净阴道分泌物。
- 经阴道B超了解盆腔情况，有无盆腔积液、输卵管积水、卵巢囊肿等生殖器官情况，测量卵巢大小。
- 找到距离卵巢最近的位置作穿刺针位点，避开肠管、膀胱、积水的输卵管、卵巢囊肿以及大血管，卵泡液采集过程中可见卵泡逐渐萎缩、塌陷，直至卵泡液被彻底吸净（见图17-41）。

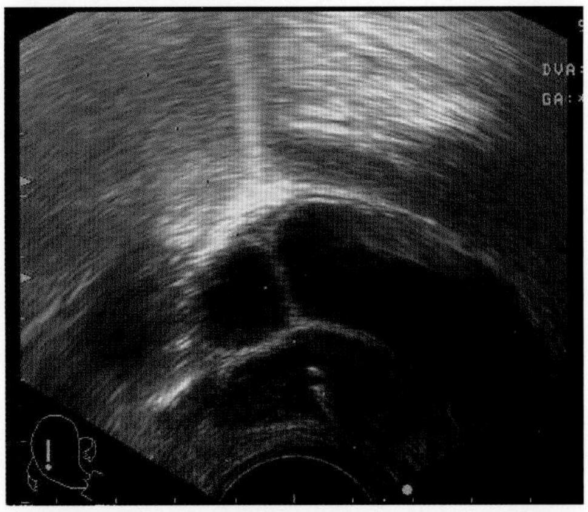

图 17-41 经阴道超声引导的卵泡穿刺术

- 尽量不要让穿刺针通过宫腔。
- 依次穿刺各个卵泡。
- 术后给予黄体支持治疗方案及抗生素治疗。

（李　蓉）

参考文献

[1] Goswamy RK，Steptoe PC. Doppler ultrasound studies of the uterine artery in spontaneous ovarian cycles. Human Reprod，1988，3 (6)：721-726.

[2] Kupesic S，Kurjak A. Uterine and ovarian perfusion during the periovulatory period assessed by transvaginal color Doppler. Fertil Steril，1993，60 (3)：439-443.

[3] Bassil S，Magritte JP，Roth J，et al. Uterine vascularity during stimulation and its correlation with implantation in IVF. Hum Reprod，1995，10 (6)：1497-1501.

[4] Habara T，Nakatsuka M，Konishi H，et al. Elevated blood flow resistance in uterine arteries of women with unexplained recurrent pregnancy loss. Hum Reprod，2002，17 (1)：190-194.

[5] Applebaum M. The uterine biophysical profile. Ultrasound Obstet Gynecol，1995，5 (1)：67-68.

[6] Salle B，Bied-Damon V，Benchaib M，et al. Preliminary report of an ultrasonography and colour Doppler uterine score to predict uterine receptivity in an in-vitro fertilization programme. Hum Reprod，1998，13 (6)：1669-1673.

[7] Baruffi RL，Caontart P，Mauri AL，et al. A uterine ultrasonographic scoring system as a method for the prognosis of embryo implantation. J Assist Reprod Genet，2002，19 (3)：99-102.

[8] Ng EH，Chan CC，Tang OS，et al. Endometrial and subendometrial blood flow measured during early luteal phase by three-dimensional power Doppler ultrasound in excessive ovarian responders. Hum Reprod，2004，19 (4)：924-931.

[9] Chien LW，Lee WS，Au HK，et al. Assessment of changes inutero-ovarian arterial impedance during the peri-implantation period by Doppler sonography in women undergoing assisted reproduction. Ultrasound Obstet Gynecol，2004，23 (5)：496-500.

[10] American Society for Reproductive Medicine Committee Opinion：Use of clomiphene citrate in women. Fertil Steril 80：1302-1308，2003.

[11] Mulders AG，Laven JS，Eijkemans MJ，et al：Patient predictors foroutcome of gonadotrophin ovulation induction in women with normogonadotrophicanovulatory infertility：A meta-analysis. Hum ReprodUpdate 9：429-449，2003.

[12] 乔杰. 生殖工程学. 北京：人民卫生出版社，2007，91.

中英文索引

T

W

X

Y

Z